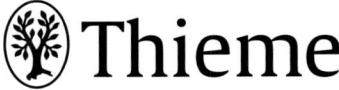

Fehlervermeidung in der Kinderheilkunde

Andreas Petri

68 Abbildungen

Georg Thieme Verlag
Stuttgart · New York

Impressum

Dr. med. Andreas Petri
Reifferscheidstr. 2–4
50354 Hürth

Wichtiger Hinweis: Wie jede Wissenschaft ist die Medizin ständigen Entwicklungen unterworfen. Forschung und klinische Erfahrung erweitern unsere Erkenntnisse, insbesondere was Behandlung und medikamentöse Therapie anbelangt. Soweit in diesem Werk eine Dosierung oder eine Applikation erwähnt wird, darf der Leser zwar darauf vertrauen, dass Autoren, Herausgeber und Verlag große Sorgfalt darauf verwandt haben, dass diese Angabe **dem Wissensstand bei Fertigstellung des Werkes** entspricht.
Für Angaben über Dosierungsanweisungen und Applikationsformen kann vom Verlag jedoch keine Gewähr übernommen werden. **Jeder Benutzer ist angehalten**, durch sorgfältige Prüfung der Beipackzettel der verwendeten Präparate und gegebenenfalls nach Konsultation eines Spezialisten festzustellen, ob die dort gegebene Empfehlung für Dosierungen oder die Beachtung von Kontraindikationen gegenüber der Angabe in diesem Buch abweicht. Eine solche Prüfung ist besonders wichtig bei selten verwendeten Präparaten oder solchen, die neu auf den Markt gebracht worden sind. **Jede Dosierung oder Applikation erfolgt auf eigene Gefahr des Benutzers.** Autoren und Verlag appellieren an jeden Benutzer, ihm etwa auffallende Ungenauigkeiten dem Verlag mitzuteilen.

Bibliografische Information
der Deutschen Nationalbibliothek

Die Deutsche Nationalbibliothek verzeichnet diese Publikation in der Deutschen Nationalbibliografie; detaillierte bibliografische Daten sind im Internet über http://dnb.d-nb.de abrufbar.

© 2014 Georg Thieme Verlag KG
Rüdigerstraße 14
70469 Stuttgart
Deutschland
Telefon: +49/(0)711/8931-0
Unsere Homepage: www.thieme.de

Printed in Germany

Zeichnungen: Christine Lackner, Ittlingen
Umschlaggestaltung: Thieme Verlagsgruppe
Umschlagfoto: Jupiterimages.de
Redaktion: Dr. med. vet. Catharina Brandes
Satz: SOMMER media GmbH & Co. KG, Feuchtwangen
gesetzt aus Arbortext APP-Desktop 9.1 Unicode M180
Druck: Grafisches Centrum Cuno GmbH & Co. KG, Calbe

ISBN 978-3-13-163961-5   1 2 3 4 5 6

Auch erhältlich als E-Book:
eISBN (PDF) 978-3-13-163971-4
eISBN (ePub) 978-3-13-175901-6

Geschützte Warennamen (Marken) werden **nicht** besonders kenntlich gemacht. Aus dem Fehlen eines solchen Hinweises kann also nicht geschlossen werden, dass es sich um einen freien Warennamen handelt.
Das Werk, einschließlich aller seiner Teile, ist urheberrechtlich geschützt. Jede Verwertung außerhalb der engen Grenzen des Urheberrechtsgesetzes ist ohne Zustimmung des Verlages unzulässig und strafbar. Das gilt insbesondere für Vervielfältigungen, Übersetzungen, Mikroverfilmungen und die Einspeicherung und Verarbeitung in elektronischen Systemen.

Geleitwort

Überinfusion (sog. forcierte Diurese) mit schweren, häufiger tödlichen Folgen bei Intoxikationen, oft bei Bagatellvergiftungen, darüber hatte ich während meiner Oberarzttätigkeit an der Berliner Beratungsstelle für Vergiftungserscheinungen vor 35 Jahren mehrfach publiziert. Und dann, fünf Jahre später, passierte eben dieses in dem von mir geleiteten Kinderhospital in Osnabrück. Ein Kleinkind mit einer potenziell lebensbedrohlichen Paracetamol-Ingestion (später wussten wir, dass die Paracetamol-Blutkonzentration nicht sehr hoch war) krampfte aufgrund einer Überinfusion, was dann glücklicherweise folgenlos blieb. Dieser Zwischenfall – gerade im Kinderhospital Osnabrück geschehen, bei meinem eigenen vorhandenen, besseren Wissen – veranlasste mich, ein Lehrstück zu publizieren; aber: Das könne ich doch nicht veröffentlichen, meinten meine Mitarbeiter. Doch; und es hat mir und dem Kinderhospital nicht geschadet. Vielleicht aber hat diese eindrückliche Sequenz den einen oder anderen Leser so sensibilisiert, dass er derartige Überbehandlungen vermieden hat. Ob das so war, entzieht sich der Nachprüfung.

Wir Ärzte sind natürlich alles andere als fehlerfrei. Bei unserem vielfältigen Tun müssen sich zwangsläufig Fehler einstellen. Das gilt für tägliche, einfache Situationen, für schwierige Diagnosestellungen bei seltenen Krankheiten oder für komplizierte chirurgische Eingriffe und bei vielen Medikamentenbehandlungen. Unsere Kenntnisse und Fähigkeiten sind viel zu begrenzt, als dass allen Anforderungen fehlerfrei Rechnung getragen werden könnte.

Mich haben Fehler mein Berufsleben lang begleitet, viele längst vergessen, die allermeisten sicher unerkannt, unbemerkt; beginnend mit einer falschen Injektion in der Medizinalassistentenzeit (an die ich mich noch genau erinnere), fortgesetzt mit übersehenen oder inkorrekt interpretierten Untersuchungsergebnissen, Folgen unzureichenden medizinischen Wissens bei der Tätigkeit als Stations- und Oberarzt bis schließlich hin zu Organisationsfehlern während meiner Chefarztzeit (und endlich im Rahmen meiner fünfjährigen Tätigkeit bei der Schlichtungsstelle für Arzthaftpflichtfragen der norddeutschen Ärztekammern). Oft hatte ich Bedenken, Befürchtungen dazu, ob alles bedacht, ob alles richtig gemacht worden war, insbesondere in der Zeit meiner Leitungstätigkeit. Ich habe letztlich Glück gehabt, habe ich doch nur einmal wegen eines Organisationsverschuldens vor Gericht stehen müssen, wo es nach kurzer Verhandlung zur Festsetzung eines moderaten Schmerzensgeldes kam.

Das vorliegende Buch behandelt umfassend die Problematik des Umgangs mit Arztfehlern, schwerpunktmäßig mit solchen in der Kinderheilkunde. Zahlreiche eindrückliche, gut bebilderte Fallbeispiele, mit sehr hilfreichen Kommentaren, die auf einem erkennbar fundierten kinder- und jugendärztlichen Erfahrungswissen basieren, machen aus dem Band ein interessantes „Lese"-Buch und ein „Lehr"-Buch par excellence, dank dessen man nicht nur aus eigenen Fehlern, sondern aus denen anderer lernen kann. Es ist zu hoffen, dass es viel und aufmerksam gelesen wird und dass manche der guten Ratschläge beherzigt werden. Möge so nicht nur die Fehlerquote herabgesetzt, sondern auch ein offener, unverstellter Umgang mit unseren eigenen ärztlichen Unvollkommenheiten und Fehlern gefördert werden.

Prof. Dr. med. Karl Ernst v. Mühlendahl
Pädiater und Umweltmediziner
Ehemaliger Leiter des Kinderhospitals Osnabrücks

Danksagung

Meiner Familie, Detlev Geiß, Eckart Hoppe, Patrick Le Roy und einigen ungenannten Kollegen, die mich mit Anregungen und Fällen unterstützt haben.

Dank auch an Professor Karl Ernst v. Mühlendahl und der Norddeutschen Schlichtungsstelle.

„Kluge Menschen lernen nicht aus eigenen Fehlern, sie lernen aus denen von anderen"
Otto von Bismarck (1815–1898)

Inhaltsverzeichnis

1	**Einleitung**	13
1.1	Einführung in die Problematik	13
1.2	Intention für dieses Buch	14
1.3	Literatur	15

2	**Hintergründe**	16
2.1	Überblick	16
2.2	Wichtige Zahlen zur medizinischen Versorgung und zu Fehlern	16
2.2.1	Zahl von Ärzten, Patienten und Krankheiten	16
	Inanspruchnahme nach Facharztgruppen	16
	Diagnoseverteilung in der Kinderarztpraxis	17
2.2.2	Haupttodesursachen und Lebensrisiken	18
	Lebensrisiken im Vergleich	19
2.2.3	Fehlerhäufigkeit in der gesamten Medizin	19
	Gutachterkommissionen und Schlichtungsstellen	19
	Medizinische Dienste	20
	Versicherer für Berufshaftpflicht	20
	Anonyme Fehlermeldesysteme	20
	Deutsches Forensisches Sektionsregister (DFS)	20
2.2.4	Versorgungsebene Krankenhaus – Praxis	21
2.2.5	Fehler nach medizinischen Fachgebieten	21
2.2.6	Fehler in der Kinderheilkunde	23
2.2.7	Behandlungsfehler in den USA und England	24
	USA	24
	England	25
2.2.8	Kosten	25
2.2.9	Verfahrensausgang von Kunstfehlervorwürfen	26
2.2.10	Tödliche Behandlungsfehler	26
2.2.11	Primärversorgung durch Kinderärzte versus Allgemeinmediziner	27
2.3	Geschichte der Fehlerverarbeitung	28
2.3.1	Geschichte der Kinderheilkunde	29
2.4	Rechtliche Bestimmungen und Berufshaftpflichtversicherung	31
2.4.1	Haftungsgrundlagen	31
	Zivilrecht	31
	Strafrecht	31
	Beweispflicht	32
	Gesamtschuldnerische Haftung in der Gemeinschaftspraxis	32
2.4.2	Dokumentationspflicht	32
2.4.3	Aufbewahrungspflicht	32
	Verjährung	33
2.4.4	Einsichtsrecht	33
2.4.5	Aufklärungspflicht	33
2.4.6	Behandlungsfehler	35
2.4.7	Schweigepflicht	35
2.4.8	Sonstiges	36
	Informationspflicht	36
	Mitwirkungspflicht	36
	Meldepflicht	36
	Zwangseinweisung	36
2.4.9	Berufshaftpflicht	36
2.5	Literatur	37

Inhaltsverzeichnis

3 Fehler in verschiedenen Bereichen der Patientenversorgung 39

3.1	**Begriffsbestimmung**	39
3.2	**Verschiedene Bereiche der Patientenversorgung**	40
3.2.1	Anamnese	40
3.2.2	Körperliche Untersuchung	42
3.2.3	Zusatzuntersuchungen	44
3.2.4	Überweisungen.................	45
3.2.5	Einweisungen	45
	Zeitfaktor.....................	45
	Nicht nachgekommene oder abgelehnte Einweisungen...........	46
	Rückmeldung nach Einweisung	47
3.2.6	Diagnose	47
3.2.7	Therapie......................	49
3.2.8	Prognose	49
3.2.9	Verlaufskontrolle	50
3.2.10	Aufklärung....................	51
3.2.11	Dokumentation.................	52
3.2.12	Atteste und Befreiungen	53
3.2.13	Heilmittelrezepte	55
3.2.14	Abrechnungsfehler..............	55
3.2.15	Hausbesuche	56
3.2.16	Telefonmedizin.................	56
3.2.17	Notdienst (kassenärztlicher Bereitschaftsdienst)	57
3.3	**Literatur**	58

4 Ursachen und Vermeidung von Fehlern 59

4.1	**Voraussetzungen zur Fehlervermeidung**	59
4.1.1	Fehlererkennung................	59
4.1.2	Praxiswechsel	60
4.1.3	Hinweisen auf Fehler	62
4.1.4	Offene Einstellung	62
4.2	**Verschiedene Ebenen von Fehlerursachen**	62
4.2.1	Arztebene.....................	63
4.2.2	Menschlich-emotionale Ebene....	63
4.2.3	Kommunikationsebene	64
	Sprachprobleme................	66
	Innerärztliche Kommunikation, Arztbriefe.....................	67
	Wortwahl bei Patienten und Eltern....	67
	Beendigung der Behandlung durch den Arzt	68
4.2.4	Patientenebene.................	69
4.2.5	Krankheits- und Behandlungsebene	70
	Abgrenzung des Pathologischen vom Normalen.....................	70
	Notfälle und gefährliche Krankheiten..	71
	Schwierig zu diagnostizierende Krankheiten	72
	Weiterer Krankheitsverlauf.........	73
4.2.6	Organisationsebene	74
	Führungsfehler.................	74
	Organisationsfehler	74
	Qualitätsmanagement	75
	Maßnahmen zur Patientensicherheit..	77
	Steigerung der Wachsamkeit	77
4.2.7	Ausbildungs- und Fortbildungsebene	77
4.3	**Literatur**	80

5 Fehlermanagement 81

5.1	**Umgang mit Fehlern oder Fehlervorwürfen in der Praxis** ..	81
5.1.1	Empfehlungen für den Schadensfall	81
5.1.2	Einsicht in die Behandlungsunterlagen........................	83
5.1.3	Psychologische Folgen für den Arzt	83
5.1.4	Lernen aus Fehlern durch Fehleranalyse	83
5.1.5	Fehlerberichtsysteme............	84
5.2	**Unterstützung der Patienten** ...	84
5.3	**Literatur**	84

6 Fallberichte aus verschiedenen Fachbereichen ... 85

6.1 Infektiologie ... 85

- 6.1.1 Hygiene ... 85
  - Schweinegrippe-Pandemie ... 85
- 6.1.2 Einsatz von Antibiotika ... 85
- 6.1.3 Neugeboreneninfektionen und -sepsis ... 86
  - Hepatitis-B-Übertragung ... 86
  - B-Streptokokken-Infektion und -Sepsis ... 87
  - Fieber beim Neugeborenen ... 88
  - Panaritium beim Neugeborenen ... 88
- 6.1.4 Meningokokkenerkrankungen ... 88
- 6.1.5 Pneumokokkenerkrankungen ... 91
- 6.1.6 Meningitis (außer Meningokokken und Pneumokokken) ... 92
- 6.1.7 Gürtelrose und Windpocken ... 94
- 6.1.8 Masern und Scharlach ... 94
- 6.1.9 Akute Epiglottitis und Pseudokrupp (akute Laryngotracheitis) ... 95
- 6.1.10 Perikarditis ... 97
- 6.1.11 Pyelonephritis ... 98
- 6.1.12 Osteomyelitis ... 99
- 6.1.13 Infektionen nach sexuellem Missbrauch ... 100

6.2 Hals-Nasen-Ohren-Heilkunde ... 101

- 6.2.1 Otitis media ... 101
- 6.2.2 Sinusitis ... 101

6.3 Pulmologie ... 102

- 6.3.1 (Broncho-)Pneumonie ... 102
- 6.3.2 Asthma ... 105
- 6.3.3 Rezidivierende Bronchitiden durch gastroösophagealen Reflux ... 105
- 6.3.4 Pneumothorax ... 106

6.4 Kardiologie ... 106

- 6.4.1 Herzgeräusche ... 106
  - Verwechslung mit Atemgeräuschen ... 106
  - Akzidentelle Herzgeräusche ... 106
- 6.4.2 Angeborene Herzfehler ... 107
  - Aortenisthmusstenose und hypoplastisches Linksherzsyndrom ... 107
  - Partielle Lungenvenenfehlmündung ... 108
  - Totale Lungenvenenfehlmündung ... 109
- 6.4.3 Kawasaki-Syndrom ... 110
- 6.4.4 AV-Block ... 112
- 6.4.5 Hypertonie ... 112

6.5 Gastroenterologie ... 113

- 6.5.1 Obstipation ... 113
- 6.5.2 Morbus Hirschsprung ... 114
- 6.5.3 Durchfall und Erbrechen ... 115
- 6.5.4 Zöliakie und Nahrungsmittelallergien ... 116
- 6.5.5 Hypertrophe Pylorusstenose ... 117
- 6.5.6 Morbus Crohn ... 118
- 6.5.7 Gedeihstörungen ... 119

6.6 Nephrologie und Gynäkologie ... 119

- 6.6.1 Infektionen der Harnwege und Zystitis ... 119
- 6.6.2 Nephrotisches Syndrom ... 122
- 6.6.3 Hydronephrose ... 122
- 6.6.4 Nierenzysten ... 123
- 6.6.5 Nierenagenesie ... 123
- 6.6.6 Vaginaler Fremdkörper ... 124

6.7 Neurologie ... 125

- 6.7.1 Kopfschmerzen ... 125
- 6.7.2 Orthostatische Dysregulation ... 126
- 6.7.3 Epilepsie ... 126
- 6.7.4 West-Syndrom ... 127
- 6.7.5 Makrozephalie und Hydrozephalus ... 127
- 6.7.6 Zusammenhang zwischen infantiler Zerebralparese und Geburtstrauma ... 128
- 6.7.7 Hirntumore ... 128
- 6.7.8 Epidurale Blutung ... 130
- 6.7.9 Subdurale Blutung ... 132
- 6.7.10 Syringomyelie ... 133

6.8 Orthopädie und Rheumatologie ... 133

- 6.8.1 Frakturen ... 133
- 6.8.2 Morbus Perthes ... 135
- 6.8.3 Arthritiden ... 136
- 6.8.4 Epiphysiolysis capitis femoris ... 137
- 6.8.5 Krankengymnastik ... 139

6.9 Radiologie ... 139

6.10 Chirurgie ... 140

- 6.10.1 Ileus und Invagination ... 140
- 6.10.2 Appendizitis ... 142
- 6.10.3 Hodentorsion ... 144

6.10.4	Leistenhernie	145	**6.14**	**Endokrinologie**	156
6.10.5	Verbrennungen und Verbrühungen	145			
6.10.6	Misshandlung	146	6.14.1	Diabetes mellitus	156
6.10.7	Narkosezwischenfälle und postoperative Komplikationen	147	6.14.2	Ullrich-Turner-Syndrom und Kleinwuchs	157
			6.14.3	Pubertas praecox und adrenogenitales Syndrom (AGS)	157
6.11	**Dermatologie**	148	6.14.4	Mikropenis und Pseudomikropenis	159
6.11.1	Windpocken oder Mückenstiche?	149			
6.11.2	Impetigo contagiosa	149	**6.15**	**Psychiatrie und Psychologie/ Psychosoziales**	159
6.11.3	Virales oder allergisches Exanthem	150			
6.11.4	Pruritus bei Wurmbefall	150			
6.11.5	Verätzung	150	6.15.1	Alarmzeichen bei psychiatrischen Erkrankungen	159
6.12	**Onkologie**	151	6.15.2	ADHS (Aufmerksamkeits-Defizit-Hyperaktivitäts-Syndrom)	160
6.12.1	Lebertumore	151		Medikamente	160
6.12.2	Lymphom	152		Blutuntersuchungen	160
6.12.3	Okuläre Tumore	152	6.15.3	Schulverweigerung	161
			6.15.4	Lese-Rechtschreib-Schwäche (LRS), Legasthenie	161
6.13	**Hämatologie**	153	6.15.5	Sexueller Missbrauch	161
6.13.1	Hämophilie	153			
6.13.2	Purpura Schönlein-Henoch	153	**6.16**	**Literatur**	162
6.13.3	Akute Immunthrombozytopenie (ITP)	154			
6.13.4	Von-Willebrand-Syndrom (vWS)	155			

7 Medikamente 165

7.1	**Häufigkeit von Medikamentenfehlern**	165	**7.4**	**Medikamentenverabreichung**	178
			7.4.1	Verständnis- und Sprachprobleme	178
7.2	**Medikamentenverordnung**	165	7.4.2	Complianceprobleme	180
7.2.1	Verwechslung von Medikamenten	165	7.4.3	Vorgehen bei Notfällen	181
	Übersehen von Namenszusätzen	166	7.4.4	Fehlerhafte Applikation durch Ärzte und ärztliches Personal	181
7.2.2	Dosierungsfehler	167			
	Betäubungsmittelrezepte	171	**7.5**	**Unerwünschte Arzneimittel-wirkungen (UAW)**	181
	Versehentliche Opioidüberdosierung	172			
	Vertauschung von Kortikoiden	172			
7.2.3	Kulturelle Unterschiede	173	**7.6**	**Off-Label-Gebrauch, Kontraindikationen und Altersausschlüsse**	182
7.2.4	Wechselwirkungen	174			
7.2.5	Patientenindividuelle Wirkungen	175			
7.2.6	Polypragmatismus, Kombinationspräparate	175	7.6.1	Off-Label-Gebrauch	182
7.2.7	Suizidgefährdete Patienten	175	7.6.2	Kontraindikationen und Unverträglichkeiten	183
7.3	**Medikamentenabgabe durch die Apotheke**	175	**7.7**	**Arzneimittelbudget und Me-Too-Präparate**	184
7.3.1	Zu späte Abgabe von Notfallmedikamenten	176			
7.3.2	Problematik von Inhaliersystemen	177	**7.8**	**Literatur**	184

8 Laboruntersuchungen ... 185

8.1 Einführung ... 185

8.2 Indikation ... 185

8.3 Abnahmetechnik, Vorbereitung und Nachsorge ... 186

- 8.3.1 Einverständniserklärung vor Blutuntersuchungen ... 186
- 8.3.2 Äußere Einflüsse auf Laborparameter ... 187
- 8.3.3 Synkope nach Blutabnahme ... 187
- 8.3.4 Technische Fehler bei der Allergiediagnostik ... 188
- 8.3.5 Probenfehler ... 188
- 8.3.6 Probenvertauschung ... 188
- 8.3.7 Vergessen, einen bestimmten Laborwert anzufordern ... 189
- 8.3.8 Problematik der Tuberkulosetestung ... 189

8.4 Fehler im Labor ... 190

- 8.4.1 Verwechslung von Gentest und Gerinnungsparameteruntersuchung ... 190
- 8.4.2 Verspätet untersuchte Blutproben ... 190
- 8.4.3 Falsche Altersnormwerte ... 190

8.5 Interpretation ... 190

- 8.5.1 Allergiediagnostik ... 190
- 8.5.2 Zöliakiediagnostik ... 191
- 8.5.3 Pertussisdiagnostik ... 191
- 8.5.4 Streptokokkken-A-Schnelltest ... 191
- 8.5.5 Rheumadiagnostik ... 191
- 8.5.6 Eisenmangel ... 192
- 8.5.7 IgA-Mangel ... 192
- 8.5.8 Inzidentelle Transaminasenerhöhung ... 192
- 8.5.9 Fehlerhafte Laborwerte ... 192
  - Ungezielte Laboruntersuchungen ... 192
  - Pseudothrombozytopenie ... 192
  - Pseudohyponatriämie ... 192
  - Hämolyse, Ikterus und Lipämie ... 192
  - Altersabhängige Normwerte ... 192
  - Einheitenverwechslung ... 192

8.6 Befundverarbeitung und -übermittlung ... 193

- 8.6.1 Übersehen von Laborbefunden ... 193
- 8.6.2 Fehlinterpretation von Laborbefunden ... 193
- 8.6.3 Zeitspanne bis zur Befundübermittlung ... 193
- 8.6.4 Befundkorrektur durch das Labor ... 193

8.7 Literatur ... 194

9 Impfungen ... 195

9.1 Impfungen und Impfkomplikationen ... 195

- 9.1.1 Impfempfehlungen und -indikationen ... 195
- 9.1.2 Frühere Probleme bei der Herstellung von Impfstoffen und Impfdesaster ... 196
- 9.1.3 Vermeintliche Impfdesaster ... 196
- 9.1.4 Impfnebenwirkungen ... 197
- 9.1.5 Ursachen für Impfversagen ... 198
- 9.1.6 Impfkampagnen ... 198

9.2 Fehler in der Praxis ... 199

- 9.2.1 Bestellfehler und Logistik ... 200
  - Impfstoffe in der Praxis ... 200
  - Impfstoffe auf Patientenrezept ... 200
  - Logistikprobleme mit speziellen Impfstoffen ... 202
- 9.2.2 Lagerungsfehler und Vorratshaltung ... 202
  - Kühlkettenfehler ... 202
  - Abgelaufene Impfstoffe ... 204
- 9.2.3 Patientenverwechslung ... 205
- 9.2.4 Indikationsfehler ... 205
  - Kontraindikationen ... 205
  - Altersempfehlungen ... 206
  - Impfzeitpunkt ... 206
  - „Zeckenimpfung" ... 207
  - Tetanusimpfung ... 207
  - Meningokokkenimpfung ... 208
  - Varizellenimpfung ... 208
- 9.2.5 Impfstoffverwechslung ... 208
- 9.2.6 Zubereitungsfehler ... 210
- 9.2.7 Applikationsfehler ... 212

9.2.8	Nadelstichverletzung	213	**9.3**	**Impfangst und Spritzenphobie**		218
9.2.9	Aufklärungsfehler	214				
	Aufklärung von Impfgegnern	214	**9.4**	**Literatur**		220
	Impfung von Minderjährigen	215				
	Off-Label-Impfungen	215				
9.2.10	Dokumentationsfehler	216				
9.2.11	Nachsorgefehler	218				

10 Vorsorge ... 221

10.1	**Einführung**	221		Hörscreening		223
				Sehscreening		226
10.2	**Unfallprävention**	221	10.3.4	Hüftscreening		227
			10.3.5	Analinspektion		230
10.3	**Vorsorgeuntersuchungen**	221	10.3.6	Untersuchung des Genitales		230
10.3.1	Dokumentationsfehler	221	**10.4**	**Vitamin-K-Prophylaxe**		230
10.3.2	Erfassung der Körpermaße	222				
10.3.3	Screeninguntersuchungen	222	**10.5**	**Literatur**		231
	Stoffwechselscreening	222				

Sachverzeichnis ... 232

1 Einleitung

1.1 Einführung in die Problematik

Schon als Medizinstudent hatte ich Respekt vor der großen Verantwortung, die ein Arzt beim Umgang mit Menschen in lebensbedrohlichen Situationen trägt. Und natürlich war die Entscheidung, Medizin zu studieren von dem Wunsch beseelt, Menschen vor Gesundheitsgefährdungen zu bewahren. Niemand möchte hierbei einen gravierenden Fehler begehen. „Nihil nocere" – niemals schaden – ist das oberste Gebot. Daher beschäftige ich mich seit über 20 Jahren mit der Thematik der Fehlervermeidung. Seit 1999 bin ich auf die Kinder- und Jugendmedizin spezialisiert und seit 2007 in der ambulanten Pädiatrie tätig.

Ein zusammenfassendes Buch über Fehlervermeidung in der Kinderheilkunde gibt es für den deutschsprachigen Raum bisher nicht. In den USA, wo Behandlungsfehlerklagen sehr häufig sind, gibt es ein von der amerikanischen Kinderärztevereinigung herausgegebenes Buch „Medicolegal Issues in Pediatrics" in der 7. Auflage [1]. In dem regelmäßig neu aufgelegten Buch werden Hilfen zur Fehlervermeidung gegeben, was ebenfalls mit diesem Buch erreicht werden soll. Das Lehrbuch „Avoiding Common Pediatric Errors" vermittelt mehr kinderärztliches Basiswissen und geht nicht auf Fehler ein [15]. Das Buch „Avoiding Errors in Paediatrics" stellt Fälle und Möglichkeiten der Fehlervermeidung vor, bezieht sich aber auf das englische Gesundheitssystem, bei dem Kinder primär durch Allgemeinärzte versorgt werden [14]. Die Häufigkeit der Fehldiagnosen hängt natürlich vom Ausbildungsgrad der Ärzte ab, die Kinder behandeln, und beziehen sich in diesem Buch hauptsächlich auf die relativ gut ausgebildeten deutschen Kinder- und Jugendärzte. Bei weniger gut Ausgebildeten, wo Basiswissen fehlt, muss natürlich auf ganz andere Dinge hingewiesen werden, wie das „daran Denken" bei bestimmten Leitsymptomen, z. B. Ausschluss von Harnwegsinfekten und Diabetes mellitus bei Polyurie oder Ausschluss einer Leukämie bei Blässe und Knochenschmerzen. Hierzu gibt es fabelhafte „Leitsymptombücher" wie „Leitsymptome der Kinderkrankheiten" [6] oder „Vom Symptom zur Diagnose" [4].

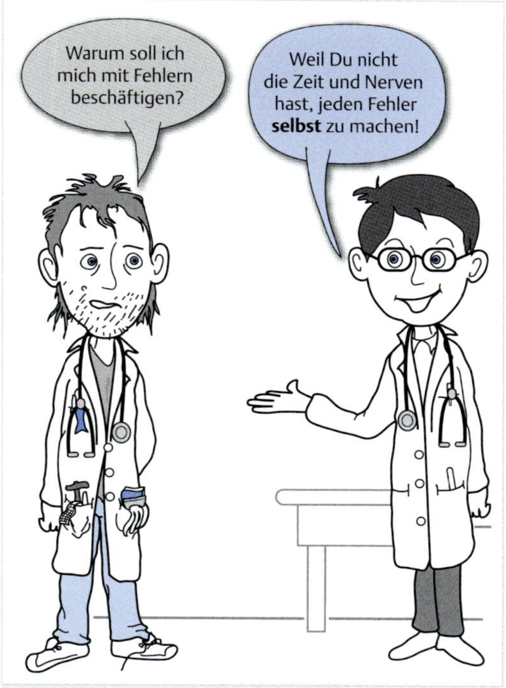

Da die Intensivmedizin für den niedergelassenen Arzt nur von geringer Bedeutung ist und umgekehrt „banale Impfvertauschungsfehler" für den Krankenhausarzt, ist es sinnvoll, die Systematik der Fehlervermeidung in mindestens 2 Bücher aufzuteilen, eines für den ambulanten und eines für den stationären Bereich. Ich werde mich überwiegend auf den ambulanten Bereich konzentrieren, auch wenn es viele Gemeinsamkeiten und Schnittstellen mit dem stationärem Bereich gibt. Für ein 2. Buch über Fehlervermeidung in der Kinderklinik und Kinderintensivstation wäre es wünschenswert, einen erfahrenen Pädiater aus dem Krankenhaus zu gewinnen.

Ein Fehler ist ein vermeidbarer Faktor, der zum Nachteil eines Patienten führen kann oder führt. Solche Faktoren gibt es auf den verschiedensten Ebenen: auf derjenigen des Patienten, der Angehörigen, des ärztlichen Hilfspersonals, der behandelnden Ärzte, des Labors, der Apotheke, der Hilfsmittelerbringer, des Krankenhauses und weiterer Elemente der Gesundheitsversorgung. Der Internist Rudolf Gross definiert Fehldiagnosen als „Fälle, bei denen aus falschen diagnostischen Vorstellungen heraus für den Krankheitsablauf oder den

Abb. 1.1 Karikatur. Das Studium von Fehlern.

Einleitung

Schutz der Allgemeinheit (ansteckende Krankheiten!) wesentliche Maßnahmen unterbleiben" [3]. Braun spricht an dieser Stelle von „abwendbar gefährlichen Verläufen". Fehldiagnosen müssen abgegrenzt werden von Differenzialdiagnosen und Arbeitsdiagnosen, worauf in „Fehldiagnosen in der Inneren Medizin" [9] zu Recht hingewiesen wird.

In der Praxis ist nach einem kurzen Kontakt oft nur eine sehr allgemeine Diagnosestellung möglich, was dem Bedürfnis des Patienten oder der Eltern nach exakter „Festhaltediagnose" zuwider läuft. Manche Diagnosen können wegen ihrer Komplexität erst im Verlauf gestellt werden (Verlaufsdiagnosen), und in unserer schnelllebigen Zeit wechseln viele Patienten den Arzt, wenn ihre Erwartungshaltung auf sofortige Erkenntnis der Krankheitssituation nicht erfüllt wird. Dies führt dann auf Seiten des Praktikers nicht selten zu einem Polypragmatismus, bei dem nicht abgewartet wird, bis eine exakte Diagnosestellung möglich ist, sondern bereits bei Verdacht frühzeitig behandelt wird. In vielen Fällen geht das gut, aber dies kann z. B. im Bereich der Infektiologie zu einem übermäßigen Gebrauch von Antibiotika führen, mit dem Nachteil der schnelleren Entwicklung von Resistenzen. Diese Diskrepanz zwischen dem Druck zur schnellen Diagnosestellung und der mangelnden Zeit in diesem Prozess ist vielen Krankenhausärzten nicht bewusst, die manchmal leichtfertig auf den Niedergelassenen herabblicken, in der irrigen Annahme, dass die im Krankenhaus voll entfalteten, über längere Zeit vorliegenden Symptome sich genauso dem Praktiker präsentiert hätten.

Die Fehlervermeidung beginnt mit der Ausbildung des Arztes. Daher richtet sich dieses Buch besonders an Medizinstudenten, aber auch an Kinder- und Jugendärzte und kinderärztlich Tätige wie Allgemeinmediziner, denn Fehler machen wir alle, und wir alle möchten vor gravierenden Fehlern bewahrt werden. Man muss nicht alles können, aber man sollte seine Grenzen kennen und Patienten rechtzeitig der adäquaten Behandlung zuführen. Eine gute Übung ist das Studieren von Fällen mit ausführlicher Differenzialdiagnose. Hierzu bieten die Fälle des „New England Journal of Medicine", die „Fallbeschreibungen Pädiatrie" [8] oder das „Fallbuch Pädiatrie" [10] Gelegenheit. Bei unklaren Symptomen helfen zahlreiche Differenzialdiagnosebücher weiter, wie „Differentialdiagnose Pädiatrie" [12], „Signs and Symptoms in Pediatrics" [16], „Differentialdiagnose von Krankheiten im Kindesalter" [2], „Pädiatrische Differentialdiagnose" [5] und „Differenzialdiagnosen in der Kinder- und Jugendmedizin" [13].

1.2 Intention für dieses Buch

Natürlich kann ein Buch zur Fehlervermeidung nicht eine gründliche Ausbildung ersetzen, zu der auch ein Studium zahlreicher Krankheitsfälle, der Entwicklungsstadien und der Variation des Normalen gehört [7]. Es kann aber dazu beitragen, besser gewappnet zu sein, insbesondere bezüglich bereits begangener Fehler. Hierzu soll die Fallsammlung beitragen, die umfangreich angelegt ist. Die verschiedenen Fälle stammen aus frei verfügbaren Veröffentlichungen, anonymen Schilderungen von Kollegen, einer Anzahl von Begutachtungsfällen der Schlichtungsstelle der norddeutschen Ärztekammern, die freundlicherweise zur Verfügung gestellt wurden, eine im Aufbau befindliche Datenbank für gerichtlich verhandelte Fälle, einer juristischen Fallsammlung von Haftpflichtfällen und aus eigener Erfahrung. Die Fälle beziehen sich überwiegend auf die Situation in der Kinderarztpraxis, aber auch einige ausgewählte Fehler aus der Notfall- und Krankenhausmedizin und anderen Fachgebieten wurden aufgeführt. Wünschenswert wäre es, wenn das bisher noch wenig gebrauchte Fehlerberichtsystem www.CIRS-Paediatrie.de mehr in Anspruch genommen würde, in das jeder lehrreiche Fehler oder Beinahe-Fehler anonym zum Nutzen aller eingeben kann.

„Ex vitiis aliorum discimus." (Aus den Fehlern der anderen lernen wir.)

Das „Niveau der Fehler" bezieht sich überwiegend auf gut ausgebildete Kinder- und Jugendärzte, von denen eine geringere Fehlerquote als bei Nichtkinderärzten oder Studenten zu erwarten ist. Bei einigen Fällen, die strafrechtlich verhandelt wurden, fragt sich der juristisch unerfahrene Leser, wie es dort in einigen Fällen zu einem Freispruch gekommen ist. Solche Freisprüche beziehen sich aber meistens auf die Verneinung einer fahrlässigen Tötung, bei der im Zweifelsfalle für den Angeklagten entschieden wird. Eine Verurteilung im zivilrechtlichen Verfahren mit klaren Haftungsansprüchen ist dadurch nicht ausgeschlossen.

Dieses Buch soll zu einer verbesserten Fehlerkultur beitragen. Der Unfallchirurg Martin Hansis brachte dieses Umdenken markant auf den Punkt: „Meine Chefs waren noch fehlerfrei, qua Definition sozusagen" [11].

1.3 Literatur

[1] **American** Academy of Pediatrics (AAP) Committee on Medical Liability and Risk Management. Medicolegal Issues in Pediatrics. 7. Aufl. 2011
[2] **Ewerbeck** H. Differentialdiagnose von Krankheiten im Kindesalter. 2. Aufl. Berlin: Springer; 1984
[3] **Gross** R. Medizinische Diagnostik Grundlagen und Praxis. Berlin: Springer; 1969: 156
[4] **Hagedorn** W, Zöllner N. Vom Symptom zur Diagnose. 7. Aufl. Basel-München: Karger; 1995
[5] **Hertl** M. Pädiatrische Differentialdiagnose. Stuttgart: Thieme; 1986
[6] **Illingworth** RS. Leitsymptome der Kinderkrankheiten. Stuttgart: Hippokrates; 1981
[7] **Illingworth** RS. The normal child. 10 Aufl. Churchill: Livingstone; 1996
[8] **Joss** V. Fallbeschreibungen Pädiatrie. Edition medizin VCH; 1990
[9] **Kirch** W. Fehldiagnosen in der Inneren Medizin. Stuttgart: Gustav Fischer; 1992:1
[10] **Kreckmann** M. Fallbuch Pädiatrie. 2. Aufl. Stuttgart: Thieme; 2008
[11] **Lindner** M. Irren ist ärztlich. Bild der Wissenschaft 2004; 2: 18–23
[12] **Michalk** D, Schönau E. Differentialdiagnose Pädiatrie. 3. Aufl. München: Elsevier; 2011
[13] **Ploier** R. Differentialdiagnosen in der Kinder- und Jugendmedizin. Stuttgart: Thieme; 2013
[14] **Raine** JE, Williams K, Bonser J. Avoiding Errors in Paediatrics. Oxford: Wiley-Blackwell; 2013
[15] **Slonim** AD, Marcucci L. Avoiding common pediatric errors. Philadelphia: Wolters Kluwer/Lippincott Williams & Wilkins; 2008
[16] **Tunnessen** WW. Signs and symptoms in Pediatrics. 3. Aufl. Philadelphia: JB Lippincott; 1999

2 Hintergründe

2.1 Überblick

Um den Stellenwert von Behandlungsfehlern in der Kinderheilkunde und der gesamten Medizin abschätzen zu können, ist die Kenntnis einiger Rahmendaten hilfreich. Dazu gehören die Zahl der unterschiedlichen Ärzte und Patienten, die Haupttodesursachen, die Häufigkeit von Krankheiten, die Häufigkeit von Fehlern, die Verteilung von Fehlern auf verschiedene Versorgungsbereiche (Ambulanz oder Krankenhaus) und die Kosten von Behandlungsfehlern. Einige dieser „Public Health Daten" oder Determinanten können auch als Qualitätsindikatoren für das Gesundheitssystem gesehen werden, wie die Säuglingssterblichkeit, die Versorgungsdichte durch Ärzte oder die Zahl der Behandlungsfehler. Es sollte jedoch bedacht werden, dass sich Fehler nicht zu 100 % vermeiden lassen und dass sich manche vermeintliche Fehler aufgrund tragischer Umstände schicksalhaft ereignen.

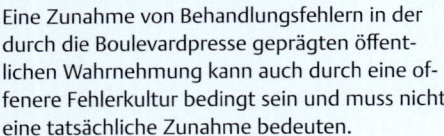

Behandlungsfehler in der öffentlichen Wahrnehmung
Eine Zunahme von Behandlungsfehlern in der durch die Boulevardpresse geprägten öffentlichen Wahrnehmung kann auch durch eine offenere Fehlerkultur bedingt sein und muss nicht eine tatsächliche Zunahme bedeuten.

Im Anschluss an diese Zusammenstellung von Daten wird der historische Hintergrund über den Umgang mit Behandlungsfehlern beleuchtet, und im Folgenden werden die wichtigsten rechtlichen Bestimmungen zusammengefasst.

2.2 Wichtige Zahlen zur medizinischen Versorgung und zu Fehlern

„Medicine, always fallible and often absurd, is a science of uncertainty and art of probability" (Sir William Osler 1849–1919)

2.2.1 Zahl von Ärzten, Patienten und Krankheiten

Laut Ärztestatistik der Bundesärztekammer 2012 gab es in Deutschland 348 695 ärztlich tätige Ärzte, die bei den Landesärztekammern gemeldet waren. Hiervon waren 13 179 (3,8 %) Kinder- und Jugendärzte und 43 304 (12,4 %) der Allgemeinmedizin zugerechnet. In der ambulanten Versorgung gab es 6 758 Kinder- und Jugendärzte und 37 417 der Allgemeinmedizin zugerechnete. Die Arztdichte betrug laut Bundesärztekammer 2012 235 je Einwohner (348 695 auf 81 843 743). Im 1. Quartal 2011 gab es 45 Millionen Behandlungsfälle bei Hausärzten mit 105 Millionen Patientenkontakten. Es gab 16 Millionen stationäre Behandlungen. Auf ungefähr 6 400 Einwohner kommt 1 Kinder- und Jugendarzt. Auf rechnerisch 2 179 Kinder und Jugendliche bis 18 Jahre kommt 1 niedergelassener Kinder- und Jugendarzt. Kinderärzte hatten durchschnittlich 5 801 Fälle pro Jahr, Allgemeinmediziner 4 139 und andere Arztgruppen 4 405 [42].

Inanspruchnahme nach Facharztgruppen

Die hausärztliche Versorgung von Kindern und Jugendlichen ist in ▶ Abb. 2.1 dargestellt. Jüngere Kinder werden überwiegend durch Kinder- und Jugendärzte versorgt. Ab dem 13. Lebensjahr erfolgt die Versorgung zunehmend durch Allgemeinmediziner. Es gibt auch Doppelversorgungen. Unter 2-Jährige werden zu 85 % durch Kinderärzte und zu 37,9 % durch Allgemeinmediziner versorgt, 2- bis 5-Jährige zu 76,1 % versus 47,2 %, Grundschulkinder als 5- bis 10-Jährige zu 58,5 % versus 49,6 %, 10- bis 15-Jährige zu 32,9 % versus 54,6 % und 15- bis 20-Jährige zu 8,8 % versus 68,7 % [42]. Kinder und Jugendliche bis 14 Jahre werden mit abnehmender Häufigkeit durch folgende Ärzte medizinisch versorgt: 71,4 % durch Kinderärzte, 39,5 % durch Allgemeinmediziner, 25,5 % durch Augenärzte, 18,4 % durch Laborärzte, 17,5 % durch HNO-Ärzte, 12,6 % durch Hautärzte, 12,4 % durch Orthopäden, 9,4 % durch Chirurgen, 9,1 % durch Internisten, 3,7 % durch Radiologen und seltener durch andere Fachgruppen.

2.2 Wichtige Zahlen

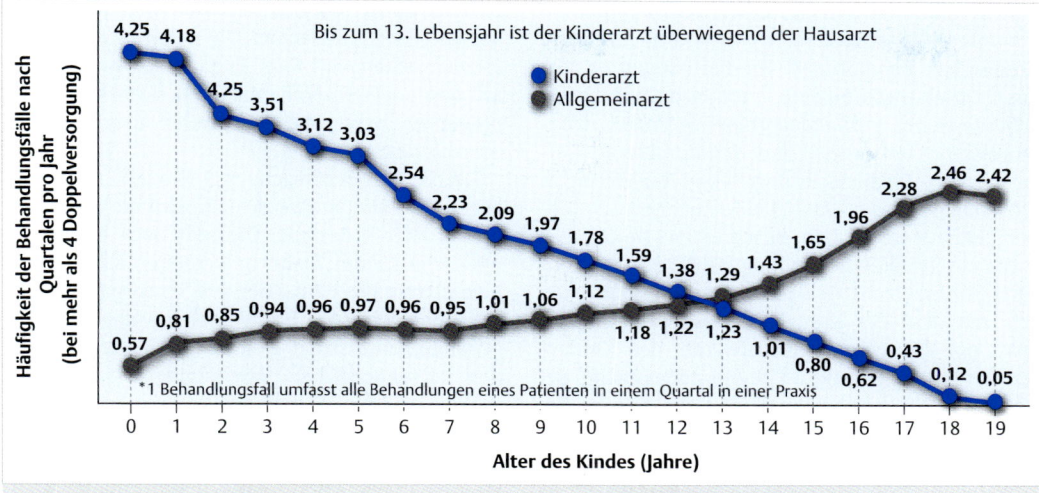

Abb. 2.1 Hausärztliche Versorgung von Kindern und Jugendlichen (Barmer GEK-Arztreport 2012).

Diagnoseverteilung in der Kinderarztpraxis

Die Diagnose ist eine Wahrscheinlichkeitsbetrachtung. Dies gilt insbesondere für die Frühdiagnose bzw. Symptomdiagnose in der Praxis, bei der dem Arzt in meist sehr kurzer Zeit nur wenige Informationen zur Verfügung stehen. Daher ist es wichtig, eine realistische Vorstellung von der Häufigkeit der Krankheiten zu haben. Es gilt ebenso für die Diagnose, wie auch für die Fehler, dass das Häufige häufig ist. Seltsame Krankheitsbilder gehören eher zu einer untypischen Präsentation einer häufigen Krankheit als zu einer seltenen Krankheit.

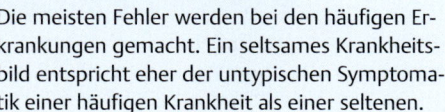

Was häufig ist, ist häufig
Die meisten Fehler werden bei den häufigen Erkrankungen gemacht. Ein seltsames Krankheitsbild entspricht eher der untypischen Symptomatik einer häufigen Krankheit als einer seltenen.

Die Häufigkeit von Diagnosen variiert regional wie saisonal, und natürlich auch entsprechend der Fachgruppe und Spezialisierung des Arztes. Die häufigsten Abrechnungsdiagnosen in einer „durchschnittlichen" Kinderarztpraxis [16] lassen sich ▶ Tab. 2.1 entnehmen: Atemwegsinfekte, Vorsorgen, Impfungen und vor allem Infektionskrankheiten sind die häufigsten Gründe für die Inanspruchnahme des Kinderarztes. Entsprechend häufig werden auch Fehler in diesen Bereichen gemacht, vor allem was Infektionen und Impfungen betrifft.

Tab. 2.1 Diagnosehäufigkeiten in der Kinderarztpraxis.

ICD 10	Diagnose	Häufigkeit
J06	Atemwegsinfekt	24,0 %
Z00	Vorsorge	17,7 %
Z27	Mehrfachimpfung	10,9 %
Z26	Impfnotwendigkeit	9,4 %
J45	Asthma bronchiale	9,1 %
F80	Sprachentwicklungsstörung	8,8 %
B99	sonstige Infektionen	7,3 %
R50	unklares Fieber	6,7 %
J20	akute Bronchitis	6,3 %
B34	Viruserkrankung	5,8 %
Z23	Bakterienimpfung	5,7 %
R05	Husten	5,7 %
L20	atopisches Ekzem	5,5 %
H66	Otitis media	5,2 %
J03	akute Tonsillitis	5,1 %
J30	Heuschnupfen	4,9 %
N39	Harnwegserkrankungen	4,0 %
T78	Allergie, unerwünschte NW	3,9 %
Z25	Virusimpfung	3,7 %
J00	Schnupfen	3,2 %

Zunehmend müssen sich Kinder- und Jugendärzte mit Interaktionsproblemen von Eltern, Kind und Gesellschaft beschäftigen. Hierbei handelt es sich um Erziehungsprobleme, Ernährungsprobleme (Übergewicht), Verhaltensprobleme (ADHS, Kommunikationsstörungen) und Schulprobleme (zunehmende Medikalisierung von Teilleistungsschwächen). Dieser Wandel wird auch mit dem Begriff „neue Morbiditäten" beschrieben [14].

Die potenziellen Behandlungsfehler hängen vom Patientenspektrum ab, das sich in der Praxis deutlich von dem des Krankenhauses unterscheidet. Etwa ein Drittel des Zeitaufwands des Kinderarztes wird für Akutkrankheiten aufgebracht, ein Drittel für Präventionsleistungen, ein Fünftel für chronisch Kranke und knapp ein Zehntel für die „neuen Morbiditäten".

Was kann besonders bei diesen häufigsten, in ▶ Tab. 2.1 aufgelisteten Diagnosen falsch laufen? Die aus einem banalen Atemwegsinfekt entstehende Pneumonie wird übersehen, bei einer schludrigen Vorsorge wird ein Hodenhochstand übersehen, das Hüftdysplasie-Screening mit Ultraschall beim Neugeborenen ist fehlerhaft, Impffehler treten auf, eine gefährliche bakterielle Infektion wird für einen grippalen Infekt gehalten.

Der niedergelassene Arzt muss auch die seltenoren lebensbedrohlichen Krankheiten kennen, die ihm möglicherweise niemals in seiner ärztlichen Tätigkeit in der Praxis begegnen (z. B. akute Epiglottitis, Herpesenzephalitis oder Meningokokkensepsis). Es ist eine Herausforderung, aus der Masse von harmloseren Krankheiten heraus die gefährlichen zu erkennen, z. B. den Meningokokkenfall in der Grippeepidemie, der ähnliche Anfangssymptome aufweisen kann, oder die akute Appendizitis in einer Gastroenteritis-Epidemie. In Kapitel 6 Fallberichte aus verschiedenen Fachbereichen (S. 85) wird über zahlreiche Fehlerbeispiele berichtet.

2.2.2 Haupttodesursachen und Lebensrisiken

Todesfälle bei Kindern sind meist dramatische und für die Angehörigen besonders schmerzhafte Ereignisse. Todesursachen, mit denen der Autor in seiner Praxis oder niedergelassene Kollegen aus seiner Umgebung konfrontiert wurden, waren Verkehrsunfälle, septisch verlaufende Appendizitis, H1N1-Grippe („Schweinegrippe"), Mord durch den Freund einer Mutter, SIDS (plötzlicher Kindstod) und Krebserkrankung (Neuroblastom). Die Einzelbeispiele spiegeln auch die in ▶ Tab. 2.2 vorgestellten Hauptursachen. Die Kenntnis der Haupttodesursachen hilft dem Arzt, seine Wachsamkeit auf besondere Risikobereiche zu richten und hier präventiv, bzw. mit besonderer diagnostischer Sorgfalt heranzugehen.

Die Haupttodesursache von Kindern ab dem 1. Lebensjahr sind in Deutschland **Unfälle** mit einem Drittel aller Todesfälle. Dies gilt auch für andere westliche Länder. Daher informieren Kinder- und Jugendärzte die Eltern bei den Vorsorgen vorbeugend über typische Unfälle der jeweiligen Altersgruppen, unterstützt durch Merkblätter, die bei den kassenärztlichen Vereinigungen angefordert werden können. Durch die Initiative der bereits 1924 gegründeten Deutschen Verkehrswacht (DVW) konnte die Zahl der tödlichen Unfälle im Straßenverkehr durch national koordinierte Maßnahmen in den letzten 10 Jahren um etwa 50 % gesenkt werden. Ähnliches gilt für die tödlichen Unfälle im Heimbereich. Hier koordiniert die Bundesarbeitsgemeinschaft Mehr Sicherheit für Kinder e. V. (ging 2002 aus der 1997 gegründeten BAG Kindersicherheit hervor) in Bonn Aktivitäten. Dennoch liegt die durchschnittliche Unfallquote für Kinder zwischen 1 und 17 Jahren bei 15,2 % [13]. Deutschland ist hier aber noch weit von den Ergebnissen anderer europäischer Länder wie Schweden entfernt, was Ansporn für weitere Präventionsbemühungen sein sollte. Im Jahr 2012 starben 73 Kinder unter 15 Jahren im Straßenverkehr in Deutschland nach Angaben des Statistischen Bundesamtes.

Tab. 2.2 Haupttodesursachen Kinder und Jugendliche in verschiedenen Altersgruppen.

Todesursache	bis 1 Jahr	1–4 Jahre	5–15 Jahre
perinatal	41,2 %	-	-
kongenital	31,3 %	19,8 %	7,8 %
SIDS	7,1 %	-	-
Infektion	0,9 %	9,2 %	-
Unfälle	2,3 %	29,5 %	39,5 %
Neoplasien	-	10,6 %	19,3 %
Suizid	-	-	3,0 %
Krankheiten des Nervensystems	-	9,2 %	9,0 %
Andere	17,2 %	21,7 %	21,4 %
Quelle: [39]			

> **Merke**
> Das größte Präventionspotential (vermeidbare Todesfälle) liegt bei der Unfallverhütung.

Lebensrisiken im Vergleich

Für die Einschätzung des Fehlerrisikos ist auch die Kenntnis der Häufigkeit bestimmter Krankheiten oder Unfälle wichtig. Oft besteht eine Diskrepanz zwischen dem gefühlten Risiko bzw. der gefühlten Bedrohung und der tatsächlichen Wahrscheinlichkeit, damit konfrontiert zu werden. Die Wahrscheinlichkeit, durch einen Flugzeugabsturz zu sterben, ist mit 1 : 2 800 000 fast 100-mal geringer als das Sterberisiko im Straßenverkehr mit 1 : 31 746 für 5- bis 15-Jährige. Dennoch haben viel mehr Leute Angst vor dem Fliegen als vor dem Autofahren. Der niedergelassene Arzt wird eher mit einer übersehenen Appendizitis (1 : 1000) oder übersehenen Pneumonie als mit einer falsch eingeschätzten gefährlichen Epiglottitis oder Herpesenzephalitis (1 : 250 000) konfrontiert werden.

2.2.3 Fehlerhäufigkeit in der gesamten Medizin

Es gibt in Deutschland keine umfassenden Behandlungsfehlerstatistiken. Daher sind Daten über Behandlungsfehler unvollständig. Sie werden bei den Gutachterkommissionen der Ärztekammern, den Medizinischen Diensten der Krankenversicherungen, bei Berufshaftpflichtversicherungen und deren Rückversicherungen und bei Schadensabteilungen der Krankenversicherungen gesammelt.

Die Zahl der gesamten ärztlichen Behandlungsfehler in Deutschland wird mit 450 000 pro Jahr angegeben [10]. Hansis schätzt die Zahl der Behandlungsfehlervorwürfe bei den bekannten Unsicherheiten (keine einheitliche Datenerfassung, hohe Dunkelziffer) auf 40 000 pro Jahr und die Zahl der bestätigten Behandlungsfehler auf 12 000 [17].

Dies deckt sich ungefähr mit den jährlich von der Bundesärztekammer veröffentlichten Daten, nach denen beispielsweise im Jahr 2012 12 232 neue Anträge auf Schadenersatz bei den Gutachterkommissionen gestellt wurden. Bei der Annahme, dass die Gutachterkommissionen ein Viertel aller Fälle erfassen, kommt man auf 40 000–50 000 Behandlungsfehlervorwürfe pro Jahr. Gemessen an der Zahl der ärztlichen Behandlungen von über 540 Millionen ambulant und 18 Millionen stationär ist dies allerdings ein kleiner Anteil [8]. Nicht zu vergessen ist aber, dass ein Großteil der Behandlungsfehler gar nicht bekannt wird.

Gutachterkommissionen und Schlichtungsstellen

Die beste Quelle für Daten über Behandlungsfehler sind die Gutachterkommissionen und Schlichtungsstellen der Ärztekammern. Es gibt beinahe für jedes Bundesland eine, zugehörig zu den jeweiligen Landesärztekammern. Sie sind aus unabhängigen Ärzten und Richtern zusammengesetzt und arbeiten für die Patienten und Ärzte kostenlos. Die Ergebnisse sind nicht rechtsverbindlich. Versicherungen müssen für die Erstellung eines Gutachtens eine Gebühr bezahlen [6][7].

Diese Institutionen wurden 1975 gegründet und spielen eine sehr wichtige Mediatorfunktion zwischen Ärzten und Patienten. Es werden deutlich mehr Behandlungsfehler als vor Gerichten bestätigt (29% versus 4%) [17]. Die bestätigte Fehlerquote pendelt seit Jahren um die 30%. In 90% können außergerichtliche Einigungen erzielt werden. In Jahr 2012 wurde in 2 280 (30,1%) von 7 578 abgeschlossenen Fällen ein Behandlungsfehler (2 231) oder ein Mangel in der Risikoaufklärung (49) bestätigt. 736 Patienten erlitten Dauerschäden, 82 starben [8]. Pädiatrische Krankheitsbilder sind bei diesen Erhebungen zahlenmäßig relativ selten, aber häufig mit größeren Schäden verbunden.

Seit 2006 werden Behandlungsfehler aller Gutachter- und Schlichtungsstellen aus ganz Deutschland systematisch im **Medical Error Reporting System** (**MERS**) erfasst. Die Daten werden zentral in Hannover bei der Geschäftsstelle der Schlichtungsstelle für Arzthaftpflichtfragen der norddeutschen Ärztekammern gespeichert. 2012 wurden 12 232 Anträge an die Gutachterkommissionen gestellt und 11 511 erledigt (enthalten auch Anträge aus dem Vorjahr). Gegen hausärztlich tätige Ärzte (überwiegend Allgemeinmediziner, Internisten und Kinder- und Jugendärzte) richteten sich 322. Jährliche Auswertungen werden von der Bundesärztekammer präsentiert.

Es wird geschätzt, dass 65–70% der Behandlungsfehler vermeidbar sind [25]. Wie zutreffend eine solche Einschätzung ist, muss erst durch eine intensivere Befassung mit Behandlungsfehlern gezeigt werden. Die Zahl von Behandlungsfehlervorwürfen hat sich im Bereich der Gutachterkommission Nordrhein von 1990–2011 verdoppelt. Ein Teil des Anstiegs von Behandlungsfehlervorwürfen ist auf die Nichtakzeptanz eines natürlichen Leidens oder Todes durch Angehörige zurückzuführen [5].

Medizinische Dienste

Die Medizinischen Dienste (MDK) der Bundesländer überprüfen im Auftrag der gesetzlichen Krankenkassen (derzeit etwa 150–200) die Wirtschaftlichkeit von Behandlungen und andere Fragestellungen. Die Qualität der Gutachten wird von der Stiftung Warentest unterschiedlich bewertet (Test 2011 [47]). 2012 lag die Zahl bei 12 483 Begutachtungen, die auch Streit- und Schadensfälle bei Zahnärzten und in der Pflege einschließen. Ähnlich wie bei den Gutachterkommissionen wurde in fast jedem 3. Fall (31,5 %) ein Versäumnis festgestellt. Bei einem Drittel der festgestellten Fehler bestand keine Kausalität für den Schaden [29]. Solche Fehler sind für die Haftung meist nicht relevant. Die häufigsten Fehler sind Therapiefehler, während bei den Gutachterkommissionen Diagnostikfehler dominieren.

Die großen Krankenkassen (AOK, TKK, Barmer-GEK) überprüfen nach eigenem Interesse einen kleineren Teil von möglichen Behandlungsfehlern über spezielle Beschwerdestellen oder die Medizinischen Dienste. Bei diesen Überprüfungen geht es in besonderem Maße um versicherungstechnische Fragen bezüglich der Verteilung von Folgekosten.

Versicherer für Berufshaftpflicht

Die Versicherer für Berufshaftpflicht sammeln ebenfalls Daten über Behandlungsfehler, die aber aus Wettbewerbs- oder Geschäftsgründen kaum veröffentlicht werden. In den letzten Jahren gab es große Umschichtungen und eine Oligopolbildung im Versicherungsmarkt, was eine Datenübersicht aus diesem Bereich ebenfalls erschwert.

Basierend auf Daten der Ecclesia-Gruppe, die schon lange im Krankenhaussektor tätig ist, wurden 2006 in 1,5 ‰ der 17 Millionen Krankenhausbehandlungen Schadensansprüche geltend gemacht. In 0,6 ‰ wurde Schadensersatz gezahlt. Belegte Todesfälle durch Behandlungsfehler wurden mit 1200 für 2012 angegeben. Die Ecclesia verfügt nach eigenen Angaben über die größte Heilwesenschaden-Datenbank [35].

Anonyme Fehlermeldesysteme

Seit 2005 werden Fehler auch durch anonyme Erfassungssysteme wie das CIRS Pädiatrie (S. 84) erfasst, welches vom Berufsverband der Kinder- und Jugendärzte zusammen mit dem Ärztlichen Zentrum für Qualität (ÄZG) entwickelt wurde (CIRS = Critical Incident Reporting System): www.cirs-paediatrie.de

Erwähnenswert ist auch das Fehlerberichts- und Lernsystem für Hausarztpraxen, das seit September 2004 besteht und sich überwiegend an allgemeinmedizinische Hausärzte richtet: www.jeder-fehler-zaehlt.de

Deutsches Forensisches Sektionsregister (DFS)

Deutsche Gerichte bemühen sich seit 2004 im DFS in Frankfurt, Fälle mit vermuteten Behandlungsfehlern zu sammeln. Dies erfolgt über rechtsmedizinische Institute, die für solche Aufgaben großen Restriktionen unterliegen. Auf Auswertungen kann in den nächsten Jahren gehofft werden.

In einer Veröffentlichung wird von spezialisierten Rechtsanwälten von jährlich 10 000 Klagen gegen Ärzte vor Zivilgerichten und 2 500–3 000 Strafverfahren vor Strafgerichten gesprochen [48]. Von Ankermann und Kullmann [23] gibt es aktualisierte Sammlungen aus der Arzthaftpflicht-Rechtsprechung (AHR).

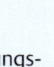

Behandlungsfehlervorwürfe in Deutschland

Jährlich kommt es zu etwa 40 000 Behandlungsfehlervorwürfen in Deutschland. Etwa ein Viertel dieser Vorwürfe wird von den Gutachterkommissionen (GAK) der Ärztekammern geschlichtet. Die Medizinischen Dienste der Krankenkassen (MDK) bearbeiten ebenfalls ein Viertel. Etwa jeder 3.–4. Vorwurf wird als gerechtfertigt angesehen. Ein weiteres Viertel der Behandlungsfehlervorwürfe wird auf juristischem Wege ausgefochten mit deutlich geringeren Fehleranerkennungsquoten.

2.2.4 Versorgungsebene Krankenhaus – Praxis

Bezüglich der Versorgungsbereiche richten sich Fehlervorwürfe in etwa zwei Drittel der Fälle gegen das Krankenhaus und in einem Drittel der Fälle gegen die Praxis. In der Gutachterkommissionenstatistik 2012 bezogen sich von 8 617 Behandlungsfehlervorwürfen 6 212 (72,1 %) auf den Krankenhausbereich und 2 405 (27,9 %) auf den niedergelassenen Bereich (inklusive MVZ). Ähnliches zeigt die MDK-Statistik 2012: 8 607 (69 %) Vorwürfe bezogen sich auf den stationären und 3 872 (31 %) auf den ambulanten Sektor.

Bei 2,9–3,7 % aller Krankenhausbehandlungen wird ein behandlungsbedingter Patientenschaden angenommen, von denen 28 % durch Fehler verursacht sind [38]. Die anderen Schäden kommen u. a. durch nicht ganz vermeidbare, aber vorwerfbare Komplikationen, z. B. bei Operationen oder Medikamenteneinsatz zustande.

Je nach Versorgungsebene gibt es unterschiedliche Gesundheitsrisiken bei Kindern und parallel dazu unterschiedliche Behandlungsfehlerrisiken (▶ Tab. 2.3 mit Beispielen).

2.2.5 Fehler nach medizinischen Fachgebieten

Einen Überblick über Behandlungsfehlervorwürfe nach Fachgebieten für niedergelassene Ärzte in der Praxis gibt ▶ Abb. 2.2. Zugrunde gelegt wurden 8 432 Verfahren der Ärztekammer Nordrhein von 2006–2010 [1], von denen sich 32,3 % auf niedergelassene Ärzte bezog. Die Fehleranerkennungsquote ist pro Fachgruppe in Prozent angegeben und betrug durchschnittlich 28,8 %. Die häufigsten Fehlervorwürfe richten sich gegen die Orthopäden, Allgemeinmediziner, Chirurgen und Gynäkologen. Die Pädiater kommen an 11. Stelle. Die Zahl von Behandlungsfehlern und Behandlungsfehlervorwürfen bei Kindern verteilt sich auf alle Fachgebiete, die Kinder versorgen. Sie ist bei nicht auf Kinder spezialisierten Ärzten erwartungsgemäß höher.

Bei Kindern und Jugendlichen ist als gravierend zu berücksichtigen, dass sich Behandlungsfehler mit Dauerschaden über ein viel längeres Leben auswirken als bei älteren Patienten. In der Haftung kommt es daher zu relativ mehr Großschadensfällen (über 200 000 Euro Kosten). Dies gilt in extremem Maße für die Geburtshilfe.

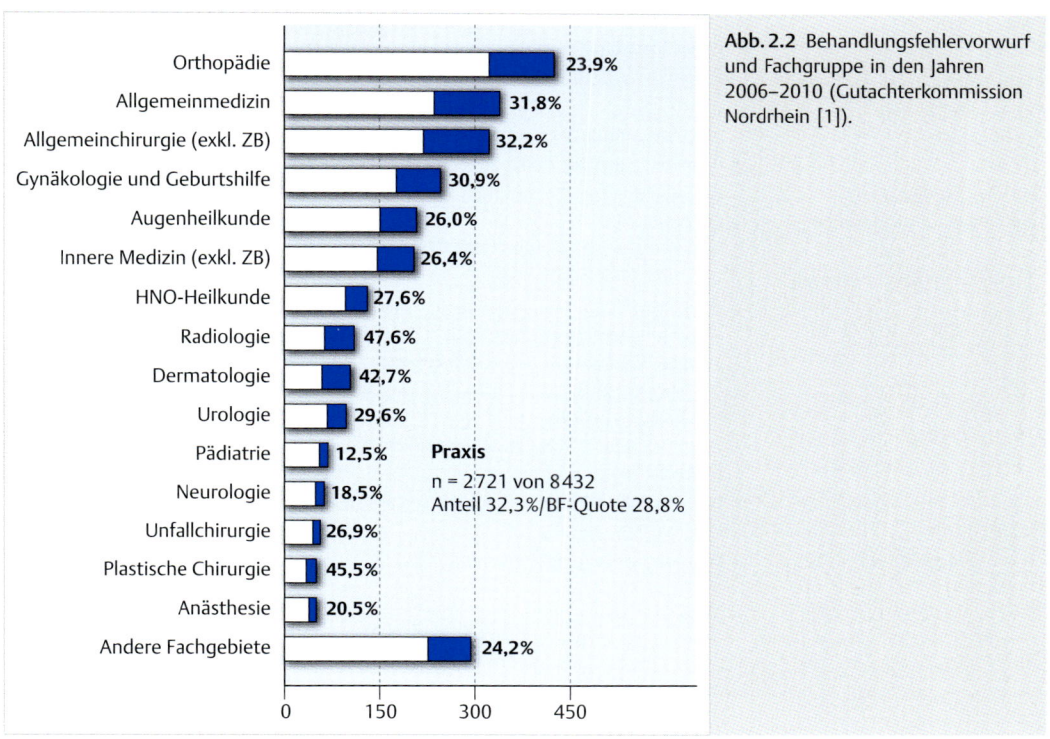

Abb. 2.2 Behandlungsfehlervorwurf und Fachgruppe in den Jahren 2006–2010 (Gutachterkommission Nordrhein [1]).

Tab. 2.3 Ebenen der Gesundheitsversorgung von Kindern (im Notdienst auch Erwachsenen) und Fehlerbeispiele.

Ebene	Fehlerbeispiele
Primärer Versorgungsbereich	
Gesundheitsamt mit Reihenuntersuchung	• Übersehen einer Entwicklungsstörung oder akuten Erkrankung (z. B. Armfraktur)
Kinder- und Jugendarztpraxis	• fehlerhaftes Hüftsonografie-Screening • Hodenhochstand bei Vorsorge übersehen • verspätete Einweisung eines schwer kranken Kindes • falsches Kind geimpft • fehlerhafte Medikamentendosierung
Allgemeinarztpraxis	• ähnlich wie Kinderarztpraxis • Geringerer Fachstandard wird erwartet. • Mückenstich als Windpocken gedeutet • Telefonmedizin bei Pneumonie, die zum Exitus führt
Überweisungspraxis	• Dermatologin diagnostiziert Omphalozele bei einfachem Nabelbruch. • Neurologe interpretiert Kreislaufreaktion als Epilepsie.
kinderärztlicher Notdienst	• Fehleinschätzung bezüglich Appendizitis, Meningokokkensepsis
allgemeiner Notdienst (oft alle Fachgruppen verpflichtet)	• Herzinfarkt vom Orthopäden übersehen • Gefährlichkeit einer Neugeboreneninfektion falsch eingeschätzt
Ambulanzen allgemeiner Krankenhäuser	• Kind mit Meningitis ohne Nackensteife nach Hause geschickt
Ambulanz der Kinderklinik	• Mädchen mit Appendizitis nach Hause geschickt
Versorgung von Geburtskliniken	• B-Streptokokkensepsis zu spät erkannt • Erb-Paralyse nicht erkannt
Apotheke	• Salbutamollösung wird einem Kind mit Asthmaanfall erst verspätet gebracht, weil nicht das identische Handelspräparat vorrätig war.
Hebamme	• Eltern eines schlecht trinkenden Säuglings wird abgeraten, zum Arzt zu gehen, und es kommt zum Exitus durch B-Streptokokken-Sepsis
Sekundärer Versorgungsbereich	
Kinderkrankenhaus „Normalstation"	• Schwer krankes Kind mit Pneumonie wegen Überprotektion der Angehörigen unzureichend überwacht, stirbt an Herzversagen. • Paravasat führt zur Hautnekrose.
Allgemeinkrankenhaus „Normalstation" Chirurgie	• Epiduralhämatom bei traumatischer Parietalschwellung übersehen, der Patient überlebt. • Hodentorsion mit Bauchschmerzen verkannt
Tertiärer Versorgungsbereich	
Universitätsklinik mit Ausbildungsauftrag	• Student im praktischen Jahr verabreicht orales Antibiotikum intravenös, das Kind stirbt an einem anaphylaktischen Schock. • anstelle von NaCl-Lösung KCl verwendet
Versorgung von Neugeborenen	• Hypoglykämie verursacht Krampfanfälle; wäre bei Kind diabetischer Mutter vermeidbar gewesen. • Überdosierung durch Pethidin-/Morphinverwechslung bei beatmetem Frühgeborenen
Intensivstation, Ausbildungskrankenhaus	• Rechenfehler Adrenalinüberdosierung bei Herzkind
Frühgeborenen-Intensivstation	• Pneumothorax zu spät erkannt

2.2 Wichtige Zahlen

> **Merke**
> Der überwiegende Teil der Behandlungsfehlervorwürfe richtet sich gegen die „schneidende Medizin". Zwei Drittel der Behandlungsfehler passieren im Krankenhaus, ein Drittel in der Praxis.

2.2.6 Fehler in der Kinderheilkunde

Es gibt wenige systematische Untersuchungen über Fehler in der Kinderheilkunde, so dass hier ein nur rudimentäres Zahlenmaterial präsentiert werden kann. Kinderärzte sind in geringem Maße von Verfahren betroffen, wie Zahlen der Gutachterkommission Nordrhein zeigen (▶ Abb. 2.2).

Von 2007–2011 ging es bei 358 von 7039 Begutachtungen um Kinder und Jugendliche (▶ Tab. 2.4). Die Fehleranerkennensquote war mit 41,9 % überdurchschnittlich hoch gegenüber 31,2 % für alle Verfahren. Die 358 Behandlungsfehlervorwürfe wurden eingeteilt in 153 Diagnosefehlerfälle (47,1 % Bestätigung) und 205 Behandlungsfehlerfälle (38 % Bestätigung). Bemerkenswert ist, dass die seltene Epiphysenlösung zu 100 % verkannt wurde [50]. Bei Kleinkindern treten Behandlungsfehler überproportional häufig auf.

Weiter auswertbar waren 180 Fälle, die 58-mal Kinder- und Jugendärzte betrafen und 112-mal andere Fachgebiete. In 112 der 180 Fälle war kein Kinder- und Jugendarzt involviert [30]. Im Allgemeinen ist zu verzeichnen, dass Kinderärzten hierbei auch bei Berücksichtigung des Proporzes deutlich weniger Fehler attestiert wurden. Bei Kinderärzten wurden 26 % (17 von 65) der Behandlungsfehlervorwürfe bestätigt gegenüber 61,3 % (68 von 111) bei den anderen Fachgruppen.

> **Wichtige Verletzungs- und Tumordiagnosen**
> Eine bessere interdisziplinäre Zusammenarbeit wird gefordert, damit Verletzungen seltener verkannt und Tumore früher erkannt werden. Besonderes Augenmerk gilt der Hodentorsion (S. 144), Knochen- und Hirntumoren (S. 152) und der Epiphysiolysis capitis femoris (S. 137).

Die Schlichtungsstelle für Arzthaftungsfragen der norddeutschen Ärztekammern begutachtete 160 pädiatrische Fälle in den Jahren 2006–2011 [49]. Sie deckt etwa ein Drittel von Deutschland ab. Sie befasst sich mit etwa 4000 Schlichtungsfällen pro Jahr. Auch bei den Ergebnissen der norddeutschen Ärztekammern beziehen sich etwa zwei Drittel der Behandlungsfehlervorwürfe auf die stationäre und ein Drittel auf die ambulante Versorgung. Die Hauptfehler in der Pädiatrie sind in ▶ Tab. 2.5 wiedergegeben. Vor allem übersehene Hüftdysplasien, Meningitis- und Sepsisfälle, Infusionskomplikationen und Hodenerkrankungen spielen hier eine Rolle.

Tab. 2.4 Diagnose- und Behandlungsfehlervorwürfe bei Kindern in den Jahren 2007–2011.

Zeitraum 01.01.2007–31.12.2011	n	Fehler bejaht			
		In % von n	n	BF-Quote in % von Spalte 2	In % von bejahten Fehlern
Anzahl der Begutachtungsverfahren	7039	100	2193	31,2	100,0
Verfahren bei Kindern und Jugendlichen	358	100	150	41,9	100,0
Diagnosefehler (DF)	153	42,7	72	47,1	48,0
Frakturen und Verletzungen	36	10,1	23	63,9	15,3
akutes Abdomen	30	8,4	14	46,7	9,3
Tumorerkrankung	10	2,8	7	70,0	4,7
Hodentorsion	6	1,7	4	66,7	2,7
Epiphysenlösung	5	1,4	5	100	3,3
Behandlungsfehler (BF)	205	57,3	78	38,0	52,0
Frakturen und Verletzungen	45	12,6	22	48,9	14,7
– davon im Rahmen eines operativen Eingriffs	27	7,5	16	59,3	10,7
Vorwürfe im Rahmen von sonstigen Operationen	10	28,2	34	33,7	22,7
Quelle: GAK Nordrhein [53]					

Tab. 2.5 Häufigste Diagnosen pädiatrischer Behandlungsfehlervorwürfe Norddeutschland in den Jahren 2006–2011.

Häufigste vermutete Behandlungsfehlerdiagnosen	Gesamtfallzahl n = 160
Hüftdysplasien	11
Meningitis, Sepsis	9
Infusionskomplikationen	8
Hodenhochstand und Hodentorsion	6
Appendizitis	4
Pleuropneumonie	4
Sepsis bei Früh- und Neugeborenen	4
Hirntumor	3

Tab. 2.6 Die 5 häufigsten Streitfälle (medical misadventures) in den USA.

Diagnose	Anteil
Gehirnschaden	8,7 %
Meningitis	4,9 %
Routinegesundheitsuntersuchung	2,8 %
Atemwegsprobleme bei Neugeborenen	2,6 %
Appendizitis	2,1 %
Quelle: [9]	

Fazit
Kinderärzte sind seltener als andere Arztgruppen von Behandlungsfehlern betroffen. Erwartungsgemäß ist die Fehlerquote bei der Versorgung von Kindern durch die hierfür am besten ausgebildete Berufsgruppe am geringsten. Dies soll aber nicht darüber hinwegtäuschen, dass es noch zahlreiche vermeidbare Schäden gibt. Schwere Behandlungsfehler bei jungen Menschen führen häufiger zu Großschadensfällen. Häufige Behandlungsfehlervorwürfe gibt es bei Hüftdysplasien, Hodentorsion, Meningitis, Pneumonie, Sepsis und Tumoren. Unter 2-Jährige sind am häufigsten von Fehlbehandlungen betroffen.

2.2.7 Behandlungsfehler in den USA und England

Die Erfassung und Auswertung von Behandlungsfehlern und entsprechende Literatur sind noch relativ überschaubar. Um mehr Informationen und Einsichten dazu zu gewinnen, ist es hilfreich, die Erfahrungen einiger anderer Länder zu berücksichtigen.

USA

Die Häufigkeit von Behandlungsfehlervorwürfen variiert nach Ländern und ist wohl am größten in den USA, wo Rechtsanwälte im Fernsehen dafür werben können, Ärzte zu verklagen.

In den USA verursachen Kinderärzte nur etwa 2,7 % der Behandlungsfehlervorwürfe, obwohl sie etwa 5 % der Ärzte ausmachen (AMA, American Medical Association: 2006 gab es 33 740 Pädiater bei 656 647 registrierten Ärzten). Die Haftpflichtschäden sind jedoch in der Kinderheilkunde am höchsten [19]. Interessant sind hier die 5 häufigsten Streitfälle (medical misadventures) in den USA (▶ Tab. 2.6).

Jeder 3. selbständige US-amerikanische Kinderarzt erlebte eine Kunstfehlerklage in den Jahren 1987 und 1995. Ein Drittel der Klagen wurde zurückgezogen, und ein Drittel führte zu einem Vergleich. Diese Quote blieb von 1987–2001 konstant [2]. Dies liegt deutlich über den deutschen Zahlen, auch wenn hierbei zu berücksichtigen ist, dass die amerikanischen Kinderärzte häufiger belegärztlich im Krankenhaus tätig sind [45]. Die meisten Opfer von Behandlungsfehlern nehmen dies ohne jemanden zu verklagen hin. Laut einer amerikanischen Studie erhoben nur 1,53 % von Patienten mit erlittenem Schaden einen Behandlungsfehlervorwurf [26].

Aufschlussreich ist auch eine Analyse der Kunstfehlerprozesse von Kindern aus Notambulanzen in den USA [44]. Basierend auf einer retrospektiven Studie von 1985–2000, mit Daten der 20 Haupthaftpflichtversicherer (Abdeckung von etwa 25 % der Ärzte), konnten 2283 Anklagen (claims) untersucht werden. Fast die Hälfte (47 %) der Kunstfehlerklagen bezogen sich auf unter 2-Jährige. Die häufigsten Diagnosen waren Meningitis, Appendizitis, Armfraktur und Hodentorsion. Bei Fällen mit Todesfolge lag am häufigsten eine Meningitis oder Pneumonie vor. Medikationsfehler führen in den USA nach Schätzungen jährlich zu 100–150 Todesfällen bei Kindern [2]. Übertragen auf Deutschland würde dies 30 Todesfällen pro Jahr entsprechen.

England

Die Gesundheitsversorgung von Kindern in England muss verbessert werden. Zu dieser Schlussfolgerung kommen mehrere britische Autoren und diskutieren dies in Gremien des staatlichen englischen Gesundheitssystems [55]. Von den Todesfällen bei Kindern sind 26% vermeidbar und 43% potenziell vermeidbar. Die Hälfte der Kinder, die eine Meningokokkenerkrankung entwickeln, wird mit Anfangssymptomen nach Hause geschickt. Von Asthmahospitalisierungen könnten 30% vermieden werden. Die Überlebensraten einiger Krebsraten sind in England niedriger als in Europa [56]. In England erfolgt die primärärztliche Versorgung von Kindern nicht durch den Kinderarzt, sondern den allgemeinmedizinischen Hausarzt (General Practitioner, abgekürzt GP). Der Zugang von Kindern zu Kinderärzten läuft über den GP, der eine Filterfunktion ausübt („Gatekeeper"). Eine Versorgung durch Kinderärzte gibt es nur stationär im Krankenhaus oder in Zuweisungsambulanzen.

Mindestens seit 2003 gibt es im staatlichen englischen und walisischen Gesundheitssystem National Health Service (NHS) ein formalisiertes Fehlermeldesystem (über Incident Report Forms). Die 10 häufigsten anerkannten Behandlungsfehler (incidents), die zwischen 4/2005 und 3/2010 durch die National Health Service Litigation Authority (NHSLA) registriert wurden, zeigt ▶ Tab. 2.7.

Andere Behandlungsfehler betrafen übersehene Hirntumoren, Tumorrezidive, Hodentorsion, Darmperforation, Shuntblockaden, Turner-Syndrom und Invagination. Zu allen diesen Diagnosen finden sich in Kapitel 6 auch deutsche Fälle.

Tab. 2.7 Die 10 häufigsten Behandlungsfehler bei Kindern in England in den Jahren 2005–2010.

Behandlungsfehler (incidents), n = 195	Zahl (Anteil)
Medikations-/Impffehler	10 (5,1%)
verspätet/nicht erkannte Sepsis	8 (4,1%)
verspätet/nicht erkannte Meningitis	7 (3,6%)
Extravasation	7 (3,6%)
verspätet/nicht erkannte unspezifische Sepsis	6 (3,1%)
verspätete Diagnose anorektale Malformation	6 (3,1%)
verspätete kardiologische Diagnose	6 (3,1%)
verspätete Diagnose bei Appendizitis	6 (3,1%)
Fehldiagnose bei Epilepsie	6 (3,1%)
verspätete Diagnose einer Fraktur	4 (2,1%)
Quelle: [33]	

2.2.8 Kosten

Fehler in der Pädiatrie sind zwar im Vergleich zu anderen Fachgebieten relativ selten, führen aber bei lebenslangen Schäden – neben dem bei den Kindern und Angehörigen verursachtem Leid – zu sehr hohen Kosten. Dies betrifft vor allem Säuglinge und Kleinkinder. Während für einen Geburtsschaden mit nachfolgender geistiger und körperlicher Behinderung 340 000 Euro Schadenskosten in 1998 zugesprochen wurden, belief sich dieser Betrag 2008 auf 2 885 000 Euro [15].

Laut Deutscher Ärzteversicherung passiert einem Arzt ein Fehler, der zu gerichtlichen Schritten gegen ihn führt, nur etwa alle 29 Jahre [11]. Behandlungsfehlervorwürfe dagegen sind 3- bis 4-mal so häufig wie anerkannte Behandlungsfehler, nämlich statistisch gesehen einmal alle 7 Jahre pro Arzt [5]. Diese Relationen sind in den letzten Jahren nicht wesentlich gestiegen. Wohl sind die Kosten für Großschadensfälle mit einem Aufwand von über 200 000 Euro pro Person gestiegen.

Von den Gesamtschäden verursacht 1% etwa 50% des finanziellen Aufwands. In der Allgemeinmedizin verursachten 0,9% aller Schäden 55% des Schadenaufwands, in der Gynäkologie/Geburtshilfe 8,2% 84% der Kosten und in der Chirurgie 0,5% 32%. Die Größenordnungen für die Pädiatrie dürften zwischen denen der Allgemeinmedizin und Geburtshilfe liegen.

Der Anstieg der Schadenskosten wird auf eine patientenfreundlichere Rechtsprechung, den medizinischen Fortschritt und gestiegene Therapie- und Pflegekosten zurückgeführt. In Zeiten knapper Kassen wird durch die Krankenkassen und Rentenversicherungen systematisch nach Behandlungsfehlern gesucht. Es ist nicht verwunderlich, dass die teuersten Behandlungsfehler rund um die Geburt und bei kleinen Kindern zu verzeichnen sind, was in ▶ Abb. 2.3 verdeutlicht wird. Der durchschnittliche Schadensaufwand bei Geburt betrug 640 000 Euro, im Alter von 0–10 Jahren 152 000 und im Alter von 11–20 Jahren 75 000.

Entsprechend steigen auch die Kosten für die Berufshaftpflichtversicherungen. Eine drastische Erhöhung gab es Ende 2010, beispielsweise von 350 auf 770 Euro pro Jahr bei einem durchschnittlichen Allgemeinarzt (ohne Belegbetten niedriger) [15]. Für Kinderärzte sind die Tarife ähnlich. Bei den Hebammen ist der Anstieg der Berufshaftpflichtprämien sogar existenzbedrohend mit 3 700 Euro pro Jahr [34]. Geburtstrauma mit Gehirnschäden gehören zu den häufigsten Großschadensfällen.

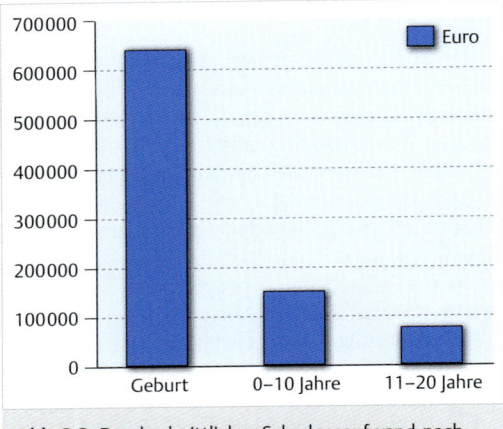

Abb. 2.3 Durchschnittlicher Schadensaufwand nach Alter [53].

Tab. 2.8 Regulierungspraxis im Jahr 2005 (nach Daten der DBV-Winterthur).

	Anzahl bzw. Anteil
Berufshaftpflichtpolicen	122 000
Schadensmeldungen	4 583
berechtigte Vorwürfe (nachgewiesen)	47 %
Schlichtungsverfahren über Gutachterkommissionen	34 %
außergerichtliche Regulierung	92 %
Zivilprozess (6 % Prozessverlust für den Arzt)	8 %
„verlorener" Zivilprozess für den Arzt	0,48 %
Quelle: [51]	

2.2.9 Verfahrensausgang von Kunstfehlervorwürfen

Nach Daten der DBV-Winterthur von 2005, die damals als der größte Berufshaftpflichtversicherer galt, zeigte eine Auswertung von den 122 000 berufshaftpflichtversicherten Ärzten (▶ Tab. 2.8), dass die meisten Schäden außergerichtlich reguliert werden und nur selten Gerichtsurteile zur Schadensregulierung nötig und erfolgreich waren. Bei strafrechtlichen Gerichtsverfahren kommt es nur in 4 % zur Verurteilungen der Ärzte (nach der älteren Arbeit von Brandis [4] in ca. 5 %). Bei zivilgerichtlichen Prozessen kommt es etwas häufiger zur Verurteilung des Arztes oder einem Vergleich. Die höchste Quote von Bejahung von Behandlungsfehlervorwürfen können Patienten bei den Gutachterkommissionen mit in etwa 30 % der Fälle erwarten, wo dann oft eine außergerichtliche Schadenregulierung empfohlen wird, wodurch es in den meisten Fällen deutlich schneller als vor Gericht zu kompensatorischen Leistungen kommt. Eine Einigung kann dort in etwa 90 % der Fälle erzielt werden.

Berücksichtigt man die lange Zeit von Gerichtsverfahren und die dort geringe Schadensanerkennungsquote, so sind die mit unabhängigen Juristen und Ärzten bestückten Gutachterkommissionen für den Patienten eine Erfolg versprechende Alternative zu dem rein juristischen Weg bei Schadensfällen.

Fazit

Nach den Auswertungen der Gutachterkommissionen sind etwa 30 % der Behandlungsfehlervorwürfe berechtigt. 90 % der Streitfälle werden außergerichtlich über die Berufshaftpflichtversicherer reguliert. Nur in wenigen Fällen bedarf es eines Gerichtsverfahrens.

2.2.10 Tödliche Behandlungsfehler

In amerikanischen Krankenhäusern wurden bei 850 000 Todesfällen in 8,4 % Diagnosen übersehen, die Folgen für die Therapie und das Überleben gehabt hätten. 35 850 dieser 71 400 Todesfälle wurden als vermeidbar eingeschätzt [46]. Dies entspricht ähnlichen Größenordnungen wie die 1999 vom Institute of Medicine geschätzten 44 000–98 000 vermeidbaren Todesfälle [21].

Genaue Zahlen für Deutschland sind unbekannt. Überträgt man die genannten Zahlen auf Deutschland mit einem Viertel der US-amerikanischen Bevölkerung, dann müsste man von **etwa 10 000 vermeidbaren Todesfällen** ausgehen. Dies übersteigt die belegbaren Zahlen für Deutschland um mehr als das Zehnfache, könnte aber zutreffen, wenn man von einer so hohen Dunkelziffer ausgeht.

Einen Anhalt für die Größenordnung tödlicher Behandlungsfehler bietet die **BMGS-Obduktions-Multicenterstudie** von 1990–2000 mit 101 358 Obduktionen, an der sich 17 der 33 deutschen Institute für Rechtsmedizin beteiligten. Sie wurde vom BMGS (Bundesministerium für Gesundheit und soziale Sicherung) in Auftrag gegeben [32]. Bei

4450 Fällen (4,4 %) wurden Behandlungsfehlervorwürfe erhoben, von denen 10 % bejaht wurden. Die Behandlungsfehlervorwürfe verteilten sich zu folgenden Prozentanteilen auf die unterschiedlichen Fachgebiete: 28,5 % Chirurgie, 15,7 % Innere, 9,7 % Hausarzt/praktischer Arzt, 5,7 % Notdiensteinsätze, 3,5 Anästhesiologie, 2 % Pädiatrie, 1,5 % Urologie und 0,4 % Zahnmedizin. 2809 Behandlungsfehlervorwürfe bezogen sich auf Krankenhausärzte (63,1 %) und 877 auf Niedergelassene (19,7 %). Eine Auswertung der 87 pädiatrischen Todesfälle mit Behandlungsfehlervorwurf war zum Zeitpunkt der Bucherstellung nicht verfügbar. Nach Aussagen von Rechtsmedizinern ist die Verblutung nach Mandeloperation ein häufiger Behandlungsfehlervorwurf bei Kindern.

Eine weitere Informationsquelle für tödliche Behandlungsfehler liefern die Berichte der **Gutachterkommissionen**. 2012 wurden bei 7578 abgeschlossenen Verfahren 82 ärztlich verursachte (iatrogene) Todesfälle bei Patienten aller Altersgruppen festgestellt. Für die Kinderheilkunde beziehen sich die häufigsten Behandlungsfehlervorwürfe mit Tod auf Meningitis, Appendizitis und Pneumonie. Zahlen hierzu sind noch spärlicher als für die gesamte Medizin.

In einer **Fallsammlung von 1960–1971** fanden sich die nachfolgenden Todesfälle bei Kindern, die straf- und zivilrechtlich wegen Behandlungsfehlervorwürfen verhandelt wurden [4]:
- Tod nach Tonsillektomienachblutung und Inactinnebenwirkung (Narkosemittel)
- Tod durch Aspiration bei Augenoperation bei 9-Jährigem
- Kreislaufversagen nach Verbrühung bei 1-Jährigem
- Übersehen eines Hämatothorax bei Schussverletzung bei 12-Jährigem
- perforierte Appendizitis und Bronchopneumonie bei 2½-Jährigem
- übersehenes epidurales Hämatom bei 3-Jährigem
- Epiglottitis acutissima bei 7-Jähriger
- perakute toxische Salmonellose bei 9-Jähriger
- fieberhafter Infekt bei 7 Monate altem weiblichem Säugling
- Ileus (vermutlich durch Invagination) und Bronchopneumonie bei 1-Jähriger
- Tetanusinfektion bei 12-Jährigem
- Pneumokokkensepsis und Hirnödem bei auf Appendizitisverdacht operiertem 14-Jährigem
- feuchtes Gangrän nach Oberschenkelfraktur bei 3-Jährigem
- Nichtwiedererwachen aus Narkose bei 14-Jährigem mit Schiefhalskorrektur

Dem Autor sind einige sonstige Behandlungsfehlervorwürfe mit tödlichem Ausgang bei Kindern bekannt:
- versehentliche Injektion von KCl anstelle von NaCl
- versehentliche Injektion eines Antibiotikasaftes mit nachfolgendem anaphylaktischem Schock
- abgeknickter Beatmungsschlauch nach Adenotomie zwischen Wand und Patientenbett
- perakute Meningokokkensepsis
- B-Streptokokkensepsis bei Säugling
- septischer und kardialer Schock bei Neugeborenem mit Sepsis und Transposition der großen Arterien
- Absetzen der Antibiotika bei unbekannter Pneumokokkensepsis
- Fehlintubation in den Ösophagus

Fazit
Die genaue Zahl der vermeidbaren tödlichen Behandlungsfehler ist unbekannt. Die häufigsten Behandlungsfehlervorwürfe bei Todesfällen von Kindern beziehen sich auf Meningitis, Appendizitis und Pneumonie.

2.2.11 Primärversorgung durch Kinderärzte versus Allgemeinmediziner

In Kapitel 2.2.1 wurde der Versorgungsgrad von Kindern und Jugendlichen durch Kinder- und Jugendärzte beschrieben. Dass Kinder und Jugendliche den Zugang zu einem für ihre Belange optimal qualifizierten Arzt haben, ist nicht für jedes Land eine Selbstverständlichkeit. Für den **Kinder- und Jugendarzt** erscheint es einleuchtend, dass er für die hausärztliche Versorgung von Minderjährigen mit einer Weiterbildungszeit von 5 Jahren am besten qualifiziert ist. Dies ist auch durch Studien belegt, wenngleich in der Versorgungsforschung hierzu wenig Literatur vorhanden ist.

In den Niederlanden und Großbritannien gibt es das **Primärarztsystem**, bei dem der Allgemeinarzt als „Torhüter" (Gatekeeper), positiver ausgedrückt „Lotse", den Zugang zu medizinischen Leistungen koordiniert. In Deutschland, Frankreich oder Schweden füllt ein Kinderarzt diese Lotsenfunktion für Kinder aus. Eine Hausarztzentrierung auf einen koordinierenden Arzt hat viele Vorteile. Unnötige Mehrfachuntersuchungen durch verschiedene Generalisten und Subspezialisten werden vermieden. Man sollte sich vergegenwärtigen, dass die Säuglingssterblichkeit in Ländern mit Primärarztsystem (2005: Niederlande 5,11‰, England 5,22‰) weitaus höher ist als in Ländern mit primärer Kinderarztversorgung (Schweden 2,77‰, Deutschland 4,2‰, Frankreich 4,31‰). Entsprechend gibt es auch vom englischen National Health Service (NHS) selbstkritische Überlegungen, wie die Kindersterblichkeit dort verbessert werden kann (vgl. Kap. England).

Vor dem Hintergrund dieser Fakten und Überlegungen ist es für manchen Pädiater deshalb unverständlich, warum manche allgemeinmedizinisch dominierte Hausarztverbände eine Gleichrangigkeit und **Gleichwertigkeit von Allgemeinmedizinern und Pädiatern** in der pädiatrischen Versorgung behaupten und dies in extremen Einzelfällen sogar auch noch gerichtlich bestätigen lassen wollten (OLG Bamberg 31.08.2009 3 W 91/09). In den Honorarergebnissen kommt es hier sogar zu Verwerfungen, bei denen ein Allgemeinmediziner für die Versorgung eines Kindes teilweise eine höhere Vergütung erhält als der besser qualifizierte Kinder- und Jugendarzt.

Solche Überlegungen sind auch mit Forderungen nach der **Einführung eines Primärarztmodells** verknüpft, bei dem Kinderärzte nicht als Hausärzte, sondern als reine Fachärzte gesehen werden und nur auf Zuweisung durch den allgemeinmedizinischen Primärarzt in Anspruch genommen werden sollen. Solche berufspolitischen und gesundheitlichen Diskussionen sollten in erster Linie im Sinne der Patientenversorgung geführt werden. Nach Ansicht des Autors würde die Einführung des Primärarztsystems in Deutschland große Nachteile für Kinder und Jugendliche nach sich ziehen, mit der Möglichkeit von mehr Todesfällen bei kleinen Kindern, mehr Überweisungen, höherem Antibiotikaverbrauch, mehr Hospitalisationen und schlechteren Durchimpfungsraten, wie eine französische Versorgungsstudie nahelegt [3]. Außerdem gibt es aufgrund der demografischen Entwicklung unserer Gesellschaft einen für die Allgemeinärzte bereits schwierig zu bewältigenden zunehmenden Bedarf in der Versorgung der älteren Bevölkerung, die auf eine überproportionale Inanspruchnahme des Gesundheitssystems angewiesen ist.

Indessen bleibt völlig unstrittig, dass **Allgemeinmediziner** mit entsprechender Erfahrung Kinder gut versorgen können, insbesondere in ländlichen Gebieten, wo es einen Mangel an Kinderärzten gibt. Ebenso gibt es sicherlich auch einzelne herausragende Persönlichkeiten mit besonderen Fähigkeiten und Qualifikationen. Dies lässt sich aber nicht auf die Gesamtheit übertragen. Im Niedrigrisikobereich, der einen nicht unbeträchtlichen Teil der ärztlichen Versorgung ausmacht, dürfte es wenig Unterschiede geben. Eine Ausnahme hierbei machen nach Ansicht des Autors Impfungen, was auch in der Studie [3] belegt ist, wonach durch Allgemeinmediziner versorgte Kinder einen schlechteren Impfschutz aufweisen. Aus eigener Erfahrung mit den Primärarztmodellen in England und den Niederlanden lassen sich gerade bei Säuglingen und jungen Kindern Todesfälle wie Sepsis oder perforierte Appendizitiden durch den Zugang zu erfahrenen Kinder- und Jugendärzten vermeiden.

In einer Sammlung von 114 Kunstfehlervorwurfsfällen [4] bezogen sich 18 auf Kinder. Diese wurden 9 praktischen/Allgemeinärzten, 6 Chirurgen, 2 Internisten und Gynäkologen und 1 Orthopäden, Augenarzt und HNO-Arzt vorgeworfen und keinem Kinderarzt.

Fazit
Es wäre wünschenswert, wenn die Versorgung von Kindern und Jugendlichen mehr durch Qualität bestimmt würde und weniger durch finanziell gesteuerte Verteilungskämpfe.

2.3 Geschichte der Fehlerverarbeitung

Bereits unter Hammurabi um 1700 v. Chr. wird von der Ahndung ärztlicher Behandlungsmisserfolge berichtet [27]. Dabei konnten Ärzte für Misserfolge ihr Leben oder Gliedmaßen verlieren. Auch in der Antike (ca. 800 v. bis 600 n. Chr.) konnte es passieren, dass der Arzt für den nachteiligen Ausgang einer Krankheit verantwortlich gemacht wurde und mit seinem Leben dafür bezahlte. Daher war für diese Ärzte nicht nur eine erfolgreiche Therapie, sondern auch eine richtige Einschätzung der Heilungschancen lebenswichtig. Eine Hilfestellung hierzu gab das berühmte Buch „Prognostikon" von Hippokrates (460–370 v. Chr.), eines der wenigen Bücher über Prognostik. Um 400 v. Chr. beklagte

2.3 Geschichte der Fehlerverarbeitung

Hippokrates die laxe Behandlung ärztlicher Fehlleistungen durch die Gerichte Griechenlands. Bei den Westgoten um 400 n. Chr. wurden Ärzte, die einen Patienten auf dem Gewissen hatten, den Verwandten zur freien Vollstreckung der Strafe übergeben. 1343 hat der Stadtarzt Thomas Schelling im belgischen Namur Medizinschäden ausgewertet und in die Ausbildung einfließen lassen [28]. Kaiser Karl V. regelte 1532 in der Constitutio Criminalis Carolina die Ahndung ärztlichen Fehlverhaltens. Mit großer Ehrlichkeit beschrieb der berühmte Chirurg Theodor Billroth 1868 in Form von Statistiken Misserfolge, Rückfälle und Todesfälle nach Operationen an seiner Züricher Klinik [54].

2.3.1 Geschichte der Kinderheilkunde

Die Entstehung der Spezialisierung „Kinderheilkunde" führte seit Anfang des 19. Jahrhunderts zu einer Verringerung von Behandlungsfehlern bei Kindern. Anstoß war vor allem auch eine hohe Kindersterblichkeit der auf den Erwachsenenstationen mitbehandelten Kinder. Ähnliches gilt auch für das Herauskristallisieren anderer Fachgebiete. Die erste Universitäts-Kinderklinik in Deutschland wurde 1829 an der Charité in Berlin gegründet. Sie stand unter kurzer Leitung von Eduard Wolf (1794–1878) und dann ab 1830 von Stephan Friedrich Barez (1790–1856). Zuvor war in Paris 1802 das „Hôpital des enfants malades" gegründet worden, das als erste europäische Kinderklinik angesehen wird [22]. Als erste englische Kinderklinik wurde 1852 das Krankenhaus „Hospital for Sick Children Great Ormond Street" in London von Charles West gegründet.

Die ersten pädiatrischen Fachzeitschriften waren das 1843 von Barez und Moritz Heinrich Romberg (1795–1873) herausgegebene „Journal für Kinderheilkunde" und 1868 das „Jahrbuch für Kinderheilkunde" von August Steffen (1825–1910) [12]. Die „Gesellschaft für Kinderheilkunde" wurde 1883 gegründet und besteht heute unter dem Namen „Deutsche Gesellschaft für Kinder- und Jugendmedizin (DGKJ)" fort.

Der Pathologe Rudolf Virchow (1821–1902) schrieb um 1879 eine Abhandlung über „Kunstfehler der Ärzte". Der Bonner Kinderarzt und Gerichtsmediziner Emil Ungar (1849–1934) publizierte 1887 über Behandlungsfehler und Kunstfehler, damit andere daraus lernen konnten. 1902 erschienen „Beichten eines praktischen Arztes: Versehen und Fehlschlüsse" von Veresaev und von Gütschow. Schwalbe gab 1917 „Diagnostische und therapeutische Irrtümer in der inneren Medizin und deren Verhütung " heraus. Einige Bände widmen sich der Kinderheilkunde, wie der von Zappert 1922 herausgekommene Band „Diagnostische und therapeutische Irrtümer und deren Verhütung – Kinderheilkunde". Es ist beeindruckend, mit welcher Offenheit hier über Fehldiagnosen berichtet wird. Interessant ist dort die Ehrlichkeit in der Beschreibung von eigenen Fehlern durch Zappert. Das damalige Krankheitsspektrum war völlig anders als heute: Tuberkulose, Typhus, Syphilis, Polio, Diphtherie wurden häufig gesehen. In dieser Zeit wurden niedergelassene Ärzte offensichtlich mehr mit Schwerkranken konfrontiert als heute. Häufig bestand die Aufgabe des Arztes darin, zwischen einer damals unheilbaren Krankheit wie der fortgeschrittenen Tuberkulose (Haupttodesursache damals) und heilbaren Krankheiten zu unterscheiden.

Der erste Lehrstuhl für Kinderheilkunde in Deutschland wurde erst 1894 mit der Person von Otto Heubner (1843–1926) etabliert, der die Kinderklinik der Charité in Berlin leitete. Die Mehrzahl der Kinderärzte am Anfang des 20. Jahrhunderts in Deutschland hatte jüdische Wurzeln. Sie wurden von den Nationalsozialisten systematisch vertrieben oder in Konzentrationslagern umgebracht. Dies bedeutete einen großen Rückschlag für die Entwicklung der Kinderheilkunde in Deutschland.

1970 gliederte sich der Berufsverband der Kinder- und Jugendärzte (BVKJ) aus dem DGKJ aus, um besser auf die Bedürfnisse und Bedingungen der niedergelassenen Pädiater eingehen zu können. Er ist nun die größte deutsche Pädiatervereinigung. Die 3 pädiatrischen Fachgesellschaften DGKJ, BVKJ und DGSPJ (Deutsche Gesellschaft für Sozialpädiatrie und Jugendmedizin seit 1966, hervorgegangen aus der 1953 gegründeten Deutschen Vereinigung für Gesundheitsvorsorge des Kindesalters) sind seit 1988 unter dem Dachverband Deutsche Akademie für Kinder- und Jugendmedizin e. V. (DAKJ) zusammengeschlossen.

In der inneren Medizin erschien 1953 das bemerkenswerte Buch „Klinische Fehldiagnosen" von Max Bürger. In der Chirurgie, wo die Gefahr eines „handwerklichen Fehlers" noch in viel größerem Maße dazukommt, gibt es von 1954 „Fehler und Gefahren der chirurgischen Operationen" von R. Stich und K.H. Bauer oder Arbeiten von Martin Hansis wie „Der ärztliche Behandlungsfehler" von 2001. Aus der Neurologie stammt 1970 das Buch

„Entstehung von Fehldiagnosen" von Rudolf Janzen. In der Allgemeinmedizin erschien 1987 „Die Fehldiagnose in der Praxis" von Hans-Heinz Schrömbgens. In der Anästhesie erschien 2012 „Fehler und Irrtümer in der Anästhesie" von Meybohm et al. Auch zahlreiche Werke zur Differenzialdiagnostik stellen Bemühungen dar, Ärzten das Handwerkszeug zur richtigen Diagnose zu geben.

In der nachfolgenden Aufstellung werden wichtige Ereignisse auf dem Weg zu einer verbesserten Fehlerkultur und damit auch Medizin aufgeführt.

> **Wichtige ausgewählte Ereignisse in der Entwicklung einer konstruktiven Fehlerkultur in der Medizin**
> 1847/48 Semmelweis zeigt Verursachung von Kindbettfieber durch mangelnde Hygiene
> 1876 Gründung des kaiserlichen Gesundheitsamts
> 1881 Gründung des Königlich Preußischen Instituts für Infektionskrankheiten, unter Leitung von Robert Koch bis 1904, heute Robert-Koch-Institut (RKI)
> 1896 Gründung des Paul-Ehrlich-Instituts (PEI): Genehmigung und Prüfung von Impfstoffen und Arzneimitteln
> 1913 Serie im British Medical Journal über „instructive errors" (lehrreiche Fehler)
> 1930 Lübeck-Desaster: 72 Neugeborene sterben durch orale Tuberkuloseimpfung mit virulenten Tuberkelbazillen.
> 1955 Cutter-Incident, 51 mit Polio-Schluckimpfung geimpfte Kinder und 74 Familienmitglieder erkrankten an echter Polio, verursacht durch einen falsch hergestellten Impfstoff, 10 hiervon starben.
> 1957–1961 führt das frei verkäufliche Schlafmittel Contergan (Thalidomid) bei etwa 5 000–10 000 Neugeborenen zu schweren Extremitätenfehlbildungen (Dysmelien), bis es vom Markt genommen wird.
> 1983 wird HIV-Virus von Montagnier und Barré-Sinoussie beschrieben. Blutprodukte von Risikogruppen zur Therapie von Blutern (Hämophiliepatienten) wurden bis 1985 aus den USA bezogen. Es kam zu hohen Ansteckungsraten mit HIV bei Blutern. Das späte Reagieren der deutschen Gesundheitsbehörden führte 1993 zur Entlassung des Leiters des Bundesgesundheitsamts (BGA) und 1994 zur Auflösung des BGA.
> 1998 wurde das Transfusionsgesetzes TFG erlassen.
> 1967 Bundeszentrale für gesundheitliche Aufklärung (BZgA)
> 1969 Deutsches Institut für Medizinische Dokumentation und Information (DIMDI): klinische pathologisch-anatomische Fallkonferenzen und radiologische Fallkonferenzen dienen der Diagnosefindung, auch der Aufarbeitung von Diagnose- und Behandlungsfehlern.
> 1975 werden Gutachterkommissionen (GAK) und Schlichtungsstellen bei den Ärztekammern eingerichtet.
> 1979 erfolgen bundesweite statistische Auswertungen von Behandlungsfehlervorwürfen bei den GAK.
> 1986 Daten über medizinische Schadensersatzklagen werden in den USA in National Practitioner Data Bank (NPDB) registriert.
> 1991 Harvard Medical Practice Study USA
> 1994 Bundesinstitut für Arzneimittel und Medizinprodukte (BfArM), Vorläufer seit 1975: Institut für Arzneimittel
> 1999–2000 National Institute of Medicine Report USA „To err is human" macht auf die Problematik von Ärztefehlern aufmerksam [21]
> 1990–2000 BMGS-Multicenterstudie: von 101 358 Obduktionen 4 450 (4,3 %) mit Behandlungsfehlervorwurf
> 2002 Bundesinstitut für Risikobewertung (BfR), neben anderen Bundesbehörden PEI, RKI, BZgA, DIMDI
> 2004 Institut für Qualität und Wirtschaftlichkeit im Gesundheitswesen (IQWiG)
> 2004 Gemeinsamer Bundesausschuss (GBA): Selbstverwaltung von Ärzten, Zahnärzten, Krankenkassen, Krankenhausträgern, Psychotherapeuten
> 2004 Fehlerberichts- und Lernsystem für Hausarztpraxen: www.jeder-fehler-zaehlt.de
> 2005 CIRS Pädiatrie
> 2005 Aktionsbündnis Patientensicherheit (APS), Vorsitzender ist Dr. Günther Jonitz)
> 2006 Medical Error Reporting System (MERS): Die Gutachterkommissionen der Ärztekammern erfassen bundesweit bearbeitete Behandlungsfehlerverfahren zentral in Hannover bei der Geschäftsstelle der Schlichtungsstelle für Arzthaftpflichtfragen der norddeutschen Ärztekammern.
> 2007 Fachzeitschrift „Kinder- und Jugendarzt" führt die Kolumne „Jeder Fehler zählt" [18]
> 2009 Institut für Patientensicherheit (IfPS, Universität Bonn, Matthias Schrappe)
> 25.01.2012 Brian Goldmann: "Doctors make mistakes. Can we talk about that?" Plädoyer für eine bessere Fehlerkultur

Noch in den 80er Jahren wurde in Deutschland häufig bei den Visiten der Universitätskliniken bei Fehlern teilweise auch vor dem Patienten geschimpft und der „Übeltäter" vor der Gruppe bloßgestellt. Es herrschte eine Perfektionismuskultur, in der ein Fehler nicht vorkommen durfte. Ob diese Haltung einen ehrlichen und konstruktiven Umgang mit Fehlern gefördert hat, ist fraglich. Das „Halbgott-in-Weiß-Modell" wird in westlichen Ländern zunehmend in Frage gestellt. Dieses „naming, shaming, blaming" (Namensnennung, Schlechtmachung, Bloßstellung) wird zunehmend verlassen. Ein souveräner Arzt hat es nicht nötig, die Arbeit seines Vorgängers oder Vorarbeiters schlecht zu machen, um seine Qualitäten hervorzuheben. Er schöpft sein Selbstvertrauen aus seinen eigenen guten Behandlungsergebnissen.

Seit 2006 gibt es mittlerweile anonyme Fehlerberichtsysteme, z. B. das Critical Incident Reporting System (CIRS) für Ärzte und ärztliches Personal [36]. Sie werden auch als Medical Error Reporting Systeme (MERS) bezeichnet. In verschiedenen Fachdisziplinen kann online über Fehler berichtet werden, damit andere daraus lernen können. In Kapitel 5.1.5 wird ausführlicher über das CIRS Pädiatrie berichtet.

2.4 Rechtliche Bestimmungen und Berufshaftpflichtversicherung

Ein Meer von Rechtsvorschriften und Gesetzen regelt die ärztliche Tätigkeit. Einige betreffen auch die Rechte und den Schutz von Angestellten. Einige Gesetze sind auslegepflichtig für die angestellten Mitarbeiter. Aktualisierte Informationen hierzu bietet z. B. die Ärztekammer Nordrhein.

Der alte Begriff **Kunstfehler** wird heute durch den Begriff **Behandlungsfehler** ersetzt. Ein solcher kann standes-, zivil- und strafrechtliche Konsequenzen haben. Für die rechtlichen Grundlagen im Zusammenhang mit Behandlungsfehlern wird hier versucht, die wichtigsten Gesichtspunkte für die Praxis zusammenzufassen. Für genauere Informationen sei auf die umfangreiche Arzthaftungsrecht-Literatur verwiesen, z. B. „Die Praxis Arzthaftung" [52] oder „Recht in der Arztpraxis – leicht verständlich" [20].

2.4.1 Haftungsgrundlagen

Zivilrecht

Haftungsgrundlagen ergeben sich aus dem **Behandlungsvertrag** zwischen Arzt und Patient (Dienstvertrag § 611 ff. BGB) oder aus **unerlaubter Handlung** (Schadensersatzpflicht § 823 ff. BGB). Der Behandlungsvertrag kommt ohne weitere Formalien bei Übernahme einer Behandlung zustande.

Die zivilrechtliche Haftung bei einem **Schaden** kommt bei schuldhaftem Handeln (Fahrlässigkeit) zustande, das vorliegt, wenn eine den Umständen gerechte Sorgfalt nicht angelegt wurde. Zur **Sorgfaltspflicht** gehören neben einer fachgerechten Behandlung auch eine Dokumentation, Sicherungsaufklärung und Therapiekontrolle.

Nach Zivilrecht ist der Behandlungsfehler eine **Pflichtverletzung** (§ 280 BGB). Ein **grober Behandlungsfehler** liegt bei Handlungen oder unterlassenen Handlungen vor, die einem Arzt schlechterdings nicht unterlaufen dürfen, z. B. die mangelnde Untersuchung des Genitales bei unklaren Bauchschmerzen, bei denen sich dann eine inkarzerierte Hernie oder eine Hodentorsion herausstellen (unzureichende Befunderhebung). Der grobe Behandlungsfehler ist mit einer Beweislasterleichterung für den Patienten verbunden.

Schadenshaftung (§ 823 BGB) kann bei Schäden verbunden mit der Indikation, Therapie, Diagnose, Befunderhebung, Aufklärung und Sicherungsaufklärung (z. B. Hinweis, nach Schädel-Hirn-Trauma bei Erbrechen das Krankenhaus aufzusuchen) oder Verkehrssicherungspflichtverletzung (ein Säugling erlitt durch eine Wärmflasche Verbrennungen 3. Grades) eintreten.

Strafrecht

Die ärztliche Behandlung stellt strafrechtlich nach § 223 StGB eine **Körperverletzung** dar, deren Rechtswidrigkeit und Strafbarkeit durch Einwilligung des Patienten oder Sorgeberechtigen entfällt. In lebensbedrohlichen Fällen gilt die mutmaßliche Einwilligung, oder es muss bei Ablehnung einer lebensrettenden Maßnahme für Minderjährige durch ein Vormundschaftsgericht erzwungen werden (z. B. lebensrettende Bluttransfusion bei Zeugen Jehovas, § 1904 BGB).

Beweispflicht

Im Zivilrecht ist der Patient in der Regel beweispflichtig für den Schaden, den Fehler und die Kausalität.

Zur **Beweislastumkehr** kommt es in verschieden Situationen, z. B.
- bei groben Behandlungsfehlern,
- beim Anscheinsbeweis (prima facie, nach der allgemeinen Lebenserfahrung ist ein Zusammenhang zwischen ärztlicher Handlung und Schaden anzunehmen, z. B. N.-ischiadicus-Lähmung im Anschluss an eine intragluteale Injektion),
- in Fällen, bei denen eine Beweislastführung für den Patienten unfair wäre (Waffengleichheit; dies gilt für die Aufklärung, Mängel in der Dokumentation oder Befundsicherung),
- bei unterlassener Befunderhebung.

Beweislastumkehr bedeutet, dass der Arzt beweisen muss, dass sein Handeln den Schaden nicht verursacht hat. Da sich oft nur Wahrscheinlichkeitsaussagen über die Ursächlichkeit machen lassen, ist es dann schwer zu beweisen, dass der Arzt keinen Anteil an dem Schaden hat. In dieser Situation sehen die Haftpflichtversicherer den Fall dann oft als verloren an und streben einen Vergleich an.

Im Strafrecht gibt es keine Beweislastumkehr, dort gilt die Regel „im Zweifel für den Angeklagten" (in dubio pro reo).

Gesamtschuldnerische Haftung in der Gemeinschaftspraxis

Die Gemeinschaftspraxis wird als Berufsausübungsgemeinschaft mit der Rechtsform der Gesellschaft bürgerlichen Rechts (GbR) angesehen. Hierbei ist die gesamtschuldnerische Haftung zu berücksichtigen (§ 421 BGB Gesamtschuldnerische Haftung). Anders ist dies bei der Praxisgemeinschaft, wo jeder eigenverantwortlich handelt.

Vorsicht
Bei Praxisübernahme auf Altverbindlichkeiten achten, z. B. Behandlungsfehler, die erst später zur Kenntnis gelangen, aber nicht von dem neuen Praxisinhaber begangen wurden.

2.4.2 Dokumentationspflicht

Die Dokumentationspflicht ist in § 10 der Musterberufsordnung festgelegt. Dort ist auch das Einsichtsrecht der Patienten festgelegt. Wie wichtig eine gute Dokumentation ist, wird von vielen unterschätzt. Eine mangelhafte Dokumentation kann zu einer Beweislastumkehr führen. Der Arzt muss dann seine Unschuld beweisen. Für den Kinderarzt ist eine Dokumentation von Anamnese, Befund, Diagnose und Therapie nötig.

Bei schweren Krankheitsbildern, bei denen differenzialdiagnostisch stationär behandlungsdürftige Krankheiten berücksichtigt werden müssen, sollte deren Ausschluss aus der Dokumentation hervorgehen (wie Ausschluss Appendizitis oder Meningitis).

Vor Impfungen, Hyposensibilisierungen (geringes aber bekanntes Risiko der anaphylaktischen Reaktion) oder nebenwirkungsträchtigen Therapien sollte die Aufklärung darüber dokumentiert werden.

Merke
Eine mangelhafte Dokumentation kann zu einer Beweislastumkehr führen.

Zu weiteren Hinweisen und Dokumentationsfehlern siehe Kapitel 3.2.11.

2.4.3 Aufbewahrungspflicht

Eine Aufbewahrungspflicht besteht für die ärztlichen Aufzeichnungen und Unterlagen 10 Jahre nach Abschluss der Behandlung (§ 10 Abs. 3 BO). Aufzeichnungen über Röntgenbehandlungen müssen 30 Jahre aufbewahrt werden (§ 28 Abs. 3 Röntgenverordnung RöV). ▶ Tab. 2.9 fasst die wichtigsten Aufbewahrungsfristen für den hausärztlichen Kinder- oder Allgemeinarzt zusammen. Eine detaillierte Auflistung kann über die Kassenärztliche Vereinigung des Saarlands bezogen werden [24].

Gibt der Arzt seine Praxis auf, so gilt die Aufbewahrungspflicht weiter. Er kann die Patientenunterlagen bei der jeweiligen Kassenärztlichen Vereinigung kostenfrei lagern oder die Unterlagen an seinen Nachfolger übergeben. Der Nachfolger darf die Aufzeichnungen nur mit Einwilligung der Patienten einsehen oder weitergeben § 10 Abs. 4 BO [43].

2.4 Rechtliche Bestimmungen

Tab. 2.9 Aufbewahrungsfristen der KV Saarland, Stand April 2012.

Art der Unterlage	Aufbewahrungsfrist
Krankenakte, Arztbriefe, Heilmittelverordnungen, Laborbefunde	10 Jahre
Sonografiebilder, Röntgenbilder (bei Röntgentherapie 30 Jahre)	10 Jahre
Betäubungsmittel-Rezeptdurchschrift	3 Jahre
Berufsgenossenschaftliche Verletzungsarten	20 Jahre
Rechtsstreitfälle	30 Jahre
Sicherungsdiskette KV-Abrechnung	4 Jahre
DMP-Dokumentation, soll am Ende vernichtet werden (GBA, Stand Ende 2012)	15 Jahre

Merke
Für die Aufbewahrungsfrist spielt es eine Rolle, ob ein Behandlungsfehler vorliegt oder nicht. Bei Vorliegen eines Behandlungsfehlers müssen die Unterlagen für 30 Jahre aufbewahrt werden.

Verjährung

Üblicherweise verjährt ein Behandlungsfehler 3 Jahre nach dessen Bekanntwerden. Liegt ein Behandlungsfehler vor, dann müssen die Unterlagen 30 Jahre aufbewahrt werden. Da ein Behandlungsfehler aber auch erst spät bekannt werden kann, z. B. wird den Eltern eines durch Geburtsschaden behinderten Kindes erst nach 13 Jahren klar, dass hier vielleicht ein Behandlungsfehler vorliegen könnte, dann gilt die Verjährungspflicht erst ab diesem Zeitpunkt. Es ist auch aus diesem Grund empfehlenswert, die Unterlagen eher 30 als 10 Jahre aufzubewahren.

2.4.4 Einsichtsrecht

Die Patienten haben Anspruch auf Einsicht in die Patientenakte (§ 10 Abs. 2 BO). Das Einsichtsrecht gilt nicht für subjektive Eindrücke und Wahrnehmungen des Arztes. Die Originale verbleiben beim Arzt, müssen aber bei Nachfrage in Kopieform (ggf. mit Schwärzung von persönlichen Eindrücken) herausgegeben werden (hierzu auch BGH, 23.11.1982, VI ZR 222/79). Bei Strafverfahren können die Behandlungsunterlagen von der Staatsanwaltschaft beschlagnahmt werden. Wichtig ist das Anfertigen von Kopien in solchen Situationen.

Elektronische Patientenakte
Elektronische Patientenakten sollten möglichst fälschungssicher gespeichert werden, damit die Korrektheit der Dokumentation nicht in Zweifel gezogen werden kann. Letzteres kann unter Umständen zur Beweislastumkehr führen.

2.4.5 Aufklärungspflicht

Nach § 8 der Musterberufsordnung bedürfen Ärzte der Einwilligung der Patienten. Für die gewöhnliche Behandlung ist die Einwilligung durch das Aufsuchen des Arztes gegeben. Folgt eine eingreifende Untersuchung oder Behandlung, dann muss davor eine Aufklärung im persönlichen Gespräch vorausgehen. [40]

Die 5 „W" der medizinischen Aufklärung

Wer
Der einwilligungsfähige Patient und bei Nichteinwilligungsfähigen der Sorgeberechtigte/Vormund müssen über diagnostische oder therapeutische Eingriffe aufgeklärt werden.
- Bei Minderjährigen sind in der Regel die **sorgeberechtigten Eltern** der Ansprechpartner. Grundsätzlich sollten beide Eltern aufgeklärt werden. Dies ist in der normalen Praxissituation nicht praktikabel. Bei einfachen Standardmaßnahmen darf der Arzt dementsprechend voraussetzen, dass das eine begleitende Elternteil das andere mit vertritt (§ 1357 BGB Schlüsselgewalt). Bei mittleren Eingriffen (z. B. Laserbehandlung der Haut) muss sich der Arzt erkundigen, ob das eine Elternteil zur Vertretung des anderen ermächtigt ist (Fragepflicht).
- Minderjährige unter 14 Jahren gelten nur ausnahmsweise als einwilligungsfähig. Ab 15 Jahren muss durch den Arzt eingeschätzt werden, ob eine **Einwilligungsfähigkeit** besteht. Bei einem 16-Jährigen ist die Einwilligungsfähigkeit (geistige Reife) meist gegeben, z. B. bei Impfungen. Im Zweifelsfall ist es aber besser, die Einwilligung des Jugendlichen und der Eltern zu holen.
- Bei fremdsprachigen Patienten muss bei unzureichender Verständigung ein **Dolmetscher** eingesetzt werden.

Hintergründe

Von wem
- In der Kinder- und Jugendarztpraxis führt grundsätzlich der Arzt die Aufklärung über Krankheiten, Therapien, kleinere Eingriffe (z. B. kleinere Abszessspaltung), Hyposensibilisierungen oder Impfungen durch.
- Für die Delegation bestimmter Leistungen müssen verschiedene Voraussetzungen erfüllt sein, wie eine nachweisliche Ausbildung und Überwachung der Tätigkeit.

Worüber
- Die Aufklärung in der Kinder- und Jugendarztpraxis ist erforderlich über die Bedeutung und den Verlauf von Krankheiten, z. B. Gefahren beim juvenilen Diabetes mellitus.
- Bei Impfungen (S. 195) wird über die Art der Impfung, ob sie öffentlich empfohlen wird oder nicht, typische Nebenwirkungen und das Verhalten nach der Impfung aufgeklärt.
- Diagnostische oder therapeutische Eingriffe mit Aufklärungsbedarf kommen weniger häufig vor als in einer Praxis mit invasiven Verfahren. In einer Praxis auf dem Land mit weiter Entfernung zum Krankenhaus dürfen kleine chirurgische Maßnahmen je nach Ausbildungsgrad durchgeführt werden, über die entsprechend aufgeklärt werden muss.
- Über häufige und auch typische seltene Gefahren, die aus einer Krankheit oder Behandlung erwachsen können, muss aufgeklärt werden, z. B. das Erbrechen nach einer Kopfprellung, welches ein Zeichen der Hirnblutung oder Hirndrucksteigerung sein kann. Dies bezeichnet man als **Sicherungsaufklärung** oder therapeutische Aufklärung.
- Über die Risiken von nebenwirkungsträchtigen Medikamenten sollte gesprochen und dies auch notiert werden (z. B. Marcumar, Digoxin, Insulin).
- Vor einer Hyposensibilisierungsbehandlung muss über die Gefahr einer anaphylaktischen Reaktion aufgeklärt werden.
- Werden Antibiotika bei geschlechtsreifen Mädchen, die die Pille nehmen, verschrieben, dann muss auf die potenzielle Unwirksamkeit der Pille hingewiesen werden.

Wie
- Die Aufklärung muss mündlich mit genügend Bedenkzeit erfolgen. Dies sollte dokumentiert werden. Eine einfache Aufklärung reicht bei Standardprozeduren (z. B. bei Impfungen, Kap. 9.2.6).
- Eine erweiterte ausführlichere Aufklärung (**erhöhte Aufklärungspflicht**) besteht bei größeren Eingriffen, kosmetischen Operationen, neuen Behandlungsmethoden, ungeklärten Risiken, Verordnung von Off-Label-Medikamenten oder Impfungen und Reiseimpfungen. Dies ist dann auch entsprechend zu dokumentieren. Schriftliche Vordrucke können hilfreich sein (bei Impfungen, Asthmabehandlungsplan, Hyposensibilisierung). Die Verordnung von **Off-Label-Medikamenten** stellt hier eine schwierige Situation dar, da eine ganze Reihe von Standardtherapien in der Kinderheilkunde nicht durch Zulassungsstudien abgesichert ist, sondern nur durch Extrapolierung von Erfahrungen bei Erwachsenen. Es empfiehlt sich bei Off-Label-Therapien und -Impfungen eine ausführlichere Aufklärung und Dokumentation (z. B. Risperidon bei aggressiven geistig behinderten Jugendlichen und viele andere jugendpsychiatrische Medikamente; Repevax oder Boostrix Polio als Grundimmunisierung bei ungeimpften älteren Kindern).
- Bei **schweren** und **risikoreichen Eingriffen** (für Chirurgen z. B. Eingriffe im Bereich der Wirbelsäule) sollte die Einwilligung nach Aufklärung von beiden Elternteilen kommen (vom 2. wenigstens telefonisch) mit entsprechender Dokumentation. Bei schweren Eingriffen sollte auch die Einwilligung des Jugendlichen (über 14–16 Jahre) gesucht werden. Verweigert der einwilligungsfähige Jugendliche einen dringenden Eingriff wie eine Appendizitisoperation, so sind die Eltern berechtigt, die Entscheidung für ihr Kind zu treffen.

Wann
- Für die öffentlich empfohlenen Impfungen genügt eine Aufklärung am gleichen Tag.
- Insbesondere vor operativen, diagnostischen oder therapeutischen Eingriffen ist eine ausführliche Aufklärung mit Aufzeigen der Alternativen und genügend Bedenkzeit nötig.
- In Notfällen, bei denen der Patient oder die Sorgeberechtigten nicht aufgeklärt werden können, gilt eine mutmaßliche Einwilligung.

2.4.6 Behandlungsfehler

> **Merke**
> Der Arzt schuldet dem Patienten eine fachgerechte Behandlung, nicht aber einen garantierten Behandlungserfolg. Verstößt er hier gegen Fachstandards oder die Sorgfaltspflicht und kommt es zu einem Schaden, dann liegt ein Behandlungsfehler vor.

Ein Behandlungsfehler kann auf der Ebene der Indikation, Befunderhebung, Diagnose, Therapie, Aufklärung (auch Sicherungsaufklärung, z. B. Beeinträchtigung von Herzschrittmachern im MRT, Warnhinweise an Epileptiker bezüglich Schwimmen), Dokumentation und Organisation passieren.

▶ **Übernahmeverschulden.** Die Übernahme einer Behandlung ohne entsprechende Qualifikation und das zu späte Überweisen oder Einweisen können zu einem Schaden führen. Auch bei der Delegation von Leistungen an andere wie medizinische Fachangestellte kann dies bei mangelnder Ausbildung und Überwachung gelten.

▶ **Grober Behandlungsfehler.** Ein grober Behandlungsfehler ist ein Fehler, der einem Arzt schlechterdings nicht unterlaufen darf. Bei groben Behandlungsfehlern hat der Patient eine erleichterte Beweislage und nicht er, sondern der verantwortliche Arzt muss beweisen, dass der Schaden nicht durch einen ärztlichen Fehler verursacht wurde (Beweislastumkehr).

▶ **Beweislasterleichterung bzw. Beweislastumkehr.** In der Regel muss der Patient den Behandlungsfehler nachweisen. Bei fehlerhafter Befunderhebung, mangelnder Aufklärung, Unplausibilität zwischen Befund und Schlussfolgerungen und grobem Behandlungsfehler kommt es zur Beweislastumkehr. Die Aufklärung muss mündlich erfolgen. Fehlt die entsprechende Dokumentation, dann besteht das Risiko, dass der Richter Nichtdokumentiertes als nicht geschehen und nicht erbracht wertet [31].

▶ **Schlichtungsverfahren.** Es kann passieren, dass sich ein Arzt bei einem Behandlungsfehler(-vorwurf) sowohl vor einem Straf- als auch Zivilgericht, der Kassenärztlichen Vereinigung und einem Berufsgericht verantworten muss, so dass es zu einer Mehrfachbestrafung kommen kann [41]. Dies lässt sich durch ein Schlichtungsverfahren, das eine Art Mediation darstellt, vermeiden, auch wenn beide Seiten rechtlich nicht an das Empfehlungsergebnis gebunden sind.

▶ **Strafrecht.** Im Strafrechtsprozess kommen vor allem die Paragraphen § 222 StGB fahrlässige Tötung, § 229 fahrlässige Körperverletzung, § 323c unterlassende Hilfeleistung und § 263 Abrechnungsbetrug zur Anwendung.

> **Merke**
> Was nicht dokumentiert ist, kann als nicht erbracht interpretiert werden und zur Beweislastumkehr führen, was es dem Arzt schwer macht seine Unschuld zu beweisen.

2.4.7 Schweigepflicht

Das **Patientengeheimnis** ist strafrechtlich geschützt nach § 203 Abs. 1 Nr. 1 StGB. Die Schweigepflicht gilt auch gegenüber Angehörigen (nicht Sorgepflichtberechtigten) und anderen Ärzten. In der Berufsordnung ist die Schweigepflicht in § 9 geregelt.

Sie endet, wenn ein höherwertiges Rechtsgut die Offenbarung von Informationen erfordert, z. B. bei Gefahr für das Kind durch körperliche Misshandlung, sexuelle Übergriffe oder Vernachlässigung. Eine Kommunikation zur Sicherheit des Kindes mit dem Jugendamt ist also erlaubt. Bei „gewichtigen Anhaltspunkten" für eine Gefährdung besteht sogar eine **Meldepflicht an das zuständige Jugendamt** (Art. 14 Abs. 6 GDVG Gesundheitsdienst- und Verbraucherschutzgesetz). Der Professionalisierungsgrad der Jugendämter im Umgang hiermit ist unterschiedlich entwickelt.

Auskunftspflichtig ist der behandelnde Arzt auch gegenüber den **Medizinischen Diensten** der Krankenkassen.

Bei nichteinwilligungsfähigen Jugendlichen besteht keine **Schweigepflicht gegenüber den Eltern**, wohl aber bei einwilligungsfähigen Jugendlichen. Nach meinem Verständnis sollte bei gesundheitsrelevanten Themen wie Drogensucht, Teenagerschwangerschaft und Missbrauch das Einverständnis vom Jugendlichen gesucht werden, die Eltern zu informieren. Verweigert dies der Jugendliche, ist abzuwägen, ob er sich hier durch Unreife schadet, und dann müssen die Eltern informiert werden. Aus Vertrauensgründen sollte der Jugendliche davon unterrichtet werden.

2.4.8 Sonstiges

Informationspflicht

Eine bedeutende Änderung ist mit dem 2013 verabschiedeten **Patientenrechtegesetz (PRG)** vorgesehen und zwar, dass der Arzt den Patienten bei einem Behandlungsfehler informieren muss. Das frühere Anerkenntnisverbot ist nach § 105 VVG seit dem 01.01.2008 aufgehoben.

> **Haftpflichtversicherung**
> Problematisch kann aber ein Versprechen sein, dass die Haftpflichtversicherung den Schaden ausgleicht. Das Vorgehen sollte bei möglichen Haftpflichtfällen mit der Versicherung abgesprochen werden.

Mitwirkungspflicht

Im Schadensfall hat der Arzt eine Mitwirkungspflicht. Der Patient darf die Aufzeichnungen und Unterlagen des behandelnden Arztes einsehen und in Kopieform einfordern. Subjektive persönliche Kommentare in der Patientenakte müssen nicht herausgegeben werden und können auf der Kopie geschwärzt werden. Die Originalunterlagen sollte der betroffene Arzt behalten. Kopien können gegen 50 Cent pro Seite in Rechnung gestellt werden. Die Weitergabe der Patientenunterlagen sollte nur gegen Vorlage einer schriftlichen Schweigepflichtentbindung oder an den Patienten bzw. Sorgeberechtigten erfolgen.

Meldepflicht

Eine Meldepflicht besteht für
- bestimmte Infektionskrankheiten § 6 IfSG,
- Impfschäden § 6 Abs. 3 IfSG („Der Verdacht einer über das übliche Ausmaß einer Impfreaktion hinausgehenden gesundheitlichen Schädigung"),
- unerwünschte Nebenwirkungen (§ 6 BO),
- Vorsorgeuntersuchung U5–U9 (Stand 2012),
- Berufskrankheiten (wohl selten in der Kinder- und Jugendarztpraxis) und
- bei Kenntnis bevorstehender Kapitalverbrechen (§ 138 StGB).

Zwangseinweisung

Eine Ausnahmesituation stellt die **Zwangseinweisung** nach PsychKG dar, die für den niedergelassenen Kinderarzt am ehesten bei suizidgefährdeten Jugendlichen oder im allgemeinen Notdienst vorkommt. Üblicherweise erfolgt dies über das Ordnungsamt.

2.4.9 Berufshaftpflicht

Jeder praktizierende Arzt muss eine Berufshaftpflichtversicherung abschließen (Musterberufsordnung § 21). In einigen Ärztekammern, wie der Ärztekammer Nordrhein, muss sogar eine Kopie als Nachweis zugeschickt werden.

Für den Kinder- und Jugendarzt ist eine Berufshaftpflicht mit einer Abdeckung von mindestens 5 Millionen Euro Schadenssumme empfehlenswert (Spitzenfälle können aber über 5 Millionen Euro kosten), eine zeitlich unbefristete Nachhaftung, ein erweiterter Strafrechtsschutz, eine Mitversicherung von bis zu 2 angestellten Ärzten, eine Mitversicherung aller beschäftigten Personen, eine Mitversicherung mehrerer Betriebsstätten, Mietsachschäden und Vermögensschäden bis zu 500 000 Euro. Der optimale Versicherungsschutz muss im Einzelfall mit einem Versicherungsmakler oder der Versicherung direkt geklärt werden.

Günstige Versicherungen gibt es als Gruppenverträge über Berufsverbände oder derzeit weniger günstig über die Ärztekammern. In der letzten Zeit gab es Probleme mit der Kostenexplosion der Beiträge. Dies ist durch die hohen Kosten von Großschäden, Pflegekosten, Verdienstausfallansprüchen und besseren Überlebenschancen für Schwerstbehinderte bedingt.

Beim Versicherungswechsel ist zu berücksichtigen, ob der Versicherer die Haftung für frühere Schäden mit übernimmt, denn manche Behandlungsfehlervorwürfe werden erst nach Jahren erhoben (z. B. Gehirnschaden unter oder nach der Geburt). In Gemeinschaftspraxen haftet der Partner für einen Behandlungsfehler des anderen mit. Vor Praxisabgabe sollte geklärt werden, ob eine Nachhaftungsversicherung besteht. Bei vielen Verträgen wird nach Beendigung der freiberuflichen ärztlichen Tätigkeit für 5 Jahre nachträglich Versicherungsschutz gewährt.

> **Merke**
>
> Bei drohenden Schadensersatzansprüchen sollte die Berufshaftpflichtversicherung vorsorglich innerhalb 1 Woche informiert werden, da sonst der Versicherungsschutz verlorengehen kann.
>
> Liegt ein tatsächlicher Behandlungsfehler vor, und der Arzt entschuldigt sich beim Patienten, dann darf die Haftpflichtversicherung seit dem 01.01.2008 nicht den Versicherungsschutz aufheben. Klauseln, die dies besagen, sind nach § 105 Versicherungsschutzgesetz unwirksam [37]. Es kann aber zu einem Haftungsausschluss für Gewährleistung kommen, falls der Arzt dem Patienten eine Entschädigung zusichert, die gar nicht fällig geworden wäre.

2.5 Literatur

[1] **Ärztekammer** Nordrhein: Gutachterkommission für ärztliche Behandlungsfehler – Kurzporträt. 2011
[2] **American** Academy of Pediatrics (AAP), Committee on Medical Liability. Medical Liability for Pediatricians. 6. Aufl. 2004: 27–90
[3] **Bocquet** A, Chalumeau M, Bollotte D et al. Comparaison des prescriptions des pédiatres et des médecins généralistes: une étude en population en Franche-Comté sur la base de données de la caisse régionale d'assurance maladie. Archives de pédiatrie 2005;12: 1688–1696
[4] **Brandis** v. C, Pribilla O. Arzt und Kunstfehlervorwurf. München: Goldmann; 1973
[5] **Brenn** J, Erdogan-Griese B. Arzthaftpflicht in der Krise. Rheinisches Ärzteblatt 2010; 11: 12–15
[6] **Bundesärztekammer** (BÄK). Behandlungsfehler-Statistik der Gutachterkommissionen und Schlichtungsstellen. Pressekonferenz am 19.06.2012.
[7] **Bundesärztekammer** (BÄK). Gutachterkommissionen und Schlichtungsstellen bei den Ärztekammern – Ein Wegweiser. August 2011.
[8] **Bundesärztekammer** (BÄK). Pressemitteilung (Berlin 17.06.13). Crusius A: Ärzte machen Fehler, sind aber keine Pfuscher. Statistische Erhebungen der Gutachterkommissionen und Schlichtungsstellen für das Statistikjahr 2012.
[9] **Carroll** AE, Buddenbaum JL. Malpractice Claims Involving Pediatricians: Epidemiology and Etiology. Pediatrics 2007; 120: 10–17
[10] **Combach** R. Berufshaftpflichtversicherung. Dtsch Aerztebl 2003; 16: B-912, C-856
[11] **Deutsche** Ärzteversicherung (DÄV). Tipps für das richtige Verhalten bei einem Arzt-Haftpflicht-Schadensfall 8/2009
[12] **Einhäupl** KM, Ganten D, Hein J. 300 Jahre Charite/30 Years Charity: Im Spiegel ihrer Institute. Berlin: de Gruyter; 2010
[13] **Ellsäßer** G. Wie können Pädiater junge Eltern für die Unfallprävention motivieren. In: Berufsverband der Kinder- und Jugendärzte. Früherkennungsuntersuchungen – Gesunde Kinder sind unsere Zukunft. 2012
[14] **Fegeler** U. Der Stellenwert der Früherkennungsuntersuchungen im Aufgabenwandel der allgemeinpädiatrischen Grundversorgung. In: Berufsverband der Kinder- und Jugendärzte. Früherkennungsuntersuchungen. September 2012
[15] **Flintrop** J, Korzilius H. Arzthaftpflicht – Der Schutz wird teurer. Dtsch Aerztebl 2010; 107(15): C 595
[16] **Gesundheitsberichterstattung** des Bundes (GBE). Häufigste Diagnose in Prozent der Behandlungsfälle. Praxen von Kinderärztinnen und -ärzten. Nordrhein 2012. Im Internet: www.gbe-bund.de
[17] **Hansis** M, Hart D. Robert-Koch-Institut (RKI), Heft 5: Medizinische Behandlungsfehler in Deutschland – Inzidenz, Ursachen und Präventionsmöglichkeiten. Gesundheitsberichterstattung des Bundes. 2001
[18] **Huss** G. Von der Schuldfrage zur Fehlerkultur... Fehler als Lernchance nutzen. Kinder- und Jugendarzt 2007; 7: 459
[19] **Jena** AB, Seabury S, Lakdawalla D et al. Malpractice risk according to physician specialty. N Engl J Med 2011; 365: 629–236
[20] **Knopp** J. Recht in der Arztpraxis – leicht verständlich. Stuttgart: Thieme; 2012
[21] **Kohn** LT, Corrigan J, Donaldson M. To Err Is Human: Bulding a Safer Health System. Washington, DC: National Academy Press; 2000
[22] **Krämer** S. 300 Jahre Charité Berlin – Wirkungsstätte von vier Pionieren der Pädiatrie. Pädiatrie hautnah 2010; 22(4): 334–336
[23] **Kullmann** HJ (Hrsg). Arzthaftpflicht-Rechtsprechung (AHRS). Teil 3. Entscheidungen ab 01.01.2000. Berlin: Erich Schmidt; 2012
[24] **KV** Saarland. Aufbewahrungsfristen von Unterlagen. Im Internet: www.kvsaarland.de
[25] **Leape** LL. Error in Medicine. JAMA 1994; 272 (23): 1851–1857
[26] **Localio** AR, Lwathers AG, Brennan TA et al. Relation between malpractice claims and adverse events due to negligence. Results of the Harvard Medical Practice Study III. N Engl J Med 1991; 325: 245–251
[27] **Mallach** HJ, Schlenker G, Weiser A. Ärztliche Kunstfehler. Eine Falldarstellung aus Praxis und Klinik sowie ihre rechtliche Wertung. Stuttgart: Gustav Fischer; 1993
[28] **Martin** K, Gaby M. Medizin Der Kunstfehler Report. Focus Magazin 1995; 7
[29] **Medizinischer** Dienst des Spitzenverbandes Bund der Krankenkassen e. V. (MDS). Behandlungsfehler-Begutachtung der MDK-Gemeinschaft, Jahresstatistik 2012. Im Internet: www.mds-ev.de
[30] **Niehues** T. Dringliche Versorgung von Kindern im Praxisalltag. Alarmsymptome, wann muss ich wie reagieren, worauf muss ich achten. Vortrag 24.10.2012 Düsseldorf. Im Internet: www.aekno.de/page.asp?pageID=6 343 (abgerufen am 30.04.2013)
[31] **Peichl** M. Behandlungsfehler: Schlichtungsstellen sind forscher als Gerichte. Ärzte Zeitung 16.02.2011
[32] **Preuß** J, Dettmeyer R, Madea B. Begutachtung behaupteter letaler und nicht-letaler Behandlungsfehler im Fach Rechtsmedizin. Bundesweite Multicenterstudie des Bundesministeriums für Gesundheit und Soziale Sicherung (BMGS); Mai 2005
[33] **Raine** J, Williams K, Bonser J. Avoiding Errors in Paediatrics. Oxford: Wiley-Blackwell; 2013: 8
[34] **Rellecke** M. Haftpflicht-Beiträge für Hebammen steigen rapide. Der Westen 10.04.2010

[35] **Rieser** S. Arzthaftpflicht – Prämien für Kliniken steigen. Dtsch Arztebl 2012; 24: C 1036–1037
[36] **Rohe** J, Heinrich AS, Thomeczek C. CIRSMEDICAL.DE Netzwerk für Patientensicherheit. Dtsch Arztebl 2011; 3: C 71–72
[37] **Schannath** A. Kein Verlust des Versicherungsschutzes bei Entschuldigung gegenüber dem Patienten. Der niedergelassene Arzt 2012; 10: 44
[38] **Scheppokat** KD, Neu J. Medizinische Daten und Qualitätsmanagement. Dtsch Arztebl 2007; 46: 2691–2696
[39] **Schlack** H. Gesundheit, Morbidität und Mortalität. In: Sozialpädiatrie. 2. Aufl. München: Urban & Fischer; 2000: 82–32 (Daten für Deutschland: Statistisches Jahrbuch 1997, bezugnehmend auf 1995)
[40] **Schelling** P, Gaibler T. Aufklärungspflicht und Einwilligungsfähigkeit. Dtsch Aerztebl 2012; 10: A476–478
[41] **Schlitt** R. Symposium der Kaiserin-Friedrich-Stiftung: Man sieht sich – vor Gericht. Dtsch Arztebl 2011;15: C 681–682
[42] **Schuber** I et al (Hrsg). Schwerpunktbericht der Gesundheitsberichterstattung des Bundes – Gesundheit von Kindern und Jugendlichen. Berlin: Robert-Koch-Institut; 2004: 178, 194
[43] **Schulenburg** D. Über den Umgang mit Patientenakten. Rheinisches Ärzteblatt 2012; 6: 20
[44] **Selbst** S. Epidemiology and etiology of malpractice lawsuits involving children in US emergency departments and urgent care centers. Pediatric Emergency Care 2005; 21: 165–169
[45] **Shewchuk** T, Yudkowsky B. Males more likely to face medical liability lawsuits. AAP News July 1996: 19
[46] **Shojania** KG, Burton EC, McDonald KM et al. Changes in rates of in autopsy-detected diagnostic errors over time. JAMA 2003; 289: 2849–2856
[47] **Stiftung** Wartentest. David gegen Goliath – Ärztliche Behandlungsfehler. Test 11/2011; 15
[48] **Ulsenheimer** K. Verhalten nach einem Zwischenfall. Rheinisches Ärzteblatt 1998; 6: 10–14
[49] **von** Mühlendahl KE. Persönliche Mitteilung
[50] **Weber** B, Bläker F. Fehlbehandlungen bei Kindern und Jugendlichen – Pädiater seltener betroffen als andere Fachärzte. Dtsch Aerztebl 2013; 9: C 344–346
[51] **Weidinger** P. Behandlungsfehlervorwürfe und Regulierungspraxis der Haftversicherer. In: Madea B, Dettmeyer R. Medizinschadensfälle und Patientensicherheit: Häufigkeit – Begutachtung – Prophylaxe. Deutscher Ärzteverlag; 2007: 42
[52] **Weidinger** P. Die Praxis Arzthaftung. Köln: Deutscher Ärzteverlag; 2010
[53] **Weidinger** P. Dringliche Versorgung von Kindern im Praxisalltag. Haftungsrechtliche Aspekte. Vortrag 24.10.2012 Düsseldorf.
[54] **Wenn** Ärzte pfuschen. Der Spiegel 1989; 17 (24. April): 100
[55] **Wolfe** I, Cass H, Craft A (HC 1048-III Health Committee). The implications for child health or removing public health from the NHS. Juni 2011.
[56] **Wolfe** I, Cass H, Thompson M et al. How can we improve child health services? Improving child health services in the UK: insights from Europe. BMJ 2011; 342: d1277 oder 901–4

3 Fehler in verschiedenen Bereichen der Patientenversorgung

3.1 Begriffsbestimmung

„Wer einen Fehler gemacht hat und ihn nicht korrigiert, begeht einen zweiten." Konfuzius (551–479 v. Chr.)

Der Begriff **Kunstfehler** wird heutzutage meist durch den Begriff **Behandlungsfehler** (medical malpractice, medical error, erreur médicale) ersetzt und synonym verwendet. Es muss zwischen einem Behandlungsfehler und einem **unerwünschtem Ausgang** (medical maloccurence) unterschieden werden.

Ein Behandlungsfehler kann auf allen Ebenen entstehen; in diesem Kapitel werden Behandlungsfehler in verschiedenen Bereichen der Patientenversorgung beschrieben – vom Weg zur Diagnose über die Therapie und bei Präventionsleistungen wie Impfungen und Vorsorgen. In der noch in den Anfängen liegenden Fehler- und Versorgungsforschung gibt es hierzu Klassifikationsversuche [14], deren Existenz nur als Anregung erwähnt wird.

Wie in allen Berufen unterlaufen Ärzten auch **menschliche Fehler** wie das Versprechen, Verwechseln (rechts-links), Verschreiben (10 oder 1,0) oder Vergessen (Kontrolle, Allergie, wichtige Differenzialdiagnose). Faktoren wie Zeitdruck, Krankheit, Schlafmangel, persönliche Schicksalsschläge und Emotionen können die Leistungsfähigkeit und Fehleranfälligkeit des Arztes beeinträchtigen.

Die Diagnosestellung nimmt bei Behandlungsfehlern eine zentrale Stellung ein. Die **Diagnose** ist eine Synthese aus den erfragten Symptomen und erhobenen Befunden der körperlichen Untersuchung und weiteren Untersuchungen. Diagnosen sind gewissermaßen Handlungsanweisungen für bestimmte Therapien. Erhält der Patient die verkehrte, unnötige oder gar keine Therapie, so kann er zu Schaden kommen.

In der Praxis sind **Diagnosefehler** mit dazu gehörenden Befunderhebungsfehlern die häufigsten Behandlungsfehler, bei niedergelassenen Ärzten sind dies Fehler bei der Diagnosestellung mit bildgebenden Verfahren. Bei Kinderärzten dürfte es sich hauptsächlich um **fehlerhafte Hüftsonografien** handeln (▶ Tab. 2.5). Bei Unfallchirurgen und Orthopäden, die auch Kinder behandeln, spielen übersehene oder **nicht korrekt behandelte Frakturen** eine große Rolle. Bei hausärztlich Tätigen (hauptsächlich Allgemeinärzten, Internisten und Kinderärzten) ist der Hauptfehler die **zu späte Überweisung an den Facharzt**.

Ein Fehler im Gesamtsystem kann auf allen Ebenen passieren. Bei Namensgleichheit von Patienten kann es zu **Verwechslungsfehlern** kommen mit Fehldokumentation, Fehlimpfung oder Fehlbehandlung. Auch im organisatorischen Vorfeld kann Vieles schief laufen. Dies fängt schon mit der Terminvergabe an oder einer fehlenden Telefonnummer, wenn Termine verschoben werden müssen. Daher ist eine gut ausgebildete Arzthelferin an der Rezeption Gold wert.

> **Merke**
> Die Arzthelferinnen sind die „Visitenkarte der Praxis".

Ein Fehler kann einen Schaden verursachen, folgenlos sein oder sogar einen **Nutzen** bewirken. Letzteres ist eher selten, aber Weglassen oder Vergessen eines Medikaments, deren Nebenwirkungen nicht erkannt wurden, kann auch unbeabsichtigt heilsam sein. In manchen unübersichtlichen Fällen ist auch ein Absetzen aller Medikamente notwendig.

Ein **Schaden** kommt oft erst dann zum Tragen, wenn mehrere Sicherheitsstufen überwunden wurden oder mehrere kleine Fehler in ihrer Summe wirken. Dies hat Reason [16] in seinem Schweizer-Käse-Modell veranschaulicht (▶ Abb. 3.1).

Für einen Schaden, der den Fehler erst zum Behandlungsfehler mit Haftung macht, bedarf es also oft nicht nur eines Fehlers, sondern mehrerer. Der Schaden entsteht dann durch eine „Verkettung unglücklicher Umstände": Ein Patient wird verwechselt, die Eltern denken nicht mit, eine Allergie wird übersehen, die Arzthelferinnen bemerken nicht, dass der falsche Patient auf dem Rezept steht, ebenso wenig der Apotheker, und es kommt zu einer vermeidbaren allergischen Reaktion.

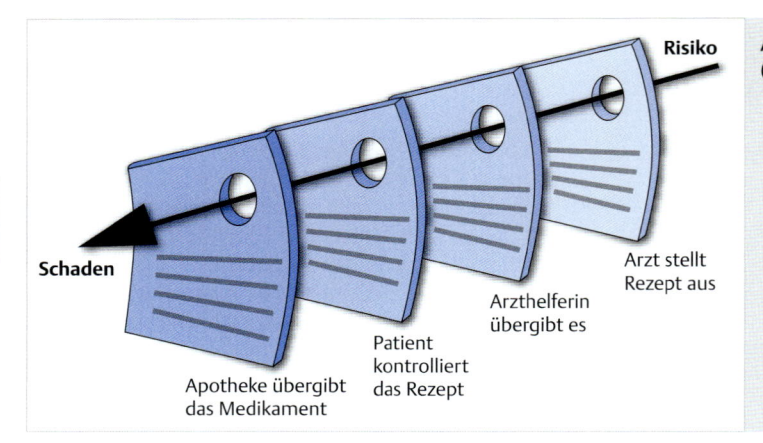

Abb. 3.1 Schweizer-Käse-Modell (nach [16]).

3.2 Verschiedene Bereiche der Patientenversorgung

3.2.1 Anamnese

Bei der Kontaktaufnahme mit dem Arzt beginnt dieser nach der identifizierenden Begrüßung mit dem Anamnesegespräch. Dazu gehört die eigene Vorstellung und das Ansprechen des Patienten mit **Namen**, um sicherzugehen, dass es der ist, den man meint. In größeren Praxen kann ein Namensschild beim Arzt und Personal für klare Transparenz sorgen.

Mit einer meist offenen Frage wie „Was kann ich für Ihr Kind tun?" oder „Was führt Sie zu mir?" beginnt die Anamnese. Durchschnittlich unterbrechen Ärzte den Patienten bzw. die Eltern jedoch schon nach 18 Sekunden [7].

> **Praxistipp**
>
> Ein etwas längeres Zuhören erhöht in vielen Fällen die Patientenzufriedenheit und trägt dazu bei, dass man nicht aneinander vorbei redet. Bei sprachunkundigen Eltern und Patienten sollte man auf einfache, direktive Fragen zurückgreifen.

Bei Erstvorstellung eines Patienten ist neben der akuten Anamnese eine gründliche Erfragung der **Vorgeschichte** erforderlich. Eine gründliche Anamnese schützt vor späteren Fehlern und umfasst – neben der aktuellen Situation – situationsangemessen die Schwangerschafts- und Geburtsanamnese, Medikamentenanamnese, Familienanamnese, Vorerkrankungen, Operationen, Hospitalisationen, Ernährung, Allergien, die soziale Situation, Auslandsaufenthalte und die Entwicklungsanamnese.

Beim Neugeborenen ist die **Schwangerschaftsanamnese** wichtig, z. B. ob die Mutter HBs-Antigenträger ist und der Säugling frühzeitig gegen Hepatitis B geimpft werden muss. Eine Besiedelung des Genitaltrakts der Schwangeren mit B-Streptokokken signalisiert ein erhöhtes Sepsisrisiko für den Säugling. Eine Herpes-genitalis-Infektion der Mutter birgt ein erhöhtes Risiko für die gefürchtete Herpesenzephalitis beim Neugeborenen. Diese Informationen werden dem weiterbehandelnden Kinderarzt oft nicht mitgeteilt (Organisationsverschulden des Krankenhauses).

Das Ergebnis der Anamnese ist durch die **Fragetechnik** (offene oder geschlossene Fragen) beeinflusst. In der Ausbildung war ich beleidigt, wenn der Oberarzt meine bereits erbrachte und vorgetragene Anamnese bei den Eltern und Kindern wiederholte und fühlte mich in Frage gestellt. Ich war dann des Öfteren überrascht, wenn bei der **erneuten Anamnese** ganz andere Antworten herauskamen. Bei unklaren Diagnosen oder Therapieversagen wiederhole ich daher manchmal selbst meine eigene Anamnese und erhalte dabei teilweise völlig andere Gesichtspunkte und Gewichtungen, z. B.:

- Erbrechen war eher ein Husten mit Hochwürgen von Schleim.
- Appetitlosigkeit war das übliche wählerische Essverhalten.
- Fieber bestand nur vor einer Woche und nicht während der akuten Erkrankung.
- Durchfall war ein einziger breiiger Stuhlgang innerhalb von 2 Tagen.

- Eltern hielten eine Körpertemperatur von 37,5 °C für Fieber.
- Zahlreiche Nahrungsmittelallergien stellten sich als ausgependelt und nicht wirklich belegt heraus.

Praxistipp
Bei unklaren Krankheitsbildern die Anamnese wiederholen.

Bei Eltern, die eine **Unzahl von Symptomen** präsentieren, kann die fokussierende Frage helfen „Was stört das Kind am meisten?". Hier können einfache, direktive Fragen helfen, die nur ein Ja oder Nein ermöglichen. (Suggestiv-)Fragen werden von manchen Eltern und Kindern aus falsch verstandener Höflichkeit bejaht, oder dem Kind wird Fieber angedichtet, damit schneller ein wundersames Antibiotikum verabreicht wird.

Bei bestimmten Patientengruppen, wie Behinderten mit Komorbiditäten, Kommunikationseingeschränkten, Kindern ohne Betreuungskontinuität, „Patchwork Familien", sozial schwachen Familien, Eltern mit psychischen Erkrankungen, steigt das Risiko für ungenaue und unvollständige anamnestische Informationen.

Schwierig ist die Informationsgewinnung auch bei **Betreuern** von Kindern, die wenig Zeit mit dem Kind verbracht haben und ihren Krankheitszustand nicht richtig kennen (berufstätige Väter, Tanten, Onkel, Omas und Opas). Entsprechend divergieren die Anamnesen. Die Diagnosestellung ist dann unvollständig und durch falsch gewichtete Symptome erschwert.

Fallbericht
Eine 6-Jährige kommt wegen Ohrenschmerzen mit ihrer Oma in die Praxis. Eine eitrige Mittelohrentzündung wird festgestellt. Die Oma verneint die Frage nach Allergien und Amoxicillin wird verschreiben. Die Mutter ruft später an und berichtet von der Amoxicillinallergie. Der Arzt ändert das Antibiotikum und erklärt den Fehler durch die Angabe der Oma. Als er die Allergie in der Patientenakte dokumentieren will, merkt er, dass die Allergie schon bekannt war.

Die Befragung der Oma führte zu einer Falschinformation. Da sie das Kind sonst nicht betreute, hatte sie keine genauen Kenntnisse über den Gesundheitsstatus ihres Enkelkindes. Der Arzt hätte an der Stelle in der Patientenakte nachschauen müssen und hätte so die Amoxicillinallergie erkannt.

Merke
Bei Fremdbetreuung ist größere Sorgfalt geboten.

Wenn Patienten und deren Eltern aus anderen **Sprachregionen** kommen, kann es leicht zu **Missverständnissen** kommen: Im Bayerischen wird oft Bein und Fuß synonym gebraucht, im Türkischen werden die Wörter „Grippe" für Schnupfen und „Bronchite" für Pneumonie verwendet (falsche Freunde: faux amis). Solche **kulturellen Besonderheiten** sind dem Arzt nicht immer bekannt, aber gerade in der Kinderheilkunde ist eine unglaubliche Vielfalt an Begrifflichkeiten anzutreffen. Fehler lassen sich hier durch ergänzende und bestätigende Zusatzinformationen vermeiden (in der Nachrichtentechnik spricht man von **Redundanz**).

Die **Diagnosestellung**, die üblicherweise zu 80 % durch eine Anamnese gestellt werden kann, muss (bei spärlichen oder unzuverlässigen Anamneseinformationen) durch eine gründlichere körperliche Untersuchung und ggf. Verlaufs- und Zusatzuntersuchungen **abgesichert** werden. Dies gilt insbesondere auch für Kleinkinder und Säuglinge, die vielfach **nur unspezifische Symptome** wie Inappetenz, Schreien, Verhaltensänderung, Reizbarkeit aufweisen.

Praxistipp
Unzuverlässige Angaben in der Anamnese sollten durch Zusatzuntersuchungen (S. 44) abgesichert werden.

Der Arzt ist ein Detektiv und muss sich die Bausteine der Diagnose mit Raffinesse zusammensuchen. Sir Arthur Canon Doyle (1859–1930) war selbst Arzt und veröffentlichte 1887 im Alter von 28 Jahren die erste Sherlock-Holmes-Erzählung. Inspiriert wurde er durch den Chirurgen und Kinderarzt Sir Joseph Bell (1837–1911).

3.2.2 Körperliche Untersuchung

Bei der körperlichen Untersuchung können bei Nachlässigkeit und unter Zeitdruck wichtige Aspekte übersehen werden. Gerade bei beeinträchtigten Kranken mit unklarer Diagnose oder unklarer Krankheitsschwere ist eine Untersuchung mit **kompletter Entkleidung** notwendig.

Zu optimalen Untersuchungsbedingungen gehören ein sauberer, nicht zu kalter Raum mit Sichtschutz von außen und eine behutsame, einfühlsame Herangehensweise des Untersuchers. Ängstliche Kinder lassen sich auf dem Schoß oder Arm der Eltern besser untersuchen. Die Untersuchungsschritte können an einem Kuscheltier oder den Eltern vorher demonstriert werden.

Nach einer sorgfältigen Anamneseerhebung kann die Untersuchung zielgerichtet durchgeführt werden. Die in vielen Fällen bereits durch die Anamnese vermutete Verdachtsdiagnose kann dann bestätigt oder widerlegt werden.

Bei einer unvollständigen Untersuchung und können beispielsweise übersehen werden:
- Herzgeräusche oder fehlende Femoralispulse beim Neugeborenen (bei einem lebensbedrohlichen angeborenen Herzfehler)
- Petechien der Haut (bei Meningokokkensepsis)
- ein abdomineller Tumor (Nephroblastom)
- vereiterte tiefliegende Gaumenmandeln (bei Tonsillitis)
- ein bombierendes rotes Trommelfell bei einem Kleinkind mit Bauchschmerzen (bei Otitis media)
- ein bewegungseingeschränktes Hüftgelenk bei einem Schulkind mit Knieschmerzen (bei Morbus Perthes)
- eine einseitige Abschwächung des Atemgeräusches bei einem Kleinkind mit Bauchschmerzen (bei Pneumonie)

Fazit
Das Wissen häufiger und gefährlicher Krankheitszeichen sollte vorhanden sein.

Ein Neugeborenes kann beispielsweise Pickel am Körper haben, die von einem roten Hof umgeben sind. Dies entspricht meist einem nicht behandlungsbedürftigen **Erythema toxicum**, isoliert an den Wangen einer **Baby-Akne**. Ein Arzt, der Säuglinge versorgt, sollte diese Veränderungen kennen und in der Lage sein, diese vom gefährlichen **Herpes neonatorum** mit gruppierten Vesikeln abgrenzen zu können. Der Herpes neonatorum trägt das Risiko einer potenziell tödlichen Herpesenzephalitis. Für einen gut ausgebildeten Kinderarzt ist dies in der Regel kein Problem.

Fallbericht: Bauchweh bei Kleinkindern
Ein 4-jähriger Junge wird im allgemeinen Notdienst wegen „Bauchweh" vorgestellt. Sonst hat er bis auf Schnupfen keine Symptome. Er ist leidlich und kann nicht schlafen. 3 Tage später wird er in der Praxis vorgestellt. Außer den Schmerzen sind keine Symptome hinzugetreten. Der Urin und die von den Eltern gewünschte Ultraschalluntersuchung sind normal. Bei Untersuchung fallen lediglich rote, leicht nach außen vorgewölbte Trommelfelle mit eitrigem Erguss dahinter auf. Eine beidseitige Otitis media wird festgestellt. Mit Amoxicillin und Ibuprofen verschwinden die Beschwerden rasch.

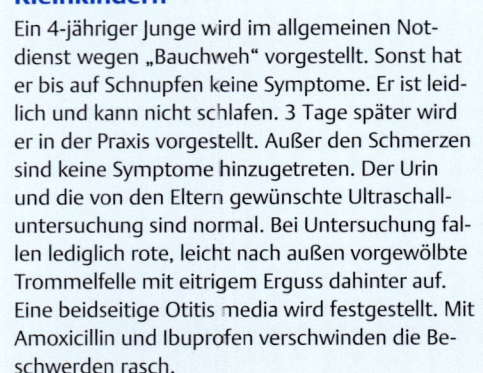

Gerade Kinder der Altersgruppe 2–5 Jahre können Schmerzen nicht immer genau lokalisieren. Bei unklaren Bauchschmerzen müssen auch die Lunge, das Herz, der Rachen, die Ohren und die Hirnhäute und der Urin beurteilt werden. Häufig werden in solchen Situationen unwirksame, da nicht passende Medikamente verordnet, wie Sab simplex (Simeticon). Eine gründliche Untersuchung hätte die Ursache früher ans Tageslicht gebracht. Bei kleineren Kindern mit Otitis media findet sich oft ein Tragusdruckschmerz.

Praxistipp
Schmerzangaben von Kleinkindern sind oft ungenau. Daher sollte besonders bei ungeklärten Krankheitszuständen eine Ganzkörperuntersuchung erfolgen, um beispielsweise eine sich mit Bauchschmerzen präsentierende Pneumonie, Otitis media oder Scharlacherkrankung nicht zu übersehen.

Unterlassene Befunderhebung liegt vor, wenn für die Diagnose erforderliche Daten nicht erhoben wurden oder wenn einer Unklarheit nicht nachgegangen wurde. Häufig wird bei unvollständiger Anamnese oder Untersuchung so ein Behandlungsfehler begangen. Auch falsch verstandene

Rücksichtnahme bei einem **ängstlichen** oder **schreienden Kind** kann zu einer fahrlässig unzureichenden Untersuchung führen:

Fallbericht
Ein 2-jähriges Mädchen wird wegen hohen Fiebers vorgestellt. Sie ist sehr ängstlich und wird auf dem Schoß untersucht. Bis auf einen roten Rachen findet der behandelnde Kinderarzt nichts und entlässt sie mit symptomatischer Behandlung. Am Abend fahren die Eltern in den Notdienst, der eine eitrige Mandelentzündung feststellt und diese mit Penicillinsaft behandelt. Glücklicherweise nahmen die Eltern dem ersten Kinderarzt diesen Fehler nicht übel. Aus übertriebener Rücksicht hatte der Kinderarzt eine tiefe Racheninspektion unterlassen und dadurch die Tonsillitis übersehen.

Auch wenn **tiefe Racheninspektion**, Auskleiden des Patienten und andere Teile der körperlichen Untersuchung unangenehm für den Patienten sein können, so sind sie bei heftigeren Krankheitszeichen wie hohem Fieber geboten. Kommt es zu einem Schaden, dann kann die mangelhafte körperliche Untersuchung oder mangelhafte Dokumentation davon als Befunderhebungsmangel gewertet werden, der zu einer Beweislastumkehr führt. Die Nebenwirkung einer tiefen Racheninspektion kann auch einmal das Auslösen von Erbrechen sein.

Bei Kindern, die vor Angst schreien oder die von den Eltern aus „Rücksichtnahme" vor gründlicher Untersuchung „beschützt" werden, sollte der Arzt gewissenhaft genügend (Untersuchungs-)Informationen gewinnen, um eine Gefährdung auszuschließen.

Fallbericht: Ungenügende Überwachung
Ein etwa 2-jähriges türkisches Kind wird mit Pneumonie stationär aufgenommen und mit Antibiotika behandelt. Die verantwortliche Kinderärztin schaut nach dem Kind, dessen Zimmer weit weg vom Schwesternzimmer liegt. Die zur Mitbetreuung aufgenommene Oma spricht kein Deutsch, hat das Zimmer abgedunkelt und das Kind unter ihrem Umhang verhüllt. Sie signalisiert mit Zeichensprache, dass das Kind schlafe und Ruhe brauche. Die Oberärztin ordnet an, das Kind näher ans Schwesterzimmer zu verlegen und mit Monitor zu überwachen. Sie bittet die Assistenzärztin, nach dem Kind zu schauen. Dann wird sie zu einem schweren Notfall gerufen. Die Assistenzärztin hat auch alle Hände voll zu tun. Erst spät kommt sie dazu nach dem Kind zu schauen. Später in der Nacht bekommt die Oberärztin einen Anruf, dass das Kind bei der Blutgasanalyse einen Atemstillstand erlitten hatte. Die Reanimation blieb ohne Erfolg.

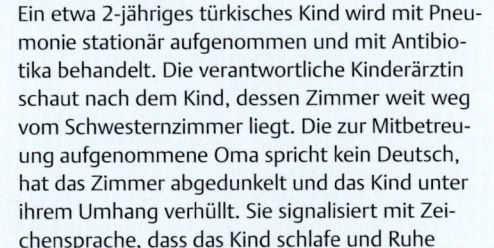

Man darf sich durch falsche Rücksichtnahme nicht verleiten lassen, auf eine gründliche Untersuchung zu verzichten, auch wenn dies auf **Widerstand bei Angehörigen** stößt. Die Überwachung des Kindes und Einschätzung des Krankheitszustandes war durch einen gut gemeinten **Überprotektionismus** erschwert worden. Bei schwer kranken Kindern ist eine gute, zuverlässige Überwachung wichtig. Lassen sich wichtige Untersuchungsteile nicht durchführen (heftige Abwehr, Weigerung der Eltern), so sollte dies dokumentiert werden. Für das Kind unangenehme Untersuchungen (rektale, orale, genitale) sollten der Schwere der Krankheit angemessen sein. Die unvollständige Untersuchung kann aber keine Entschuldigung dafür sein, dass man eine gefährliche Diagnose unberücksichtigt lässt.

Fallbericht: Vollständige Untersuchung nötig
Ein neu aus der Türkei hinzugezogenes 12-jähriges muslimisches Mädchen kommt zur Gesundheitsuntersuchung zum Gesundheitsamt. Der Schularzt überlegt, ob er die Untersuchung der Haare aus „Schamgründen" auslassen soll, entscheidet sich aber dann doch, die Patientin zu bitten, das Kopftuch abzunehmen. Unter dem Kopftuch finden sich zahlreiche Läuse und Nissen.

Eine unvollständige Untersuchung aus Scham- oder anderen Gründen kann zum Übersehen von Krankheiten führen. Bei älteren Mädchen, die alleine in die Praxis kommen, ist für den männlichen Kinderarzt zu überlegen, eine Arzthelferin als „Anstandsdame" (Chaperon) mit in das Untersuchungszimmer zu nehmen. Manche Mädchen fühlen sich so wohler, und der Untersucher schützt sich so vor möglichen falschen Anschuldigungen. In den USA gehört die „Chaperon" zum Standard, wobei die Verhältnisse dort auch andere sind.

Maßnahmen, die man durchführt, müssen den Eltern und Kindern (soweit sie das verstehen) nach Möglichkeit erklärt werden. Die **rektale Untersuchung** ist in manchen Kulturen ebenso wie die rektale Verabreichung von Medikamenten verpönt (England, USA). Manchen Eltern ist nicht bekannt, wie Zäpfchen verabreicht werden sollen.

> **Fallbericht: Rektale Untersuchung**
>
> Eine Mutter kommt empört mit ihrem 2 Monate alten Säugling in die Praxis. Die vorherige Ärztin habe, ohne sie zu informieren, bei Schreien und Unwohlseins des Säuglings eine rektale Untersuchung durchgeführt. Dabei sei es zu einer rektalen Blutung gekommen. Die Mutter hat die Ärztin bei der Polizei angezeigt.

Eine Kollegin berichtete von einem ähnlichen weiteren Fall, wo die Eltern wegen rektaler Untersuchung die Polizei einschalten wollten.

> **Merke**
>
> Insbesondere bei kranken Kindern ist eine gründliche körperliche Untersuchung mit Auskleiden erforderlich. Bei schwer kranken Kindern darf eine sichere Einschätzung der Krankheitsschwere nicht unterbleiben, weil eine gründliche Untersuchung wegen Schamgefühl oder Protektion der Eltern abgelehnt wird.
>
> Die Weigerung von Kindern oder Eltern, den Patienten ausreichend zu untersuchen, entbindet den Arzt nicht von der Verantwortung für eine gründliche Untersuchung. In solchen Fällen müssen weitere Informationen zur Gefahrenabwehr erhoben werden, oder die Eltern müssen über die Gefahr einer mangelnden Untersuchung hingewiesen werden.
>
> Unangenehme Maßnahmen wie rektale Untersuchungen sollten den Kindern und Eltern vorher angekündigt und erklärt werden.

3.2.3 Zusatzuntersuchungen

Lässt sich aufgrund von Anamnese und Untersuchungen keine sichere Diagnose stellen, so werden Zusatzuntersuchungen wie Labor, Ultraschall, EKG und weitere Tests bemüht, unter Umständen auch Konsile und Überweisungen, um zu einer verwertbaren Schlussfolgerung zu kommen. Manchmal dienen Zusatzuntersuchungen auch der Einschätzung des Schweregrads einer Erkrankung und der Verlaufsbeurteilung. Dies gilt zum Beispiel für Sauerstoffsättigung bei Dyspnoe. Im angloamerikanischen Raum gilt letzte als das 5. Vitalzeichen neben Messung von Temperatur, Puls, Atemfrequenz und Blutdruck.

Beim Ultraschall oder EKG gibt es technisch bedingte Kunstergebnisse, **Artefakte** genannt, die nicht mit wirklichen Veränderungen zu verwechseln sind. So manches seltsame EKG mit QT-Syndrom war im Wiederholungsfall normal. Bei einer EEG-Untersuchung wegen Fieberkrampf fand sich inzidentell ein AV-Block 3. Grades im obligatorisches Begleit-EKG, das dazu dient, EKG-Artefakte im EEG besser identifizieren zu können. Im EKG vor 1 Jahr war dies übersehen worden. Bei einem unerfahrenen Sonografeur erscheint der gefüllte Magen als Tumor und ist auf der Wiederholungsuntersuchung verschwunden.

> **Praxistipp**
>
> Passt der Befund nicht zu dem Patienten, dann lohnt sich in vielen Fällen eine Wiederholung der Untersuchung.

Jeder **Laborwert** hat auch seine Fehlerquote. Sogar qualitätskontrolliert wird für viele Untersuchungen eine Fehlerquote von bis zu 5 % akzeptiert. Nimmt man nun 20 Laborwerte ab, dann ist bei solchen Annahmen statistisch gesehen 1 Fehlbestimmung dabei. Der ehemalige Leiter der Bonner Poliklinik brachte dies mit dem Spruch „Ein Laborwert ist kein Laborwert" auf den Punkt. In einer zweiteiligen Veröffentlichung wird auf häufige Fehlerquellen wie Pseudohyperkaliämie, Makroenzyme, Makrohormone, antikoagulantieninduzierter Pseudothrombozytopenie und andere Störfaktoren hingewiesen [8], [9]. Der Kinderarzt sollte Begrenzungen und Fehlerquellen von Laboruntersuchungen kennen (Kap. 8).

In der **Radiologie** lernen die Studenten bei der Beurteilung eines Thorax-Röntgenbildes, nicht sofort die pathologische Veränderung zu beschreiben, sondern das Bild systematisch zu untersuchen. So entgehen einem nicht die inzidentell entdeckten Rippenfrakturen bei einer Röntgenaufnahme des Thorax, die wegen Pneumonie angefertigt wurde.

> **Achtung**
> Bei Gerichtsverfahren fußt die Verurteilung von Ärzten häufig auf Befunderhebungsmängeln. Eine ausreichende Absicherung der Diagnoseeinschätzung konnte dann nicht nachgewiesen werden.

3.2.4 Überweisungen

Kann eine dem Krankheitszustand angemessene Diagnose oder Therapie nicht gefunden werden, stellt sich die Frage einer Überweisung, bei akuter Gefährdung einer Einweisung. Ein nicht seltener Behandlungsfehlervorwurf bei den Gutachterkommissionen ist die **nicht erfolgte** oder **zu späte** Überweisung.

> **Mangelnde Umsetzung von Überweisungen**
> Manche dringliche Überweisungen werden von den Eltern nicht umgesetzt. Gerade bei gefährlichen Erkrankungen (Krebsverdacht, Appendizitisverdacht, schwere Infektion) ist es wichtig, nachzuhören, ob die Anweisungen auch befolgt wurden.

Es gibt Fälle, in denen die Eltern der Empfehlung nicht nachgekommen waren und dann den Kinderarzt verklagten, dass er ihnen die Gefahr der Situation nicht eindringlich genug erklärt hätte.

Es gehört aber gerade bei Kindern einiges an Erfahrung und richtiger Einschätzung dazu, den Patienten möglichst direkt an die richtige Stelle zu überweisen. Der verantwortliche Hausarzt-Pädiater übt hierbei eine Lotsenfunktion aus. Es gibt beeindruckende Odysseen von Patienten, die mit ihren Symptomen bei einem für Kinder nicht kundigen Subspezialisten landeten und von diesen an weitere unkundige überwiesen wurden. Dies ist nicht selten auch durch Selbstüberweisungen der Eltern bedingt.

An kindliches Rheuma wird zum Beispiel von vielen Orthopäden mangels Erfahrung nicht gedacht. Die Impetigo contagiosa lässt sich mit einem Blick feststellen, wird aber gelegentlich von mit Kindern unerfahrenen Dermatologen biopsiert. Ein Neurologe missdeutete eine orthostatische Dysregulation bei einem Teenager als epileptischen Anfall, den er sofort trotz normalem EEG und Hirn-MRT therapierte. Der praktische Arzt oder Allgemeinmediziner, der nicht an Kinderasthma denkt, therapiert rezidivierende Virusinfektgetriggerte Asthmaanfälle wiederholt mit Antibiotika als Lungenentzündung.

Überweisungen an **hochspezialisierte Einrichtungen** wie Universitätskliniken führen manchmal zu einem „diagnostischen Spießrutenlauf", insbesondere wenn Spezialisten nicht über Allgemeinwissen verfügen. Lange Wartezeiten, unqualifizierte Informationen durch Unerfahrene, die in der Hierarchie ganz unten stehen und mangelnder Austausch und Kommunikation von den Ergebnissen unterschiedlicher Ärzte bewirken Unzufriedenheit bei den Eltern.

> **Praxistipp**
> Zur optimalen Nutzung der Überweisung sollte der Überweiser seine Fragestellung klar angeben und wichtige Vorbefunde und Therapieversuche mitteilen, da die Kinder und Eltern diese Informationen oft nicht präsent haben. So lassen sich unnötige Doppeluntersuchungen vermeiden.
> Es kann aber auch geboten sein, bei mangelnder Plausibilität eine Untersuchung wegen Laborfehlermöglichkeit, Ungenauigkeit oder aus Verlaufsgründen zu wiederholen.

3.2.5 Einweisungen

Zeitfaktor

Bei Einweisungen muss der verantwortliche Arzt gerade bei Notfällen (Verdacht auf Meningokokkensepsis, Volvulus, Sepsis, Atemnot, Hodentorsion) auf den Zeitfaktor achten und das Kind sofort in die richtige Klinik einweisen. Wie bei den Überweisungen sind ausreichende Vorinformationen und die Verdachtsdiagnose wichtig für den Krankenhausarzt. Idealerweise sollte der eingewiesene Patient telefonisch angekündigt werden. Im Winter sind die Kliniken manchmal überfüllt (z. B. bei RSV-, Rotavirus- oder Grippe-Epidemien), so dass sich hier durch Anruf eine Zeitverzögerung für die definitive Versorgung vermeiden lässt.

Der Einweisende muss sich entscheiden, ob ein Transport mit Notarzt angebracht ist. So ereignete sich in Köln ein tragischer Fall einer Meningokokkensepsis, wo das Kind erst in 2 Krankenhäusern vorgestellt wurde, die sich für Kinder nicht zuständig fühlten. Als es von den Eltern mit großer Zeitverzögerung in die Kinderklinik gebracht wurde, musste es reanimiert werden, konnte aber nicht mehr gerettet werden. Hätte eine Schockversorgung durch den Notarzt und ein Weitertransport durch diesen in die Kinderklinik stattgefunden, dann hätte es möglicherweise überlebt.

> **Vorsicht**
> Die Krankheitsschwere darf nicht falsch abgeschätzt und eine Einweisung nicht zu spät vorgenommen werden. Dies kann eine Gratwanderung sein, man spricht auch von „abwartendem Offenhalten". Eine genaue Untersuchung der Patienten, eventuell Zusatzuntersuchungen und eine gute Dokumentation sind erforderlich.

Bei unklaren Bauchschmerzen kann z. B. die dahinter stehende Appendizitis leicht zu spät erkannt werden. Gerade als junger Praxisarzt mit viel Krankenhauserfahrung im Rücken, hatte der Autor den Ehrgeiz, möglichst wenige Kinder einzuweisen. Dass dies gut gegangen ist, lag vielleicht daran, dass eine gute Erfahrung mit schweren Krankheitsbildern vorlag, hat aber im Laufe der Zeit zu größerer Vorsicht geführt.

Nicht nachgekommene oder abgelehnte Einweisungen

Gerade bei nicht zuverlässig betreuten Kindern oder schweren Erkrankungen ist es bei Einweisungsfällen manchmal auch angebracht, die Ankunft im Krankenhaus zu kontrollieren. Ist abzusehen, dass die Eltern einer dringlichen Einweisung nicht nachkommen werden, so sind Maßnahmen zu ergreifen, dass Gefahren für das Kind abgewendet werden. Dies sollte zum Selbstschutz dokumentiert werden. Im Extremfall müssen das Jugendamt eingeschaltet und eine richterliche Verfügung erwirkt werden.

> **Fallbericht: Nicht nachgekommene Einweisung**
> Ein schwer kranker 2-jähriger Junge mit hochfieberhaftem Infekt mit Lymphadenitis colli wird vom behandelnden Kinderarzt telefonisch eingewiesen. Der Vater holt einen Tag später die Einweisung ab, so dass der Kinderarzt im Glauben ist, der Junge würde im Krankenhaus versorgt. Dies war aber nicht der Fall. Das Kind wird am 6. Tag im Notdienst wegen Exanthem vorgestellt und dann erst am 7. Tag von einem anderen Kinderarzt mit Verdacht auf Kawasaki-Syndrom erneut eingewiesen, was sich dann bestätigte. Dem zuletzt einweisenden Kollegen stellte sich, in Unkenntnis der genauen Umstände, die Situation so dar, dass der Junge nicht rechtzeitig eingewiesen wurde.

Ist bei Einweisungen der Zeitfaktor wichtig, muss den Eltern die gefährliche Situation deutlich gemacht werden. In einigen Gegenden gibt es zwischen den Kinderkliniken und Kinderärzten Absprachen, jeden eingewiesenen Patienten anzumelden und dessen Ankunft an den Kinderarzt zurück zu melden. Zur eigenen Qualitätskontrolle ist es hilfreich, eine Liste aller eingewiesenen und stationären Patienten zu führen und den Verlauf zeitnah zu verfolgen.

> **Fallbericht: Von Eltern verweigerte Einweisung**
> Ein 6-jähriges Mädchen wird mit Verbrennungen 3. Grades einer Kinderärztin vorgestellt, die das Kind einweisen möchte. Die Eltern lehnen dies ab. Die Ärztin ringt den Eltern ab, wenigstens zu täglichen Verbandwechseln zu kommen. Als eine Superinfektion eintritt, empfiehlt die Ärztin erneut eine stationäre Behandlung, was von den Eltern abgelehnt wird. Als sich der Zustand verschlimmert und die Eltern nur unregelmäßig kommen, lehnt die Ärztin eine weitere Behandlung ab und weist das Mädchen in das örtliche Krankenhaus ein. Es wird von dort in eine Verbrennungsklinik verlegt. Die Eltern verklagen die Ärztin auf fahrlässige Körperverletzung und bekommen in einem Gutachten dahingehend Recht, dass bei der Schwere der Verbrennung eine sofortige Einweisung in eine Verbrennungsklinik indiziert war und die Ärztin die Ablehnung der Eltern nicht hätte akzeptieren dürfen. Sie hätte beim Familiengericht eine vormundschaftsgerichtliche Verfügung erwirken oder damit drohen müssen. Die Ärztin akzeptierte den Strafbefehl mit Geldstrafe von 2000 Euro, um eine belastende öffentliche Hauptverhandlung zu vermeiden.
> (Quelle: [17])

Kinderärzte müssen konsequent der Anwalt des Kindes sein, was sich zwar meistens, aber nicht immer mit den Wünschen der Eltern deckt. Aus Beweisgründen sollte man sich die Ablehnung von risikohaften Entscheidungen schriftlich mit Dokumentation der Gefahrenaufklärung bestätigen lassen, z. B. bei vorzeitigem Abbruch einer i. v. Antibiotikabehandlung bei Pneumonie oder Ablehnung einer stationären Überwachung nach Commotio mit Erbrechen. Im Schadensfall wird der Sachverhalt von den Beteiligten oft unterschiedlich dargestellt. Über einen Fall bei Brechdurchfall (S.115) mit der Folge neurologischer Störungen nach Exsikkose bei einem Säugling wird in Kapitel 6.5.3 berichtet.

> **Merke**
> Lehnen die Eltern eine stationäre Einweisung in lebensgefährlichen Situationen ab, so endet die Verantwortung des behandelnden Arztes nicht. Eine Sicherungsaufklärung sollte vorgenommen und dokumentiert werden. Bei einer eindeutigen Gefährdung des Kindes, hat der (Kinder-)Arzt die Pflicht, die Gefahrenabwendung (z. B. stationäre Einweisung) über Jugendamt, Polizei oder richterliche Verfügung zu erwirken.

Rückmeldung nach Einweisung

Wünscht der einweisende Arzt eine rasche Rückmeldung aus der Klinik, so sollte dies am besten auf der Einweisung vermerkt werden, da in den meisten Fällen keine zeitnahe Rückmeldung erfolgt. Bei der nachstationären Versorgung fehlt oft ein aussagekräftiger Arztbericht. Das Krankenhaus kann dann aufgrund eines Organisationsverschuldens haftbar gemacht werden.

> **Achtung**
> Eine fehlende oder zeitverzögerte Übermittlung behandlungsrelevanter Befunde kann zu Behandlungsfehlern führen.

3.2.6 Diagnose

„Die Diagnose ist nicht die Krankheit. Die Diagnose ist eine statische Feststellung, sie wird dem dynamischen Prozess der Krankheit nicht gerecht. Die Diagnose hat lediglich Hinweischarakter." Otto Meyer zu Schwabedissen (1985).

Aus den durch Anamnese und Untersuchung sowie ggf. Zusatzdiagnostik gewonnenen Informationen schließt der Arzt auf die Diagnose. Hier gilt: **Was häufig ist, ist häufig**. Gross weist 1969 zu Recht darauf hin, dass mehr Fehler bei nicht erkannten häufigen Erkrankungsbildern mit ungewöhnlicher Ausprägung gemacht werden. Seltene Krankheiten werden bei Unkenntnis nicht erkannt, kommen aber rein statistisch selten vor. Er weist auch darauf hin, dass die Diagnose immer etwas Vorläufiges ist. [10]

Die Diagnose ist in gewisser Weise eine Therapieanleitung. Hier passieren die meisten Fehler. Im ambulanten Praxisbereich ist es wegen der Harmlosigkeit vieler Erkrankungen oder auch oft nebenwirkungsarmen Therapieformen nicht immer nötig, eine scharfe Diagnose zu stellen. Schwerwiegende Erkrankungen bzw. Differenzialdiagnosen müssen natürlich ausgeschlossen werden. Es wird viel mit **Verdachts-** oder **Arbeitsdiagnosen** gearbeitet. So reicht es, bei einem vom Aspekt wenig beeinträchtigtem Kind ohne Fieber mit Husten oft eine unscharfe **Allgemeindiagnose** Atemwegsinfekt zu stellen, der mit mehr oder minder wirksamen Hustensäften, die oft „nur Placebowirkung" haben, behandelt wird.

Hierbei kann es aber auch bei mangelnder Wachsamkeit zu Unterschätzung von Krankheitsbildern kommen, wie beispielsweise ein Fall von Meningokokkensepsis, der in einer Grippeepidemie übersehen wird. Die Anfangssymptome sind zu Beginn oft nicht unterscheidbar. Der Praktiker sieht die Patienten sehr früh. Die Anfangssymptomatik reicht nicht immer aus, eine Krankheit wie Pneumonie, akute Appendizitis oder Tonsillitis ganz am Anfang zu erkennen, da sie erst im Verlauf deutlich wird (**Verlaufsdiagnose**).

> **Praxistipp**
> Bei ungewöhnlichen Krankheitsverläufen die Diagnose überprüfen, insbesondere bei fehlender Besserung.

Hier kann es zu Behandlungsfehlervorwürfen kommen, bei denen dem Praktiker eine in der Frühphase noch nicht erkennbare Diagnosestellung vorgehalten wird. Dies ist für den Gutachter, der über einen Behandlungsfehler befindet, schwierig, da er bereits alle Informationen vorliegen hat (ex post), aber aus der Situation des beurteilten Arztes entscheiden muss (ex ante).

Kommunikativ ist es auf jeden Fall von Vorteil, eine Aufklärung des Patienten über gewisse Gefahrensituationen und Krankheitsverläufe vorzunehmen und so präventiv tätig zu sein. Gerade wenn Alarmzeichen vorliegen und eine Verschlechterung zu befürchten ist, sollten Maßregeln empfohlen und dokumentiert werden, wie sich die Eltern dann verhalten sollen. Eine solche **Sicherungsaufklärung** ist in manchen Fällen auch geboten, z. B. der Hinweis, bei Kopfverletzungen ein Krankenhaus aufzusuchen, wenn Erbrechen eintritt.

Behandelt man **Freunde** oder **Verwandte**, wird der Pfad der Sorgfalt und Gründlichkeit manchmal verlassen. Dies sollte besonders bedacht werden, wenn die ärztliche Hilfe nebenbei außerhalb des Praxisbetriebes mit ihren Routinen in Anspruch genommen wird.

> **Fallbericht: Verwandtschaftliche Gefälligkeit**
>
> „Du bist doch Doktor" sagte eine verwandte Erwachsene mit seit einigen Tagen dauernden rezidivierenden Leibschmerzen. Die Beschwerden hatten 2 Stunden vor der Untersuchung aufgehört. Der Bauch war weich, der Psoaszug negativ und eine CRP-Untersuchung normal. Der Arzt tat die Erkrankung als Magen-Darm-Infekt ab. Am Abend desselben Tages kollabierte die Frau nach einer Wanderung und wurde ins Krankenhaus eingewiesen. Es zeigte sich eine perforierte Appendizitis mit Peritonitis.

Auch wenn hier kein eindeutiger Fehler vorliegt, so soll dieses Beispiel dazu dienen, bei der Behandlung von Verwandten und Freunden vorsichtig zu sein. Wegen falsch verstandener Vertraulichkeit wurden hier Routinevorsichtsmaßnahmen außer Acht gelassen, in diesem Falle eine Schonung. Leicht kann es zur Über- oder Unterschätzung von Krankheitsbildern kommen. Die Perforation bei einer Appendizitis ist nicht selten mit einer vorübergehenden Besserung der Schmerzsymptomatik verbunden und hätte in diesem Fall nicht verhindert werden können.

Vorsicht gilt, wenn Eltern oder Patienten eine **Eigendiagnose** präsentieren. Dies kann ein wertvoller Hinweis sein, sollte aber in jedem Fall überprüft werden. Ein Orthopäde wurde verurteilt, weil er die Eigendiagnose Nerveneinklemmung eines Rettungssanitäters bezüglich linksseitiger Körperschmerzen übernahm und einen tödlichen Herzinfarkt übersah (OLG Koblenz 30.1.12 5 U 857/11).

> **Vorsicht**
> Eigendiagnosen können wertvolle Hinweise liefern, sollten aber in jedem Fall überprüft werden.

In der Praxis kommt es manchmal zu **Übermittlungsfehlern**. Bei einer Kartei mit über 5 000 Patienten sind einem nicht immer alle Informationen präsent. Sind wesentliche Informationen an einem übersichtlichen Ort dokumentiert (Medikamentenallergien, Voroperationen, wichtige Untersuchungsbefunde), so lassen sich bereits bedachte Erkrankungen leichter ausschließen, und die Diagnose kann schneller treffend gestellt werden. Die Arzthelferinnen können leicht vergessen, dem Arzt die benötigten Vorbefunde oder Untersuchungsergebnisse (z. B. Laborwerte) vorzulegen, was durch klare Regelungen vermieden werden kann. Je größer die Institution und die Zahl der Beteiligten in der medizinischen Versorgung sind, desto größer ist die Gefahr, wichtige Aspekte zu übersehen, was in dem Bienenkorb einer Universitätsklinik wohl am leichtesten der Fall ist.

Zu den **schwierigen Diagnosen** gehören Krankheiten wie kindliches Rheuma, Tropenkrankheiten wie Schistosomiasis, chronische Hepatitis B und C, Zöliakie, Colitis ulcerosa, seltene Stoffwechselkrankheiten, Osteomyelitis, Spondylodiszitis und bestimmte Krebserkrankungen. Eine späte Diagnosestellung ist hier nicht unbedingt ein Behandlungsfehler. Wichtig ist es, an die Möglichkeit solcher Erkrankungen zu denken. Nimmt eine Krankheit einen unerwarteten Verlauf, dann sollte der Patient rechtzeitig an kompetente Stellen weiter verwiesen werden oder für eine ausreichende Befunderhebung gesorgt werden. Bei diagnostischen Schwierigkeiten könnten auch geschützte Internetforen, wo die Expertise andere Kollegen genutzt werden kann, wie „pädinform", genutzt werden.

Kindesmisshandlung

Zu den schwierigen Diagnosen gehört auch die der Kindesmisshandlung (S. 145). Durch häufigen Arztwechsel versuchen sich die Übeltäter einer Entdeckung zu entziehen. Hier hat es sich das Nationale Zentrum für frühe Hilfen (NZFH) zum Ziel gemacht, Kinder durch bessere Vernetzung von Verantwortungsträgern und durch Aufarbeitung von Fällen (Fehleranalysen) besser zu schützen.

3.2.7 Therapie

„Medicus curat, natura sanat." (Der Arzt behandelt, die Natur heilt; gilt oft für die ambulante Medizin)

Aus der Diagnose leitet sich die Therapie ab, und hierbei ist die nächste Fehlerebene möglich. Führt die Therapie zum Erfolg, unabhängig davon, ob sie wirksam war oder nicht (auch der natürliche Verlauf führt in einer Vielzahl von Erkrankungen zur Besserung), dann dürfte es wohl eher selten zu einem Behandlungsfehlervorwurf kommen, wenn die Heilungsphase nicht zu lange und beschwerlich verläuft. Führt die Therapie nicht zum Erfolg, dann kann dies durch einen **tatsächlichen Fehler** (Diagnose oder Wahl des Therapieverfahrens), einen **komplizierten medizinischen Verlauf** oder andere Faktoren wie **Noncompliance** (Nichtbefolgen der Therapieanweisungen, Nichtadhärenz) bedingt sein.

Auf den umfangreichen Bereich der Therapiefehler mit Medikamenten wird gesondert in Kapitel 7 eingegangen.

Eine besondere Situation für eine vorausschauende Therapie ergibt sich **vor Ferienantritt**, an **Wochenenden** oder **Feiertagen** wegen der eingeschränkten Verlaufskontrolle und Erreichbarkeit von Ärzten. Dies sollte in der Therapie berücksichtigt werden.

Eine Schwierigkeit stellt der Übergang von chronisch kranken jugendlichen Patienten ins Erwachsenenalter dar (**Transition**) mit dem damit verbundenen Wechsel in die „Erwachsenenmedizin". So gibt es beispielsweise 20 000 Kinder mit Rheuma in Deutschland. Einem Drittel der Rheumakinder gelingt es nicht, einen problemlosen Wechsel zu vollziehen [15]. Gerade Patienten mit komplizierten Therapien sind hiervon betroffen, z. B. auch bei Epilepsien, seltenen Stoffwechselkrankheiten, Mukoviszidose und Colitis ulcerosa. Manche kas-senärztliche Vereinigungen genehmigen auf formlosen Antrag eine Sondergenehmigung zur Weiterbehandlung der Patienten durch den Pädiater bis zum 21. Lebensjahr. Dies gilt insbesondere für Patienten mit geistiger oder schwerer körperlicher Behinderung.

Auf die Wichtigkeit der rechtzeitigen und zielgerichteten **Einweisung** wird in Kapitel 3.2.5 hingewiesen.

Der Placebo-Effekt

Placebos sind in der akademischen Medizin verpönt, obwohl sie nachgewiesenermaßen eine Wirksamkeit um die 30 %, nach neueren Untersuchungen sogar eine noch höhere haben. Viele Medikamente wie Hustensäfte, die zu den Hauptverordnungen in der Kinderheilkunde zählen, haben keine höhere Wirksamkeit als ein Placebo.

Zurückgehend auf Platon (um 427–347 v. Chr., Politeia) wurden in der Antike Medikamente zusammen mit Zaubersprüchen verabreicht. Möglicherweise verzichten wir durch Weglassen von „Heilungsformeln" auf potente Placebo-Wirkungen, die die Wirksamkeit um 30–40 % erhöhen könnten. Auch die Bundesärztekammer befürwortet eine größere Nutzung des Placebo-Effekts [3].

Die Placebo-Wirkung hängt aber auch von anderen Faktoren ab, z. B. der Darreichungsform. Die Placebo-Stärke ist bei Operationen am höchsten, gefolgt von Spritzen, kleinen weißen Tabletten und weniger großen weißen Tabletten. Auch die Farben spielen eine Rolle. Die Überzeugtheit des Arztes, die Kleidung des Arztes und Vieles mehr beeinflussen die Placebo-Wirkung. Michael Balint schrieb schon 1957 „Das am allerhäufigsten verwendete Heilmittel ist der Arzt selbst." [2]. Dieses Thema wurde in dem Buch „Der Arzt als Arznei" aufgegriffen [13].

3.2.8 Prognose

Die Hoffnung auf Leben an sich ist so wichtig, dass es kaum Situationen gibt, in denen man den Menschen jegliche Hoffnung nehmen sollte.

Teil der Therapie ist auch das Informieren der Eltern oder des Kindes über Gefahren einer Krankheit. Bei Gesundheitsuntersuchungen wird auf allgemeine Gefahren hingewiesen (**Anticipatory**

Guidance, vorausschauende Prävention). Wichtiger Bestandteil des ärztlichen Handelns ist dabei die Abgabe einer Prognose. Dies ist kein leichtes Unterfangen. Literatur über Prognostik ist ebenso schwer zu finden wie Literatur zur Fehlervermeidung. Ein immer noch interessant zu lesendes Buch ist das „Prognostikon" von Hippokrates von Kos (460–370 v. Chr.) oder das „Lehrbuch der speziellen Prognostik" [4].

> **Vorsicht**
> Vorsicht mit prognostischen Äußerungen. Keine Versprechungen geben!

Eine Fehlprognose kann schlimmer sein als eine Fehldiagnose. Dennoch wünschen sich Patienten Hoffnung spendende Prognosen. Die dankbarsten Patienten waren nicht solche mit spektakulärer Heilung, sondern schwer Kranke, wo Prognosen Sicherheit gaben und eintraten.

Die Prognosestellung ist aber auch eine Gratwanderung: Vor den Eltern sollte man nicht über seltene schwere Differenzialdiagnosen diskutieren und sie mit unwahrscheinlichen schlimmen Diagnosen verunsichern. Man sollte aber auch nicht bagatellisieren. Die Hoffnung sollte nicht genommen und weder übertrieben noch untertrieben werden. Wird ein Heilungserfolg unrealistischerweise versprochen, dann wird der Arzt unter Umständen für den ungünstigen Krankheitsverlauf verantwortlich gemacht, auch wenn er die beste Behandlung durchführte.

Manche Kollegen dramatisieren den Krankheitszustand der Patienten und stehen dann bei Genesung manchmal umso besser da. Verweigert ein Patient oder dessen Eltern eine lebensrettende Maßnahme, dann ist die Dramatisierung manchmal auch geboten.

> **Fallbericht: Übertreibung und Untertreibung bei einer degenerativen Hirnerkrankung**
> Ein etwa 18 Monate altes Kind hat einen Stillstand in der motorischen Entwicklung und kann aufgrund einer Muskelhypotonie nicht laufen. Die Eltern beschweren sich darüber, dass der Vertretungsarzt sie mit der Differenzialdiagnose von schlimmen Erkrankungen verunsichert habe. Der neue, optimistisch eingestellte Kinderarzt der Kinderabteilung beruhigt sie, dass man natürlich schlimme Diagnosen ausschließen müsse, aber dass wahrscheinlich nichts Schlimmes vorliege. Eine Stoffwechseluntersuchung auf Aminosäuren und organische Säuren, Ammonium und Lactat ist normal. Die Eltern sind beruhigt und wollen mit dem ersten Arzt nichts mehr zu tun haben. Die Krankenschwestern fühlen sich darin bestätigt, dass dieser Arzt nicht mit Eltern reden könne. Etwa 3 Monate später bestätigt sich die Verdachtsdiagnose des pessimistischen Vertretungsarztes mit der neurodegenerativen Erkrankung im MRT: Canavan-Krankheit oder spongiforme Leukodystrophie, die auf einen Gendefekt des kurzen Armes von Chromosom 17 mit Mangel des Enzyms Aspartoacyclase zurückzuführen ist. Nun sind die Eltern verärgert über den bagatellisierenden Arzt.

3.2.9 Verlaufskontrolle

Die Verlaufsbeobachtung ist eine wunderbare Möglichkeit, seine hypothetischen Arbeitsdiagnosen zu bestätigen und bei ungewünschten Entwicklungen die Diagnose und Therapie anzupassen bzw. zu korrigieren. Manche zuvor unsichere Diagnose erhärtet sich durch das Ausbleiben neuer Gesichtspunkte und den Ausschluss andere Diagnosemöglichkeiten (**per exclusionem**), z. B. bei psychosomatischen Krankheiten.

Besonders erhärtet werden manche Diagnosen erst durch den Therapieerfolg (**ex juvantibus remediis**), beispielsweise rasches Entfiebern durch Antibiotika nach unklarem Infekt (spricht für bakterielle Infektion), Beseitigung des unklaren Hustens durch β-Mimetika (Asthma bronchiale), Verschwinden von Quaddeln durch Antihistaminika (allergische Reaktion) oder deutliche Besserung der Asthmasymptome durch Antihistaminika (allergisches Asthma). Dies gilt auch für den Eliminations-Provokationstest bei Kuhmilcheiweißallergieverdacht bei Säuglingen. Das Weglassen kuhmilcheiweißhaltiger Milch über mindestens 2 Wochen muss zu einer klaren Symptombesserung führen und die Wiedereinführung zu einer Verschlechterung. Die Reihe dieser Ex-juvantibus-Phänomene ist in der inneren Medizin noch umfangreicher (Steroide und Rheuma, Osteoid und Aspirin, Abschwellen der Großzehe nach Kolchizin).

Bei unzuverlässigen Patienten und Eltern wird man eher einen festen Kontrolltermin vereinbaren.

Bei als zuverlässig eingeschätzten Eltern kann eine bedingte Vorstellung vereinbart werden, sofern es sich nicht um ein schwer krankes Kind handelt. Die **Empfehlung zur Wiedervorstellung** sollte gerade in noch nicht ganz geklärten Situationen auch dokumentiert werden. Ist eine sichere Verlaufskontrolle nicht möglich, dann stellt sich die Frage der Einweisung.

Telefonische Verlaufskontrolle ist eine zeitsparende Möglichkeit, hat aber die Einschränkung der nur begrenzten Beurteilbarkeit des Krankheitszustands des Kindes.

Die **Befundmitteilung** von diagnostischen Untersuchungen wie Blutabnahmen erfolgt am sichersten zu einem Kontrolltermin oder durch einen Rückruf der Eltern. So kann es nicht passieren, dass der Arzt den Rückruf selbst vergisst oder die Eltern wegen falscher Telefonnummer oder anderen Gründen nicht erreicht werden können. Bei hochpathologischen Befunden wird der Arzt natürlich vorher versuchen, die Eltern und den Patient zu erreichen. Gelegentlich wird der Fehler gemacht, vor dem Wochenende oder vor dem Urlaub eine Diagnostik zu veranlassen, auf deren Ergebnisse nicht zeitnah reagiert werden kann. Ein Kind mit fieberhaftem Atemwegsinfekt und abgeschwächtem Atemgeräusch wird am Freitag zum Röntgen geschickt. Der Praxisinhaber ist um 16 Uhr nicht mehr da, aber die Diagnose Pneumonie wurde durch Röntgen festgestellt. Am Freitagnachmittag ruft das Labor den Arzt an und teilt ihm einen nicht erwarteten hochpathologischen Laborwert mit. Er ist auf einer auswärtigen Fortbildung und kommt nicht an die Telefonnummer des Patienten heran. Hier gilt es, für den Verlauf Vorsorge zu treffen und die Diagnostik lieber an das Krankenhaus oder den Notdienst zu übertragen.

> **Praxistipp**
>
> Die Empfehlung zur Wiedervorstellung sollte auch dokumentiert werden. Dies gilt besonders für Sicherungsaufklärungen. Labor- oder Röntgenüberweisungen vor dem Wochenende/Urlaub so planen, dass darauf auch zeitnah reagiert werden kann.

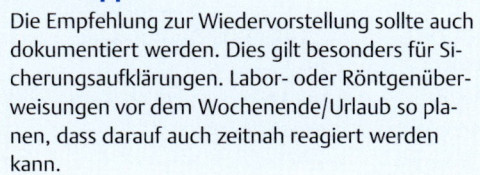

Führt die Therapie nicht zum Erfolg, so liegt das nicht selten daran, dass die Therapie nicht verstanden wurde oder nicht befolgt werden wollte (**Noncompliance**): Das Kind spuckt das Antibiotikum aus oder verweigert die Augentropfen; Kortison ist „gefährlich"; Antibiotika sind schlecht; das Antibiotikum wird mit kochendem Wasser aufgelöst und nach 3 Tagen wegen kurzfristiger Besserung abgesetzt; das bronchienerweiternde Salbutamolspray wird mit dem inhalativen Kortikosteroid Beclometason verwechselt.

Bei **unklaren Krankheitsverläufen** ist die rechtzeitige und zielorientierte Überweisung oder Einweisung an einen Subspezialisten oder die höhere Versorgungsstufe wichtig. In Gemeinschaftspraxen oder Polikliniken mit häufig wechselndem Personal ist die Betreuungskontinuität nicht gegeben und eine Verlaufskontrolle erschwert. Eine gute Informationsweitergabe stellt dort manchmal eine Herausforderung dar.

3.2.10 Aufklärung

Die Wichtigkeit der Aufklärung vor bestimmten diagnostischen Prozeduren, Eingriffen, Impfungen und nebenwirkungsträchtigen medikamentösen Therapien wird häufig unterschätzt. Die Aufklärung muss nachvollziehbar dokumentiert werden. Häufige – auch gerichtliche – Streitpunkte sind zudem nicht erwartete und vorher nicht besprochene Kosten.

Da umfangreichere Sicherheitsstudien mit Medikamenten oft nur für Erwachsene vorliegen, gibt es für viele Medikamente in der Pädiatrie noch keine offizielle Zulassung, auch wenn sie bereits Jahrzehnte mit Erfolg eingesetzt werden. Einen solchen Medikamentengebrauch bezeichnet man als **Off-Label-Use**, worüber bereits in Kapitel 2.4.5 berichtet wurde. Hier ist ein erhöhter Aufklärungsbedarf vorhanden, da ein größeres Haftungsrisiko bei schweren Nebenwirkungen besteht. Dies gilt auch für nicht von der ständigen Impfkommission STIKO empfohlene **Impfungen**, wie die Meningokokken-B-Impfung (Stand 11/13). Zu Beginn einer **Hyposensibilisierungstherapie** muss ebenfalls eine schriftliche und mündliche Aufklärung erfolgen, auch wenn anaphylaktische Reaktionen bei Kindern im Rahmen von Hyposensibilisierungen sehr selten sind. In manchen Situationen besteht auch eine ärztliche Pflicht, den Patienten vor **potenziell gefährlichen Krankheitsverläufen** durch eine Sicherungsaufklärung zu warnen; dabei sind Alternativen aufzuzeigen. Der Arzt kann auch für eine **fehlgeschlagene Verhütung** haftbar gemacht werden (OLG Karlsruhe, Urteil vom 4.2.08 13 U 134/04). Bei Teenagern, die die Pille nehmen, kann es durch Erkrankung oder andere Medikamente (Antibiotika, Griseofulvin, manche Antiepileptika) zur Unwirksamkeit der Kontrazeption kommen („Kontrazeptionslücke"), worauf der Arzt hinweisen muss.

> **Erforderliche Patienteneinwilligung**
> Bestimmte Laboruntersuchungen wie HIV-Tests, Schwangerschaftstests oder Drogentests bedürfen in der Regel der Einwilligung des Patienten; bei HIV-Tests oder Gentests ist eine schriftliche Einwilligung erforderlich. Dazu gehört auch eine Aufklärung über die Implikationen eines positiven Ergebnisses.

3.2.11 Dokumentation

In einer stark frequentierten Praxis wird schnell vergessen, Details der Anamnese, des körperlichen Untersuchungsbefundes oder der Impfaufklärung zu dokumentieren. Dokumentationsfehler entstehen durch Patienten- oder Patientenaktenverwechslung, Vergessen der Dokumentation oder unplausible Dokumentation. Gespräche zwischen Tür und Angel oder am Telefon können wichtige Warnhinweise oder Hinweise auf Gefahrenausschluss enthalten. Kommt es zu einem ungewünschten Schaden, können solche dann fehlende, nicht dokumentierte Informationen haftungsrelevant sein.

> **Ausschluss von Alarmzeichen**
> Bei potenziell gefährlichen Krankheiten oder Krankheitszuständen ist ein Ausschluss von Alarmzeichen, auch Red Flags (S. 71) genannt, erforderlich, was dokumentiert werden muss.

Bei guter Dokumentation lassen sich spätere Vorwürfe der Fahrlässigkeit besser entkräften. Kriterien für eine gute Dokumentation liefert das Memogramm „OLFACTORY" [1].

Die Dokumentation von Anamnese, Befund, Diagnose, Therapieplan und abgerechneten Leistungen müssen zusammenpassen: „Kind somnolent, wird zur weiteren Beobachtung nach Hause geschickt" lässt sich nur bei einem terminal kranken Kind, wo das Sterben zu Hause vereinbart wurde,

rechtfertigen. Es versteht sich, dass das Dokumentieren eines Asthmaanfalls mit der Angabe schwerer Luftnot ohne Einweisungsempfehlung oder sonstige wirksam eingeleiteter Maßnahmen als fahrlässig ausgelegt werden kann. Der Befund „Petechien bei Fieber" ohne dokumentierte Vorsichtsmaßnahmen bezüglich Meningokokkensepsis kann bei ungünstigem Ausgang gegen einen verwendet werden. Bei galligem Erbrechen muss ersichtlich sein, dass ein Ileus bedacht wurde.

Die amerikanische Pädiatervereinigung (AAP) [1] empfiehlt für die USA, wo Gerichtsverfahren gegen Ärzte häufig angestrengt werden, bei der Dokumentation auf Reizwörter zu verzichten, wie abweichend, schlecht, defizitär, schuldig, unangemessen, insuffizient, schrecklich, schlampig, unnötig, unbefriedigend oder falsch. Eine möglichst objektive, nicht wertende Dokumentation ist anzustreben. Zunehmend führt eine mangelhafte Dokumentation in Gerichtsverfahren zu einer Beweislastumkehr. Der Arzt muss dann beweisen, dass er ordentlich gearbeitet hat. Plakativ formulierte der Justiziar der Ärztekammer Nordrhein: „Was nicht dokumentiert wurde, wird als nicht erbracht angesehen" [19]. Die Aufbewahrungsfristen sind in ▶ Tab. 2.9 aufgelistet.

> **Fälschungssichere Dokumentation**
> Wer sich dagegen schützen will, dass die eigene Dokumentation als nicht fälschungssicher angezweifelt wird, kann jährlich die Dateien auf DVD brennen.

Tab. 3.1 Kriterien für eine gute Dokumentation liefert das Memogramm „OLFACTORY".

Englischer Begriff	Entsprechender deutscher Begriff
Original	keine Änderungen
Legible	lesbar
Factual	Fakten und Deutungen nicht vermischen
Accurate	genau, nicht vage
Consistent	folgerichtig, schlüssig
Timely	zeitnah
Objective	objektiv
Rational	rational
Yours	eigene, von einem selbst
Quelle: [1]	

In **Arztbriefen** können wichtige Informationen übersehen werden, weil sie im Praxisbetrieb unter Zeitdruck nur überflogen wurden. Schlecht zusammengefasste und nicht durchdachte Arztbriefe machen dies nicht leichter, insbesondere, wenn achtlos belanglose Textbausteine und mit elektronischen Hilfsmitteln übernommene überlange Befunde für Laborergebnisse oder Ultraschalluntersuchungen den größten Anteil des Briefes ausmachen. Bei Privatpatienten werden aus unklaren Gründen seltener Arztbriefe oder Befundberichte verfasst. Solche Mängel in der innerärztlichen Kommunikation beeinträchtigen die Qualität der Versorgung.

> **Protektive Dokumentation** M!
> Gerade bei schwierigen Patienten (Eltern) oder Schwerkranken lieber zu viel als zu wenig dokumentieren. Dazu gehören auch Normalbefunde, die eine Gefahrenabwehr signalisieren. Was nicht dokumentiert wurde, kann als nicht erbracht ausgelegt werden.

Für den kassenärztlich tätigen Kinderarzt ist die plausible Dokumentation auch aus finanzieller Sicht wichtig und schützt vor zeitraubenden Nachfragen bei **Regressprüfungen der Krankenkassen**. Hier gibt es Variationen in den verschiedenen Bundesländern und innerhalb des eigenen Bundeslandes. Ein Beispiel sind die Praxisbesonderheiten, die durch **Regressschutzziffern** kenntlich gemacht werden, damit die Budgets nicht durch kostspielige Sonderbehandlungen überfrachtet werden. Dies ist beispielsweise bei teuren Synagis-Impfungen (Passivimpfung gegen RSV-Virus, die nicht als Impfung eingestuft wird), Wachstumshormontherapie, Hyposensibilisierungen oder Faktor-VIII-Substitution möglich. Wer nicht die aktuellen Änderungen der kassenärztlichen Vereinigungen verfolgt, läuft Gefahr, durch Formfehler in einen Regress zu schliddern. So wurden die Regressschutzziffern für Heilmittel der KV Nordrhein ohne Ankündigung innerhalb 1 Monats vor Jahreswechsel 2012/2013 abgeschafft und durch bestimmte „**ICD 10 Regressschutzdiagnosen**" ersetzt. Nach dieser Regelung fällt z. B. ein bei tiefgreifender Entwicklungsstörung (ICD10 F84.8) verordnetes Heilmittel nicht in das Heilmittelbudget.

3.2.12 Atteste und Befreiungen

Fallberichte
Nachträgliche Krankschreibung: Die Eltern eines Schülers rufen an und wünschen eine „Krankschreibung" für einen Fehltag in der Schule vor 2 Wochen. Sie hatten den Kinderarzt nicht darüber informiert, und der Patient war zu dem Zeitpunkt auch nicht in der Praxis.
Versicherungsbetrug: Die Eltern eines Kindes wünschen ein Attest für ihr Kind, dass es nicht in den Urlaub fahren kann. Das Kind ist gesund, aber sie haben entschieden, dass sie doch nicht in Urlaub fahren wollen und erhoffen sich so eine Rückerstattung der Reisekosten. Das Attest wird abgelehnt.
Urlaubsattest: Die Eltern wünschen ein Attest für die Schule, weil sie den Urlaub eine Woche früher mit ihren Kindern antreten wollen. Die Flüge seien dann billiger. Der Lehrer habe gesagt, dies ginge in Ordnung, wenn sie eine Krankschreibung vom Arzt brächten.

Das Ausstellen von Attesten ist mit Verantwortung verbunden. Krankheit ist in unserer Gesellschaft ein akzeptierter Regressionswunsch. Es ist verblüffend, mit welcher Selbstverständlichkeit von manchen Eltern, Schülern oder in einigen Fällen auch Lehrern erwartet wird, dass der Arzt falsche Angaben attestiert, was im Grunde genommen strafbar ist. In der Wochenzeitschrift „Die Zeit" wurde das Thema mit dem Titel „Hilfe von Doc Holiday" auf's Korn genommen [6]. Dem Arzt drohen bei unrichtigen Gesundheitszeugnissen nach § 278 Strafgesetzbuch bis zu 2 Jahre Haft oder Gefängnis.

Schülern, die regelmäßig bei Klassenarbeiten oder zu Wochenbeginn auftauchen, tut man meist keinen Gefallen mit Attesten. Sie werden in ihrer Haltung bestätigt, nicht rechtzeitig zu lernen. Dauerschwänzern tut man mit der Krankschreibung auch keinen Gefallen, denn dadurch wird die Problemlösung in der Schule nur hinausgezögert und die Problematik eventuell auch noch verfestigt.

Auch sollte der Arzt nicht etwas attestieren, was er nicht wissen kann, insbesondere nachträglich.

Fallberichte: Befreiung vom Sportunterricht

1. Ein 12-jähriges muslimisches Mädchen und ihre Eltern wünschen eine Befreiung vom Schwimmunterricht. Das Mädchen wird an das Gesundheitsamt überwiesen. Dort behaupten die Eltern, dass es eine entsprechende Regelung vom Gesundheitsministerium zur Sportbefreiung gäbe. Dies stellt sich bei Nachprüfung als unzutreffend heraus.
2. Ein 14-jähriger algerischer Junge klagt über persistierende Unterarmschmerzen ohne organisches Korrelat und wünscht eine Sportbefreiung. Die Untersuchungen durch Neurologen, Orthopäden und Chirurgen sind normal. Er erhält keine Sportbefreiung, aber ein Attest, dass er bis zur Schmerzgrenze am Sport teilnehmen solle. Nach einigen Monaten hört die Symptomatik auf. Die wahrscheinlichste Erklärung ist, dass er die Beschwerden wegen Schamgefühlen im Zusammenhang mit seiner Geschlechtsreifung angab.
3. Ein 14-jähriges übergewichtiges Mädchen klagt über Beinschmerzen ohne organisches Korrelat, was auf Muskelkater zurückgeführt wird. Sie möchte nicht am Schwimmunterricht teilnehmen. Eine Blutuntersuchung ist normal, wiederholte orthopädische Untersuchungen sind es ebenfalls. Als die Symptome über 3 Monate persistieren, fragt sich der Kinderarzt, ob er und die Orthopäden nicht eine Epiphysiolysis capitis femoris oder einen Morbus Perthes übersehen haben könnten. Kurze Zeit später sind die Beschwerden jedoch verschwunden und tauchen nicht wieder auf.
4. Ein 14-jähriger Junge möchte seine halbjährliche Folgebescheinigung vom Gesundheitsamt bekommen. Er sei homosexuell und geniere sich beim Umkleiden. Er erhält eine 2-wöchige Freistellung mit der Auflage eine psychotherapeutische Hilfe in Anspruch zu nehmen.

Ärztliche Schulsportbefreiungen müssen ebenso wie Atteste mit Verantwortung vorgenommen werden. Nach einem Schädel-Hirn-Trauma, Grippe, Mononukleose mit Milzvergrößerung oder bestimmten anderen Verletzungen ist eine Befreiung durchaus sinnvoll.

Kinder mit **Asthma** sollen, sofern ihr Asthma kontrolliert eingestellt ist, Sport treiben. Bei Anstrengungsasthma können 2 Hübe Salbutamolspray vor dem Sport inhaliert werden. Auch Kinder mit hämodynamisch unbedeutenden **Herzfehlern** können in den meisten Fällen am Sportunterricht teilnehmen.

Eine Ablehnung des Schulsports aus **religiös-kulturellen Gründen** ist keine medizinische Fragestellung und sollte so auch nicht attestiert werden. Je nach Ausstattung haben die Schulen die Möglichkeit, einfühlsam auf die Schamgefühle der Jugendlichen einzugehen. In Sonderfällen, wie bei dem homosexuellen Jungen, kann eine psychologische Unterstützung nötig sein.

Fallbericht: Attest in Unkenntnis der Person

Die Eltern eines Kindes befinden sich in einem Sorgerechtsstreit. Eine Fachärztin für Neurologie und Psychiatrie stellt dem bei ihr in Behandlung befindlichem Vater auf seinen Wunsch hin ein Attest über seine Frau aus. Die Neurologin kennt die Frau nicht und hat sie bisher auch nicht behandelt. Der Vater legte der Neurologin ein Gutachten im Sorgerechtsstreit vor, wonach der Mutter das alleinige Sorgerecht übertragen werden sollte. Die Neurologin stellte ein Attest aus, nach dem die Mutter (Exfrau) nicht in der Lage erscheine, ihre mütterlichen Aufgaben zu erfüllen. Das Gericht verurteilte die Neurologin zu einer Geldbuße von 500 Euro, da die Ausstellung eines Attests ohne Kenntnis der Person nicht einer gewissenhaften Berufsausübung entspricht.

(VG Gießen, Urteil vom 15.02.2011, 21 K 1582/10)

Atteste sollten gewissenhaft und erst nach Untersuchung des Patienten ausgestellt werden. In der Praxis wird man oft von Eltern unter Druck gesetzt, ein Attest auszustellen, ohne den Patienten gesehen zu haben. Vor den Ferien werden oft Atteste verlangt, um einen günstigeren Flug zu bekommen. Manche Eltern weisen dann daraufhin, dass der Lehrer nichts gegen einen vorzeitigen Ferienbeginn hätte, wenn ein Attest vorgelegt würde. Die Ausstellung eines bewusst falschen Attests ist nicht zulässig.

3.2.13 Heilmittelrezepte

Fallbericht: Rückdatiertes Rezept
Die Eltern eines 7-jährigen Mädchens wünschen ein rückdatiertes Heilmittelrezept für Ergotherapie.

Der Präsident des Berufsverbands für Kinder- und Jugendärzte Dr. Hartmann empfiehlt, Rezepte nicht zurückzudatieren. Der Heilmittelerbringer darf ohne das Vorliegen einer Verordnung nicht tätig werden. [12]

Fallbericht: Kommunikationsprobleme bei Heilmitteln
Die Eltern eines 6-jährigen schwerbehinderten Kindes mit Choroidplexustumor in Remission wünschen Heilmittelrezepte für Logopädie und Ergotherapie, die an der Geistig-Behinderten-Schule erbracht werden. In einigen Bundesländern sind solche Therapien als Kassenleistung an Förderschulen möglich, wenn die Schule diese Therapien nicht erbringen kann. Ein Therapiebedarf ist auf allen Ebenen vorhanden und die Therapien werden verschrieben. Einige Zeit später teilen die Eltern mit, dass das Kind laut Schule doch keine Ergotherapie, sondern Psychotherapie bräuchte. Dies macht keinen Sinn. Gemeint war eine Physiotherapie. Der verantwortliche Arzt klärt mit der Schule, welche Therapie wichtiger sei, storniert das Ergotherapie-Rezept und verordnet eine Physiotherapie (Krankengymnastik) zur Verbesserung der Dyspraxie und Muskelhypotonie. Zur weiteren Klärung wird die Patientin an das zuständige Sozialpädiatrische Zentrum überwiesen.

Bei schwerbehinderten Kindern ist die Einschätzung der Förder- und Therapiemaßnahmen nicht immer einfach. Sozialpädiatrische oder kinderneurologische Zentren sind oft in die Koordinierung eingebunden, können aber aufgrund von Kapazitätsproblemen nicht immer eine zufriedenstellende Betreuung gewährleisten, so dass der kinderärztliche Hausarzt in der Verantwortung bleibt. Eltern sind mit der Betreuung solcher Kinder leicht überfordert und der Niedergelassene unter Umständen auch. Eine zeitnahe und verständliche Kommunikation, zu der auch Berichte und Arztbriefe gehören, ist bei solchen Kindern enorm wichtig, um die richtigen Therapien aufeinander abzustimmen.

3.2.14 Abrechnungsfehler

Abrechnungsstreitigkeiten führen nicht selten zu Gerichtsverfahren, wobei Behandlungsfehler dabei wohl meist eine untergeordnete Rolle spielen dürften [18]. Abrechnungen in der Kinder- und Jugendarztpraxis umfassen die Kassenabrechnungen der gesetzlich Versicherten, Privatabrechnungen, die nicht selten über Abrechnungsfirmen verschickt werden, gewerbliche Berufsgenossenschaften als Träger der gesetzlichen Unfallversicherungen bei Kindergarten- und Schulunfällen, Abrechnungsgesellschaften im Rahmen der integrierten Versorgung und andere.

Viele Probleme lassen sich bereits durch eine ordentliche Dokumentation, Aufklärung und einer auch zu den erbrachten Leistungen passenden Diagnose (Plausibilität) vermeiden. Das Nichteinhalten der Spielregeln in der Kassenmedizin kann zu Regressverfahren bezüglich Impfungen, Medikamentenverordnungen, Heilmitteln, Sprechstundenbedarf und sonstigen Kosten verursachenden Maßnahmen führen. Bei über 150 Krankenkassen mit teilweise sehr unterschiedlichen Einzelregelungen ist es manchmal nicht einfach hier den Überblick zu behalten.

Fallbericht: Unrechtmäßig gemahnte Privatrechnungen
Mehrere Patienten beschweren sich, dass bezahlte Rechnungen angemahnt wurden. Bei der Buchführung wurde das Quittieren zahlreicher Zahlungseingänge auf dem Geschäftskonto übersehen. Der Praxisinhaber entschuldigt sich bei den betroffenen Eltern.

Solche Fehler führen bei den Eltern zu Irritationen und können im Einzelfall ein Grund zum Wechsel sein. Vor Mahnungen, die monatlich rausgehen, sollte der Zahlungseingang deshalb gründlich überprüft werden.

3.2.15 Hausbesuche

Der Hausbesuch ist eine besondere Situation, die von der Praxisroutine abweicht. Auch hier dürfen Sicherheitsstandards nicht außer Acht gelassen werden. Einige Beispiele aus dem Praxisalltag:
- Nach Praxisende fährt der Kinderarzt auf dem Heimweg zu einem Kind mit Ohrenschmerzen. Als er das Kind untersuchen will, stellt er fest, dass er den Ohrenspiegel vergessen hat. Ein Equipmentcheck fand nicht statt.
- Die Adresse eines Patienten auf der Patientenkarte und auch die Telefonnummer stimmen nicht, weil sie nicht aktualisiert wurden. Der angekündigte Besuch kann nicht durchgeführt werden, und der Patient ist nicht erreichbar.
- Die Straße, in der ein Patient wohnt, befindet sich in einem Neubaugebiet und ist nicht im Navigationsgerät des Autos gespeichert.
- Am Morgen war ein Hausbesuch nach Sprechstundenende vereinbart worden. Die Leute sind aber nicht da. Ein Anruf kurz vor dem Besuchsantritt hätte die vergebliche Fahrt vermeiden können.
- Bei einem Patienten muss wegen heftigem Erbrechen Vomex gespritzt werden. Als der Arzt noch einmal die Dosierung im Beipackzettel kontrollieren will, fehlt die Brille, ohne die der Arzt mittlerweile wegen Presbyopie nicht mehr lesen kann.

Eine gute organisatorische Vorbereitung der Hausbesuche und regelmäßige Kontrolle des Medikamentenkoffers einschließlich Ausrüstung hilft, besser vorbereitet zu sein.

Praxistipps vor dem Hausbesuch
- Die Telefonnummer überprüfen, falls Leute nicht zu Hause sind oder ein Problem mit der Adresse auftaucht.
- Nötige Medikamentenmuster mitnehmen.
- Regelmäßig Arztkoffer überprüfen (Ohrenspiegel bei Otitis media nicht vergessen).

3.2.16 Telefonmedizin

Fallbericht: Riskante Telefonmedizin und Tod durch Pneumokokkenpneumonie

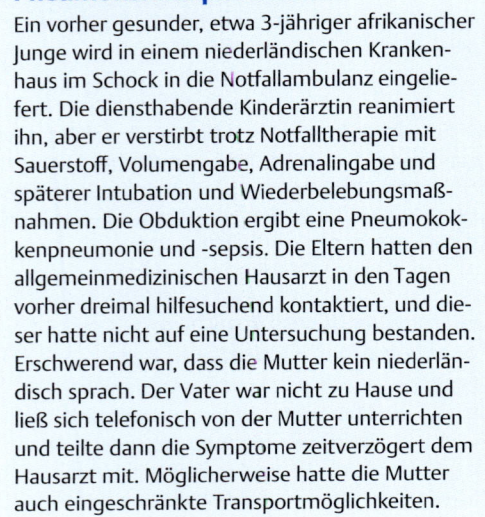

Ein vorher gesunder, etwa 3-jähriger afrikanischer Junge wird in einem niederländischen Krankenhaus im Schock in die Notfallambulanz eingeliefert. Die diensthabende Kinderärztin reanimiert ihn, aber er verstirbt trotz Notfalltherapie mit Sauerstoff, Volumengabe, Adrenalingabe und späterer Intubation und Wiederbelebungsmaßnahmen. Die Obduktion ergibt eine Pneumokokkenpneumonie und -sepsis. Die Eltern hatten den allgemeinmedizinischen Hausarzt in den Tagen vorher dreimal hilfesuchend kontaktiert, und dieser hatte nicht auf eine Untersuchung bestanden. Erschwerend war, dass die Mutter kein niederländisch sprach. Der Vater war nicht zu Hause und ließ sich telefonisch von der Mutter unterrichten und teilte dann die Symptome zeitverzögert dem Hausarzt mit. Möglicherweise hatte die Mutter auch eingeschränkte Transportmöglichkeiten.

Bei Kommunikationshemmnissen und mehrmaligem Hilfeersuchen muss auf eine Untersuchung des Patienten bestanden werden. Dieser Todesfall hätte sich dadurch vermutlich vermeiden lassen. Es kam hier zu einem Zusammentreffen mehrerer unglücklicher Umstände.

Bei telefonischer Beratung ist das Risiko für Fehleinschätzungen und somit einer falschen Beratung besonders hoch. Auch kann der Patient leichter verwechselt werden. Bei der hohen Arztdichte in Deutschland hat natürlich die Telefonmedizin bei uns einen geringeren Stellenwert als in Australien oder in Flächenstaaten wie den USA.

Bei der Telefonmedizin sollte defensiv beraten und im Zweifelsfall immer eine Vorstellung empfohlen werden. Dies muss auch dokumentiert werden, zum einen zum Nachweis der Sorgfalt, zum anderen auch zur eigenen Gedächtnisstütze. Bei einer umfangreichen Patientenkartei, durchschnittlich auf 5 000 Patienten geschätzt, kann man nicht jedes Detail behalten.

> **Merke**
> - Bei telefonischer Beratung für kranke Kinder sollten Alarmzeichen (Red Flags) ausgeschlossen werden, wie Luftnot, schlechte Hautfarbe, galliges Erbrechen, eingesunkene Augen, Apathie oder sonstige Bewusstseinsstörungen. Dies gehört auch dokumentiert.
> - Bei nicht ganz klaren Krankheitsbeschreibungen (insbesondere Kommunikationshindernissen, fehlende Betreuungskontinuität) sollte auf eine Vorstellung des Patienten in der Praxis bestanden werden.
> - Wichtige Entscheidungen über Einweisungen sollte man möglichst nicht von telefonisch mitgeteilten Laborergebnissen abhängig machen. Ist es Wochenende, und hat das Handy keinen Empfang oder der Akku ist leer, dann ist die Erreichbarkeit nicht gegeben.

In manchen amerikanischen Ausbildungsprogrammen für Kinderheilkunde (Pediatric Residency Program) werden die Assistenzärzte von den Ausbildern im Notdienst mit Scheinanrufen auf die Probe gestellt, ob sie Gefahrensituationen am Telefon richtig erkennen.

10 Vorsichtsmaßregeln für Ärzte und Medizinische Fachangestellte, um Risiken der Telefonmedizin zu vermindern (leicht modifiziert nach [1])

1. Erreichbar sein (von Eltern als dringend empfundene Anrufe ernstnehmen).
2. Sofortige und höfliche Reaktion (ist der Arzt vorübergehend nicht erreichbar, fragen, ob ein neuer Anruf in 30 Minuten akzeptabel ist oder während einer eingerichteten Telefonsprechstunde).
3. Vorstellungswünsche der Patienten und Eltern würdigen.
4. Möglichst alle Anrufe dokumentieren und einige ausgewählte ausführlicher.
5. Das Gespräch erst beenden, wenn der Gesprächspartner das Vorgehen verstanden und damit einverstanden ist.
6. Nur zurückhaltend Medikamente über das Telefon verordnen, Dosierungen gegenchecken.
7. Nichtausgebildetes Personal von Telefonberatungen und Telefontriage ausschließen.
8. Richtlinie für Telefonkontakte entwickeln.
9. Das für Telefonberatungen geeignete Personal darin ausbilden.
10. Auf Vertraulichkeit achten, wenn andere mit im Raum sind, oder beim Anrufbeantworter.

3.2.17 Notdienst (kassenärztlicher Bereitschaftsdienst)

Als niedergelassene Kassenärzte sind Kinderärzte verpflichtet, am allgemeinen Notdienst teilzunehmen. Viele Ärzte, auch anderer Fachrichtungen, haben hierfür eine zweifelhafte Qualifikation, aber die Versorgungsrealität erlaubt in vielen Fällen keine andere Lösung. Von der Deutschen Ärzteversicherung wird der Fall eines übersehenen tödlichen Herzinfarkts berichtet, wo ein HNO-Arzt diesen bei einem 55-jährigen Familienvater nicht in Erwägung zog [5].

> **Vorsicht**
> Gefährliche Diagnosen wie Herzinfarkt, Lungenembolie, Schlaganfall, Sepsis, Subarachnoidal- oder Epiduralblutung müssen im Hinterkopf sein und bei entsprechender Symptomatik ausgeschlossen werden.
>
> Besondere Vorsicht gilt bei Patienten und Eltern mit eingeschränktem Kommunikations- und Verständnisvermögen. Die Hinzuziehung von weiteren Personen aus der Umgebung kann hier zu Absicherung erforderlich sein [11].
>
> Eigendiagnosen der Patienten oder der Eltern sollten stets gründlich überprüft werden. Insbesondere bei Verwandten, Freunden oder vermeintlich Fachkundigen ist der Arzt verleitet, die übliche Sorgfalt außer Acht zu lassen. So wurde der tödliche Herzinfarkt eines Rettungssanitäters (OLG Koblenz 30.1.12 5 U 857/11) übersehen.

In manchen Regionen, vor allem in den Großstädten, sind spezielle kinderärztliche Notdienste eingerichtet, wo Kinderärzte den Notdienst dann in ihrem Fachbereich erbringen können. Die Notdienstsituation erfordert eine besondere Gründlichkeit, da die Patienten in der Regel nicht vorher bekannt sind und zahlreiche Informationen fehlen. In weniger bevölkerten Regionen müssen die Kinderärzte im allgemeinen Notdienst alle Altersgruppen versorgen. Manche Kollegen bezahlen einen Vertreter; sie tragen hierbei Verantwortung über die Eignung des Vertreters.

> **Merke**
> Die Notfalldiagnose ist eine Wahrscheinlichkeitsdiagnose – eine Nachsorge sollte häufiger empfohlen werden.

3.3 Literatur

[1] **American** Academy of Pediatrics (AAP). Committee on Medical Liability. Medical Liability for Pediatricians. 6. Aufl. AAP 2004
[2] **Balint** M. Der Arzt, sein Patient und die Krankheit. 11. Aufl. Stuttgart: Klett Cotta; 2010
[3] **Bundesärztekammer** (BÄK) auf Empfehlung ihres Wissenschaftlichen Beirats. Placebo in der Medizin. Köln: Deutscher Ärzteverlag; 2011
[4] **Curschmann** H. Lehrbuch der speziellen Prognostik innerer Erkrankungen. 2. Aufl. Stuttgart: Ferdinand Enke; 1948
[5] **Deutsche** Ärzteversicherung DÄV 7/09. Entwicklungen in der Arzt-Haftpflicht-Versicherung. 7/2009
[6] **Die** Zeit. Hilfe von Doc Holiday. Die Zeit 20.10.2011
[7] **Erdogan-Griese** B. „Was führt Sie zu mir?" – Ärztliche Kommunikation in Klinik und Praxis. Rheinisches Ärzteblatt 2011; 11: 12 ff.
[8] **Friedler** GM, Thiery J. Der „fehlerhafte" Laborbefund. Teil 1: Fehlerquellen der prä- und postanalytischen Phase. Der Internist 2004; 3: 315–332
[9] **Friedler** GM, Thiery J. Der „fehlerhafte" Laborbefund. Teil 2: Häufige Ursachen von Fehlinterpretationen labormedizinischer Befunde. Der Internist 2004; 4: 437–454
[10] **Gross** R. Medizinische Diagnostik Grundlagen und Praxis. Berlin: Springer; 1969: 155 ff.
[11] **Hamm** H. Fehldiagnosen bei Hausbesuchen. In: Schrömbgens HH. Die Fehldiagnose in der Praxis, Stuttgart: Hippokrates; 1987: 123
[12] **Hartmann** W. Aus der Praxis, für die Praxis. Kinder- und Jugendarzt 2011; 6: 334
[13] **Luban-Plozza** B, Laederach-Hofmann K, Knaak L. Der Arzt als Arznei. 8. Aufl. Köln: Deutscher Ärzteverlag; 2002
[14] **Makeham** MAB, County M, Kidd MR et al. An international taxonomy for errors in general practice: a pilot study. Med J Aust 2002; 177 (2): 68–72
[15] **Niewert** M, Minden K. Transition – Der schwierige Weg des Übergangs von der pädiatrischen in die internistische Rheumatologie. Arthritis und Rheuma 2011; 4: 265–269
[16] **Reason** JT. Human error: models and management. BMJ 2000; 320: 768–770.
[17] **Schelling** P, Gaibler T. Aufklärungspflicht und Einwilligungsfähigkeit. Dtsch Arztebl 2012; 10: A476–478
[18] **Schlingensiepen** I. Abrechnung oft Beschwerdegrund. Ärztezeitung vom 13.12.2012
[19] **Schulenburg** D. Die Dokumentationspflicht – Rechtliche Anforderungen – Folge 42 der Reihe „Arzt und Recht". Rheinisches Ärzteblatt 2006; 10: 18

4 Ursachen und Vermeidung von Fehlern

4.1 Voraussetzungen zur Fehlervermeidung

4.1.1 Fehlererkennung

„Der schlimmste aller Fehler ist, sich keines solchen bewusst zu sein." Thomas Carlyle (1795–1881)

In diesem Kapitel werden ursächliche Faktoren und grundsätzliche Aspekte erörtert, die zur Fehlervermeidung wichtig sind. Voraussetzung zur Fehlervermeidung ist die Fehlererkennung. Wird ein Fehler nicht erkannt und nicht bewusst, dann kann er weder korrigiert, noch im Wiederholungsfall verhindert werden. Wurde der Fehler dem Handlungsträger mitgeteilt, dann kann es schwer sein, sich diesen einzugestehen. Dies fällt Menschen in allen gesellschaftlichen Bereichen schwer.

> **Merke**
> Fehler werden je nach Perspektive des Betrachters (Behandler, Patient, Eltern, Angehörige, Versicherung, Jurist, Journalist, Erzieher) unterschiedlich bewertet und gesehen. Manche Ereignisse werden auch wegen Unkenntnis oder Kommunikationsproblemen fälschlich als Fehler bewertet. Dies bewegt sich in einer Größenordnung von etwa 70 %, wenn man die Auswertungen der Gutachterkommissionen zugrunde legt.

Im Praxisalltag geschehen natürlich ständig kleinere Fehler: Die Arzthelferin weist den Arzt darauf hin, dass er den Patienten verwechselt hat und die Überweisung beim Geschwisterkind ausgestellt hat; ein Rezept wird mit einem falschen Medikament ausgestellt (gut, wenn es hier Doppelkontrollen gibt). Erhalten die Eltern und Patienten selbst solche fehlerhaften Verordnungen, dann werden sie dies meist bei Entdeckung dem Arzt zur Kenntnis bringen. Es können Anrufe aus der Apotheke kommen, dass ein Medikament nicht richtig dosiert sei, oder dem Apotheker ist nicht bewusst, dass eine absichtlich hohe Antibiotikadosierung bei schwerer Infektion gewählt wurde. Ein Medikament kann nicht verordnungsfähig sein oder für die Altersgruppe nicht geeignet. Werden Medikamente off-label verordnet, führt die abweichende Altersangabe im Beipackzettel gelegentlich zur Nichteinnahme oder zur Nichtabgabe (z. B. Movicol bei unter 2-Jährigen).

> **Merke**
> Man sollte sich über Rückmeldungen von Eltern und Apotheke nicht ärgern, sondern sie, auch wenn sie nicht berechtigt erscheinen, als Ansporn zur Wachsamkeit und besseren Aufklärung sehen. Kleine „eingebaute Fehler", die bewusst gemacht werden, erhöhen die Wachsamkeit.

Selten ruft ein Kollege an und fragt, warum eine bestimmte Behandlung eingeleitet wurde. Ein Logopäde, Ergotherapeut oder Krankengymnast (Heilmittelerbringer) kann dem Arzt telefonisch oder schriftlich einen Verdacht auf Diagnosen wie ADHS, vergrößerte Rachenmandeln oder eine neurologische Störung mitteilen, die sich im Nachhinein bestätigen.

Manchmal erhält man von Lehrern, Erzieherinnen und Heilmittelerbringern Hinweise auf Missbrauch, der meist schwer zu erkennen ist. Frühzeichen und Risikofaktoren können leicht heruntergespielt werden, ebenso aber auch leicht überbewertet werden.

Suchen die Eltern den Notdienst oder Vertretungsarzt auf, so können entgangene Untersuchungsbefunde wie ein pathologisches Herzgeräusch oder die Diagnose Asthma (wenn das Kind mit Bronchialobstruktionen immer im Notdienst war) zum Vorschein kommen.

Nach stationären Behandlungen erhält der kinderärztliche Hausarzt in der Regel einen Arztbrief vom Klinikarzt. Fehlt diese Information, weil der Entlassungsbrief nicht zeitgerecht fertiggestellt und übermittelt wurde oder die Eltern den mitgegebenen Brief nicht weitergereicht haben, können Gefahren übersehen werden.

Eigene Erfahrungen und Rücksprachen mit anderen Kinderärzten ergaben, dass von den im Krankenhaus behandelten Kindern weniger als die Hälfte aktiv vom Kinderhausarzt eingewiesen wurden. Viele werden vom ärztlichen Notdienst eingewiesen, oder das Krankenhaus wurde von den Eltern notfallmäßig aufgesucht. Durch eine ständige aktualisierte Liste aller hospitalisierten Fälle kann der Kinderarzt überprüfen, ob die Kinder prästationär ausreichend versorgt wurden oder ob poststationär noch wichtige Nachuntersuchungen anstehen. Gelegentlich entwickelt sich aus einem viralen Atemwegsinfekt eine Pneumonie, kommt es bei einer Gastroenteritis zu Dehydratation, und ein zunächst unspezifischer Hautausschlag stellt sich als Purpura Schönlein-Henoch heraus.

> **Merke**
> Etwa die Hälfte der Hospitalisierungen ist nicht durch den Hausarzt selbst veranlasst. Eine Liste aller krankenhauspflichtigen Fälle kann helfen, prästationäre Versäumnisse zu erkennen und notwendige poststationäre Nachkontrollen mehr im Auge zu behalten.

4.1.2 Praxiswechsel

Viele Fehler bleiben folgenlos. Folgenlose Fehler und ebenso Beinahe-Fehler können bei Verkettung unglücklicher Umstände als Schaden wirksam werden. Manche Patienten wechseln den Arzt unzufrieden und möchten mit ihm nichts mehr zu tun haben. So erfährt der zuvor behandelnde Arzt häufig gar nicht, was und ob er etwas falsch gemacht hat. Durch aktives höfliches Nachfragen bei Wechslern lassen sich die Gründe des Arztwechsels in Erfahrung bringen. In manchen Fällen entdeckt man unerwartete Krankheitsverläufe oder Missverständnisse in der Kommunikation.

Eine Möglichkeit, um Unzufriedenheit zu erkennen, sind **Patientenzufriedenheitsbefragungen**. Unzufriedenheit kann durch Fehler in der Kommunikation, Organisation oder Behandlung entstanden sein. Bei den Patientenzufriedenheitsuntersuchungen erfährt man, worauf die Patienten (-eltern) besonders viel Wert legen: örtliche und zeitliche Erreichbarkeit, kurze Wartezeiten, Freundlichkeit der Arzthelferinnen und des Arztes, medizinische Kompetenz. Bei den Arztwechseln, die Patienten einem ankündigen, sollte man höflich fragen, womit sie nicht zufrieden waren. Dies gilt auch für Patienten, die zu einem hin wechseln. Dabei erfährt man vermeidbare und unvermeidbare Arztwechselgründe. Das Vertrauensverhältnis zwischen Arzt, Arzthelferin, Eltern und Patient spielt eine entscheidende Rolle. In der nachfolgenden Auflistung sind Arztwechselgründe aufgezählt.

> **Beispiel von Gründen für einen Praxiswechsel**
> - Hauptgrund für Praxiswechsel ist die bessere Erreichbarkeit der neuen Praxis.
> - Überlange Wartezeiten; Termine werden zu spät vergeben.
> - Verweigerung von Gesprächen, Überweisungen, Verordnungen
> - Die Chemie stimmt nicht, Kind und/oder Eltern „werden mit dem Arzt nicht warm".
> - mangelnde Kontinuität durch wechselnde Ärzte in einer Gemeinschaftspraxis
> - mangelnde Erreichbarkeit durch häufig geschlossene Praxis oder andere Gründe
> - Das Mädchen möchte lieber zu einer Ärztin, der Junge lieber zu einem Arzt.
> - Erwartung für die Ausstellung eines Logopädie-Rezepts oder einer Osteopathie-Empfehlung wird nicht erfüllt.
> - Der Arzt hört nicht zu, er wirkt nicht kompetent.
> - Der Arzt wird für schicksalhafte Krankheitsentwicklungen verantwortlich gemacht (stationär behandlungspflichtige RSV-Bronchiolitis, Entwicklung eines juvenilen Diabetes mellitus).
> - Hospitalisation konnte nicht abgewendet werden (Dehydratation bei Gastroenteritis).
> - unrealistische Erwartungen (Infekthäufung mit Kindergartenbeginn wurde nicht verhindert)
> - echte Fehler; siehe Kap. 6 (Fallberichte)
> - vermeintliche Fehler (z. B. wurde Diagnosestellung früher erwartet, die Heilung schneller erhofft, siehe Fallbericht unten)
> - abweichende Diagnose von anderen Ärzten im Notdienst oder bei Überweisungen (Radiologe postuliert bei perihilärer Zeichnungsvermehrung eine übersehene Pneumonie anstelle einer Bronchitis)
> - Die Vorsorge sei nicht gründlich genug.
> - Eltern wünschen nicht angebotene Therapien (Homöopathie, Schüßler-Salze) oder auch ausdrücklich nicht.
> - Privatpatienten versuchen durch Arztwechsel die Zahlung von Rechnungen zu vermeiden als betrügerische Geldeinnahmequelle.
> - versehentliche Mahnung für bereits bezahlte Privatrechnungen
> - Eltern in Scheidung buhlen um die Gunst des Kindes. Nach einer Simultanimpfung reagiert das Kind mit einem hysterischen Anfall. Die Eltern erschienen nie wieder in der Praxis.

- In einer Trennungssituation der Eltern wird der finanziell abhängigen Mutter untersagt, wieder die Praxis mit dem Kind aufzusuchen, weil der Kinderarzt ihr ein im Sorgerechtsstreit günstiges Attest ausgestellt hatte.
- Eine Arzthelferin weist ein Kind mit Fraktur ab.
- Die Arzthelferinnen seien immer unfreundlich.
- Bruch der Schweigepflicht an der Rezeption
- Eine von Eltern geschätzte Arzthelferin hat gekündigt.
- „ruppiges" Auftreten des Kinderarztes gegenüber den Kindern
- „Doctor-Hopping" wurde vom Kinderarzt gerügt.
- Kind und Eltern werden wegen inakzeptablen Benehmens rausgeworfen (Cave: Notfallbehandlungspflicht).
- Traumatisierung des Kindes durch Impfungen (das Kind kommt nach den 4 Impfterminen um das 1. Lebensjahr nur noch schreiend in die Praxis)
- reversible Impfreaktion (1 × 2 cm Knubbel), bei der die Erklärung des Arztes der Mutter nicht ausreichte
- unzureichende Erklärung von Untersuchungs- und Therapiemaßnahmen
- Intuition berücksichtigen, z. B. Vertuschung von Misshandlung durch Arztwechsel
- fehlende Sprachkenntnisse

Wichtig ist zu wissen, dass Arztwechsel in einem gewissen Umfang normal sind und man es nicht jedem recht machen kann. Einige unvermeidbare Arztwechselgründe sind Wegzug, persönliche „Chemie" und Nichtakzeptanz von Sachzwängen. Es gibt aber auch zahlreiche Arztwechselgründe, die vermeidbar sind. Oft liegt der Arztwechsel an schlechter Kommunikation. Wichtige Grundregeln sollten Eltern und Patienten frühzeitig mitgeteilt werden, um falschen Erwartungshaltungen vorzubeugen. Dazu gehört die Vorstellung der Eltern und Patienten über nicht indizierte Überweisungen, Verordnung von Antibiotika, Verlaufskontrollen bei Heilmitteltherapien, Krank- oder Gesundschreibung ohne Vorstellung bzw. plausible Überprüfung.

Gibt es keine wirksame Terminvergabeplanung, dann führt dies zu häufig unnötig langen Wartezeiten. Haben die Eltern bestimmte, nicht erfüllbare Erwartungen (Massage für banale Rückenschmerzen, nicht als Kassenleistung verordnungsfähige Medikamente, nicht indizierte Sprachtherapie, ein ansteckendes Kind soll gesundgeschrieben werden), so kann dies ihnen freundlich erklärt werden. Unter Zeitdruck gelingt dies nicht immer. Manche Sachzwänge werden von den Eltern nicht auf Anhieb akzeptiert.

Ein Teil der Arztwechsel beruht auf falschen Vorstellungen der Eltern. So sind viele Eltern durch die „natürliche Infekthäufung" der Kinder mit Eintritt in den Kindergarten verunsichert, die auf ein nicht vermeidbares höheres Ansteckungsrisiko zurückzuführen ist.

Fallbericht

Ein 6 Monate alter Säugling kommt mit erhöhter Temperatur, pfeifender Atmung und starker Verschleimung in die Praxis. Die Diagnose RSV-Bronchiolitis wird gestellt und mit einem Schnelltest bestätigt. Er wird in der Praxis inhaliert und einem Inhaliergerät mit Salbutamol und Atrovent entlassen. Bei Kontrolle nach 4 Tagen geht es dem Kind noch nicht deutlich besser, es hat aber keine Dyspnoe und trinkt gut. Die Mutter wird darüber informiert, dass sie bei Verschlechterung ins Krankenhaus gehen müsse. Dies tritt dann auch ein und der Säugling wird 7 Tage stationär behandelt. Die Mutter wechselt die Praxis mit der Begründung, dass der Krankenhausaufenthalt nicht verhindert wurde.

Eltern haben hohe (manchmal unrealistische) Erwartungen an den Heilungsverlauf. Bei langwierigen Prozessen wie Asthma, Pneumonie, RSV-Bronchiolitis, atopische Dermatitis sollten die Eltern auf die Länge der Behandlung vorbereitet werden.

Ebenso werden manchmal auch schicksalhafte Erkrankungen dem Arzt angelastet. Ein Gerichtsurteil sprach den behandelnden Arzt frei bei einem 14 Monate alten Kind, das Diabetes mellitus Typ I entwickelte (OLG Hamm 28.10.98, 3 U 233/97). Über eigentlich unnötige Haftungsverfahren wird später bei einer seltenen Stoffwechselerkrankung berichtet. Eine gute Prognose abzugeben, ist eine Kunst und manchmal unmöglich. Dem in solchen Situationen gekränkten Arzt, der das Gefühl hat, eigentlich alles richtig gemacht zu haben, kann der nachfolgende Spruch Trost spenden:
„The physician's task is to keep the patient amused, while nature takes its own course."

Kleinkinder sind nicht selten durch die große Anzahl von Impfungen nach deren Abschluss ängstlich gegenüber dem Arzt (derzeit bei Kombinationsimpfungen 4 Impftermine im Monatsabstand zwischen 11 und 14 Monaten) und brauchen danach einige Zeit, um wieder Vertrauen aufzubauen. Weist man die Eltern daraufhin, so lassen sich einige unnötige Irritationen vermeiden.

Unterläuft dem Arzt ein grober Behandlungsfehler, dann ist ein Arztwechsel sehr wahrscheinlich. Bei Unstimmigkeiten sollte Gesprächsbereitschaft signalisiert werden.

> **Merke**
> Hinter den Gründen für Praxiswechsel verbergen sich oft Kommunikationsfehler und gelegentlich auch Behandlungsfehler. Das eigene Erkennen von Fehlern lässt sich durch verschiedene Maßnahmen erhöhen, wie Verlaufs- und Erfolgskontrollen, gewisse Qualitätsstandards, Analysen von Patientenwechseln und stationären Aufenthalten oder Umfragen zur Patientenzufriedenheit. Wer nicht nachfragt, wie eine Krankheit verlaufen ist, der erhält auch keine Information.

4.1.3 Hinweisen auf Fehler

Ist es zu einem unerwünschten Verlauf gekommen, so haben Patienten bzw. Eltern das Recht, dies zu erfahren. Ob es sich dabei um einen Behandlungsfehler handelt, ist ohne Kenntnis der genauen Umstände oft nicht zu entscheiden.

Auch wenn es Zeit kostet und kommunikativ schwierig ist, so ist es kollegial, Kollegen über solche unerwünschten Verläufe zu informieren. Nach Erfahrung des Autors werden solche Rückmeldungen aber nicht immer positiv aufgenommen, insbesondere bei chirurgisch Tätigen. Manche als klar deklarierte Fehler, die vorbehandelnden Ärzten vorgeworfen werden, entpuppen sich als Unwissen, Noncompliance, unrealistische Erwartung oder Ignoranz der Patienten. Im Streitfall kann die Wahrnehmung und Faktenwiedergabe völlig entgegengesetzt sein.

Ein nicht seltener Grund für Klagen ist die Diffamierung von Ärzten durch Ärzte, die in einer Konkurrenzsituation Patienten von angeblichen Fehlern des Vorbehandlers erzählen. Ein solches Verhalten ist berufsunwürdig.

4.1.4 Offene Einstellung

Eine weitere Voraussetzung zur Fehlervermeidung ist eine offene Einstellung. Jeder Mensch ist einmal mehr und einmal weniger fehleranfällig. Es ist nicht immer leicht, sich einen Fehler einzugestehen. Es gilt, ständig an sich selbst zu arbeiten, in Bezug auf Wissenskompetenz, Gründlichkeit, Sorgfalt, Angemessenheit der Behandlung, Bescheidenheit, Kollegialität, Menschlichkeit, guter Aufklärung, seelischer und körperlicher Gesundheit.

Auch die seelische Gesundheit (**Psychohygiene**) ist wichtig, um in Belastungssituationen richtig handeln zu können. Trauer, Wut, das Gefühl der Kränkung und andere Emotionen sowie Müdigkeit können die Urteilskraft beeinträchtigen. Dies lässt sich mit Routine und Erfahrung nur zum Teil ausgleichen. Fehler zuzugeben und offen und ehrlich damit umzugehen, erfordert eine hohe persönliche Reife.

Der Austausch mit anderen Kollegen, Kontakt zu anderen Praxen in Qualitätszirkeln halten einen wach, helfen beim medizinischen Fortschritt mitzuhalten und auch unangenehme Arbeitssituationen besser und professioneller zu verarbeiten. Hilfreich sind hier auch so genannte **Balint-Gruppen** (Michael Balint 1896–1970), in denen schwierige Situationen zwischen dem Arzt und dem Patienten in der Gruppe analysiert werden.

Der Kontakt zu anderen Personen in der Patientenversorgung wie Fachärzten, Heilmittelerbringern, Apothekern, dem Labor hilft, möglichst reibungslos weitere Bereiche der Patientenbehandlung zu organisieren (**Schnittstellenpflege**). Das gilt auch besonders für den Übergang von Praxis ins Krankenhaus und die darauf folgende Nachsorge.

4.2 Verschiedene Ebenen von Fehlerursachen

Die Ursachen von Fehlern können auf folgenden Ebenen liegen:
- Arztebene
- menschlich-emotionale Ebene
- Kommunikationsebene
- Patientenebene
- Krankheitsebene
- Durchführungs- und Organisationsebene
- Ausbildungs- und Fortbildungsebene

4.2.1 Arztebene

„Die Gefahr, zu irren, liegt immer in einer einseitigen Betrachtungsweise." Max Bürger (1885–1966)

Niemand ist perfekt ausgebildet. Die fachlichen Fähigkeiten eines Arztes hängen von einer guten Anamnesetechnik, einer kompetenten Untersuchung und einer zeitgerechten, zielführenden Diagnostik ab. Zentral sind hierbei eine gute Auffassungsgabe, Kommunikationsfähigkeit und Einfühlungsvermögen gefragt.

> **Merke**
> Was man nicht kennt, kann man nicht sehen.

Das Nicht-daran-Denken macht einen Teil der Fehldiagnosen aus. Hierbei gilt, dass Häufiges häufig und Seltenes selten ist. Es ist also wahrscheinlicher, dass es sich bei einem unklaren Krankheitsbild um eine untypische Ausprägung einer häufigen Krankheit handelt, als um eine seltene Krankheit.

Die Schwere einer Krankheit einzuschätzen, erfordert Erfahrung und manchmal Fingerspitzengefühl. Man kann nicht jeden Patienten einweisen oder wie Professor Hans Vetter von der Poliklinik Bonn zu sagen pflegte, eine Ganzkörperhistologie machen. Gerade ein Kind möchte man nicht unnötig ins Krankenhaus einweisen, wo es oft von seinen Eltern getrennt ist. Auf der anderen Seite kann ein zu langes Abwarten bei einem unklaren oder auch richtig erkanntem Krankheitsbild (Dehydratation bei Gastroenteritis, Obstruktion bei Bronchitis oder Asthma, Luftnot bei Laryngotracheitis, Appendizitis-verdächtiger Bauch) zu einer Bedrohung werden. Mit dieser Thematik der **rechtzeitigen Einweisung** hat sich bereits 1963 der Allgemeinmediziner Braun beschäftigt und spricht vom „abwartenden Offenhalten" [7]. Hierbei spielt die Erfahrung eine Rolle, und es ist sicherlich nicht verkehrt, wenn ein Berufsanfänger vorsichtiger ist und häufiger ein- und überweist. Die Erfahrenen sollten aber bescheiden bleiben, denn nach von Brandis und Pribilla [6] kommen die meisten Fehler bei älteren Ärzten vor, deren Klinikwissen nicht mehr so frisch ist.

> **Merke**
> Kennt der Arzt seine Grenzen, dann wird er den Patienten bei klaren schwierigen Fällen und unklaren bedrohlichen Fällen rechtzeitig weiterleiten oder sich Hilfe holen.

Der Internist Rudolf Gross führt 1980 folgende arzteigene Ursachen auf: Kenntnismangel, Zeitmangel, Unterlassung, unzureichende Untersuchungstechnik, falsche Befundzusammenschau oder Schlussfolgerung, Verwechslung und unkritische Übernahme falscher technologischer Ergebnisse [11].

Die klare **Verantwortlichkeit** des behandelnden Arztes für den Patienten ist sehr wichtig. In Gemeinschaftspraxen, bei häufigen Vertretungen oder in Krankenhäusern mit multidisziplinärer Zusammenarbeit oder Ausbildungskliniken kann es vorkommen, dass es dem Behandelnden unklar oder nicht bewusst ist, für welchen Teil der Versorgung und Verlaufskontrollen er zuständig ist.

4.2.2 Menschlich-emotionale Ebene

Die Hauptursache von Fehlern ist nach Einschätzung des Fachanwalts Patrick Weidinger ein **Augenblickversagen** im Alltagsbetrieb. „Errare humanum est" gilt auch für den Arzt. Lindner berichtete mit dem pointierten Titel „Irren ist ärztlich" [18] darüber. Wie ein Verkehrsteilnehmer versehentlich eine rote Ampel überfährt, kann einem Arzt ebenfalls ein „Lapsus" passieren, von dem er später genau weiß, wie konnte das passieren, beispielsweise das **Vertippen** bzw. **Verschreiben** auf einem Rezept. Bei lebenswichtigen Entscheidungen in Hochrisikobereichen wie gewissen Medikamentendosierungen auf Intensivstationen sind daher oft **Mehrfachkontrollen** eingebaut.

> **Merke**
> Es ist wichtig, dass jeder einzelne seine Grenzen und Schwächen kennt.

Übermüdung lässt die Konzentration sinken. In Situationen der Übermüdung sollte man nach Möglichkeit sein Arbeitspensum herunterfahren. **Selbstüberschätzung**, aber auch **-unterschätzung** und unpassende **Autoritätengläubigkeit** können zu Fehlern führen. So wird ein Fall beschrieben, wo der Kinderarzt einen eindeutigen Bridenileus (S. 140) diagnostizierte, aber meinte, dass es der abwartende Chirurg ja wohl wissen müsse, wie zu verfahren ist. In einem anderen Fall wurde die korrekte Diagnose einer gefährlichen Koarktation (S. 107) in Zweifel gezogen, weil die als kompetenter eingeschätzten Kinderkardiologen eine andere Diagnose gestellt hatten.

Daneben können auch andere emotionale Faktoren die Arbeitsfähigkeit eines Arztes einschränken, z. B. der Verlust eines Nahestehenden oder ein ungelöster Konflikt. Bernhard Mäulen, ein Psychiater, der sich auf psychische Erkrankungen von Ärzten spezialisiert hat, spricht hier von **Arbeitsstörungen**. Als Ursache nennt er somatische und psychische Krankheiten, persönliche Krisen, Burnout, Sucht, Aufmerksamkeitsdefizitsyndrom (ADS), Persönlichkeitsstörungen, Mobbing in der Klinik, traumatische Erfahrungen, vorherige Kunstfehlerklagen, schlechte Ausbildung, Verschuldung sowie Arbeitsmotivationsstörung durch schlechte Arbeitsbedingungen [19]. Auch Suchterkrankungen kommen bei Ärzten vor.

Einen **Fehler einzugestehen**, bedarf einer gewissen persönlichen Reife. Wird ein Fehler im Behandlungsverlauf früh entdeckt und eingestanden, dann bestehen vielfach noch Chancen, einen Schaden abzuwenden.

Psychohygiene
Maßnahmen der Psychohygiene tragen zu einer optimalen Lebensfreude und Arbeitsfähigkeit bei. Zu diesen gehören ausreichend Schlaf, Austausch mit Kollegen sowie allgemeine Kontaktpflege, Anerkennung eigener Erfolge und Leistungen (Selbstbelohnung), regelmäßige Fortbildungen, ausgleichende Freizeitaktivitäten, insbesondere Sport.

4.2.3 Kommunikationsebene

Das Wort Kommunikation kommt vom Lateinischen *communicare*, was (mit-)teilen bedeutet. Arzt und Patient teilen gewisse Informationen und kommen dann idealerweise zu einer Verständigung über das weitere Vorgehen.

Merke
Die Kommunikation ist für ein gutes Arzt-Patienten-Eltern-Verhältnis ebenso entscheidend wie für das Verstehen und Befolgen des Diagnostik- und Therapieplans; sie wird in ihrer Bedeutung oft unterschätzt.

Der Informationsaustausch kann gestört, unvollständig oder fehlerhaft sein. Die Verständigung über die Therapie kann nicht verstanden oder nicht akzeptiert sein. Dies führt dann zu einer Nichtbefolgung der Therapie (**Noncompliance**). Berücksichtigt der Arzt nicht den Verständnisstand des Patienten, sowohl in sprachlicher, als auch kognitiver und emotionaler Hinsicht, dann kommt es leicht zu **Missverständnissen**. Gerade, wenn es um Kinder geht oder auch ungebildete Eltern, dann ist es enorm wichtig, die Verständnisfähigkeit des Gegenübers richtig einzuschätzen. Sonst wird eine wichtige Therapie völlig falsch durchgeführt, wie spätere Beispiele in der medikamentösen Behandlung zeigen.

Praxistipp
Bei wichtigen Therapien kann das Verständnis damit überprüft werden, dass der Arzt die Eltern oder den Patienten die Therapieanweisungen wiederholen lässt. Ebenso ist es hilfreich, wenn der Arzt bei komplexen Anamnesen, das was er verstanden zu haben glaubt, noch einmal zusammenfasst und rückfragt, ob er dies richtig wiedergegeben habe.

Zu einer guten Kommunikation gehören interessiertes Zuhören, eine einfache Sprache, das Vermeiden von Reizworten – Nocebo-Effekt (S. 69) – und die Berücksichtigung kulturell unterschiedlicher Krankheitsvorstellungen. Eine möglichst angstfreie, nicht ständig durch Anrufe oder andere Unterbrechungen gestörte Atmosphäre ist anzustreben.

Das äußere Erscheinungsbild der Praxis, der Mitarbeiter und auch des Arztes sind wichtig für das Vertrauen, welches der Patient und die Eltern entwickeln. Auch wenn dies banal erscheint, so belegt eine australische Studie, dass das Vertrauen der Patienten in Ärzte mit ordentlichem Erscheinungsbild (gepflegte Schuhe, Krawatte) höher war, als in leger gekleidete Personen [23].

Zur Kommunikation gehört die Kontaktaufnahme zum Kind und zu den Eltern am besten mit Anrede. Sind kleinere Kinder ängstlich, dann ist es besser, erst einmal Kontakt zu den Eltern aufzunehmen und sich dann langsam dem Kind anzunähern. Eine Untersuchung auf dem Schoß vermittelt kleinen Kindern mehr Sicherheit und Geborgenheit. Untersuchungen können bei den Eltern oder einer Puppe vorher gezeigt werden.

Das Erlernen von guter Kommunikation wird am besten durch zwischenmenschliche Kontakte und vorbildliches Verhalten der Ausbilder bei der Gesprächsführung vermittelt. Lehrbücher reichen hierzu nicht aus. Geht es um psychische und emotionale Faktoren oder schwierige Krankheitsbilder, dann ist das Zuhören umso wichtiger. Der Satz „Wenn Sie Zeit sparen wollen, halten Sie den Mund!" von Wolf Langewitz (2002) bringt dies auf den Punkt.

Prof. Andrea Dehn-Hindenberg von der europäischen Fachhochschule Rhein/Erft (EUFH) stellte in einer Studie fest, dass es den Patienten bei der Beurteilung der Therapie an 1. Stelle darum ginge, „sich verstanden (zu) fühlen", gefolgt von „Infos über Behandlungsmöglichkeiten", „Informationen über Selbsthilfe" und „Informationen über die Auswirkung der Krankheit". Die „Verbesserung der Beschwerden" landete nur auf Platz 12 von 14 erfragten Kriterien nach ihrer Wichtigkeit. [5]

Wie wichtig die Kommunikation ist, spiegelt sich mittlerweile auch in den Eingangstests für angehende Ärzte in den USA wieder, die durch so genannte Multiple Mini Interviews (MMI) auf ihre sozialen und kommunikativen Fähigkeiten getestet werden. Dies gründet auf die zunehmende Erkenntnis, dass vermeidbare Todesfälle in Krankenhäusern nicht selten durch schlechte Kommunikation zwischen Ärzten, Schwestern und Patienten zurückzuführen waren [26].

In der Kommunikation spielen das **Vertrauen** des Patienten bzw. der Eltern in den Arzt eine große Rolle, und auch **emotionale Faktoren**, die sich nicht immer in Worte fassen lassen. Über die nonverbale Kommunikation wird ein beträchtlicher Anteil wichtiger Informationen übermittelt. Das so genannte „Bauchgefühl", englisch „gut feeling", feiner ausgedrückt auch die **Intuition**, ist eine Synthese aus den bewussten und unbewussten Informationen. Darin ist oft eine noch nicht rational erklärbare Ahnung enthalten. Diese sollte in das diagnostische und therapeutische Kalkül miteinbezogen werden und kann ein Hinweis sein, dass Gefahren oder wichtige Gesichtspunkte noch berücksichtigt werden müssen. Eine in Flandern durchgeführte Studie belegt einen Zusammenhang zwischen „schlechtem Bauchgefühl" und schwerer Infektion [28].

> **Merke**
> Wenn das Gefühl hochkommt, dass irgendetwas nicht stimmt (nicht stimmige Krankheitspräsentation), dann muss der Patient gründlicher untersucht werden; gefährliche oder ungewöhnliche Ursachen sind auszuschließen.

Manchmal müssen auch „peinliche" oder **unangenehme Fragen** gestellt werden, z. B. bei Sucht und körperlichem und sexuellem Missbrauch, oder wenn es um die Nichtbefolgung der Therapie geht. In Einzelfällen wird der Arzt auch angelogen. Dies erfordert ein großes Fingerspitzengefühl, und Wertungen müssen hier auf jeden Fall vermieden werden. Suggestivfragen sind eher fehl am Platze: „Rauchst Du Marihuana?" Besser: „Hast Du Freunde oder Bekannte, die Marihuana rauchen? Hast Du das auch schon mal probiert?"

Die Kommunikation ist bei **psychosomatischen Krankheiten** vielfach selbst die Therapie.

Es leuchtet ein, dass das Behandlungsfehlerrisiko bei Kommunikationsstörungen steigt. Bricht die Kommunikation ab, was insbesondere nach einem Fehler oft passiert, dann wird das Vertrauensverhältnis zwischen Arzt und Patienten weiter zerrüttet. Die Chance, Komplikationen abzuwenden oder abzumildern, wird geringer.

> **Merke**
> Das Ernstnehmen der Sorgen des Patienten oder der Eltern – und seien sie auch noch so banal – ist eine ganz entscheidende Voraussetzung für eine erfolgreiche Behandlung oder Beratung.

Eine Kommunikationsstörung kann zwischen Arzt und Patient, Arzt und Patienteneltern oder auch Arzt und anderen Therapeuten vorliegen. Persönliche Animositäten zwischen Therapeuten, die im Sinne des Patienten zusammenarbeiten müssten, können zur fehlenden oder fehlerhaften Übermittlung von Informationen führen.

Eine Form der Kommunikation ist die **schriftliche Dokumentation**. Der Niedergelassene hat oft darunter zu leiden, dass ihm diese nach Krankenhausaufenthalten und Überweisungen nicht vorliegen und wichtige Informationen zu Weiterbehandlung fehlen. Auf die Wichtigkeit einer guten Dokumentation wurde ausführlicher in Kap. 3.2.11 eingegangen.

> **Merke**
> Zu einer guten Kommunikation gehört auch, den Patienten über seine Erkrankung aufzuklären und ihm zu sagen, was er erwarten kann und was nicht.

Eine realistische Heilserwartung ist beispielsweise bei der Neurodermitis wichtig: „Neurodermitis kann nicht geheilt, aber behandelt werden" [25]. Gelingt dem Arzt keine gute Aufklärung über die Natur einer solchen Erkrankung, dann wandern die Eltern zu Naturheilern, Homöopathen, Osteopathen oder Heilpraktikern ab, die in vielen Fällen auch keine besseren Lösungen anzubieten haben. Die Neurodermitis wird zwischen dem 3. und 5. Lebensjahr meist aufgrund des natürlichen Verlaufs besser. Da es in dieser Zeit auch häufig zur Inanspruchnahme von alternativen Heilverfahren kommt, wird der Heilerfolg diesen nicht selten zu Unrecht zugesprochen.

Eine gute Kommunikation hilft, für alle Beteiligten unnötige gerichtliche Auseinandersetzungen zu vermeiden. Bei einer schwerwiegenden Vertrauenskrise bricht die Kommunikation oft zusammen. Folgende Gründe führen häufig zu Behandlungsfehlerklagen [2]:
- eine Erosion des Arzt-Patienten-Verhältnisses, die durch einen Behandlungsfehler bedingt sein kann,
- unrealistische Erwartungen,
- Verweigerung von Leistung, z. B. weil dies keine Kassenleistung ist,
- inhärente Nebenwirkungen neuer Therapien, die auch Risiken enthalten,
- Schuldzuweisung, das Bedürfnis, einen Schuldigen zur Verantwortung zu ziehen,
- um sich finanzielle Vorteile zu verschaffen, auch wenn diese unberechtigt sind.

Schweigepflicht

Verschwiegenheit ist eine Voraussetzung für das Vertrauensverhältnis zwischen Arzt und Patient. Wie in Kapitel 2.4.7 beschrieben, ist die Schweigepflicht von Ärzten gesetzlich geschützt und eingefordert. Neben dem Personal müssen auch andere Personen, die sich in der Praxis aufhalten, wie Praktikanten auf die Schweigepflicht und Vertraulichkeit der Patienteninformationen hingewiesen werden.

Bei **komplizierten Behandlungsverläufen** oder bei **Missbrauchsfällen** werden oft mehrere Therapeuten involviert, und ein möglichst ungehinderter Austausch von Informationen ist sehr hilfreich; dennoch muss der Arzt wissen, wann hierbei die Schweigepflicht eingehalten werden muss. Ein offener Austausch mit dem Jugendamt zum Kindeswohl ist bei ausreichenden Verdachtsmomenten zulässig, denn das Kindeswohl ist das höhere Rechtsgut.

Sprachprobleme

> **Fallbericht**
> Ein englischer Kinderchirurg führt eine Operation durch. Er wird von einem amerikanischen Assistenzarzt assistiert. Der Chirurg präpariert eine Arterie frei und sagt zu dem Assistenzarzt „clip". Dieser schneidet die Arterie durch. Es kommt zu einer spritzenden Blutung, die mit Mühe gestillt wird. Der Chirurg schimpft mit dem Assistenten. Dieser erwidert, dass im amerikanischen „to clip" Schneiden bedeutet, im Britisch-Englischen bedeutet es Klemmen.

Der chirurgische Fall dürfte wohl so in der Praxis nicht passieren. Aber es kann leicht in anderen Bereichen zu Missverständnissen kommen. Viele türkische Eltern geben an, ihr Kind habe „gripp", meinen damit aber mehr einen Schnupfen und keine Grippe. Auch deutsche Eltern reden oft von einer Grippe, wenn nur ein grippaler Infekt vorliegt. Gerade in der Kinderarztpraxis ist ein besonderes Sprach- und Kommunikationstalent gefragt, da kleinere Kinder wenig sprechen und ein nicht unbeträchtlicher Teil der Bevölkerung mit Kindern nur geringe Deutschkenntnisse hat.

Innerärztliche Kommunikation, Arztbriefe

Fallbericht: Schwere Pneumokokkenmeningitis mit Hirnödem

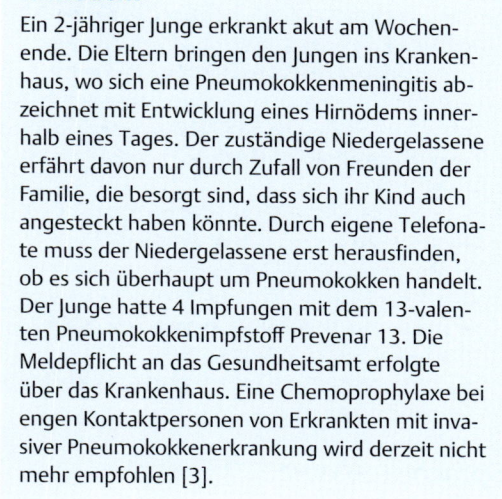

Ein 2-jähriger Junge erkrankt akut am Wochenende. Die Eltern bringen den Jungen ins Krankenhaus, wo sich eine Pneumokokkenmeningitis abzeichnet mit Entwicklung eines Hirnödems innerhalb eines Tages. Der zuständige Niedergelassene erfährt davon nur durch Zufall von Freunden der Familie, die besorgt sind, dass sich ihr Kind auch angesteckt haben könnte. Durch eigene Telefonate muss der Niedergelassene erst herausfinden, ob es sich überhaupt um Pneumokokken handelt. Der Junge hatte 4 Impfungen mit dem 13-valenten Pneumokokkenimpfstoff Prevenar 13. Die Meldepflicht an das Gesundheitsamt erfolgte über das Krankenhaus. Eine Chemoprophylaxe bei engen Kontaktpersonen von Erkrankten mit invasiver Pneumokokkenerkrankung wird derzeit nicht mehr empfohlen [3].

Die interkollegiale Kommunikation zwischen Krankenhausärzten und den Niedergelassenen ist häufig nicht optimal, sei es, dass sie nicht stattfindet, sei es, dass wichtige Informationen im Arztbrief fehlen. Eine wenigstens knappe Anamnese fehlt in vielen Arztbriefen [13]. Floskelartige Hinweise wie „Die Vorgeschichte wird als bekannt vorausgesetzt" oder „wie Ihnen hinlänglich bekannt ist" treffen manchmal auch gar nicht zu. Eine kurze, akute und bei komplexen Erkrankungen zusammenfassende längere Anamnese sollte enthalten sein.

Eine zeitnahe Übersendung des Arztbriefes gelingt nicht immer, lässt sich aber durch organisatorische Maßnahmen in den Kliniken erreichen. In Fällen von schweren Erkrankungen, insbesondere mit Meldepflicht, muss der niedergelassene hausärztlich tätige Kinder- und Allgemeinarzt informiert werden. In dem oben aufgeführten Fall wurde dies unterlassen. Der Chef des Kinderkrankenhauses wurde darauf aufmerksam gemacht.

Ein Grund für Doppeluntersuchungen, aber auch Diagnoseverzögerungen ist, dass wichtige Vorbefunde nicht erhoben und dokumentiert werden und damit unberücksichtigt bleiben. Hier liegt die Verantwortung wiederum auch beim niedergelassenen Arzt, dass er bei Über- und Einweisungen die relevanten Befunde mitgibt. Bei Unfällen ist der Unfallhergang wichtig, beim Auftreten schwerer Erkrankungen die Erstpräsentation (z. B. rezidivierende Infekte, Knochenschmerzen und Blässe bei Leukämie; Misslaunigkeit, Polyurie und Polydipsie bei Diabetes mellitus Typ I).

Die Kommunikation zwischen Geburtshelfern (Hebamme oder Gynäkologe) und weiter betreuendem Arzt ist ebenfalls oft unzureichend, was z. B. Informationen zur B-Streptokokken-Besiedlung oder zum Hepatitis-B-Übertragungsrisiko der Mutter betrifft. Durch aktives Nachfragen oder Einsichtnahme in den Mutterpass kommen solche wichtigen Informationen oft erst zu Tage. Die Eltern sind sich der Bedeutung solcher Informationen meist nicht bewusst. Wenn der Kinderarzt bei einem 1 Monat alten Säugling eine zuvor nicht erkannte Erblähmung mit Klavikulafraktur feststellt, dann nimmt er sich selten die Zeit, dies dem die Geburt betreuenden Verantwortlichen zurückzumelden. Eine solche Geburtskomplikation ist auch nicht immer vermeidbar und heilt oft unproblematisch mit Kallusbildung aus. Nur gelegentlich kommt es zu einer irreversiblen Schädigung des Plexus brachialis (Erb-Lähmung).

Wortwahl bei Patienten und Eltern

Fallberichte

- Eine Mutter mit typisch dickem Bauch kommt mit ihrem Kind in die Praxis. „In welchem Monat sind sie schwanger". Empört entgegnet die Mutter, sie sei gar nicht schwanger. Die Mutter wechselte die Arztpraxis, kam aber nach 3 Jahren wieder zurück.
- Eine ältere Dame kommt mit einem 5-jährigen Jungen mit Erkältung in die Praxis. „Sind Sie die Oma von Oscar" begrüßt der Arzt die Frau. Beleidigt entgegnet die Frau: „Nein, ich bin die Mutter!"
- Ein Patient mit kurzen Haaren kommt mit seiner Mutter in die Praxis. „Was kann ich für ihren Sohn tun?" fragt der Kinderarzt. Die Mutter antwortet empört „Renee ist ein Mädchen".

Bei dicken Bäuchen liegt nicht immer eine Schwangerschaft vor. Geschickter ist die Frage: „Was macht ihre Familienplanung?".

Auch ältere Personen können die Eltern sein. Es richtet weniger kommunikativen Schaden an, eine Oma für die Mutter zu halten, als eine Mutter für die Oma.

Für Kinder kann es auch beschämend sein, wenn das Geschlecht verwechselt wird. Bestimmte Vornamen wie Denis, Isa, Kaya, Ulli, Andrea, Iman, Joan, Nicki, Renee, Luka werden sowohl für Jungen als auch für Mädchen verwendet. Solche geschlechtsneutralen Unisex-Namen oder gleichgeschlechtlich genannte Vornamen sind in Deutschland nur mit einem Namenszusatz erlaubt. In Zweifelsfällen kann man auch indirekt in Erfahrung bringen, ob es sich um einen Jungen oder Mädchen handelt. Ganz selten kommen auch Fälle mit sexueller Identitätsstörung vor, wo Mädchen lieber Jungen sein möchten oder umgekehrt und sich von den Angehörigen mit entsprechenden Namen ansprechen lassen.

Fallbericht
Eine Mutter hat in der 41. Schwangerschaftswoche einen Kaiserschnitt. Das Baby hat wie viele übertragene Neugeborene eine schuppige Haut. Das Neugeborene liegt in der Nacht neben der Mutter im Bettchen. Es hatte bereits eine nasse Windel. Die Stationsschwester sieht das Baby mit der schuppigen Haut und meint, der Säugling sei trocken. Sie sagt der Mutter „Wollen sie ihr Kind verdursten lassen?". Die Mutter ist so betroffen und erbost, dass sie das Krankenhaus vorzeitig verlässt und ihr zweites Kind in einer anderen Geburtsklinik entbinden lässt.

Dieses Beispiel zeigt, dass Schwangere und Mütter kurz nach der Entbindung sehr empfindlich sein können. Die Bemerkung der Krankenschwester war auch nicht korrekt. Für den Kinderarzt ist es besonders in diesen emotionalen Phasen wichtig, eine positive und unmissverständliche Wortwahl zu wählen. Es ist verheerend, wenn in dieser Phase Hebammen Desinformationen über Impfungen geben. Die Mütter sind dann manchmal über die unzutreffenden Risiken von Impfungen so verunsichert, dass sie eine Impfung ihres Säuglings ablehnen.

Der Nocebo-Effekt
Der Nocebo-Effekt (lat. *nocebo,* ich werde schaden) steht dem Placebo-Effekt (lat. *placebo,* ich werden gefallen) gegenüber. Durch die negative Ankündigung von Nebenwirkungen stellen sich diese durch Suggestionswirkungen ein im Sinne einer Self-Fulfilling Prophecy. Patienten mit erhöhter Ängstlichkeit sind hierfür besonders empfänglich. Folgende Beispiele können unbeabsichtigt negative Suggestionen verursachen, Verunsicherung auslösen oder falsch verstanden werden (adaptiert und modifiziert nach [12]):
- „Vielleicht hilft dieses Medikament."
- „Probieren wir mal dieses Mittel aus."
- „Versuchen Sie, die Medikamente regelmäßig zu verabreichen."
- „Dann schneiden wir Sie in ganz viele dünne Scheiben" (Kernspintomografie)
- „Dann machen wir Dich jetzt fertig" (Vorbereitung zur Operation)
- „Du bist Risikopatient."
- „Das tut schon immer höllisch weh."
- „Ist Dir übel?"
- „Du brauchst keine Angst zu haben."
- „Das blutet jetzt mal ein bisschen."
- „Warum haben sie nicht aufgepasst?"

Beendigung der Behandlung durch den Arzt

Fallbericht
Ein etwa 8-jähriges Mädchen soll geimpft werden. Als sich der Arzt dem Mädchen nähert, tritt es nach ihm mit voller Wucht. Die Mutter unternimmt nichts. Der Arzt verweist daraufhin beide der Praxis. Einen Tag später kommt ein Angehöriger und schreit den Arzt bedrohend an, warum dieser das Mädchen nicht geimpft habe. Die Eltern beschweren sich bei der Ärztekammer. Der Arzt wird gerügt, dass er vor dem Rauswurf nicht daraufhin gewiesen habe, dass das Vertrauensverhältnis gestört sei, und er die weitere Versorgung deshalb nicht mehr übernehmen könne.

Es erscheint etwas grotesk, dass in einem solchen Fall noch eine „formale Floskel" gefordert ist. Vom Arzt wird aber auch in extremen Situationen ein

4.2 Verschiedene Ebenen von Fehlerursachen

professionelles Verhalten erwartet, und man sollte sich bei Beendigung der Patientenversorgung, was ja ein Ausnahmefall ist, an gewisse Regeln halten.

Gründe für die Beendigung einer Behandlung können mangelnde Compliance, Bedrohung des Arztes oder des Personals, Diebstahl, nicht angemessene Ausnutzung der Inanspruchnahme nach Praxisschluss oder unsinnige Inanspruchnahme von Subspezialisten („doctor hopping") sein. Solche Gründe sollten gut dokumentiert werden und ebenso eine Aufklärung für den Fall von noch anstehender Diagnostik und Therapien. Weniger angreifbar ist in solchen Fällen eine Formulierung wie: „Wegen des fehlendes Vertrauens würde ich ihnen vorschlagen, sich einen anderen Kinderarzt zu suchen".

> **Merke**
> Eine Notfallversorgung darf außer bei Gefahr für das eigene Leben nicht abgelehnt werden.

4.2.4 Patientenebene

Patientenbezogene Ursachen von Fehldiagnosen sind [11]:
- zu kurze Zeit für eine Diagnosemöglichkeit (insbesondere bei nur einmaliger Konsultation)
- Unterlassung oder Verweigerung einer Untersuchung (z. B. auch bei schlechtem Allgemeinzustand)
- oligosymptomatischer oder atypischer Krankheitsverlauf
- Überlagerung durch Zweitkrankheiten
- Erkrankung durch Finalstadium oder Komplikationen beherrscht
- Mitigierung von Symptomen durch Lebensalter bei Kindern
- bewusster Verzicht auf diagnostische Abklärung

Bei mangelnder Mitarbeit (**Compliance**) des Patienten oder der Eltern, **kognitiven Defiziten** oder **Sprachproblemen** ist besondere Vorsicht geboten, und der Arzt sollte versuchen, die spärlichen und nicht zuverlässigen Informationen zu objektivieren und ggf. durch Zusatzdiagnostik absichern.

Die Kenntnis der Patientenpopulation, also welche Krankheiten in einer Region typischerweise auftreten, hilft bei der Einschätzung von Frühsymptomen. Je mehr Zeit vorhanden ist, desto präziser lässt sich die Diagnose stellen. Patienten, die häufig wechseln, erschweren die Diagnosestellung. Werden unrealistische Erwartungen bestätigt, dann wird dem Therapeuten ein gewöhnlich langer Heilungsverlauf oder eine nicht zu erwartende Heilung als Fehler angerechnet.

Viele Eltern sind durch harmlose Abweichungen so verunsichert (z. B. grüner, seltener/häufiger Stuhlgang bei gestilltem Säugling, selbstlimitierte Baby-Akne, gelegentliches Schreien bei sonst gesundem Säugling), dass sie von sich aus Subspezialisten, Dermatologen, Osteopathen, Homöopathen oder andere Heiler aufsuchen, denen normale physiologische Prozesse bei Kindern wenig bekannt sind. Es werden dann für selbstlimitierte Erscheinungen unwirksame, unnötige, kostenträchtige und zeitaufwendige Behandlungen angeboten.

Wissen und Erfahrung über Kinder, Kinderkrankheiten und Kinderentwicklung nimmt durch die Abnahme der Kinderzahlen und das seltenere Zusammenleben mehrerer Generationen ab. Hieraus erwächst ein größerer Beratungsbedarf. Falsche Vorstellungen sind zum Beispiel:
- Spinat enthält viel Eisen.
- Fiebersenkung verhindert Fieberkrämpfe [14].
- Fieber ist gefährlich (die Ursache des Fiebers kann gefährlich sein, maligne Hyperthermie ist selten 1 : 20 000).
- Zahnen macht Fieber, Bronchitis oder Durchfall.
- Nach der Impfung darf man nicht baden (stammt aus Zeit der Pockenimpfung, DGK).
- Gestillte Säuglinge mit Verstopfung.
- Speikinder gedeihen nicht.
- Neurodermitis entsteht häufig durch Lebensmittelallergie (in der Praxis selten, in Spezialkliniken häufiger).
- Kinder müssen alles aufessen.
- Fernseher im Kinderzimmer.
- Primäre Enuresis ist psychisch bedingt.
- Enkopresis ist meistens psychisch bedingt (meist liegt eine Verstopfung vor).
- Jedes Kind muss vor dem Laufen krabbeln müssen (höher Prozentsatz „Bottomshuffler" [17]).
- Neurodermitis ist meistens psychisch bedingt.
- Asthma bronchiale ist psychisch bedingt (kann aber psychisch ausgelöst werden).
- Colitis ulcerosa ist psychisch bedingt.
- Bei Reanimation sollte der Kopf von Kindern ebenso wie bei Erwachsenen stark überstreckt werden.
- Bei Otitis media müssen immer Antibiotika verschrieben werden (bis zu 70 % viral).

- Normal ernährte Kinder brauchen Vitaminpräparate.
- Bei Erkältungen ohne Fieber und ohne Beeinträchtigung darf man nicht impfen.
- Bei eitrigem Schnupfen muss ein Antibiotikum gegeben werden.
- Bei unkomplizierten Salmonellen, Yersinien, Shigellen muss ein Antibiotikum gegeben werden.

Patienten können selbst dazu beitragen, Fehlern vorzubeugen. Der Hausarzt kann den Eltern dazu ein Informationsblatt wie das nachfolgende aushändigen:

Fehlervorbeugung durch den Patienten („20 Tips to Help Prevent Medical Errors" [4])

Medikamente:
- Alle behandelnden Ärzte über jegliche eingenommene Medikamente informieren.
- Alle Medikamente zum Arztbesuch mitbringen.
- Ärzte über Allergien und bisherige Arzneimittelnebenwirkungen informieren.
- Auf lesbare Rezepte achten.
- Verstehen, wofür die Medikamente verwendet werden.
- In der Apotheke fragen, ob die ausgelieferten Medikamente auch die vom Arzt verordneten sind.
- Bei Unklarheiten über die Verabreichung der Medikamente nachfragen.
- Den Apotheker fragen, wie die flüssigen Medikamente am besten abgemessen werden.
- Nach verständlichen Informationen über Nebenwirkungen fragen.

Krankenhausaufenthalte:
- Im Krankenhaus abwägen, ob man das Personal, welches einen berührt, nach dem Händewaschen fragt.
- Sich den Behandlungsplan vor der Entlassung erklären lassen.

Chirurgie:
- Bei Operationen sicherstellen, dass Patient selbst (Eltern inklusive), Stationsarzt und Operateur über das Vorgehen übereinstimmen.
- Nach Möglichkeit ein Krankenhaus wählen, in dem dieser Eingriff häufig durchgeführt wird.

Andere Maßnahmen:
- Bei Problemen oder Sorgen nachfragen und auf verständliche Antworten bestehen.
- Für einen die medizinische Versorgung koordinierenden Arzt sorgen (Kinderarzt oft am sinnvollsten).
- Sicherstellen, dass alle behandelnden Ärzte die wichtigsten Gesundheitsinformationen haben.
- Ein Familienmitglied oder einen Freund mit zur Untersuchung nehmen.
- Mehr Untersuchung und mehr Behandlung ist nicht immer besser.
- Bei ausstehenden Untersuchungsergebnissen nach dem Ergebnis fragen.
- Möglichst viel über die eigene Krankheit und Behandlung in Erfahrung bringen.

4.2.5 Krankheits- und Behandlungsebene

„Die medizinische Wissenschaft hat in den letzten Jahrzehnten ungeheure Fortschritte gemacht, dass es praktisch keinen gesunden Menschen mehr gibt."
Aldous Huxley 1894–1963

Abgrenzung des Pathologischen vom Normalen

Am Anfang der Ausbildung zu einem guten (Kinder-)Arzt steht das Lernen des Normalen und der normalen physiologischen Entwicklung. Im weiteren Schritt werden das Pathologische und die Unterscheidung zwischen normal und pathologisch gelernt. Eine sehr gute Darstellung hierzu findet sich in den Büchern „The Normal Child" [15] und „Leitsymptome der Kinderkrankheiten" [16]. Der Übergang von normalen auch physiologisch genannten Prozessen ist nicht immer leicht von pathologischen Prozessen abzugrenzen. Die Pubertätsentwicklung z. B. ist bei Mädchen vor dem 8. Lebensjahr pathologisch, bei Jungen vor dem 9. Lebensjahr.

Altersphysiologische Prozesse (M!)

- Ziegelmehl in der Windel des Säuglings ist kein Blut.
- Die „Abbruchblutung" beim neugeborenen Mädchen ist normal.
- Eine Brustdrüsenschwellung, manchmal auch mit Milchabsonderung, nach der Geburt ist normal (Hexenmilch).
- Baby-Akne (Acne neonatorum) im Alter von 2–6 Wochen ist meist nicht behandlungsbedürftig.
- Beim gesund wirkenden gestillten Säugling ist eine Stuhlgangfrequenz von 1-mal wöchentlich meist normal.
- Prämature Thelarche vor dem Alter von 8 Jahren bei Abwesenheit anderer Pubertätszeichen und normalem Wachstum ist meist normal.
- Einwärtsgang (intoeing) bei 2- bis 3-Jährigen ist meist physiologisch; geht mit 4–5 Jahren weg.
- Struma juvenilis in der Pubertät (abzugrenzen von einer Hashimoto-Thyreoiditis).
- Gynäkomastie zu Beginn der Pubertät bei Mädchen, aber auch bei Jungen ist meist normal.
- Weißlicher Scheidenausfluss (Fluor albus) bei prämenstruellen Mädchen ist normal.

Notfälle und gefährliche Krankheiten

In der Frühphase der Diagnosestellung ist die Gefahreneinschätzung und Gefahrenabwehr meist wichtiger als die genaue Diagnosestellung. Bei der Notfallbehandlung geht es in den ersten Schritten um die Sicherung der Vitalfunktionen ABC (Atemwege, Beatmung und Circulation).

Leitsymptome und der Zustand des Kranken bieten dem Arzt erste Informationen. Manche Leitsymptome sind alarmierend (**Alarmzeichen**) und erfordern rasches Handeln. Werden solche Alarmzeichen nicht gewürdigt oder sind sie nicht bekannt, dann kann dies zu lebensbedrohlichen Krankheitsverläufen führen, die vielleicht abwendbar gewesen wären. Im angelsächsischen Sprachraum werden die Alarmzeichen auch als **Red Flags** (rote Fahnen) bezeichnet. Zu ihnen gehören Zyanose, Apathie, Petechien, galliges Erbrechen und einige mehr (▶ Tab. 4.1).

Die Kenntnis von Alarmzeichen, die auf eine potenziell gefährliche Erkrankung hinweisen können, hilft, Gefahrensituationen richtig einzuschätzen. Die Erkennung und Abwendung von Gefahrensituationen für den Patienten ist eine der wichtigsten Aufgaben des Arztes. In einer entspannten Praxissituation ohne Zeitdruck stellt dies meist kein Problem dar, aber wenn die Informationsgewinnung beeinträchtigt ist, wie bei Telefonaten, Sprachverständigung- oder Verständnisproblemen, dann kann das Abfragen und Ausschließen von Alarmzeichen bei der Einschätzung der Krankheitsschwere helfen.

Tab. 4.1 Red Flags – Alarmzeichen.

Alarmzeichen	Beispielsweise bei
Bewusstseinsveränderung	Hirnblutung, gefährlicher Kreislaufbeeinträchtigung, Intoxikation
Bluterbrechen	blutendes Magenulkus, Gerinnungsstörungen
Hämatochezie	Darmblutung, hämorrhagisch-urämisches Syndrom (HUS)
Hämaturie	Trauma von Blase oder Nieren, Gerinnungsstörungen, HUS
Anurie	akutes Nierenversagen, Schock
galliges Erbrechen	Ileus, Volvulus
brettharter Bauch	akutes Abdomen bei Appendizitis, Ileus
Nackensteife	Meningitis
Petechien	Meningokokkensepsis, septischer Schock
Stridor	obere Atemwegsinfektion bei Pseudokrupp, Epiglottitis, Fremdkörper etc.
schlechte Gesichtsfarbe	Schock, Methämoglobinämie
Zyanose	schwerer Sauerstoffmangel bei Herzfehlern, Atemwegsobstruktion, schwerer Asthmaanfall
Somnolenz oder Bewusstseinseintrübung	Sepsis, Meningitis, Intoxikation
Ikterus am 1. Lebenstag	Sepsis, schwere Rhesusinkompatibilität

Der Arzt sollte für Gefahrensituationen gut gewappnet sein; dazu gehört eine gute Kenntnis der häufigsten und wichtigsten gefährlichen Krankheiten.

> **Häufigste und wichtigste gefährliche Krankheiten** M!
> - Meningokokkensepsis
> - Sepsis
> - akutes Abdomen und deren Ursachen
> - unfallchirurgische Situationen (Polytrauma, Hirnblutung und Hirnödem, Spannungspneumothorax, Milzruptur)
> - Status asthmaticus
> - CO-Vergiftung und andere Intoxikationen
> - kardialer Schock bei angeborenen Herzerkrankungen
> - akute Epiglottitis und andere obere Atemwegsobstruktionen
> - anaphylaktischer Schock
> - Status epilepticus
> - Stoffwechselentgleisung bei Diabetes mellitus
> - adrenogenitales Syndrom
> - Galaktosämie und andere Stoffwechselkrankheiten
>
> Viele Behandlungsfehlerfälle mit den wichtigsten und gefährlichsten Notfällen sind in Kap. 6 berücksichtigt.

Für das Studium kinderärztlicher Notfälle steht eine Reihe von Büchern zur Verfügung wie „Kinderärztliche Notfälle" [8], „Pädiatrische Notfall- und Intensivmedizin" [24] oder „Memorix Kindernotfälle" [22].

Besonders gefährliche, rasch sich verschlechternde Erkrankungen sind die sogenannten **perakuten Erkrankungen**, die man in der Frühphase erkennen möchte, da sie rasch zum Tode führen können:
- B-Streptokokken-Sepsis bei Neugeborenen
- Meningokokkensepsis
- akute Epiglottitis (ist seit Einführung der Impfung gegen *Haemophilus influenzae* Typ B selten geworden)

Die Kenntnis solcher Erkrankungen und deren Leitsymptomen ist außerordentlich wichtig. Ein tragischer Tod durch Meningokokkensepsis ereignete sich bei einem Kind, das von einem Krankenhaus für Erwachsene abgewiesen wurde und erst nach Umwegen durch die Eltern in die Kinderklinik gebracht wurde, wo es dann an den Folgen der Sepsis verstarb. Das Rufen eines Notarztes mit früherer Schockversorgung und schnellem Transport in die Kinderklinik hätte vielleicht zu einem anderen Ausgang geführt.

Schwierig zu diagnostizierende Krankheiten

Manche Erkrankungen sind schwierig zu erkennen wegen ihrer Seltenheit oder auch des langen erst spät deutlichen Verlaufes, zu denen einige chronische Erkrankungen zählen. Auf solche Erkrankungen mit schwieriger Diagnosestellung (S. 48) wurde in Kapitel 3.2.6 hingewiesen.

Multimorbidität erschwert die Einschätzung von Symptomen und Untersuchungsbefunden, die verschleiert, verstärkt oder falsch zugeordnet sein können. Damit steigt die Irrtumswahrscheinlichkeit.

Bei der Therapie von **chronischen Krankheiten** ist die Zahl der Medikamente oft hoch und es steigt die Gefahr der Falschmedikation. Es ist hilfreich, wenn die Patienten bzw. ihre Eltern regelmäßig die Medikamente mit in die Praxis bringen und überprüfen lassen. Dies gilt insbesondere für Erkrankungen wie die juvenile rheumatoide Arthritis, Colitis ulcerosa oder seltene Stoffwechselerkrankungen. Medikamentenlisten und Einnahmepläne helfen, die Übersicht zu behalten.

Oligosymptomatische Krankheitsverläufe können zum nicht rechtzeitigen Erkennen von Krankheiten führen. In der Praxis steht der Niedergelassene unter Druck, Krankheiten früh zu erkennen und in unserer schnelllebigen Gesellschaft auch früh zu therapieren. So werden viele Erkrankungen mit einer unscharfen Frühdiagnose behandelt und auf diese Weise gelegentlich die Symptome von dahinter liegenden Krankheiten verschleiert.

> **Maskierung von Symptomen** ⚠
> Die oft notwendige Antibiotikatherapie, Kortisonbehandlungen, aber auch Schmerzbehandlungen können Symptome unterdrücken.

Wird eine Osteomyelitis als Abszess, eine Leukämie mit Hauteinblutungen an den Beinen als eine ITP (idiopathische thrombozytopenische Purpura) oder eine Appendizitis als bakterielle Enteritis behandelt, so kommt es zur vorübergehenden Besserung mit **Maskierung** der Symptome, die auf die richtige Diagnose weisen. Eine Schmerztherapie wird bei Bauchschmerzen heutzutage meistens durchgeführt, jedoch kann eine akute Appendizitis unter Morphin- oder Steroidbehandlung wegen einer anderen Erkrankung leicht übersehen werden.

Abgeschwächte Entzündungsreaktionen bei **Immunsupprimierten** lassen Symptome erst spät sichtbar werden.

Weiterer Krankheitsverlauf

Vergleiche hierzu auch Kapitel 3.2.9. Gerade Diagnosen in der Praxis sind in der Frühphase als Arbeitshypothesen zu betrachten und nicht als immer gegeben oder endgültig anzusehen. Die Bauchschmerzen eines Kindergartenkindes entpuppen sich z. B. nach 2 Tagen als erstes Scharlachsymptom.

Banale Symptome kommen in der Praxis häufig vor. Sie sind oft flüchtig, wie Kopfschmerzen, Hüftschmerzen oder Beinschmerzen. Sie können aber auch das erste Zeichen einer schweren Erkrankung sein, was aber seltener vorkommt (z. B. Medulloblastom, Morbus Perthes oder Osteosarkom).

Banale Symptome ernstnehmen

Es ist nicht angebracht, die Eltern und den Patienten bei „banalen" Symptomen sofort mit allen möglichen katastrophalen Möglichkeiten zu verunsichern. Dennoch sollten auch banale Symptome ernst genommen und durch den Verlauf als harmlos bestätigt werden.

Eine Form der Verlaufskontrolle und auch der erweiterten Erkenntnisgewinnung im Diagnoseprozess bei eingeschränkten Untersuchungsmöglichkeiten stellt die **Ex-juvantibus-Diagnose** dar: Aus dem Therapieerfolg wird auf die Diagnose geschlossen bzw. wird die vermutete Diagnose bestätigt, die noch nicht ausreichend gesichert war. Beispiele hierfür sind folgende:
- Das sofortige Ansprechen eines chronischen Hustens auf Salbutamol oder auf ein inhalatives Kortikosteroid deutet auf eine bronchiale Hyperreaktivität (Asthma) hin.
- Beim gutartigen Osteoidosteom sprechen die Knochenschmerzen hervorragend auf Acetylsalicylsäure an.
- Nach Eisenbehandlung verschwindet eine Anämie.
- Ein nervöser Diabetiker verbessert sich auf Glukosegabe rasch (vermutete Unterzuckerung).
- Chronische Bauchschmerzen verschwinden nach Laxanziengabe (vermutete Obstipation)
- Gelenkschmerzen und Schwellung bessern sich durch Steroide (vermutete rheumatische Erkrankung).

Steroide bei Knochenschmerzen

Von Steroidgaben für Knochenschmerzen ohne saubere Diagnostik ist abzuraten, da dadurch eine – wenn auch seltene – akute lymphatische Leukämie maskiert werden kann.

Dass eine exakte nachgewiesene Diagnose im Idealfall anzustreben ist, bleibt unbestritten. Es muss aber die Verhältnismäßigkeit diagnostischer Maßnahmen vor dem Hintergrund von vielen flüchtigen banalen Symptomen im Auge behalten werden. Diese Verhältnismäßigkeit fehlt manchmal in den Empfehlungen und Richtlinien von hoch spezialisierten Universitätsprofessoren, die von Patientenpopulationen ausgehen, die in der Praxis nicht vorkommen. Nach Auffassung des Autors fehlt diese Verhältnismäßigkeit auch gelegentlich bei den Gutachterkommissionen, die zu sehr strengen Urteilen gegen Ärzte kommen, weil sie diagnostische Routinen und Möglichkeiten eines Krankenhauses auch für die Praxis voraussetzen.

Im **Notdienst** begegnen dem Arzt viele Patienten, bei denen sich keine sichere Diagnose stellen lässt. Es lässt sich auch nur schwer einschätzen, wie zuverlässig diese Patienteneltern bei gefährlichen Symptomen reagieren. Es ist daher vielfach angebracht, eine Verlaufskontrolle beim Hausarzt zu empfehlen und dies zu dokumentieren.

Die **Sicherungsaufklärung** für bestimmte, dem Patienten nicht immer geläufige Gefahrensituationen ist eine Verlaufskontrolle unter bestimmten Bedingungen (**Antizipation**, **anticipatory guidance**). Dies trifft z. B. für die Warnhinweise nach Schädel-Hirn-Traumata zu (Erbrechen, Vigilanzstörung) und ist auch bei unklaren Bauchschmerzen sinnvoll, die Frühzeichen einer Appendizitis sein können.

Eine Reihe von Krankheiten ist nicht beim ersten Besuch, sondern erst im Verlauf erkennbar. Dazu gehören die zuvor erwähnten schwierigen Diagnosen (S. 48), zu denen auch **psychosomatische Krankheiten** und vor allem die **Kindesmisshandlung** gehören. Psychosomatische Beschwerden erfordern in vielen Fällen eine umfangreiche Ausschlussdiagnostik. Eine verantwortliche Diagnostik ohne Generierung von sekundärem Krankheitsgewinn gegenüber einer Würdigung der psychischen Beeinträchtigung erfordert viel Erfahrung und Fingerspitzengefühl.

4.2.6 Organisationsebene

„Alles, was schief gehen kann, geht auch schief." (Murphys Gesetz, nach Edward A. Murphy 1918–1990, US-Airforce-Ingenieur)

Je größer die Versorgungseinheit, desto unübersichtlicher wird es, und desto größer werden die Anforderungen an klare Organisationsstrukturen. Wird eine Geburtsklinik kinderärztlich betreut oder werden sogar Belegarztbetten in einem Krankenhaus unterhalten, dann steigt der Grad an Verantwortung und entsprechender Organisation ungemein. Aber auch im Kleinbetrieb der Praxis muss der Praxisinhaber die Sicherheit zahlreicher Abläufe überwachen und das Personal entsprechend anleiten.

Führungsfehler

Bei der Personalführung sind nicht nur Wertschätzung und Lob der Arbeit wichtig, sondern auch den individuellen Fähigkeiten entsprechende Freiräume, in denen die Mitarbeiter eigenverantwortlich Entscheidungen treffen können. Nicht jeder Praxisinhaber ist die geborene Führungskraft, aber das Chefsein kann und muss erlernt werden. Ohne die entsprechende Erfahrung und Ausbildung können leicht Führungsfehler gemacht werden [9]:
- keine Differenzierung bei der Einschätzung der Fähigkeiten der Mitarbeiter
- fehlende Ziele
- mangelnde Rückmeldungen (überwiegend negatives Feedback)
- nicht effektiv übertragene bzw. verteilte Verantwortung
- nicht ausgetragene Konflikte
- zu wenig Zeit für Gespräche
- mangelnde Selbstreflexion
- mangelnde Supervision der Führungskräfte

Organisationsfehler

Es ist ein Organisationsfehler, wenn Aufgaben an nicht dafür Qualifizierte übertragen werden (Delegation). Der Praxisinhaber trägt Verantwortung für die Ausbildung und den Arbeitseinsatz von Praktikanten, Auszubildenden, Assistenzärzten und auch für den Arbeitseinsatz von Vertretern, die in der Praxis eingesetzt werden. Auch bei **Praxisvertretern** ist es nötig, sich von deren Qualifikation zu überzeugen, wozu meist ein Lebenslauf, die Approbation, die Facharzturkunde, ein Nachweis der Berufshaftpflichtversicherung und ggf. weitere Informationen dienen. Bei längerer Festanstellung ist auch ein polizeiliches Führungszeugnis sinnvoll.

> **Achtung**
> Werden dem angestellten Personal Aufgaben übertragen, für die es nicht geeignet oder qualifiziert ist, dann kann dies im Schadensfalle zur Haftung aufgrund eines Übernahmeverschuldens führen.

Organisatorische Mängel begünstigen Fehler. In einer überschaubaren Praxis führen Organisationsfehler seltener zu Schäden als in der komplexen Situation großer Krankenhäuser oder in einer Gemeinschaftspraxis mit häufig wechselnden Ärzten und Personal.

> **Fallbericht: Patientenverwechslung**
>
> Ein 11-jähriger Junge, der sonst selten in der Praxis ist, kommt am Montag in die Praxis zur Blut- und Stuhluntersuchung. Er kommt mit seiner Oma. Am Freitag davor war er bei der Vertretungskollegin, die weitere Diagnostik empfahl. Auf dem Computerbildschirm ist die Patientendatei noch nicht aufgerufen, und der Arzt geht in die Patientenliste und fragt, ob er der zu dieser Uhrzeit eingetragene Cedrick sei. Die Oma nickt. An dem vorherigen Freitag ist nichts dokumentiert, und der Junge und die Oma können nicht sagen, warum diese Untersuchungen empfohlen wurden. Auch die Arzthelferinnen wissen nichts Genaueres. Der Junge habe einige Tage Durchfall gehabt und gibt an, es gehe ihm schon besser. Daraufhin wird die Blutuntersuchung und Stuhlganguntersuchung zurückgestellt. Später ruft die Mutter an und wundert sich, warum nichts unternommen wurde. Es stellt sich heraus, dass der Arzt die falsche Patientendatei aufgerufen hatte. Der Patient klagte seit 3 Monaten über Durchfall und hatte an Gewicht verloren, so dass ein Ausschluss einer chronischen Darminfektion (z. B.

durch Lamblien) oder einer chronisch-entzündlichen Darmerkrankungen indiziert war. Der Patient wird schnell wieder einbestellt, der Arzt entschuldigt sich bei der Mutter, und die Diagnostik wird mit halbstündiger Verzögerung durchgeführt.

In Gemeinschaftspraxen können beim Arztwechsel leicht Informationen verlorengehen. In diesem Fall fand auch ein Betreuerwechsel statt, und der Junge und die Oma hatten beim Ansprechen nicht richtig gehört. Der behandelnde Arzt verwechselte so den ihm nicht sehr bekannten Patienten. Eine bessere Unterstützung durch die Arzthelferinnen mit Aufrufen der Datei hätte den Irrtum vermieden oder auch ein Anschauen des Rezepts mit dem falschen Patientennamen. Gerade bei Betreuerwechseln von schwer kranken Kindern gehen leicht wichtige Informationen verloren. Dies wird bei einem Pneumokokken-Todesfall an anderer Stelle beschrieben.

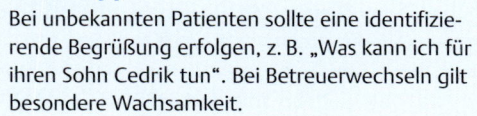

Praxistipp
Bei unbekannten Patienten sollte eine identifizierende Begrüßung erfolgen, z. B. „Was kann ich für ihren Sohn Cedrik tun". Bei Betreuerwechseln gilt besondere Wachsamkeit.

Eine gute Organisation, zu der klare Abläufe, Verantwortungsstrukturen, Kontrollen, Wartung, Routinen, Mitarbeiterbesprechungen und Unterweisung gehören, vermeidet Fehler. Das Personal muss z. B. klar instruiert werden, wichtige Informationen sicher weiterzugeben.

Fallbericht: missglückte Informationsübermittlung
Ein Kind mit Rheumaschub soll in die Rheumafachklinik eingewiesen werden. Die Auszubildende nimmt den Rückruf der Klinik entgegen, die die sofortige Einweisung empfiehlt. Sie schreibt die Information auf einen Zettel und legt sie an einen Platz, wo der Arzt nicht hinguckt. Wegen der vollen Praxis vergisst der Arzt am Freitag nach Schluss nachzuhaken. Die Einweisung wird dadurch erst zeitverzögert durchgeführt.

Werden keine festen Standards und Abläufe mit dem Personal abgesprochen, dann fehlen wichtige Informationen oder werden nicht zeitgerecht weitergeleitet. Beispielsweise fehlt die Telefonnummer eines Patienten, der wegen eines unerwartet auffälligen Laborergebnisses rasch nachuntersucht werden muss. Der Krankenhausbefund einer pathologischen pH-Metrie (gastroösophagealer Reflux) als Ursache von Asthmaanfällen wird von den Arzthelferinnen ohne Abzeichen in die Karteikarte eingeordnet und dem Arzt fällt der fehlende Befund erst 3 Monate später auf. Die Arzthelferin, die schon immer impfte, verursacht einen Impfabszess mit den gleichen Staphylokokken, die an ihren Händen sind (OLG Koblenz 22.06.2006 5 U 1711/05). Wurden sie und das andere Personal in Hygienemaßnahmen unterwiesen?

Mit dem Personal sollten definierte Abläufe eingeübt werden, wie Verhalten am Telefon (Erkennen von Notfällen), Vorgehensweise bei Ausstellung von Überweisungen oder Folgeverordnungen, Rezepten, Heilmittelverordnungen Umgang mit Notfallsituationen, Impfungen, Hausbesuchsvorbereitung, Vorsorgen. Der Posteingang muss so geregelt sein, dass wichtige Befunde sofort gesichtet werden. Im Rahmen des Qualitätsmanagements ist für ausreichende Hygienestandards zu sorgen, wozu ein zugänglicher Hygieneplan gehört.

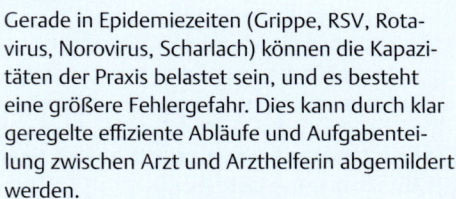

Merke
Gerade in Epidemiezeiten (Grippe, RSV, Rotavirus, Norovirus, Scharlach) können die Kapazitäten der Praxis belastet sein, und es besteht eine größere Fehlergefahr. Dies kann durch klar geregelte effiziente Abläufe und Aufgabenteilung zwischen Arzt und Arzthelferin abgemildert werden.

Die Zugänglichkeit und Verfügbarkeit des Arztes ist besonders wichtig für schwer kranke Kinder. Weist das Personal ein schwer krankes Kind ab, weil es in der Erkennung von Gefahrensituationen nicht ausreichend ausgebildet ist, so kann dies katastrophale Folgen haben.

Qualitätsmanagement
Zur guten Organisation einer Praxis gehört die transparente Planung und Durchführung verschiedener Arbeitsprozesse, was heute auch unter dem Begriff Qualitätsmanagement (QM) verstanden wird. Das QM ist in der vertragsärztlichen ambulanten Versorgung seit dem 31.12.2010 nach § 135a SGB V verpflichtend. Es umfasst folgende Bereiche (§ 91 Abs. 5 SGB V):

Auszug aus der Qualitätsmanagementrichtlinie der vertragsärztlichen Versorgung [10]

§ 3 Grundelemente eines einrichtungsinternen Qualitätsmanagements

Die Grundelemente eines einrichtungsinternen Qualitätsmanagements sind
1. im Bereich „Patientenversorgung":
   a) Ausrichtung der Versorgung an fachlichen Standards und Leitlinien entsprechend dem jeweiligen Stand der wissenschaftlichen Erkenntnisse
   b) Patientenorientierung, Patientensicherheit, Patientenmitwirkung, Patienteninformation und -beratung
   c) Strukturierung von Behandlungsabläufen
2. im Bereich „Praxisführung/Mitarbeiter/Organisation":
   a) Regelung von Verantwortlichkeiten
   b) Mitarbeiterorientierung (z. B. Arbeitsschutz, Fort- und Weiterbildung)
   c) Praxismanagement (z. B. Terminplanung, Datenschutz, Hygiene, Fluchtplan)
   d) Gestaltung von Kommunikationsprozessen (intern/extern) und Informationsmanagement
   e) Kooperation und Management der Nahtstellen der Versorgung
   f) Integration bestehender Qualitätssicherungsmaßnahmen in das interne Qualitätsmanagement

§ 4 Instrumente eines einrichtungsinternen Qualitätsmanagements

Als Instrumente eines einrichtungsinternen Qualitätsmanagements sind insbesondere zu nutzen:
a) Festlegung von konkreten Qualitätszielen für die einzelne Praxis, Ergreifen von Umsetzungsmaßnahmen, systematische Überprüfung der Zielerreichung und erforderlichenfalls Anpassung der Maßnahmen
b) regelmäßige, strukturierte Teambesprechungen
c) Prozess- und Ablaufbeschreibungen, Durchführungsanleitungen
d) Patientenbefragungen, nach Möglichkeit mit validierten Instrumenten
e) Beschwerdemanagement
f) Organigramm, Checklisten
g) Erkennen und Nutzen von Fehlern und Beinahe-Fehlern zur Einleitung von Verbesserungsprozessen
h) Notfallmanagement
i) Dokumentation der Behandlungsabläufe und der Beratung
j) Qualitätsbezogene Dokumentation, insbesondere
   aa) Dokumentation der Qualitätsziele und der ergriffenen Umsetzungsmaßnahmen
   bb) Dokumentation der systematischen Überprüfung der Zielerreichung (z. B. anhand von Indikatoren) und der erforderlichen Anpassung der Maßnahmen

In Krankenhäusern gilt die Verpflichtung zum QM nach § 137 SGB V seit 1999. QM ist ein Instrument der Fehlervermeidung. Es wird in nicht formalisierter Weise mehr oder weniger von allen Ärzten eingesetzt. Ein eigenes QM kostet Zeit und Arbeit, ist aber nach Ansicht des Autors lohnend. Inwieweit formalisierte und zertifizierte kostenpflichtige Maßnahmen praxistauglich sind und eine wirkliche Verbesserung bringen, muss sich noch zeigen. Manche Unternehmen wie Versandapotheken bieten QM als Werbemaßnahme für die Beanspruchung ihrer Dienste an. Durch Berufsverbände werden QM-Programme vermittelt (z. B. von Athene Akademie GmbH). Auch die Kassenärztliche Bundesvereinigung bietet gegen Bezahlung das **Qualitätsentwicklungsprogramm** (QEP), nach dem man sich auch nach DIN EN ISO 9 001/2000 zertifizieren lassen kann. Einigkeit muss noch über Qualitätsziele und über messbare Qualitätsindikatoren hergestellt werden.

Auf institutioneller Ebene gibt es Ansätze zum QM bzw. zu qualitätssichernden Maßnahmen bei Zulassungsverfahren, Überprüfungen der Säuglingshüftultraschall-Dokumentation oder im Rahmen von Disease-Management-Programmen (DMP). Daneben gibt es eine Anzahl von nicht leicht überschaubaren Einzelprogrammen zu Krankheiten wie Neurodermitis, ADHS, die als Sonderverträge zwischen Krankenkassen und einzelnen Ärzten unter die integrierte Versorgung fallen.

Merke
Ein an die Bedürfnisse der Praxis angepasstes Qualitätsmanagement ist ein Instrument der Fehlervermeidung.

Teil des QM und auch der Fehlervermeidung ist die Entwicklung von Standards, die man auch in **Protokolle** (Checklisten, Arbeitsanleitung und Verfahrensanleitung) fassen kann. Es werden dann Routinen abgearbeitet, beispielsweise das Vorgehen bei bestimmten Krankheitsbildern wie Asthma bronchiale oder Diabetes mellitus in Form von Disease-Management-Programmen (DMP). Ähnlich arbeiten Piloten mit Checklisten zum Start und zur Landung.

> **Protokolle sind für folgende Arbeitsbereiche besonders geeignet:**
> - Aufnahme neuer Patienten
> - Verhalten am Telefon
> - Verhalten bei Notfällen
> - Impfungen
> - Vorsorgen
> - komplexere Therapien (Asthma, Diabetes mellitus, Epilepsie, rheumatoide Arthritis, Mukoviszidose, Colitis ulcerosa)
> - Verlaufskontrollen bei chronischen Erkrankungen (ADHS, Down-Syndrom, Neurodermitis, Neurofibromatose)
> - Hausbesuche

Maßnahmen zur Patientensicherheit

Für die Patientensicherheit empfiehlt Morath [21] auf der organisatorischen Ebene folgende Elemente: Das Personal muss trainiert werden in guter Teamarbeit, selbstständigen Entscheidungen, Risikobewusstsein, Fehlermanagement und technischen Abläufen. Arbeitsprozesse sollten vereinfacht und standardisiert werden. Monitorsysteme sind hierzu hilfreich.

Zur Sicherheit gehört auch der Einsatz von nicht zu komplizierten medizinischen Geräten, was unter den Begriff „Usability" fällt. Selbstverbessernde und redundante Systeme sollten implementiert werden. Die Abhängigkeit vom menschlichen Gedächtnis sollte durch Protokolle (s. o.), Checklisten, automatisierte Elemente und Überprüfung durch Kollegen verringert werden.

> **Merke**
> Pausen sind wichtig. Sie reduzieren die Fehleranfälligkeit deutlich.

In der Chirurgie ist die Fehleranfälligkeit dreimal geringer bei Operateuren, die Pausen machen, als bei Kollegen, die „durchoperieren" [20].

Steigerung der Wachsamkeit

Wenn eine Praxis fast fehlerfrei läuft, dann kann ein Gefühl falscher Sicherheit entstehen, und die Wachsamkeit lässt nach. Vielleicht ist dies auch der Grund, warum Behandlungsfehler älteren Ärzten häufiger zu unterlaufen scheinen [6], da sie sich selbstbewusst in Sicherheit wiegen und dann nachlässig werden. Unter Umständen müssen **Fehlersimulationen** und regelmäßige Mechanismen, die die Aufmerksamkeit wecken, in den Praxisalltag eingebaut werden. „Fehler des Monats"-Kolumnen in Fachzeitschriften oder als regelmäßige Fortbildung in größeren Einrichtungen sind hierzu hilfreich. Rückfragen von der Apotheke sollte man nicht als Belästigung, sondern als Weckung der Wachsamkeit würdigen.

Eine systematische **Fehlerkartei** schärft die Wachsamkeit. Audits (Überprüfung von häufigen Aktivitäten/Arbeitsprozessen/Ergebnissen, stationäre Fälle, Gründe für Arztwechsel) und Simulationen (z. B. Notfallübungen, Brandschutzübung, Computerausfall) helfen, auch bei fehlerarmen Betrieb die Wachsamkeit hoch zu halten.

Hatte ein Arzt 5 Jahre keinen onkologischen Fall, dann heißt das in keiner Weise, dass dies die weiteren 5 Jahre genauso geht, und er muss die klassischen Symptome Anfangssymptome einer Leukämie im Hinterkopf behalten, also Blässe, Knochenschmerzen mit oder ohne Lymphknotenschwellung und Lebermilzvergrößerung. Zum „Wachsambleiben" helfen **Fallbesprechungen** in Qualitätszirkeln oder die laufende **Fortbildung** durch Literatur und Veranstaltungen.

4.2.7 Ausbildungs- und Fortbildungsebene

> **Bedeutung der Ausbildung**
> Die gute Ausbildung von Ärzten und medizinischem Personal ist enorm wichtig für eine qualitativ hochstehende Medizin mit wenigen Fehlern und optimalen Fehlerkorrekturmöglichkeiten. Gerade in der Ausbildung sollte auf eine nicht repressive Fehlerkultur hingearbeitet werden, die einen konstruktiven Umgang mit Fehlern begünstigt.

Dies beginnt mit einer optimalen Nutzung von Fehlern bei Prüfungen: Die richtigen Lösungen der **Prüfungsaufgaben** sollten zeitnah mitgeteilt und die Fehler analysiert werden, damit sie sich nicht verfestigen. Ein solcher Gedanke ist beim Institut für medizinische Prüfungsfragen für das deutsche medizinische Staatsexamen noch wenig verbreitet. Bei den Prüfungen für das amerikanische Staatsexamen (United States Medical Licensing Examination, USMLE) erhält der Prüfling eine Vergleichsanalyse, wo er erkennt, in welchen Fachgebieten er unter- oder überdurchschnittlich abgeschnitten hat. So kann gezielt an den eigenen Schwachpunkten gearbeitet werden. Auch beim Selbstlernprogramm **PREP** (**Pediatrics Review and Education Program**) kann man seine Schwachpunkte gezielt bearbeiten.

In den angelsächsischen Ländern herrscht nach den Erfahrungen des Autors derzeit eine bessere Ausbildungskultur, bei der auszubildenden Ärzten auch von den Krankenhausverwaltungen mehr Zeit für die **individuelle Betreuung** der Medizinstudenten und angehenden Fachärzte eingeräumt werden. Durch Trennung von Lehre und Forschung stehen Dozenten den Studenten und Fachärzten in der Ausbildung voll zur Verfügung.

Ein guter Arzt verfügt über Wissen, Fertigkeiten und eine ethische Einstellung (knowledge, skills, attitude). Unter optimaler Supervision ist das Lernprinzip „sieh einmal zu, führe eine Prozedur durch und lehre dann eine" (**see one, do one, teach one**) sehr erfolgreich, abgesehen von einigen Ausnahmen. Bei schlechter Betreuung werden die Auszubildenden damit überfordert.

> **Fallbericht**
> Ein tragischer Fall ereignete sich 2011, bei dem ein Medizinstudent im Praktischen Jahr einem 10 Monate alten Jungen mit Leukämie ein oral zu verabreichendes Antibiotikum (Cotrimoxazolsaft) intravenös spritzte. Der Junge starb an Multiorganversagen [1]. Der Student wurde im Berufungsverfahren vom Landgericht zu 90 Tagessätzen mit Geldstrafe verurteilt (LG Bielefeld 14.8.13 18 Js 279/11).

Eine gute Ausbildung unter dem steigenden ökonomischen Druck in den Krankenhäusern und ausbildenden Praxen zu vermitteln, ist eine Herausforderung. Der nicht immer ausreichende praktische Zugang zum Patienten in der Ausbildung wird zunehmend mit **Simulationen** an Scheinpatienten, Puppen und dergleichen ausgeglichen. Dadurch kann sich der (angehende) Arzt gefahrlos auf fehlerträchtige Situationen vorbereiten. Sehr hilfreich sind **Fallpräsentationen** (Case Reports, z. B. aus dem NEJM, New England Journal of Medicine), Differenzialdiagnosebücher, Balint-Gruppen, Röntgenbesprechungen und klinisch-pathologische Konferenzen. Die umfangreiche Fallsammlung in Kapitel 6 dieses Buches soll das Erkennen von Fehlern schulen und die Möglichkeit geben, daraus zu lernen.

> **„Teach the teacher"**
> Zur Verbesserung der Ausbildung gehört auch die Befähigung der Ausbilder, die ebenfalls in ihren Aufgaben angelernt und gefördert werden müssen.

Besonders hilfreich, aber auch nicht ganz billig, sind die international standardisierten Notfallsimulationskurse **APLS** (Advanced Pediatric Life Support), **NALS** (Neonatal Advanced Life Support) und der mehr auf Unfallchirurgen ausgerichtete **ATLS-Kurs** (Advanced Trauma Life Support), bei denen ein sicherer Umgang mit Notfällen eingeübt wird. Die American Academy of Pediatrics bietet mit **PREP** (Pediatrics Review and Education Program) ein die ganze Pädiatrie überspannendes Selbstlernprogramm an mit Analysen der eigenen Schwachpunkte, die dann systematisch aufgebessert werden können.

Während Gelder für die Fortbildung und Ausbildung eher in geringerem Maße zur Verfügung gestellt werden, steigen die Anforderungen an die praktizierenden Ärzte. Seit etwa 2010 sind für an der vertragsärztlichen Versorgung teilnehmende Ärzte nach § 95d SGB V **50 Fortbildungsstunden pro Jahr verpflichtend** und müssen alle 5 Jahre nachgewiesen werden (250 Punkte CME, Continuous Medical Education). Die Berufsordnung (BO § 4) fordert dies ebenfalls für alle Ärzte. Erbringt der Kassenarzt nicht den Fortbildungsnachweis, dann kommt es zunächst zu einer 10%igen Kürzung der Honorare und bei Wiederholung zu einer 25%igen Kürzung (www.kbv.de). Für bestimmte Verträge der integrierten Versorgung und die Abrechnungsfähigkeit einiger besonderer Leistungen sind einmalige oder regelmäßige Fortbildungsnachweise nötig. Dass dies nicht ganz verkehrt ist, belegen Behandlungsfehleranalysen [6], nach denen Behandlungsfehler bei Ärzten mit höherem

Alter zunehmen. Im Rahmen des Qualitätsmanagements ist auch die Erbringung zahlreicher Leistungen an regelmäßige Fortbildungen und Qualitätsnachweise gebunden (Ultraschallprüfungen, DMP etc.).

Erschreckend ist der **Mangel an pädiatrischer Ausbildung bei Allgemeinmedizinern** oder anderen Ärzten, die Kinder mitversorgen. Es mag hier besondere positive Ausnahmen geben, aber der Mangel an Ausbildungsplätzen in der Pädiatrie führt dazu, dass viele Allgemeinmediziner ihre Erfahrungen mit Kinderversorgung nach dem Learning-by-Doing-Prinzip erwerben und so eine geringere Chance haben, Fallstricke in der pädiatrischen Versorgung zu vermeiden. Der Versuch, dies durch finanzielle Anreize zu verbessern, indem niedergelassene Pädiater einen allgemeinmedizinischen Weiterbildungsassistenten finanziert bekommen, nicht aber einen pädiatrischen, ist wegen Ungleichbehandlung und des Gebarens mancher Hausärztevertreter gescheitert, die mit übersteigertem Selbstvertrauen meinen, Kinder gleichwertig wie ein Kinderarzt versorgen zu können.

Ausbildung von Arzthelferinnen findet bei den meisten niedergelassenen Kinderärzten statt. Einige wenige Praxen bilden **Assistenzärzte** aus, was aber für die meisten Praxen wirtschaftlich nicht zu leisten ist. Es besteht in Deutschland eine Diskrepanz zwischen Krankenhausmedizin und Praxismedizin, und auch viele Kinderärzte lernen die Besonderheiten in der Praxis erst nach ihrer Facharztausbildung kennen. In den USA sind Praxen in die Facharzt-Ausbildungsprogramme integriert. Die Assistenzärzte üben einmal wöchentlich eine Praxistätigkeit mit Vorsorgen und Impfungen in der ambulanten Versorgung aus.

Das Ziel der Ausbildung ist es, den angehenden Ärzten und Fachärzten einen möglichst wissenschaftlich gesicherten **Medizinischen Standard** zu vermitteln. Was das ist, ist nicht immer unumstößlich festgeschrieben und im Fluss. Ein Versuch, den Grad der wissenschaftlichen Erkenntnis zu beschreiben, sind die Evidenzgrade. **Evidenz** beschreibt das Ausmaß oder die Stärke der wissenschaftlichen Erkenntnis. Sie sagt nicht unbedingt etwas über die Relevanz (Bedeutsamkeit) dieser Erkenntnis, z. B. wenn aufwendige Studien eine minimale signifikante Verbesserung der Lungenfunktion beweisen, die aber so gering ausfällt, dass sie kaum spürbar ist. Einzelne Expertenmeinungen werden auch gerne als „Eminenz-basierte" Medizin bezeichnet.

Der Medizinische Standard wird in **Leitlinien** und **Richtlinien** (**Guidelines, State of Art**) beschrieben, in manchen Veröffentlichungen wird auch von **Konsensempfehlungen** gesprochen. In der Prüfungsordnung ist das Wissen, welches ein Facharzt nach Facharztstandard haben sollte, zusammengefasst. Leitlinien gelten als „wissenschaftlich begründete, praxisorientierte Handlungsempfehlungen" gegenüber den verbindlicheren Richtlinien, die „Handlungsregeln einer gesetzlich, berufs-, standes- oder satzungsrechtlich legitimierten Institution" darstellen. Die Nichtbeachtung von Richtlinien kann Sanktionen nach sich ziehen [27], und eine Abweichung davon sollte gut begründet werden. Deutsche Leitlinien werden durch die Arbeitsgemeinschaft der wissenschaftlich-medizinischen Fachverbände (AWMF) zugänglich gemacht (www.awmf.org/leitlinien/aktuelle-leitlinien.html).

Die Ausbildung von Ärzten und Medizinischen Hilfskräften ist in der Regel eine Bereicherung und besteht oft aus einem gegenseitigen Lernprozess. Durch Ausbildung von anderen wird der Arzt motiviert, sich selbst weiterzubilden und seine Kenntnisse aufzufrischen, um auf dem neuesten Stand zu sein und ein fundiertes Wissen vermitteln zu können. Durch Fragen der Lernenden wird er auch mit seinen Wissenslücken konfrontiert.

Umgang mit Fehlern in der Ausbildung

Der Umgang mit und die Auswertung von Fehlern wird in der Ausbildung vielfach zu wenig behandelt. Eine offene Fehlerkultur ermöglicht einen schnelleren und sichereren Lernprozess. Dies setzt voraus, dass die Fehleroffenbarung nicht mit unangemessenen Sanktionen abgeschreckt wird und der Ausbilder auch selbst in der Lage ist, Fehler einzugestehen. Dies ist nicht in dem Sinne falsch zu verstehen, dass mehr Fehler toleriert werden. Fehler sollen als Lernerfahrung verantwortlich genutzt werden, müssen aber auch Konsequenzen haben. Eine Konsequenz ist, dass nach einem Fehler die Ausbildung in diesem Bereich intensiviert wird.

4.3 Literatur

[1] **Ärztezeitung.** Saft in die Vene gespritzt – Kind tot. Ärztezeitung 23.09.2011
[2] **American** Academy of Pediatrics (AAP). Committee on Medical Liability. Medical Liability for Pediatricians. 6. Aufl.: AAP 2004
[3] **American** Academy of Pediatrics (AAP), Committee on Infectious Diseases. Red Book. 29. Aufl. 2012: 580
[4] **Agency** for Healthcare Research and Quality (AHRQ). 20 Tips to Help Prevent Medical Errors. Patient Fact Sheet. Publication No. 11–0089, 09/2011. Im Internet: http://www.ahrq.gov/consumer/20tips.htm (Stand 18.04.2013)
[5] **Beneker** C. Ärzte punkten bei Patienten mit Zuwendung. Ärzte Zeitung vom 15.02.2012
[6] **Brandis** v. C, Pribilla O. Arzt und Kunstfehlervorwurf. München: Goldmann; 1973
[7] **Braun** RN. Die Allgemeinpraxis und der Zeitfaktor. Dtsch med Wschr 1963; 43: 2084–2092
[8] **Emmrich** P, Sitzmann FC, Truckenbrodt H. Kinderärztliche Notfälle. 11. Aufl., Stuttgart: Thieme 1989
[9] **Fleischer** W. Ärztliche Führung Wer aktiv führt, vermeidet Fehler. Dtsch Arztebl 2008; 28–29: C 1325–26
[10] **Gemeinsamer** Bundesausschuss. Qualitätsmanagement-Richtlinie vertragsärztliche Versorgung. GBA 18.10.2005. Im Internet: www.g-ba.de/informationen/richtlinien/18/ (Stand 18.04.2013)
[11] **Gross** R, Fischer R. Fehldiagnosen: Bedeutung – Umfang – Ursachen. Diagnostik 1980; 13:117–121
[12] **Häuser** W, Hansen E, Enck P. Nocebophänomene in der Medizin. Dtsch Arztebl 2012;109(26): 429–465. DOI: 10.3 238/aerztebl.2 012 0459
[13] **Heckl** RW. Der Arztbrief. Eine Anleitung zum klinischen Denken. 2. Aufl. Stuttgart: Thieme; 1990
[14] **Hower** J. Antipyretika zur Vermeidung von Fieberkrämpfen. Kinderarzt Telegramm Mai 2010
[15] **Illingworth** RS. The normal child. 10. Aufl. Churchill: Livingstone; 1996
[16] **Illingworth** RS. Leitsymptome der Kinderkrankheiten. Stuttgart: Hippokrates; 1981
[17] **Largo** RH. Babyjahre. 6. Aufl. München: Pieper; 2011
[18] **Lindner** M. Irren ist ärztlich. Bild der Wissenschaft 2004; 2: 18–23
[19] **Mäulen** B. Arbeitsstörungen bei Ärzten. Im Internet: www.aerztegesundheit.de/?page_id = 314 (Stand 18.04.2013)
[20] **Medizinische** Hochschule Hannover. Auch Chirurgen brauchen Pausen. Der Niedergelassene Arzt 2010; 10: 21
[21] **Morath** JM. Patient Safety: A View From the Top. In: Matlow A, Laxer RM. Patient Safety. Pediatric Clinics of North America 2006; 53 (6): 1057
[22] **Müller** S, Thöns M. Memorix Kindernotfälle. Stuttgart: Thieme 2009
[23] **Nair** BR, Mears SR, Hitchcock KI et al. Evidence-based physicians' dressing: a cross-over trial. Med J Aust 2002; 177 (11): 681–682
[24] **Nicolai** P. Pädiatrische Notfall- und Intensivmedizin. 4. Aufl. Berlin Heidelberg Springer, 2012
[25] **Pfannenstil** C. Einführungsveranstaltung zum Neurodermitis-Selektiv-Vertrag. Vortrag am 08.04.2011 in Köln
[26] **ReH** (Red). Neu für angehende Mediziner in den USA: der Kommunikationstest. Kinder- und Jugendarzt 2011; 9: 469. Zitiert aus: Gardiner Harris. New for Aspiring Doctors, the People Skills Test. The New York Time vom 10.07.2011.
[27] **Schäfer** T. Evidenzbasierte Medizin. Was ist das und wer braucht das eigentlich? Pädiatrie hautnah 2012; 25(5): 358–361
[28] **Van** den Bruel A, Thompson M, Buntinx F et al. Clinicians gut feeling about serious infections in children: observational study. BMJ 2012; 345

5 Fehlermanagement

5.1 Umgang mit Fehlern oder Fehlervorwürfen in der Praxis

„Cuiusvis hominis est errare, nullius nisi insipientis in errore perseverare."
(Irren ist menschlich, doch im Irrtum zu verharren, ist ein Zeichen von Dummheit.)
Cicero (106–43 v. Chr., Philippica XII, 2.5)

Fehler werden von verschiedenen Personen, wie vom Arzt selbst, von Kollegen, dem Patienten, den Eltern, dem Apotheker oder der Arzthelferin, aufgedeckt und zunächst individuell verarbeitet und besprochen. Nicht jeder Fehler wird dem verursachenden Arzt überhaupt bewusst. Bei vom Patient als gravierend empfundenen Fehlern kommt es auch oft zum Arztwechsel.

Als gravierend empfundene Fehler können dann auf eine höhere Ebene getragen werden, die sich gerichtlich oder außergerichtlich damit auseinandersetzt (▶ Tab. 5.1). Diese Ebenen sind Gerichte, Ärztekammern, MDKs, Gutachterkommissionen, die Kassenärztliche Vereinigung oder Zulassungsbehörden.

Behandlungsfehlervorwürfe werden auch von der Presse aufgegriffen, wie kürzlich ein Meningokokkensepsisfall, über den u.a. in Bild (am 01.09.2012) und Focus berichtet wurde: „Arzt hielt Hirnhautentzündung für Magen-Darm-Infekt".

Ein begangener oder „gefühlter" Fehler kann darüber hinaus zu einer negativen Bewertung in den neuen Praxisbewertungsportalen („Arztnavis") führen. Das Ärztliche Zentrum für Qualität in der Medizin (ÄQZ) beurteilt nachfolgende Arztbewertungsportale unter www.aezq.de: www.aok-arztnavi.de, www.die-arztempfehlung.de, www.doc-insider.de, www.esando.de, www.imedo.de, www.jameda.de, www.med.de, www.sanego.de und www.topmedic.de.

5.1.1 Empfehlungen für den Schadensfall

Dieter Mitrenga von der Ärztekammer Nordrhein [10] empfiehlt bestimmte Verhaltensregeln im Schadensfall. Diese sind vor allem in der Frühphase hilfreich, und eine gute Kommunikation vermeidet oft eine emotionale Eskalation, die dann ein Grund für eine gerichtliche Auseinandersetzung sein kann.

> **Empfehlungen zum Verhalten im Schadensfall [10]**
> - Sprechen sie mit dem Patienten.
> - Erläutern Sie sachlich die eingetretene Situation.
> - Zeigen sie Lösungsmöglichkeiten auf.
> - Das Gespräch sollte nicht sofort und unter psychischen Druck stattfinden.
> - Gut vorbereitet, für den Laien verständlich, und unter Zeugen.
> - Gespräch mit Patienten und Angehörigen zeitnah suchen.
> - Schaffen sie eine ruhige, mitfühlende Atmosphäre.
> - Drücken Sie Ihr Bedauern aus.
> - Übernehmen Sie Verantwortung.

Tab. 5.1 Rechtliche Auseinandersetzung mit Behandlungsfehlervorwürfen.

Ebene	Folgen
Zivilrecht	Schadenersatz, Schmerzensgeld, Honorarrückforderung
Strafrecht	Geldstrafe, Freiheitsstrafe, Berufsverbot
Standesrecht (Ärztekammer)	Verweis, Geldstrafe, Feststellung über Unwürdigkeit zur Berufsausübung
Versicherungsrecht (Haftpflichtversicherung, MDK der Krankenversicherung)	Schadensregulierung, Empfehlung
Gutachterkommissionen bzw. Schlichtungsstellen der Ärztekammern	Bescheid mit Empfehlungen
Vertragsarztrecht (kassenärztliche Vereinigung)	Verwarnung, Zulassungsentzug
Öffentliches Recht (Regierungspräsident, Ministerium)	Approbationsentzug
Quelle: nach [7]	

- Ich bin für Sie zuständig. Ihr Problem ist mir wichtig.
- Technische Pannen und Verzögerungen nicht auf andere schieben.
- Erklären Sie sachlich medizinische Folgen und Therapieoptionen.
- Bieten Sie einen Wechsel des behandelnden Arztes an.
- Zeigen Sie, dass Sie aus dem Vorfall lernen (wollen).
- Kein Schuldanerkenntnis!
- Prognosefehler Ruhe bewahren – auch bei lautstark und aggressiv vorgetragenen Klagen
- Zeit haben.
- Klageführende ausreden lassen.
- Keine Ausflüchte.
- Keine Lügen.
- Rechtfertigungen verschärfen die Situation, helfen nie.

Das **Aktionsbündnis Patientensicherheit** weist in der Broschüre „Reden ist Gold" darauf hin, wie wichtig ein ehrliches klärendes Gespräch nach einem Fehler ist [1].

Die **American Academy of Pediatrics** gibt folgende Empfehlungen im Schadensfall [11]:

Bei einem bedeutsamen Fehler ist es sinnvoll, frühzeitig einen Erfahrenen in solchen Angelegenheiten zu konsultieren und seine eigene Berufshaftpflichtversicherung. Wenn keine Anklage folgt, so ist dies meist für alle Beteiligten weniger belastend. Man sollte niemals Originaldokumente herausgeben und niemals die Aufzeichnungen nachträglich verändern. Hat man vergessen etwas zu dokumentieren, so sollte man dies tun, indem man dies als Ergänzung kenntlich macht und mit Datum versieht. Der Grund der Unzufriedenheit von Eltern oder Patienten sollte möglichst objektiv dokumentiert werden. Wichtig ist es, den Verlauf der Entwicklung zu verfolgen (Follow-up) und dies auch zu dokumentieren. Man sollte nicht auf Bezahlung gestellter Rechnungen verzichten, denn dies wird als Schuldeingeständnis interpretiert. Man sollte die Kommunikation mit dem Anwalt der Gegenseite nicht direkt führen, sondern über den eigenen Anwalt laufen lassen. Eine zeitig zusammengestellte Zusammenfassung ist hilfreich. Zeitfristen sollten eingehalten werden. Es sollte verständlich und leserlich dokumentiert werden, auch Telefongespräche gehören dazu. Der psychische Stress eines Gerichtsverfahrens ist nicht zu unterschätzen. Psychohygiene ist wichtig.

Liegt ein tatsächlicher Behandlungsfehler vor und entschuldigt sich der Arzt beim Patienten, dann darf die **Berufshaftpflichtversicherung** seit dem 01.01.2008 nicht den Versicherungsschutz aufheben. Klauseln, die dies besagen, sind nach § 105 Versicherungsschutzgesetz unwirksam [13]. Bei klarem Verschulden des Arztes oder Risiko einer weitergehenden Auseinandersetzung sollte Rücksprache mit der Berufshaftpflichtversicherung genommen werden. Ähnlich wie Mitrenga empfehlen auch Berufshaftpflichtversicherer im Schadensfall **ein rasches einfühlsames Gespräch mit dem Patienten/Eltern ohne Zeitdruck unter Zeugen** [15]. Die medizinischen Sachverhalte sollten erklärt werden und eventuell eine 2. Meinung angeboten werden. Von einem Schuldeingeständnis wird dringend abgeraten. Berufshaftversicherungen regulieren Schadensfälle oder vermeintliche Schadensfälle mit Verurteilungs- oder Prozessrisiko in 90 % außergerichtlich, was in etwa den Ergebnissen der Gutachterkommissionen entspricht, deren Empfehlungen die Berufshaftpflichtversicherungen meist übernehmen. In Fällen, in denen der Arzt seinen Fehler anerkannt hat und Haftpflichtversicherungen Gerichtsverfahren künstlich in die Länge ziehen, können Richter die Strafe erhöhen, damit eine Doppeltraumatisierung der Geschädigten vermieden wird [2].

Es kann auf die **Gutachterkommission** verwiesen werden, die relativ schnell und für den Patienten und auch für den Arzt kostenfrei eine Bewertung vornimmt. Das Gutachten liegt nach durchschnittlich knapp 1 Jahr vor und führt in etwa einem Drittel der Fälle zur Bestätigung des Fehlers. Dem beschuldigten Arzt bleibt dann 1 Monat zur Stellungnahme, wovon etwa 20 % Gebrauch machen. Dies führt in 10 % der Fälle zu einer Revision des Gutachtens [3]. Die Empfehlungen der Gutachterkommissionen werden in etwa 90 % der Fälle akzeptiert, wodurch ein für alle Seiten nervenaufreibender Gerichtsprozess vermieden wird.

Die **MDKs** (Medizinische Dienste der Krankenkassen) nehmen sich zunehmend der Behandlungsfehlervorwürfe an und erreichen ähnliche Fallzahlen wie die Gutachterkommissionen. Der MDK ist berechtigt, die erforderlichen Unterlagen, die sich auf den Prüfauftrag beziehen, mit Schweigepflichtentbindung einzusehen oder anzufordern.

Prüfungsgremien der **kassenärztlichen Vereinigungen** haben ebenfalls das Recht, konkrete Teile der Behandlungsdokumentation beispielsweise bei Abrechnungsprüfungen zu verlangen.

5.1.2 Einsicht in die Behandlungsunterlagen

Wie bereits in Kap. 2.4.4 ausgeführt, hat der Patient Einsichtsrecht in die objektiven Aufzeichnungen [14]. Bei den subjektiven Aufzeichnungen (z. B. psychiatrische Problematik) hängt die Einsichtnahme davon ab, ob es dem Patienten aus ärztlicher Sicht zumutbar ist. Alternativ zur Herausgabe können die Unterlagen gemeinsam mit dem Patienten durchgearbeitet werden.

Aufgrund der Aufbewahrungspflicht sollten Originale in der Praxis entsprechend der Vorgabezeit (mindestens 10, bei Behandlungsfehlerverfahren 30 Jahre, detaillierter ▶ Tab. 2.9) aufbewahrt werden [8]. Wird eine Übersendung der Krankenakte gewünscht, so kann vom Arzt eine Kopiergebühr von 50 Cent pro Seite verlangt werden. Fordert ein Anwalt die Unterlagen an (mit Schweigepflichtentbindung!), dann müssen die Unterlagen nur bei Zusage der Kostenübernahme zugesandt werden (OLG Hamm, 1 W 20/12).

Sorgeberechtigte Eltern haben Einsichtsrecht. Bei getrennten Eltern besteht ein Alleinvertretungsrecht nur bei alltäglichen Angelegenheiten. Bei Zweifeln sollte die Einverständniserklärung beider Eltern eingeholt werden. Ein Auskunftsanspruch geht über den Tod hinaus. Beim Arztwechsel ist der Patientenwille entscheidend, die ärztliche Schweigepflicht gilt auch unter Ärzten.

Grundsätzlich verbleiben die Behandlungsunterlagen in der Praxis, außer bei einigen strafrechtlichen Verfahren, bei denen Unterlagen beschlagnahmt werden können. Es ist dann wichtig, eigene Kopien anzufertigen. Wird der Patient beschuldigt oder ist Opfer (z. B. Kindesmissbrauch), dann verbleiben die Unterlagen beim Arzt, und für die Herausgabe ist eine Einverständniserklärung nötig.

> **Merke**
> Ist das Wohl des Kindes akut gefährdet, dann ist die Sicherheit des Kindes das höhere Gut. Mit Jugendamt oder Strafverfolgungsbehörden können in diesem Fall Informationen ohne Einverständniserklärung ausgetauscht werden. Bei gewichtigen Anhaltspunkten besteht eine Meldepflicht gegenüber dem Jugendamt nach § 1 Art. 14 Abs. 6 GDVG (Gesundheitsdienst- und Verbraucherschutzgesetz).

5.1.3 Psychologische Folgen für den Arzt

„Das ist das Schlimmste, als überzeugter Arzt wegen fahrlässiger Tötung verurteilt zu werden" [4]
(Zitat eines engagierten allgemeinmedizinischen Landarztes, der bei einem wegen Hodgkin-Lymphom splenektomierten Patienten einen grippalen Infekt feststellte und zu spät an Sepsis dachte. Er gab seine Praxis auf und arbeitet jetzt als Versicherungsangestellter.)

Die psychologischen Folgen eines Behandlungsfehlers oder schon eines Behandlungsfehlervorwurfs sind nicht zu unterschätzen. Das oberste Prinzip für den Arzt ist „nihil nocere", und wenn es dann doch zu einem Schaden kommt, so bedeutet dies nicht nur für den Patienten und die Eltern, sondern auch für den Arzt eine tiefe Erschütterung. Eine solche, nicht unerhebliche psychische Beeinträchtigung des betroffenen Arztes kann zu **Arbeitsstörungen** führen. Diese Arbeitsstörungen wurden in Kap. 4.2 4.2 (menschliche/emotionale Ebene) bereits angeführt. Hier muss unter Umständen professionelle Hilfe hinzugezogen werden. Bernhard Mäulen hat sich auf die Behandlung von Ärzten spezialisiert und hierzu zahlreiche Veröffentlichungen herausgegeben [8].

Im angelsächsischen Raum wird vom „second victim" gesprochen, ein Begriff, der auf Professor Albert W. Wu der John Hopkins Universität Baltimore zurückgeht [6].

Die Verarbeitung nach einem Zwischenfall verläuft oft in 5 Phasen: das Nicht-wahrhaben-Wollen, Zorn, Verhandeln, Niedergeschlagenheit und Akzeptanz, analog zu den von Elisabeth Kübler-Ross [5] beschriebenen Phasen bei Sterbenden.

5.1.4 Lernen aus Fehlern durch Fehleranalyse

Am Ende eines Fehlers steht die Analyse mit Überlegungen zur zukünftigen Vermeidung. Eigene Fehler können im Rahmen des Qualitätsmanagements, durch Berichterstattung an anonyme Fehlersammlungen wie CIRS oder in Fallpräsentationen im geschützten Rahmen ausgewertet werden.

5.1.5 Fehlerberichtsysteme

„Erando discimus." *(Aus Fehlern lernen wir) Max Bürger (1885–1966)*

Für die Kinder- und Jugendmedizin hat der Berufsverband der Kinder- und Jugendärzte zusammen mit dem Ärztlichen Zentrum für Qualität (ÄZG) 2005 ein internetbasiertes, anonymes Selbstberichtsystem für Fehler entwickelt. Dieses Bericht- und Lernsystem gibt es mittlerweile für mehrere Ärztegruppen unter dem Namen **CIRS (Critical Incident Reporting System)** [12]. Ziel ist es, potenzielle oder entstandene Fehler bzw. Schwachstellen in komplexen Arbeitsbereichen aufzudecken, bewusst zu machen und zu vermeiden oder abzustellen. Es sollen andere daraus lernen können. Es ist nicht nur für Ärzte, sondern auch für medizinisches Personal gedacht.

Das System für die Pädiatrie ist unter **www.cirs-paediatrie.de** erreichbar. Die Anmeldung erfolgt für Kinderärzte über www.paedinform.de und für medizinische Fachangestellte über www.praxisfieber.de. Mit Stand vom März 2011 wird das CIRS Pädiatrie noch nicht allzu zahlreich genutzt. Die berichteten Fehler bzw. Beinahe-Fehler passierten zu 89 % in der Praxis, 7 % im Krankenhaus und 2 % woanders. Zu 71 % wurde das Ereignis vom Arzt oder Psychotherapeuten berichtet und zu 29 % vom Praxis- oder Pflegepersonal. Die Ereignisse fanden in den in ▶ Tab. 5.2 genannten Bereichen statt.

Für Allgemeinmediziner existiert ein solches anonymes Berichtsystem unter www.jeder-fehler-zaehlt.de.

Tab. 5.2 Auswertung der anonym gemeldeten Fehler bei CIRS Pädiatrie 3/2011.

In welchem Kontext fand das Ereignis statt?	Anteil (%)
Prävention	40
Diagnosestellung	12
nichtinvasive Maßnahmen (Diagnostik/Therapie)	5
invasive Maßnahmen (Diagnostik/Therapie)	10
Organisation Schnittstellen/Kommunikation	29
anderer Kontext	2

5.2 Unterstützung der Patienten

Patienten können neben den Gutachterkommissionen, ihren Krankenkassen oder Anwälten auch Unterstützung durch Patientenvereinigungen erhalten.

Der in Bonn ansässige Aktionsbündnis für Patientensicherheit e. V. hält Empfehlungen, Links und Adressen bereit (www.aps-ev.de/patienten). Von einer Selbsthilfegruppe, dem Arbeitskreis Medizingeschädigter, wird ein Fall aus der Perspektive der Eltern auf (S. 91) vorgestellt. Unter www.patientenbeauftragte.de können sich Patienten bzw. deren Eltern auch an die Bundesregierung wenden.

5.3 Literatur

[1] **Aktionsbündnis** Patientensicherheit (APS). Reden ist Gold. Kommunikation nach einem Zwischenfall. 2. Aufl. Bonn: 2012. Im Internet: www.aps-ev.de
[2] **Bachstein** S. Patientensicherheit – Über Medizinfehler sprechen und daraus lernen. Ein Erfahrungsbericht der Autorin des Buches „Du hättest leben können". Dtsch Arztebl 2008; 52: C1848–1850
[3] **Hansis** ML, Hansis DE. Der ärztliche Behandlungsfehler. 2. Aufl. Landsberg/Lech: Ecomed; 2001: 88
[4] **Kölner** Stadt-Anzeiger (KStA) Magazin. Wenn Ärzte Fehler machen. 24.01.2012; 20: 4
[5] **Kübler-Ross** E. Interviews mit Sterbenden. München: Droehmer Knauer; 2001
[6] **Levartz** M. Behandlungsfehler: Kultur des offenen Umgangs hilft auch den Ärzten. Rheinisches Ärzteblatt 2012; 2: 20–21 (dort BMJ 2000; 320: 726)
[7] **Madea** B, Dettmeyer R. Basiswissen Rechtsmedizin. Heidelberg: Springer; 2007: 23
[8] **Mäulen** B. Ärzte unter Anklage. Jeder kann betroffen sein. Dtsch Arztebl 1999; 48: B2488–2489 und 96: A3091–3092
[9] **Makoski** K. Aufbewahrungsfristen von Unterlagen. Kinder- und Jugendarzt 2009; 10: 696
[10] **Mitrenga** D. Wie begegne ich Patienten und Angehörigen nach einem Zwischenfall? Vortrag Köln 24.10.2007
[11] **Robertson** WO (ed). Medical Liability for Pediatricians. American Academy of Pediatrics (AAP); 1995: 115–122
[12] **Rohe** J, Heinrich AS, Thomeczek C. CIRSMEDICAL.DE Netzwerk für Patientensicherheit. Dtsch Arztebl 2011; 3: C71–72
[13] **Schannath** A. Kein Verlust des Versicherungsschutzes bei Entschuldigung gegenüber dem Patienten. Der niedergelassene Arzt 2012; 10: 44
[14] **Tigges** G. Einsicht in Behandlungsunterlagen. Wer hat Zugriff auf die Akte? Kinder- und Jugendarzt 2009; 9: 608–609
[15] **Weidinger** P. Schadensmanagement – Wo hilft mir die Haftpflichtversicherung? 24.10.2007. Im Internet: www.aekno.de

6 Fallberichte aus verschiedenen Fachbereichen

6.1 Infektiologie

6.1.1 Hygiene

Gerade bei Frühgeborenen sind die Eltern wegen Ansteckungsgefahr nicht zu Unrecht empfindlich und ängstlich. Hier gebietet sich manchmal demonstratives Händewaschen neben der auch sonst notwendigen Hygienesorgfalt.

> **Ⓑ Fallbericht: Spitzenabszess**
>
> In einer orthopädischen Praxis kam es zu mehreren Abszessen bei Patienten. Der verursachende *Staphylococcus-aureus*-Keim konnte an den Händen einer Arzthelferin nachgewiesen werden. Da ausreichende Hygienemaßnahmen nicht nachgewiesen werden konnten, wurde der Orthopäde nach Beweislastumkehr zu 25 000 Euro Schmerzensgeld verurteilt (BGH 20.3.2007 VI ZR 158/06). Es bestand kein klarer Hygieneplan, Desinfektionsmittel wurden umgefüllt, 2 von 4 geprüften Alkoholen waren verkeimt, Hautdesinfektionsmittel wurden unsachgemäß eingesetzt.

Ein solcher Fall mag Anlass geben, in der eigenen Praxis im Rahmen des Qualitätsmanagements (QM) nachzuprüfen, ob ein Hygieneplan vorhanden, eine Hygienebeauftragte benannt und Händedesinfektionsmittel verfügbar ist, und dass vor dem Impfen die Haut desinfiziert wird. Mit dem Praxisteam sollte einmal im Jahr eine Hygieneschulung mit Personaleinweisung durchgeführt werden, was im QM-Ordner dokumentiert wird. Kommt es dann zu einem Spritzenabszess, dürfte es nicht so leicht zu einer Beweislastumkehr kommen.

Schweinegrippe-Pandemie

> **Ⓑ Fallbericht**
>
> 2009 kam es während der Pandemie zu überfüllten Praxen. Parallel zur Krankenversorgung wurde nach den Empfehlungen vom Robert-Koch-Institut geimpft. Einige der 400 Geimpften steckten sich während des Impftermins an, da bei diesem Andrang eine konsequente Trennung von Gesunden und Erkrankten kaum durchführbar war. In 2 gesicherten Fällen steckten sich Patienten auf dem Weg zur Impfung an und entwickelten eine H1N1-Grippe, bevor die Impfung wirksam werden konnte.

Die extremen Bedingungen der Grippe-Pandemie 2009/2010 mit dem H1N1-Virus stellten viele Arztpraxen vor große Probleme: Der Patientenandrang war durch hohen Krankenstand maximal; nichtgeimpfte Ärzte und Arzthelferinnen erkrankten und fielen aus der Versorgung heraus; einige Gesundheitsämter weigerten sich, die Impfung anzubieten, wodurch sich der Druck auf die impfenden Praxen erhöhte; unrealistische Falldefinitionen der meldepflichtigen Grippeverdachtsfälle, wonach jeder banale Atemwegsinfekt mit Temperaturerhöhung zu melden gewesen wäre, erhöhten den Arbeitsaufwand der Meldepflicht, sofern sie überhaupt ernst genommen wurde. Die üblichen und von Behörden in der Anfangsphase verschärften **Hygieneanforderungen** (z. B. Atemschutzmaske der Filterklasse FP2) waren schwer zu erfüllen. Die Ansteckungsgefahr für Gesunde innerhalb von Arztpraxen hätte sich vermutlich nur durch Sondersprechstunden für Impfungen oder Vorsorgen verringern lassen, was bei dem bereits massiv erhöhten Arbeitsaufwand nur von sehr wenigen realisierbar war. In München wurde eine Praxis durch ihre Pflichterfüllung der Grippemeldung sogar „bestraft", denn sie wurde geschlossen, weil der Arzt keine Maske getragen hatte und so ein potentielles Ansteckungsrisiko darstellte. Nach Ansicht des Autors zeigt die Pandemie, dass im Wiederholungsfalle mehr erforderlich ist, als auf den Altruismus der niedergelassenen Ärzte zu spekulieren, die in solchen gesundheitlichen Bedrohungssituationen entscheidende Handlungsträger sind.

6.1.2 Einsatz von Antibiotika

Im internationalen Vergleich ist die Verschreibungsquote von Antibiotika in Deutschland nicht sehr hoch. Dennoch werden sie in vielen Fällen unnötig verordnet. Nach einer Studie der Bertelsmann Stiftung [28] erhielten im Jahr 2009 38,3 % aller Patienten Antibiotika, Kinder und Jugendliche bis 17 Jahre mit 38,3 % und Vorschulkinder unter 6 Jahren mit 49,4 % häufiger. Die Verordnungshäufigkeit variiert nach Region zwischen 19,3 und

52,5 %. Beurteilt nach Fachgebieten, werden durch Pädiater deutlich weniger Antibiotika verordnet als durch andere Arztgruppen wie Allgemeinmediziner.

Antibiotika sind unnötig in folgenden Fällen:
- bei eitrigem Schnupfen ohne sonstige Zeichen einer systemischen Infektion [3]
- bei Bronchitis mit seitengleicher Obstruktion und ohne schwere Beeinträchtigung (meist viraler Natur)
- bei erkältungs-/virusbedingter Asthmaexazerbation
- bei seröser Otitis media, einfacher Otitis media (60–70 % viral) am 1. Tag (Trommelfell ist auch bei Schreien rot)
- bei unkomplizierter Salmonellose, Yersiniose, Shigellose bei gesunden, über 3 Monate alten Patienten [3]·[19]
- zur A-Streptokokken-Prophylaxe bei gesunden Kindern
- zur Endokarditisprophylaxe bei angeborenem nichtzyanotischem Herzfehler, der unoperiert und durch vorherige Endokarditis nicht belastet ist (nach neuer Richtlinie zur Endokarditisprophylaxe [30])

Demgegenüber steht der **sinnvolle Antibiotikagebrauch** wie zur Behandlung von Pneumonie, Pyelonephritis, eitriger Tonsillitis, bakterieller Superinfektion bei Virusinfekten, Penicillinprophylaxe bei (funktioneller) Asplenie wegen des 600-fach erhöhten Sepsisrisikos und vieler weiterer unstrittiger Indikationen.

Die **Harnwegsinfektionsprophylaxe** beim vesikoureteralen Reflux (VUR) ist weiterhin empfohlen, wird aber zunehmend differenzierter betrachtet, was bei Compliance-Raten von 17–40 % nicht zu verwundern ist [12].

6.1.3 Neugeboreneninfektionen und -sepsis

Beim Erstkontakt mit Neugeborenen sollte eine gründliche Anamnese erfolgen mit Würdigung des B-Streptokokken-Risikos und des Risikos einer Hepatitis-B- und der HIV-Übertragung. Solche Informationen werden dem Kinderarzt nicht zuverlässig mitgeteilt und werden manchmal erst durch aktive Nachfrage oder Blick in den Mutterpass offenbar.

Fallbericht: Mutter HIV-positiv
Eine afrikanische Mutter mit wechselnden Wohnsitzen und wenigen Schwangerschaftsvorsorgeuntersuchung kommt mit Wehen ins Krankenhaus. Der das Kind versorgende Arzt findet keine Information über den HIV-Status der Mutter und gibt diese Information schriftlich weiter, aber durch Computerprobleme geht diese verloren. Erst Tage später fällt die fehlende Information zu Risikofaktoren auf und ein HIV-Test bei der Mutter wird veranlasst und fällt positiv aus. Das Kind entwickelt eine HIV-Infektion.
(Quelle: [77], Fall 27)

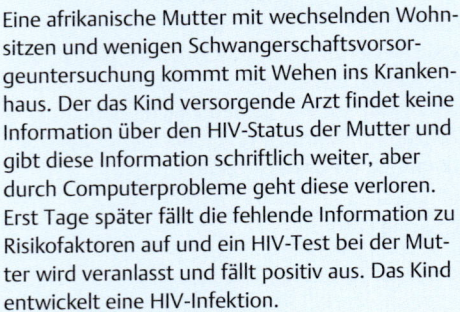

Hepatitis-B-Übertragung

Fallbericht
Eine Mutter mit unbekanntem HBsAG-Status gebärt ein Kind. Später stellt sich heraus, dass sich das Kind mit Hepatitis B angesteckt hat.

Ist die Mutter HBsAg positiv, dann ist eine Simultanimpfung mit Hepatitis B innerhalb von 12 Stunden nach der Geburt indiziert, wodurch die Hepatitis-B-Übertragung zu 95 % verhindert werden kann. Ist der HBsAg-Status unbekannt, dann sollte ebenfalls simultan geimpft werden, bzw. nur passiv, wenn ein schneller Ausschluss der HBV-Infektiosität bei der Mutter möglich ist [19]. Der Impfschutz sollte innerhalb von 6 Monaten vervollständigt werden. Diese Kinder sollten nach 9–18 Monaten auf HBsAg und anti-HBs getestet werden.

Merke
Das Überprüfen des Hepatitis-B-Risikos für das Neugeborene fällt auch in den Verantwortungsbereich des Kinderarztes. Ist eine Simultanimpfung nach der Geburt wegen möglicher Infektiosität der Mutter (positives HBsAg) oder unbekanntem HBsAg-Status erfolgt, dann sollten bei diesen Risikokindern nach 9–18 Monaten Titerkontrollen für HBsAg und Anti-HBs erfolgen.

B-Streptokokken-Infektion und -Sepsis

Fallbericht: B-Streptokokken-positiver Vaginalabstrich
Im Rahmen der Schwangerschaftsvorsorge wird ein positiver Vaginalabstrich für B-Streptokokken (GBS) festgestellt. Peripartal erhält die Mutter Antibiotika. Der Säugling wird entlassen. Mit 7 Tagen wird er wegen schlechten Trinkens und Blässe beim Kinderarzt vorgestellt. Im Vorsorgeheft stehen keine Besonderheiten, aber im Mutterpass entdeckt der Kinderarzt das erhöhte Risiko für eine B-Streptokokken-Sepsis und weist das Kind rechtzeitig ins Krankenhaus ein.

Fallbericht: 6 Millionen Dollar für verspätete Therapie einer B-Streptokokken-Sepsis
Ein weiblicher Säugling in den USA entwickelte mit 6 Wochen Meningitis und Sepsis, verursacht durch B-Streptokokken. Mit 2½ Jahren leidet das Mädchen nun an geistiger Behinderung und therapieresistenten epileptischen Anfällen. Die behandelnde Kinderärztin wurde beschuldigt, zu spät die Antibiotikabehandlung begonnen zu haben. Die Mutter hatte im Vaginalabstrich nachgewiesene B-Streptokokken und bekam aus diesem Grunde während der Geburt Antibiotika. Mit 6 Wochen entwickelte das Mädchen hohes Fieber. Die Kinderärztin übersah, dass das Risiko mit B-Streptokokken bestand, weil sie die Krankheitsakte der Mutter (prenatal records) nicht anforderte. Sie wartete mit der Antibiotikagabe ab, bis das Ergebnis der diagnostischen Untersuchungen (nicht genannt, ob Blutkultur oder Blutbild mit CRP) zur Verfügung stand. Die Kinderärztin wurde zu einer Schadensumme von 6 Millionen Dollar verurteilt. Mit diesem Fall wirbt eine amerikanische Rechtsanwaltsfirma für sich. Nicht erwähnt wird, dass hierbei nach deutschem Recht nicht erlaubte hohe Honorare von bis zu 50 % der Schadensumme für die Rechtsanwaltsfirma fällig werden.
(Quelle: www.weitzlux.com)

Ein ähnlicher Fehler kann jedem Kinderarzt leicht unterlaufen. Die Information über B-Streptokokken-Besiedlung bei der Mutter wird in den meisten Fällen nicht dem niedergelassenen Kinderarzt übermittelt und nur durch aktive Nachfrage oder Vorlage des Mutterpasses bekannt. Bei einem gesunden asymptomatischen Kind werden die Eltern nur auf das erhöhte Infektionsrisiko hingewiesen, und das frisch Neugeborene wird entsprechend dem Krankenhausprotokoll genauer beobachtet, eventuell auch mit zweimaliger Blutuntersuchung. Entwickelt der Säugling Krankheitszeichen (Apathie, schlechtes Trinken, Fieber, Untertemperatur, schlechte Hautfarbe) sollte eine rasche Diagnostik und Therapie erfolgen.

Unterschieden wird die frühe B-Streptokokken-Sepsis (Early Onset, innerhalb von 7 Tagen nach der Geburt, 90 % aller Fälle) und die späte Form (Late Onset, 10 %). Die Inzidenz wird in Deutschland auf 0,47 Fälle pro 1000 Neugeborene geschätzt mit einem Letalitätsrisiko von etwa 4 % [51]. Als Risikofaktoren für die frühe B-Streptokokken-Sepsis werden genannt: GBS-Besiedlung im Anogenitalbereich der Mutter um die Geburt, hohe Keimdichte, vorzeitiger Blasensprung von > 18 Stunden, Fieber unter der Geburt > 38 °C, Frühgeburt vor der vollendeten 37. Woche, GBS-Bakteriurie bei der Mutter, frühere Geburt mit GBS-erkranktem Neugeborenen.

Ein Screening der Schwangeren wird in der 35.–37. SSW empfohlen mit Abstrich auf GBS vom Anogenitalbereich der Mutter. Ist das Screening positiv, wird eine intrapartale Chemoprophylaxe mit i. v. Penicillin G oder alternativ Cefazolin oder Clindamycin empfohlen.

Symptomatische Säuglinge sollten sofort behandelt werden. Asymptomatische Säuglinge bei lediglicher GBS-Kolonisierung der Mutter sollten 72 Stunden überwacht werden, bei weiteren Risikofaktoren wird die Abnahme von einem Differentialblutbild und CRP, evtl. Interleukin-6/Interleukin-8, empfohlen. Der I/T-Quotient (ITQ, immature/totale Stabkernige/Gesamtneutrophile) ist ein sensibler Marker für eine bakterielle Infektion.

Praxistipp
Besondere Vorsicht gilt fiebernden Säuglingen in den ersten 3 Monaten. Eine fulminante Sepsis ist zu Beginn wenig symptomatisch. Es ist eine gute Angewohnheit, sich bei der Erstuntersuchung von Neugeborenen auch den Mutterpass vorlegen zu lassen, um Risikofaktoren für eine B-Streptokokken-Sepsis oder anderes zu erkennen.

> **Fallbericht: B-Streptokokken-Sepsis nach Hausgeburt**
>
> Ein Säugling wird zu Hause geboren. Eine Trinkschwäche wird nicht berücksichtigt, und ein Kinderarzt wird auch nicht zu den Vorsorgen hinzugezogen. Am 11. Lebenstag wird der Säugling mit stark vorgewölbter Fontanelle im Schock ins Krankenhaus gebracht. Wiederbelebungsmaßnahmen sind erfolglos. Als Todesursache stellt sich eine B-Streptokokken-Sepsis und -Meningitis heraus.
> (Persönliche Mitteilung einer Kinderintensivkrankenschwester)

Bei Hausgeburten sollte eine Risikominimierung mit B-Streptokokken-Abstrichen und ärztlichen Kontrollen stattfinden. Natürlich gibt es auch Todesfälle von im Krankenhaus geborenen Neugeborenen mit B-Streptokokken-Sepsis, aber durch Abstriche, Untersuchungen und Laborkontrollen können die Risiken minimiert werden.

Fieber beim Neugeborenen

> **Fallbericht: Neugeborenensepsis mit Todesfolge**
>
> Ein 21 Tage altes Mädchen wird vom Kinderarzt wegen Fieber mit 39,1 °C gesehen. Bei der körperlichen Untersuchung finden sich keine Besonderheiten, und es werden Nasentropfen und Paracetamol verschrieben. Zwei Tage später wird das Neugeborene mit einer Temperatur von 38,8 °C, Husten, Schnupfen und Erbrechen untersucht, und es wird Penicillinsaft verordnet. Einen Tag später beträgt die Temperatur 39,8 °C, und das Kind wird mit der Diagnose persistierendes Fieber nach Hause geschickt. Die Hebamme findet später im Verlauf des Tages den Säugling in einem schlechten Zustand vor und veranlasst eine stationäre Aufnahme. Dort wird eine Escherichia-coli-Sepsis und Meningoenzephalitis festgestellt. Es entwickeln sich Krämpfe und ein Atemstillstand. Das Kind verstirbt nach 25 Tagen Beatmung. Die Eltern werfen dem Kinderarzt eine verzögerte Diagnosestellung vor und eine dadurch verspätete Therapie, was zum Tode geführt habe. Der Kinderarzt gab zu seiner Verteidigung an, dass die Mutter am 2. Tag eine Einweisung abgelehnt habe. Die Schlichtungsstelle bestätigte, dass der Tod des Kindes wahrscheinlich durch rechtzeitige Diagnostik und Behandlung hätte abgewendet werden können. Sie empfahl eine außergerichtliche Schadensregulierung.
> (Quelle: [56])

Fieber bei Säuglingen unter 3 Monaten birgt eine hohe Sepsisgefahr. Daher ist eine gründliche Diagnostik mit Laboruntersuchungen (Blutbild, CRP, Differentialblutbild) und frühzeitige/grundsätzliche Einweisung nötig.

Panaritium beim Neugeborenen

Ein Umlauf an den Fingern oder Zehen wird in der Praxis recht häufig gesehen. Die meisten Ärzte werden hierfür eine antiseptische Creme wie Fucidine (Fusidinsäure) oder Betaisodonasalbe (Povidonjod) verordnen. Gerade bei Neugeborenen besteht ein Risiko für eine Sepsis, auch wenn es selten ist. Nachkontrollen oder eine gute Aufklärung der Eltern darüber sollten erfolgen, dass sie sich bei schlechtem Trinken, Fieber, Schüttelfrost und Verschlechterung des Lokalbefunds rechtzeitig melden. Fälle von Komplikationen sind gerichtlich verhandelt worden (OLG Stuttgart 19.12.1997, 14 U 12/97).

> **Merke**
>
> Ein eitriger Umlauf bei Neugeborenen erfordert eine Sicherungsaufklärung und ggf. Verlaufskontrollen.

6.1.4 Meningokokkenerkrankungen

> **Fallbericht: Grippe versus Meningokokkensepsis**
>
> Ein 9-jähriges Mädchen kommt während der Grippesaison in die volle Praxis und setzt sich auf die Untersuchungsliege im Labor, da die anderen Behandlungszimmer voll sind. Der Assistenzarzt untersucht sie. Sie hat Fieber, Kopfschmerzen und Husten. Bei der Untersuchung findet sich ein leicht roter Rachen, die Lunge ist seitengleich belüftet mit Vesikuläratmung, eine Nackensteife liegt nicht vor. Die Haut ist normal bis auf einen pickeligen, roten Fleck auf dem Rücken. Der Assis-

tenzarzt hat zuvor in Großbritannien gearbeitet und dort eine Kampagne zur Vermeidung der Meningokokkensepsis mitbekommen. Er stellt einen grippalen Infekt fest, warnt jedoch die Mutter, im Falle der Zunahme der Flecken das Kind erneut vorzustellen. Zufällig hat der ausbildende Kinderarzt Notdienst, und die Mutter stellt das Mädchen wegen Verschlechterung und zugenommenen Flecken am gleichen Abend vor. Nun sind petechiale Hauteinblutungen zu erkennen. Sie wird eingewiesen und rechtzeitig antibiotisch auf Meningokokkensepsis behandelt. Sie behält keine Schäden von dieser Erkrankung zurück.

Im „Banalitätenkabinett" von Husten und Schnupfen können leicht wichtige Krankheitszeichen übersehen werden: Längerdauernder Gewichtsverlust oder morgendliches Erbrechen sowie Alarmzeichen wie Petechien. In einer Grippeepidemie sollte man auch bei Massenandrang von Patienten mit gleichartigem Krankheitsbild die Wachsamkeit für einen Meningokokkenfall nicht verlieren. Hier liegt ein Beinahe-Inzident vor, der gut abgelaufen ist, weil 1. auf Alarmzeichen hingewiesen wurde und 2. die Eltern sich ihr Kind im Verlauf genau anschauten und erneut vorstellten. Eine Portion Glück für alle Beteiligten bestand auch. Das Kind hatte eine verdächtige Stelle, die nicht als Petechie eingestuft wurde. Man kann natürlich nicht jedes Kind mit einem Pickel oder einer unklaren Hautveränderung einweisen.

Ⓑ Fallbericht: Petechien und fehlendes Fieber bei Meningokokkenerkrankung

Ein 16-Jähriger liegt als internistischer Patient auf der Kinderstation. Die Schwestern rufen den Kinderarzt, weil der Internist nicht auf seinen Funk antwortet und der Patient aggressiv um sich schlägt. Es stellt sich heraus, dass der Patient durch einen Neurologen mit Ausschluss Meningitis aufgenommen worden war und nach normaler mikroskopischer Liquoruntersuchung an den Internisten übergeben wurde.

Der Patient ist verwirrt, unangemessen aggressiv und hat überall Petechien, trotz fehlendem Fieber. Die Petechien könnten auch vom Festhalten kommen, sind aber hochverdächtig. Da sich der Kinderarzt in den Hierarchien und Zuständigkeiten des niederländischen Krankenhauses nicht so auskennt, veranlasst er den zuständigen Internisten, der gerade am Endoskopieren ist, den Patienten anzuschauen. Der Patient wird sediert, erhält Antibiotika und erholt sich ohne Folgen. In der Liquorkultur wachsen Meningokokken. Glücklicherweise erleidet er keinen septischen Schock, was bei Meningokokkenerkrankungen eine lebensbedrohliche Gefahr werden kann.

Die Hauptverantwortlichkeit in der Behandlung muss immer klar sein. Ist sie das nicht, kann es zu gefährlichen Zeitverzögerungen in der Behandlung kommen, vor allem wenn fachlich oder in der Krankenhausorganisation Unerfahrene involviert sind.

Nach dem Nationalen Referenzzentrum (NRZ) für Meningokokkenerkrankungen in Würzburg gab es 2011 362 an das RKI gemeldete Fälle mit invasiver Meningokokkenerkrankung (z. B. Sepsis oder Meningitis). Die Inzidenz lag bei 0,44/100 000 mit sinkender Tendenz. Die Meningokokken waren in 21,2 % der Fälle vom Typ C, gegen den alle Kinder ab dem 1. Lebensjahr geimpft werden, 68,9 % waren Typ B, 7 % Typ Y und 3 % Typ W. Die neu zugelassene Meningokokken-B-Impfung wird dazu beitragen, die Erkrankungsrate deutlich zu senken. Nach RKI-Angaben liegen die Letalität der Meningokokkenmeningitis (⅔ der Fälle) bei 3 % und die der Sepsis (⅓ der Fälle) bei 10 % [65]. ▶ Abb. 6.1 zeigt Petechien bei einer Meningokokkensepsis.

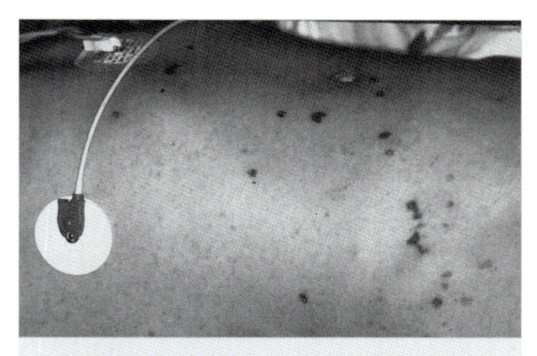

Abb. 6.1 Meningokokkensepsis. (Aus: Groß U. Kurzlehrbuch Medizin. Mikrobiologie. 2. Aufl. Stuttgart: Thieme; 2009)

Fallberichte: Schlagzeilen über Meningokokkenerkrankungen

Meningokokken-Todesfall im Krankenhaus. Ein 1½-jähriges Mädchen wird mit bronchialen Symptomen über die Notaufnahme aufgenommen. Der Zustand verschlechtert sich, und sie verstirbt am Folgetag. Die Eltern schalten die Polizei ein. Der Fall geht durch die Presse. (Ärztezeitung vom 10.02.2012)

Meningokokkensepsis präsentiert als Magen-Darm-Grippe. (www.bild.de vom 01.09.2012)

Diese Schlagzeilen sollen die Gefährlichkeit und Tücke der Meningokokkenerkrankung verdeutlichen, die bei Ärzten und Informierten gefürchtet ist. Plötzliche Todesfälle bei ambulant oder stationär behandelten Kindern kommen immer wieder vor. Dem Autor sind ebenfalls Fälle aus den Niederlanden (Aufnahme mit unspezifischem Infekt, erfolglose Reanimation), Großbritannien (Aufnahme wegen Fieberkrampf bei Atemwegsinfekt) bekannt, bei denen ebenfalls Polizei, Staatsanwaltschaft und Presse eingeschaltet wurden. Teilweise wurden die involvierten Ärzte aufgrund von Unwissen an den Pranger gestellt. Ein Teil der Todesfälle durch Meningokokken lässt sich durch Wachsamkeit vermeiden. Ein anderer Teil bleibt unvermeidbar (außer durch Impfungen), führt aber nicht selten zu Anschuldigungen, mit denen der dann in seinem Berufsethos verletzte Arzt einfühlsam und konstruktiv umgehen muss. Zahlreiche, gerichtlich verhandelte Fälle sind bekannt (z.B. OLG Oldenburg 20.02.1996, 5 U 146/95; OLG München [Augsburg] 28.09.1995, 24 U 812/94; OLG Stuttgart 20.01.1994 14 U 9/93; OLG Hamm, 28.01.1998 3 U 3/97).

Fallbericht: Meningokokken-Todesfall

2010 gab es in Köln einen tragischen Meningokokken-Todesfall. Die Eltern suchten ein Krankenhaus ohne Kinderabteilung auf, wo man sich nicht zuständig fühlte. Erst auf Umwegen gelangte das Kind in die Kinderklinik, in der verspätet eingeleitete Intensivmaßnahmen nicht mehr erfolgreich waren.

Meningitiden bzw. Meningokokkenerkrankungen führen in den USA am häufigsten zu Anklagen gegen Kinderärzte. Gerade weil manche Meningitisformen so akut und heftig verlaufen können wie die Meningokokkenmeningitis mit Sepsis, ist es wichtig, bei Verdachtssituationen (z.B. Fieber und Kopfschmerzen) eine solche ausreichend auszuschließen und dies gut zu dokumentieren (guter Allgemeinzustand, keine Nackensteife, keine Petechien). Dies gilt ebenso bei telefonischen Beratungen, bei denen noch größere Vorsicht geboten ist. Eine Analyse von Sepsis-/Meningitisfällen, die der Gutachterkommission vorgelegt wurden, wurde von v. Mühlendahl 2012 veröffentlicht [59].

Praxistipps

- Alle beeinträchtigten Patienten mit Fieber unklarer Genese müssen komplett untersucht werden, und dies muss dokumentiert werden, inklusive einer Beschreibung des Allgemeinzustands.
- Petechien und eine Nackensteife müssen insbesondere ausgeschlossen werden.
- Klare Anweisungen müssen für den Fall der Verschlechterung gegeben werden.
- Bei kleinen Kindern liegt bei Meningitis nicht immer eine Nackensteife vor und oft unspezifische Symptome (Somnolenz, Verhaltensänderung, Lichtscheu, Erbrechen, Fieber, Apathie, Berührungsempfindlichkeit).
- Das Vorhandensein von Durchfall schließt eine Meningitis oder Sepsis nicht aus.
- Besondere Vorsicht gilt Säuglingen in den ersten 3 Lebensmonaten. Wird ein solcher Säugling nicht eingewiesen, so muss der Ausschluss von Alarmzeichen, die zu einer beginnenden Meningitis oder Sepsis passen könnten, besonders dokumentiert werden (z.B. klare Kontaktanamnese zu Kind mit viralem Atemwegsinfekt, guter Allgemeinzustand, gute Hautperfusion, eventuell normales CRP, engmaschige Nachsorge).

6.1.5 Pneumokokkenerkrankungen

Fallbericht: Schädel-Hirn-Trauma und Pneumokokkenmeningitis

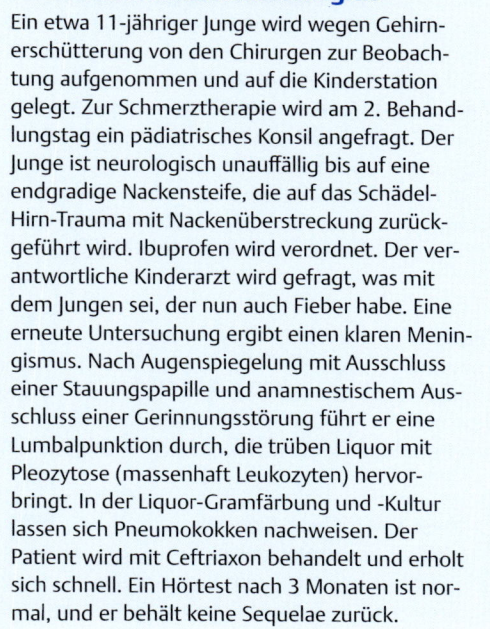

Ein etwa 11-jähriger Junge wird wegen Gehirnerschütterung von den Chirurgen zur Beobachtung aufgenommen und auf die Kinderstation gelegt. Zur Schmerztherapie wird am 2. Behandlungstag ein pädiatrisches Konsil angefragt. Der Junge ist neurologisch unauffällig bis auf eine endgradige Nackensteife, die auf das Schädel-Hirn-Trauma mit Nackenüberstreckung zurückgeführt wird. Ibuprofen wird verordnet. Der verantwortliche Kinderarzt wird gefragt, was mit dem Jungen sei, der nun auch Fieber habe. Eine erneute Untersuchung ergibt einen klaren Meningismus. Nach Augenspiegelung mit Ausschluss einer Stauungspapille und anamnestischem Ausschluss einer Gerinnungsstörung führt er eine Lumbalpunktion durch, die trüben Liquor mit Pleozytose (massenhaft Leukozyten) hervorbringt. In der Liquor-Gramfärbung und -Kultur lassen sich Pneumokokken nachweisen. Der Patient wird mit Ceftriaxon behandelt und erholt sich schnell. Ein Hörtest nach 3 Monaten ist normal, und er behält keine Sequelae zurück.

Fallbericht: Tod durch Pneumokokkensepsis und -meningitis

Erschütternd ist eine Fallbeschreibung mit tödlichem Ausgang aus Sichtweise der Eltern. Nach Darstellung der Eltern hat sich folgendes ereignet: Ihr 19 Monate alter Junge entwickelte abends Fieber. Der zuständige Kinderarzt stellte am 2. Tag eine eitrige Mandelentzündung fest und verschrieb ein Antibiotikum. Der Junge wurde schwächer und verweigerte Essen und Trinken. Die Eltern fuhren wegen weiterer Verschlechterung am 4. Erkrankungstag ins Krankenhaus. Bei der Aufnahmeuntersuchung wurde Blut abgenommen. Die Eltern hatten den Eindruck, dass eine Untersuchung auf Nackensteife nicht erfolgte. Das Antibiotikum wurde abgesetzt. Die zuständige Krankenschwester bemerkt eine Nackensteife und dokumentierte dies, versäumte aber, dies dem Arzt mitzuteilen, was erst mit dem Schichtwechsel erfolgte. Das Ergebnis der Blutuntersuchung wurde erst mit erheblicher Zeitverzögerung gewürdigt. Nach Erkennen der Nackensteife durch den Stationsarzt wurde eine Lumbalpunktion durchgeführt. Eine Stunde später sei eine Therapie mit einem Antibiotikum und Kortison begonnen worden, 3 Stunden später entwickelte der Junge einen Kreislaufkollaps aufgrund einer fulminanten Sepsis mit Thrombozytenabfall, von der er sich nicht mehr erholte. Nachfolgend einige Auszüge aus Sicht der Eltern:

„Sture Meinung des Arztes: ‚Ohne Laborergebnis keine Medikamente und kein Röntgen.' Dadurch wurde auch das Antibiotikum gegen die Halsentzündung nicht weiter verabreicht (...) Der Oberarzt hat hinterher dazu gesagt: ‚Ach, hätte man bloß das Antibiotikum weitergegeben.' (...) Obwohl ich das Geschehene auch als ‚unterlassene Hilfeleistung' empfinde, werde ich den Arzt deswegen nicht verklagen – weil er sich bei uns Eltern ja bereits entschuldigt hat. Schließlich habe ich nach all dem, was ich auf diesen Seiten lese, schließlich schon den Eindruck, dass das Eingestehen der Fehler von Seiten der Klinik schon etwas ganz Außergewöhnliches ist (...). Und jetzt in diesem Moment kann ich in das leere Kinderzimmer von JAN sehen, wo eigentlich die Tür zu, die Rollläden runter und JAN in seinem Bett sein und träumen sollte. Jan war und ist unser Ein und Alles. Mit dem Tod von JAN ist auch unser Leben kaputtgegangen. Wir hoffen, dass wir es schaffen, irgendwie ein anderes Leben anzufangen."

(Quelle: Arbeitskreis Medizingeschädigter, www.akmg.de)

Eine Vordiagnose, wie in diesem Fall Schädel-Hirn-Trauma, kann als so fest betrachtet werden, dass manchmal auch offensichtliche inzidentelle andere Diagnosen nicht in Erwägung gezogen werden. Die Nackensteife wurde auf den Unfall bezogen, und auch das Fieber hätte auf die Commotio geschoben werden können, was zu einer gefährlichen Therapieverzögerung geführt hätte. Auch die Ursache der Schädelverletzung (Sturz, Synkope oder epileptischer Anfall, Misshandlung) sollte ergründet werden.

Die invasive Pneumokokkenerkrankung (Bakteriämie und Meningitis) hat eine Sterblichkeit von 10 % [50]. Daher wird von der STIKO seit 2006 die Standardimpfung für die am häufigsten betroffenen unter 2-Jährigen empfohlen, neben der länger bestehenden Standardimpfung für über 60-Jährige und der Indikationsimpfung für Patienten mit bestimmten chronischen Erkrankungen. Mit der Impfung konnte die Inzidenz invasiver Pneumokokkenerkrankungen von 19,5/100 000 für 0- bis 2-Jährige vor der Impfung auf etwa die Hälfte reduziert werden.

Es ist lehrreich, hier einmal den Verlauf eines lebensbedrohlich erkrankten Kindes, das unglücklicherweise dann verstirbt, aus Sichtweise der Eltern zu erfahren. Es handelt sich hier um eine foudroyant verlaufende Pneumokokkensepsis und Pneumokokkenmeningitis. Vermutlich war die Schwere der Erkrankung durch die frühzeitige Antibiotikagabe maskiert. Es ist möglich, dass das Absetzen des Antibiotikums in diesem Fall fatal war. Pneumokokkenerkrankungen können wie ein viraler Infekt aussehen (okkulte Bakteriämie) und auch blande verlaufen. Bei Kleinkindern fehlt manchmal die Nackensteife bei einer Meningitis oder entwickelt sich erst spät.

Es ist zu diskutieren, ob die „akademische" Praxis in einigen Krankenhäusern, bei unklarem Krankheitsbild begonnene Antibiotikabehandlungen abzusetzen, nicht zu risikoreich ist. Die Umstände und Risikoabschätzung, die einen niedergelassenen Kinderarzt zur Antibiotikatherapie veranlassen, werden bei eingewiesenen Patienten nicht immer ausreichend gewürdigt. Offensichtlich scheint es in diesem Fall auch interne Kommunikations- oder Befundübermittlungsprobleme gegeben zu haben. Das Primat der Behandlung ist der klinische Zustand des Kindes. Deshalb sollte in Risikosituationen (beeinträchtigte Säuglinge, schwer kranke Kinder) die Behandlung nicht durch Warten auf Laborwerte verzögert werden. Bei sehr hohen CRP-Werten kann es zu falsch-negativen normalen Bestimmungen kommen. Ein normaler CRP-Wert macht eine Sepsis auch nur unwahrscheinlicher, schließt sie aber nicht aus. Wird ein Laborwert nicht mit Dringlichkeit angefordert, so ist er unter Umständen erst nach vielen Stunden verfügbar.

Merke
Für die Behandlungsentscheidung ist der Zustand des Patienten vorrangig und nicht der ausstehende Laborwert. Normale Leukozyten oder CRP-Werte schließen eine Sepsis nicht aus, sondern machen sie nur unwahrscheinlicher. Begonnene Antibiotikabehandlungen sollten nur mit gutem Grund abgesetzt werden.

Fallbericht: Tod durch Pneumokokkensepsis, präsentiert als Appendizitis
Ein 14-jähriger Junge wird mit akutem Abdomen eingeliefert. Eine Laparotomie zeigt keine Appendizitis. Einige Stunden nach der Operation ist er wach und ansprechbar, verstirbt dann aber plötzlich ohne weitere Vorzeichen. Ein Hirnödem und eine Pneumokokkensepsis werden nachträglich gefunden. Das strafrechtliche Ermittlungsverfahren bezüglich fahrlässiger Tötung gegen den Chirurgen wird wegen Unvorhersehbarkeit eingestellt.
(Quelle: LG Kiel 5 Js 1040/64, [15], Fall 83)

Dieser tragische Fall ist insofern lehrreich, als die Pneumokokkensepsis wie andere Erkrankungen (diabetische Ketoazidose, Pneumonie, der unten geschilderte Fall der tuberkulösen Meningitis) einen Pseudoperitonismus verursachen können.

Postoperativer Schock
In der postoperativen Phase ist ein gutes Monitoring der Vitalzeichen (Kreislaufsituation) nötig, um einen Schock rechtzeitig erkennen und behandeln zu können.

6.1.6 Meningitis (außer Meningokokken und Pneumokokken)

Fallbericht: Verkannte Hämophilusmeningitis bei einem Kleinkind
Ein 3¼ Jahre alter Junge stürzt beim Spielen mit dem Kopf auf eine Sofakante und schreit sofort. Am nächsten Morgen hat er 40 °C Fieber und erbricht. Die Mutter informiert die allgemeinmedizinische Hausärztin. Diese macht mittags einen Hausbesuch. Dabei stellt sie eine Angina lacunaris fest und verordnet ein Antibiotikum und Antiemetikum. Der Junge erscheint den Eltern sehr krank, ist berührungsempfindlich, verhaltensverändert und fiebert hoch weiter bis zum nächsten Tag. Der Ehemann der Hausärztin, ein internistischer Oberarzt, kommt in Vertretung abends zum Hausbesuch. Er kann keine Ursache für das Persistieren des Fiebers feststellen. Die Tonsillen sind normal, und es besteht keine Nackensteife.

Er empfiehlt eine Fortsetzung der Antibiotika und das Aufsuchen eines Krankenhauses im Falle der Verschlechterung. Am folgenden Tag kommt er erneut zum Hausbesuch und gewinnt den Eindruck, es ginge besser, bittet aber seine Frau, später noch einmal zu schauen. Um 17 Uhr stellt die Hausärztin beim Hausbesuch eine Meningitis fest (Nackensteife, Opisthotonus, Somnolenz) und weist den Jungen ins Krankenhaus ein. Es wird eine Hämophilusmeningitis festgestellt und als Folge davon erleidet der Junge einen Hörschaden beider Ohren, Sprachentwicklungsstörungen und Bewegungsstörungen. Der die Allgemeinmedizinerin vertretende Internist wird zu Schadenersatz verurteilt.
(Quelle: KG Berlin 22.04.1993, 20 U 2725/92, [47])

Gerade bei Kleinkindern liegen die klassischen Meningitissymptome nicht immer vor, und es sollte bei unklarem Fieber immer daran gedacht werden. Bei dem Symptomenkomplex persistierendes Fieber, Berührungsempfindlichkeit und Wesensänderung muss das Vorliegen einer Meningitis in Betracht gezogen werden. Die Gabe von Antibiotika kann Symptome maskieren. Möglicherweise haben die Anfangsdiagnose einer Angina tonsillaris und die Vorbehandlung mit Antibiotika die richtige Einschätzung des Krankheitsbildes beeinträchtigt. Solche Fälle einer Haemophilus-influenzae-Typ-b-Meningitis sieht man seit der öffentlichen Impfempfehlung im Jahre 1990 nur noch selten.

Fehler bei Meningitis können mit zu später Diagnosestellung, inkorrekter Initialbehandlung, vergessener Gesundheitsamtsmeldung (zuständig für Umgebungsschutz), inkorrekter Langzeitbehandlung (Hörtest nötig) und Einweisung in das falsche Krankenhaus gemacht werden.

Fallbericht: Verzögerte Einweisung bei Meningitis

Ein Neugeborenes wurde am Tag der Geburt mit Meningitis diagnostiziert, der behandelnde Arzt ließ aber bis zur Verlegung in die spezialisierte Kinderklinik 45 Minuten verstreichen. Es konnte zwar von den Eltern nicht bewiesen werden, dass die Verzögerung die spätere Schwerbehinderung mit verursachte, aber das Oberlandesgericht entschied für eine Beweislastumkehr, die einen positiven Prozessausgang für den behandelnden Arzt schwer macht (OLG Koblenz 30.10.2008 5 U 576/07). Der Fall wird vor dem Bundesgerichtshof weiter verhandelt.

Die genaueren Umstände sind in diesem Fall nicht klar. Er soll als Mahnung dienen, bei Notfällen keine Zeit zu verlieren und den Ablauf gut zu dokumentieren. Haftpflichtversicherer berichten, dass Ärzte zunehmend für die hohen Folgekosten von Erkrankungen wie Meningitis oder Geburtsschäden zur Haftung gezogen werden. Dies führt in der Geburtshilfe und bei den Hebammen zu einem teilweise desaströsen Anstieg der Haftpflichtversicherungstarife.

Fallbericht: Tuberkulöse Meningitis präsentiert als Appendizitis

Ein 6-jähriges Mädchen lässt mit den Leistungen in der Schule nach. Über den Verlauf von 2 Monaten verschlechtert sich sein Zustand, es möchte nicht mehr spielen und wirkt apathisch. Es bekommt appetitsteigernde Tropfen verschrieben. Einen Monat später entwickelt es Fieber mit Übelkeit und Erbrechen. Die Diagnose Grippe wird gestellt (im Sommer!). Im weiteren Verlauf wird es wegen Bauchschmerzen in die Chirurgie mit Verdacht auf Appendizitis eingewiesen, aber nach Untersuchung wieder entlassen. Wegen anhaltendem Erbrechen, Fieber und Bauchschmerzen wird es erneut aufgenommen und appendektomiert. Die Appendix ist unauffällig. Das Mädchen erwacht nicht mehr aus der Narkose und wird mit tonisch-klonischen Krämpfen auf eine Innere Abteilung verlegt, wo nach Lumbalpunktion die Diagnose tuberkulöse Meningitis gestellt wird, an deren Folgen es verstirbt.
(Quelle: [42])

Dieser seltene, über 20 Jahre alte Fall zeigt, dass manche Erkrankungen wie die Tuberkulose ein großes Spektrum an unspezifischen Symptomen vortäuschen können. Diagnostische Probleme mit der tuberkulösen Meningitis gab es vor 100 Jahren [83], vor 20 Jahren [42] und auch heutzutage 2012 bei einem der Gutachterkommission Nordrhein vorgelegten Fall eines 3-jährigen Mädchens mit verspäteter Diagnosestellung: Zwei Familienmitglieder waren an Tuberkulose erkrankt, was nicht in der Anamnese berücksichtigt wurde [68]. Bei der Tuberkulose sind chronisch hustende oder Blut hustende ältere Menschen fast immer die Überträger. Nach Infektionsschutzgesetz, welches 2001 das Bundesseuchengesetz abgelöst hat, ist die Tuberkulose meldepflichtig und Umgebungsuntersuchungen fallen auch in den Verantwortungsbereich der Gesundheitsämter.

> **Merke**
> Bei längerem Erbrechen sollte immer auch an die Möglichkeit einer neurologischen Erkrankung gedacht werden. Auf meningitische Zeichen sollte geachtet werden. Bei unklaren infektiösen Krankheitsbildern ist eine Umgebungsanamnese wichtig.

6.1.7 Gürtelrose und Windpocken

> **Fallbericht: Windpocken nach Gürtelrose-Kontakt**
> Ein 3 Monate alter Säugling entwickelt 2 Wochen nach Kontakt zu seinem älteren Cousin mit Gürtelrose wassergefüllte Bläschen, Papeln und Pusteln. Die Diagnose Windpocken wird gestellt.

Die Gürtelrose ist sehr wohl ansteckend, aber nicht als „fliegende Infektion" wie bei den Windpocken, sondern als Tröpfcheninfektion über die Bläschenflüssigkeit. Daher sind nicht ganz so strenge Hygienevorschriften einzuhalten, aber eine Infektiosität besteht. Besonders gefährlich sind die Windpocken 5 Tage vor und 2 Tage nach der Geburt für den Säugling und für Immunsupprimierte und Frühgeborene, deren Mütter keine Windpocken hatten. Es wird dann eine Immunglobulingabe empfohlen [3]. Entwickeln Säuglinge Windpocken, dann ist die Wahrscheinlichkeit einer späteren Gürtelrose erhöht. Dies liegt an dem noch unreifen Immunsystem.

> **Merke**
> Die Gürtelrose kann eine Windpockeninfektion übertragen. Seit dem 29.3.13 sind Varizellenerkrankungen meldepflichtig [79].

6.1.8 Masern und Scharlach

> **Fallbericht: Masern-Exanthem oder Scharlach?**
> Ein 6-Jähriger wird wegen unklarem Hautausschlag seit 2 Tagen und Erbrechen vom Allgemeinarzt an den Kinderarzt überwiesen. Er hat keinen Impfschutz. Bei der Untersuchung finden sich ein fein- bis mittelfleckiges, zusammenlaufendes Exanthem am ganzen Körper, gerötete Augen, eine rote Zunge und weißliche Veränderungen an der Wangenschleimhaut, die als Koplik-Flecken gedeutet werden. Die Diagnose Masern wird gestellt und auch gemeldet, aber die Differenzialdiagnose Scharlach bedacht. Wegen der schmerzhaften Halslymphknoten wird unter der Annahme einer zusätzlichen bakteriellen Halsinfektion mit Amoxicillin behandelt, was einen Tag später zur Entfieberung führt. Vier Tage später blasst das Exanthem ab, und die Haut pellt sich in den Leisten. Die Diagnose Masern wird verworfen und Scharlach angenommen.

Bei exanthematischen Krankheiten sollte man mit der Diagnosestellung vorsichtig sein, denn selbst bei erfahrenen Ärzten ist die klinische Diagnosestellung unzuverlässig. Daher wird bei akutem Verdacht von Einzelfällen mit Masern eine serologische Überprüfung empfohlen. Die „pathognomonischen" Zeichen (beweisend: Koplik-Flecken bei Masern; weniger zuverlässig: nuchale Lymphknoten bei Röteln, schuppende Fingerkuppen im späteren Scharlachverlauf) sind hilfreich, aber auch nicht immer sicher. Eine positive Kontaktanamnese und/oder bekannte Epidemiezeiten steigern die Diagnosesicherheit, da die Erkrankungswahrscheinlichkeit steigt.

Die Differenzialdiagnose der Masern umfasst Scharlach, Exanthema subitum (Herpesvirus 6 und 7), Röteln, Enterovirusinfektionen, EBV-Infektionen, Ringelröteln, allergische Exantheme (z. B. nach Ampicilline) und das Kawasaki-Syndrom.

> **Fallbericht: Exantheme auf dunkler Haut** Ⓑ
> Ein 4-jähriger afrikanischer Junge kommt mit seiner Mutter mit hohem Fieber, Erbrechen und Unwohlsein in die Praxis. Er verneint Schmerzen, und sonstige Symptome liegen nicht vor. Die Untersuchung ist lediglich auffällig für einen sehr roten Rachen. Der Untersucher schließt auf einen unspezifischen Virusinfekt. Im Rausgehen fragt die Mutter, ob der leicht juckende Hautausschlag normal sei. Bei näherem Hinsehen zeigt sich ein scarlatiniformes Exanthem, welches sich beim Darüberstreichen wie Sandpapier anfühlt. Die Diagnose wird auf Scharlach korrigiert und der Patient mit Penicillin behandelt.

Die Untersuchung ist geleitet von der Erfahrung. In dieser Situation konnte der Arzt auf die Erfahrung der Mutter zurückgreifen, die den Arzt auf eine Veränderung hinwies, und so die Diagnose stellen.

> **Fallbericht: Scharlach oder Appendizitis** Ⓑ
> Ein 7-jähriger Junge hat heftige, vor allem rechtsseitige Bauchschmerzen, Inappetenz und Fieber mit 39 °C. Die letzten Tage hatte er schlechten Appetit und wechselnde Bauchschmerzen. Halsschmerzen bestanden nicht. Die Untersuchung ist auffällig für einen diffus druckschmerzhaften Bauch, vor allem im rechten Unterbauch. Der Junge wird in die Kinderklinik zum Ausschluss einer akuten Appendizitis eingewiesen. Dort werden bei tiefer Racheninspektion eitrige Tonsillen gefunden. Ein positiver Rachenabstrich für A-Streptokokken erhärtet die Diagnose Scharlach.

Der 7-Jährige stammte aus einer befreundeten Familie, und der behandelnde Arzt untersuchte den Rachen ohne Mundspatel, da ein unauffälliger Tonsillenoberrand zu sehen war und weder Halsschmerzen noch vergrößerte Halslymphknoten bestanden. Eine tiefe Racheninspektion hätte zur Diagnosestellung geführt und der Familie die Fahrt ins Krankenhaus erspart. Scharlach beginnt bei Kleinkindern und jungen Schulkindern oft mit Bauchschmerzen, manchmal auch mit Erbrechen, und erst später kommen die stärkeren Halsschmerzen mit reaktiv vergrößerten Halslymphknoten hinzu. Akutes hohes Fieber tritt bei der Appendizitis seltener auf, was eine solche Diagnose aber auch nicht ausschließt. Streng genommen gehört zur Scharlachdiagnose auch das scarlatiniforme Exanthem.

6.1.9 Akute Epiglottitis und Pseudokrupp (akute Laryngotracheitis)

> **Fallbericht: Epiglottitis bei einem knapp 2-Jährigen** Ⓑ
> An einem Samstag wird ein knapp 2-jähriger Junge seinem Kinderarzt um 9.00 Uhr wegen Fieber und erschwerter Atmung seit der Nacht vorgestellt. Es wird ein Pseudokrupp diagnostiziert, und der Junge wird mit Zäpfchen nach Hause geschickt. Um 12.45 Uhr teilt die Mutter über das Telefon mit, dass das Kind wieder schwer atme. Laut Angaben der Mutter verordnet der Kinderarzt weitere Zäpfchen und Eis und kündigt seinen Besuch um 15 Uhr an. Um 13.30 Uhr kommt sie mit dem leblosen Kind in die Praxis. Es wird reanimiert und mit Rettungswagen in die Kinderabteilung gebracht. Eine akute Epiglottitis mit Verlegung der Atemwege wird festgestellt. Durch den Sauerstoffmangel entwickelt das Kind einen Hirnschaden mit apallischem Syndrom. Die Eltern verklagen den Kinderarzt. Die Angaben sind strittig. Laut Eltern habe das Kind bei der Vorstellung Speichelfluss gehabt und wegen Luftnot die Sitzhaltung bevorzugt (Orthopnoe). Der Kinderarzt gibt zu seiner Verteidigung an, bei Verschlechterung einen Notarzt empfohlen zu haben. Fußend auf dem übereinstimmenden Urteil zweier Sachverständiger wird der Kinderarzt im Zivilrechtsverfahren zu Schadensersatz verurteilt. Er hätte das Kind sofort einweisen und die Eltern auf die Gefahr einer raschen Atembehinderung hinweisen müssen (therapeutische Aufklärung). Eine Anfechtung des Urteils wird vom Oberlandesgericht abgewiesen.
> (Quelle: OLG Oldenburg, Urteil vom 18.03.1997 5 U 82/95, Pädiatrische Urteilsdatenbank)

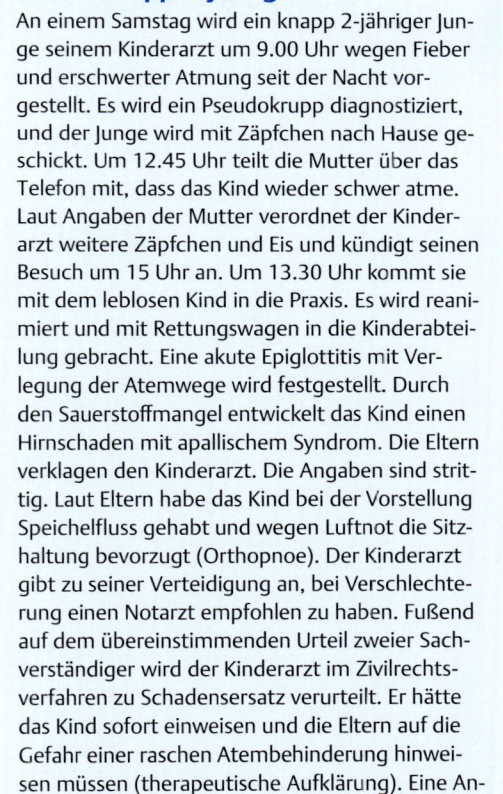

Die **akute Epiglottitis** ist eine seltene, aber gefürchtete, lebensbedrohliche Erkrankung, die rasch zum Tode führen kann. Hätte der Kinderarzt an das Vorliegen einer Epiglottitis gedacht, dann hätte er das Kind sicher sofort eingewiesen. In diesem Fall hat er nach Auffassung der Gutachter und Angaben der Eltern diagnostische Zeichen übersehen und auch bei anhaltender Luftnot nicht angemessen reagiert. Glücklicherweise ist die akute Epiglottitis durch die seit 1987 verfügbare und seit 1990 öffentlich empfohlene Impfung gegen *Haemophilus influenzae* Typ b sehr selten geworden. Viele Kinderärzte haben eine solche in ihrer Laufbahn nicht mehr gesehen. Dennoch gilt besondere Vorsicht bei allen Erkrankungen mit oberen Atemwegsobstruktionen, sei es der häufige Pseudokrupp, sei es eine Tonsillitis mit sich berührenden Tonsillen oder eine seltene Epiglottitis. Gerade bei jungen Kindern mit kleiner Trachea kann es hier rasch zu lebensbedrohlicher Atemnot kommen. Auf der Röntgenaufnahme in ▶ Abb. 6.2 sieht man, wie die geschwollene Epiglottis die Luftröhre verlegen kann.

Fallbericht: Tod durch Epiglottitis

Ein 7-jähriges Mädchen entwickelt nach einem Stoß vor den Kopf 41 °C Fieber. Der 31-jährige Landarzt verordnet Fieberzäpfchen und Wadenwickel. Bei telefonischer Mitteilung der Verschlechterung verordnet er weitere Zäpfchen. Bei bedrohlicher Verschlechterung holen die Eltern den Arzt, der ein totes Kind vorfindet. Das strafrechtliche Ermittlungsverfahren wird eingestellt mit der Begründung, dass es sich um ein extrem seltenes Krankheitsbild mit perakutem Verlauf handle, der nicht voraussehbar war (Tod 12 Stunden nach Krankheitsbeginn).
(Quelle: LG Itzehoe 5 Js 256/66, [15], Fall 28)

Es ist wichtig, die perakut verlaufenden Krankheiten bzw. Notfälle zu kennen und sie auch erkennen zu können, wie Meningokokkensepsis, Epiglottitis

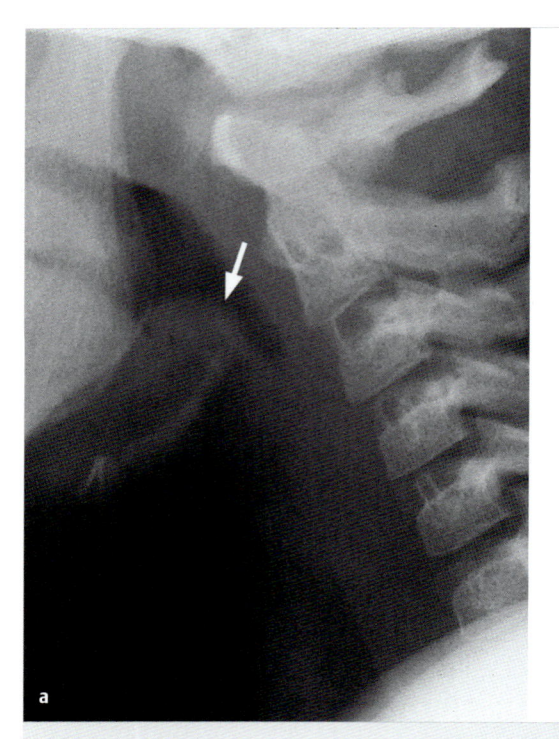

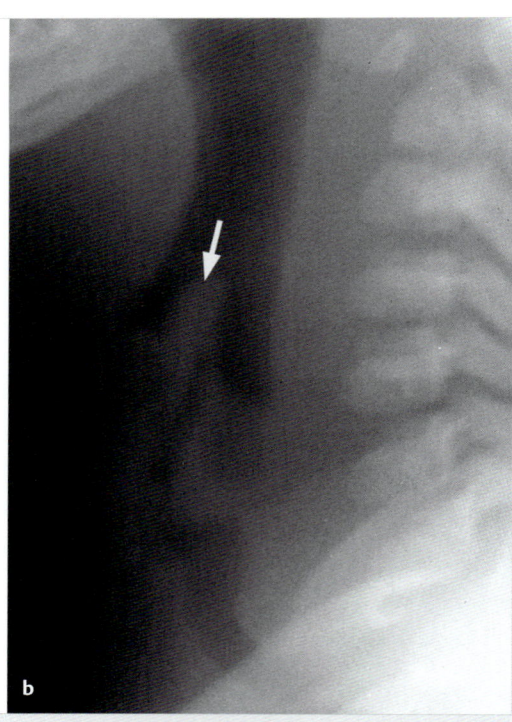

Abb. 6.2 Epiglottis. Hals seitlich. 5½-jähriges Mädchen. (Aus Benz-Bohm G. Kinderradiologie. 2. Aufl. Stuttgart: Thieme; 2005)
a Weichteilschwellung der Epiglottis (Pfeil).
b Normale Epiglottis (Pfeil).

und Sepsis beim Neugeborenen oder Immunsupprimierten. Bei diesen Krankheitsbildern kann es auch bei sofort richtig eingeleiteten Maßnahmen zum Tod kommen. Das Risiko für den Arzt, in solchen Fällen zur Rechtfertigung seiner Maßnahmen vor Gericht gebracht zu werden, ist hoch. Daher ist in solchen Fällen eine genaue Dokumentation besonders wichtig. Diesem älteren, strafrechtlich verhandelten Fall aus den 60er Jahren steht der vorangestellte zivilrechtliche Fall von 1990 gegenüber.

> **Merke**
> Die Racheninspektion mit Holzspatel ist bei Epiglottitisverdacht kontraindiziert. Hierzu gibt es auch Gerichtsurteile (OLG Stuttgart, 14 U22/91).

Die unterscheidenden Kriterien zwischen einer stets krankenhauspflichtigen Epiglottitis und eines nur manchmal krankenhauspflichtigen Pseudokrupps werden in der nachfolgenden Tabelle zusammengestellt.

Die Diagnose **Pseudokrupp** oder **akute Laryngotracheitis** kann meist aufgrund klarer Symptome (plötzlicher Bellhusten, Heiserkeit, kein schwer krankes Aussehen, bei schweren Fällen inspiratorischer Stridor) gestellt werden. Kommen Symptome hinzu, die einer lebensbedrohlichen akuten Epiglottitis entsprechen (toxisches Aussehen, kloßige Sprache, Orthopnoe, Speichelfluss) oder eine lebensbedrohliche Luftnot nahelegen, dann muss das Kind eingewiesen werden.

Die Differenzialdiagnose des **akuten Stridors** mit der Gefahr der lebensbedrohlichen oberen Luftwegsverlegung umfasst:
- akute Epiglottitis
- Pseudokrupp (akute Laryngotracheitis)
- akute Tonsillitis
- Pfeiffer-Drüsenfieber
- Retropharyngealabszess
- Peritonsillarabszess
- Fremdkörper
- Insektenstich oder anaphylaktische Reaktion
- Angioödem (spricht nicht auf Steroide an)
- mediastinale Tumoren (S. 152)
- (bei Geimpften nicht vorkommender) diphtherischer Krupp

6.1.10 Perikarditis

> **Fallbericht: Bauchschmerzen bei Windpocken: Perikarditis**
> Ein 3-jähriges Mädchen entwickelt am 10. Erkrankungstag von Windpocken Bauchschmerzen und Fieber. Am 12. Tag wird Amoxicillin verschrieben. Am 14. Tag wird es wegen Verschlechterung mit Stöhnen vom Allgemeinmediziner an die Kinderabteilung überwiesen. Es ist schwach auf den Beinen und macht wenig Urin. Die körperliche Untersuchung ist auffällig für diffuse Bauchschmerzen bei normalen Vitalzeichen (außer subfebrile Temperaturen). Die Laboruntersuchung zeigt einen Hämoglobinwert von 6,3 mmol/l (entspricht 10,1 g/dl), eine Thrombozytose von 706 000/µl und CRP-Erhöhung von 207 mg/l. Eine Thorax-Röntgenuntersuchung zeigt normale Lungenfelder. Die Herzgröße mit 60% des Thoraxdurchmessers wird vom Radiologen als projektionsbedingt interpretiert. Eine Abdomensonografie ist auffällig für freie Flüssigkeit im Douglas-Raum und leichte Hepatosplenomegalie. Physiologische Kochsalzlösung wird zur Rehydrierung ver-

Tab. 6.1 Differenzialdiagnose Pseudokrupp (akute Laryngotracheitis) und Epiglottitis.

Pseudokrupp, akute Laryngotracheitis	Epiglottitis
- Atemwegsymptome - rauer, bellender Husten - Heiserkeit - leichte Halsschmerzen - leichtes Fieber - kein toxisches Aussehen - unterschiedliche Unruhe - Alter ½ bis 5 Jahre - inspiratorischer Stridor - Normale Zungenspateluntersuchung, nach Möglichkeit vermeiden; bei kooperativen Kindern sieht man bei guter Mundöffnung einen normalen Kehldeckel.	- schneller Beginn - wenig Husten - kloßige Sprache - stärkere Halsschmerzen - hohes Fieber > 39 °C - toxisches Aussehen - schwere Unruhe, aufrechtes Sitzen zur Aktivierung der Atemhilfsmuskulatur (Orthopnoe), Speicheln - Alter 2–8 Jahre oder auch älter - inspiratorischer Stridor, karchelnde Atmung - Die Zungenspateluntersuchung ist kontraindiziert, da sie zu einer kompletten Atemwegsobstruktion führen kann. - vergrößerte zervikale Lymphknoten

abreicht, und i. v. werden Amoxicillin/Clavulansäure und Gentamicin gegeben. Wegen des anhaltenden Stöhnens wird die Patientin persönlich an den Nachtdienstkollegen übergeben mit der Empfehlung, bei geringster Verschlechterung ein Abdomen-CT zum Ausschluss einer für das Alter seltenen Appendizitis durchzuführen. Das Abdomen-CT lässt einen Pleuraerguss und geringen Aszites erkennen. Der Kinderarzt entdeckt auf dem Oberrand des CTs zusätzlich einen Perikarderguss, den der Radiologe nicht erkannt hatte. Er hatte in Südafrika bereits mehrere Kinder mit Perikarditis gesehen und war sich deshalb der Gefahr einer Herzbeuteltamponade bewusst. Nachträglich hört man jetzt auch Perikardreiben bei der Auskultation, die Halsvenen sind gestaut, und die Leber hat sich auf 4 cm unter dem Rippenbogen in Medioklavikularlinie vergrößert. Er verlegt die Patientin notfallmäßig in die Kinderkardiologie, wo 300 ml Perikardflüssigkeit mit Wachstum von *Staphylococcus aureus* punktiert werden. Die Patientin erholt sich von der Erkrankung.

(Quelle: [71])

Nach Feldmann liegt das Sterblichkeitsrisiko einer eitrigen Staphylokokkenperikarditis bei über 40 % [24]. Der Fall ist lehrreich, da gewöhnlich nicht an eine solch seltene Erkrankung gedacht wird. Gerade bei kleinen Kindern ist es wichtig, bei „Bauchschmerzen" auch an entfernte Infektfoci zu denken, wie in diesem Falle Perikard, aber auch Lunge (zentrale Pneumonie, Otitis media). Röntgenbilder sollten nach Möglichkeit immer selbst angeschaut werden, da auch Radiologen nur das kennen, was sie schon gesehen haben, und eine kinderradiologische Expertise in vielen Einrichtungen nicht vorhanden ist.

Bauchschmerzen

Bauchschmerzen bei Kleinkindern erfordern meist eine Ganzkörperuntersuchung, weil sich dahinter neben abdominellen Erkrankungen auch eine Pneumonie, eine Otitis media, ein Tonsillitis oder weitere extraabdominelle Erkrankungen wie der Fall der seltenen Perikarditis verbergen können. Auch bei Schulkindern und Teenagern weisen die Bauchschmerzen nicht immer auf den Abdominalraum, sondern können auch durch Hodentorsion (S. 144) oder seltene Erkrankungen wie die Schambeinosteomyelitis (S. 99) verursacht sein.

6.1.11 Pyelonephritis

Fallbericht: Pyelonephritis nach rezidivierenden Tonsillitiden

Ein 4½-jähriges Mädchen kommt mit Fieber und Schüttelfrost sowie Mundgeruch ohne sonstige Symptome, insbesondere kein Durchfall und keine Dysurie, in die Praxis. Ein roter Rachen mit vergrößerten Mandeln wird festgestellt. Sie neigt zu Tonsillitiden mit A-Streptokokken, und diese Diagnose wird gestellt und hochdosiert mit Penicillin behandelt. Am 3. Tag fiebert das Mädchen weiter bis 40 °C, ohne Dysurie, ohne Knochenschmerzen. Die Tonsillen sind groß, es besteht keine Lymphadenopathie. Es wird eine Blutuntersuchung empfohlen, aber bei gutem Allgemeinzustand warten die Eltern noch ab, und schließlich entfiebert das Kind nach 2 Tagen. Am 10. Behandlungstag, nach 4 Tagen Beschwerdefreiheit, beginnen erneute Fieberschübe über 39 °C mit gutem Allgemeinzustand, die 4 Tage weiter andauern. Eine Fortsetzung der Penicillintherapie wird empfohlen in prophylaktischer Dosis nach 10 Tagen, und ein Virusinfekt angenommen. Am 14. Behandlungstag ist die Patientin nur subfebril, hat sonst dünnen Stuhlgang, und der Urin riecht laut Vater nach Medizin, was bei Penicillinbehandlung zu erwarten ist. Eine Blutuntersuchung zeigt ein mäßig erhöhtes CRP mit 2,3 mg/dl, normale Leukozyten mit 5 400/µl, Hämoglobin 10,1 g/dl, Thrombozyten reaktiv bei 612 000/µl, eine relative Lymphozytose von 70 % und normales ASL sowie normale EBV-Serologie. Blasten werden ausgeschlossen. Ein Breitspektrumantibiotikum (Cefuroxim) wird für den Fall der Fieberpersistenz verordnet, aber am Folgetag ist sie fieberfrei. Eine Untersuchung beim HNO-Arzt führt zu der Empfehlung Tonsillektomie. Am 17. Behandlungstag kommt es erneut zu Fieberschüben über 39 °C, und das Kind wird stationär eingewiesen mit unklarem Fieber. Während des Klinikaufenthalts stellt sich eine Pyelonephritis heraus.

Wegen den rezidivierenden Tonsillitiden war der behandelnde Arzt auf Tonsillitis fixiert und suchte nicht breit genug nach dem richtigen Infektfocus. Die Information, der Urin rieche nach Medizin, wurde als plausibel als Folge der Penicillintherapie aufgefasst, hätte aber vermutlich als Zeichen von Bakterienabbauprodukten bei einer beginnenden

Pyelonephritis gewertet werden müssen. Die stationäre Behandlung führte bei dieser Patientin zu einer traumatischen Erfahrung.

> **Merke**
> Bei lang andauernden Infektionskrankheiten mit fehlendem Ansprechen auf die Therapie muss immer die Möglichkeit anderer Infektfoci bedacht werden, wie hier einer Pyelonephritis.

6.1.12 Osteomyelitis

Fallbericht: Schambeinosteomyelitis (1)

Ein 10-jähriger Junge wird in der Kinderpoliklinik wegen stechender Schmerzen im rechten Oberschenkel vorgestellt, die seit dem Vorabend anhielten. Zwei Tage zuvor hatte er beim Fußballspielen leichte Schmerzen an der Schambeinunterkante. Die körperliche Untersuchung war auffällig für Schmerzhaftigkeit der Adduktorenmuskeln. Ein orthopädisches Konsil ergibt eine Adduktorenzerrung. Ein Röntgenbild der Hüften und Schambeine war normal. Es bestanden keine weiteren Symptome wie Fieber, Dysurie, Bauchschmerzen, Hodenschmerzen, und ein Trauma war auch nicht erinnerlich. Zwei Tage später entwickelte der Junge 39 °C Fieber und 3 weitere Tage später Dysurie. Nun klagte er über rechten Unterbauchschmerz und Schmerzen in der rechten Leiste. Er wurde stationär auf die Kinderabteilung aufgenommen. Bis auf Schmerzhaftigkeit beim Tasten in diesem Bereich fanden sich keine Auffälligkeiten. Im Urin fanden sich 2 + Eiweiß. Das CRP stieg auf 189 mg/l, die Leukozyten lagen bei $5,4 \times 10^9$/l. Eine retrozäkale Appendizitis wurde vermutet, aber der Bauch war weich, und der Chirurg nahm an, dass das Problem extraperitoneal lag. Eine CT-Untersuchung mit rektalem Kontrastmittel ließ einen pararektalen Abszess rechts erkennen, und ein MRT zeigte multilokuläre Abszessansammlungen hinter der Symphyse mit Ausbreitung in die perirektale und periurethrale Loge. Die größte Abszessmasse befand sich in der Adduktorenloge mit Ausbreitung in den M. obturatorius internus und externus. Zeichen einer Osteomyelitis wurden nicht gesehen. Ein weiterer erfahrener Orthopäde schloss ein Knochenproblem aus. Wegen der Nähe des Abszesses zur Urethra wurde ein Urologe konsultiert, der die Verlegung des Patienten vom peripheren Krankenhaus in eine Universitätsklinik empfahl. Das CRP stieg weiter auf 340, die Blutsenkung auf 64 mm/h und die Leukozyten auf 8,4. Eine Blutkultur war steril. Ein 2. MRT zeigte neben dem Abszess Zeichen einer Schambeinosteomyelitis im Übergang Os pubis zu Os ischium. Eine Skelettszintigrafie zeigte in diesem Bereich eine Anreicherung mit Hot Spot. Unter CT-Führung wurde der Abszess mit 10 ml Eiter und Wachstum von *Staphylococcus aureus* drainiert. Der Patient wurde entsprechend lange intravenös mit Antibiotika behandelt, klagte noch mehrere Monate lang ab und zu über stechende Schmerzen in der rechten Leiste und behielt einige Zeit eine auf 450 U/l erhöhte alkalische Phosphatase. Eine Kontroll-Tc99m-HDP-3-Phasen-Skelettszintigrafie nach 2 Monaten war normal.

Fallbericht: Schambeinosteomyelitis (2)

Ein 15-jähriger Patient wird vom Allgemeinarzt wegen Unterbauchschmerzen und Fieber bis 40 °C mit Schüttelfrost seit 1 Woche in die Chirurgie mit Verdacht auf Appendizitis eingewiesen. Die Schmerzen hatten im Bereich der Symphyse begonnen und zogen in den rechten Unterbauch. Er hatte 4 kg abgenommen. Die Eltern vermuteten eine Prellung der Leiste wegen heftigen Sports in Kombination mit einer Grippe. Bei der körperlichen Untersuchung fand sich ein druckschmerzempfindlicher rechter Unterbauch, der weich war. Die Hüften, Leisten und Hoden waren normal, die Leukozyten waren erhöht auf $17,8 \times 10^9$/l, das CRP lag bei 174 mg/l, der Urin war normal. Ein Abdomen-CT zeigte keine sicheren pathologischen Veränderungen. Der Patient wurde in die Pädiatrie überwiesen. Eine Abdomensonografie war normal. Die remittierenden Fieberschübe hielten an, und die Blutsenkung stieg auf 102. Drei Blutkulturen wurden abgenommen. Am 4. stationären Tag lokalisierte sich der Schmerz auch auf das linke Schambein. Eine Skelettszintigrafie zeigte einen Hot Spot im Bereich des linken Schambeins. Mit hochdosierter Flucloxacillin- und Gentamicinbehandlung zu Beginn entfieberte der Patient und besserte sich. In der Blutkultur wuchs *Staphylococcus aureus*. Am 16. Erkrankungstag wurden auf dem normalen Röntgenbeckenfoto Aufhellungen gesehen.

Es handelt sich hier um 2 Patienten, der 1. mit Oberschenkelschmerzen und der 2. mit Schambein- und Unterbauchschmerzen. Bei beiden wurde die Diagnose Appendizitis in Erwägung gezogen und die definitive Diagnose durch die Chirurgen, beim 1. auch durch die Kinderärzte, nicht erkannt. Beim 1. Patienten wurde die Diagnose in einer Universitätsklinik gestellt und erst der umgebende Abszess ließ an eine Knochenentzündung denken. Beim 2. lag die Erfahrung über die Möglichkeit einer Schambeinosteomyelitis vor, was zu einer raschen Diagnose führte.

Die Lehre hieraus ist, bei Abszessen ohne bekannte Ursache an eine Osteomyelitis zu denken. Die Inzidenz der Osteomyelitis bei Kindern liegt bei 2,9–13/100 000 [44]. Zu 50 % wird Osteomyelitis bei Kindern unter 6 Jahren gefunden und bei Jungen 2-mal so oft wie bei Mädchen, hämatogen ausgelöst. Die häufigsten Stellen sind die langen Röhrenknochen. Ischium und Pubis sind nur in 3 % der Fälle betroffen.

Die pelvine Osteomyelitis ist eine schwere Diagnose und kann ein „diagnostic dilemma" sein [81]. Prädisponierend sind Sichelzellanämie oder Faktoren, die eine Bakteriämie begünstigen (Drogenmissbrauch, Immunsuppression). Körperliche Anstrengung, durch die möglicherweise eine Stressfraktur entsteht, die dann einen Locus minoris resistentiae darstellt, wird ebenfalls beschrieben [85]. Die beiden betroffenen Jungen spielten ambitioniert Fußball.

Bei der nichthämatogenen traumatischen oder postoperativen Osteomyelitis ist die Ursache meistens deutlicher. Idealerweise wird die Diagnose durch eine Knochenaspiration bestätigt. Durch die Vorerfahrung mit dem 1. Patienten konnte beim 2. eine frühe Diagnose mit der Knochenszintigrafie gestellt werden. Oberschenkel- und Unterbauchschmerzen haben meist andere Ursachen, aber es sollte in unklaren Fällen an die Möglichkeit einer Osteomyelitis gedacht werden. Ultraschall, Röntgen, CT und vor allem MRT spielen eine Rolle in der Diagnose, aber in der Frühphase ist die Tc99–3-Phasen-Skelettszintigrafie (▶ Abb. 6.3) sensitiver.

Merke
Bei unklaren Bauchschmerzen, insbesondere auch Druckschmerz im Os-pubis-Bereich sollte nach Ausschluss der häufigen Ursachen (Gastroenteritis, Verstopfung, Appendizitis, Pyelonephritis) eine seltene Osteomyelitis in Erwägung gezogen werden, die in der Frühphase durch MRT oder eine Knochenszintigrafie entdeckt werden kann.

6.1.13 Infektionen nach sexuellem Missbrauch

Fallbericht: 8-jähriges Mädchen mit HIV-Infektion
Ein 8-jähriges Mädchen wird einer Rechtsmedizinerin vorgestellt, weil sie mit dem Vater nackt im Bett vorgefunden wurde. Ein involvierter Polizist informiert die Ärztin, dass die Patientin seit 2 Jahren HIV-positiv sei. Es ist bekannt, dass die Mutter HIV-negativ und der Vater HIV-positiv ist (Quelle: [9]).

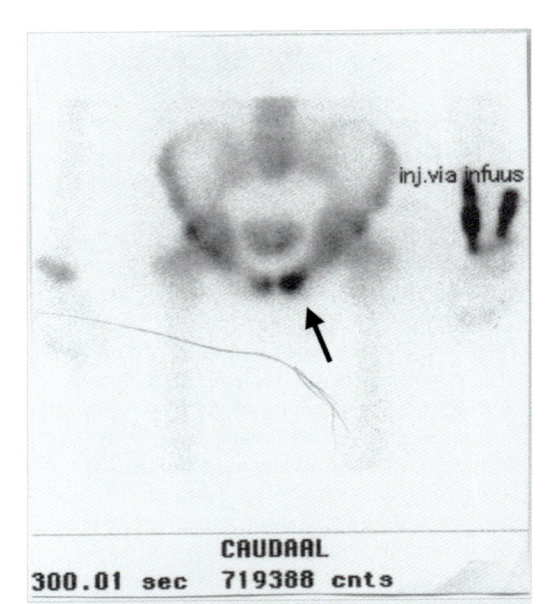

Abb. 6.3 Schambeinosteomyelitis in der Skelettszintigrafie. Kontrastmittelanreicherung im linken Schambein (Pfeil).

Auch wenn in über 90 % der Fälle von sexuellem Missbrauch bei Kindern unter 14 Jahren keine körperlichen Befunde zu erheben sind, gibt es recht sichere Zeichen wie Sperma, Schwangerschaft oder sexuell übertragbare Krankheiten (Chlamydien, HIV, Lues, Gonorrhö). Es ist seltsam, dass sich 2 Jahre niemand gefragt hat, wie das Mädchen an die HIV-Infektion kam. Raine et al. berichten den Fall einer Gonokokkeninfektion bei einer 5-Jährigen, die die Wochenenden bei ihrem Vater verbrachte [77]. Feigwarzen (Condyloma accuminata) sind verdächtig, aber nicht beweisend für einen sexuellen Missbrauch.

6.2 Hals-Nasen-Ohren-Heilkunde

6.2.1 Otitis media

Die Otitis media ist eine der häufigeren Diagnosen in der Kinderarztpraxis. Im Zeitalter der guten Zugänglichkeit zu Ärzten und zu Antibiotika sieht man Komplikationen wie Mastoiditis, Fazialisparese, Labyrinthitis oder Meningitis seltener. Otitis media ist der häufigste Grund für Antibiotikaverordnungen mit dem häufigsten Wirkstoff Amoxicillin. Bei über 2-Jährigen liegt die spontane Heilungsrate der Otitis media sehr hoch, weshalb in vielen Fällen 24 Stunden abgewartet werden kann („watchful waiting"). In ▶ Abb. 6.4 a–c wird eine Otitis serosa (a) gezeigt, bei der in der Regel kein Antibiotikum verordnet werden muss, und eine akute eitrige Otitis media (b), bei der bei unkomplizierten Verläufen ebenfalls abgewartet werden kann. Größere Vorsicht ist bei der Otitis von Säuglingen geboten.

6.2.2 Sinusitis

Kindergartenkinder werden immer wieder mit der auswärtigen Diagnose Sinusitis vorgestellt. Ebenso wird häufig von Radiologen die Diagnose Sinusitis aufgrund einer Verschattung der Nasennebenhöhlen gestellt. In vielen Fällen handelt es sich hier um Fehldiagnosen.

Die Stirn- und Kieferhöhlen entwickeln sich nicht vor dem 5.–6. Lebensjahr [7]. Die Keilbeinhöhlen (Sinus sphenoidales) und Siebzellen (Sinus ethmoidales) sind aber schon vorher vorhanden und können sich entzünden, aber dies als klinische

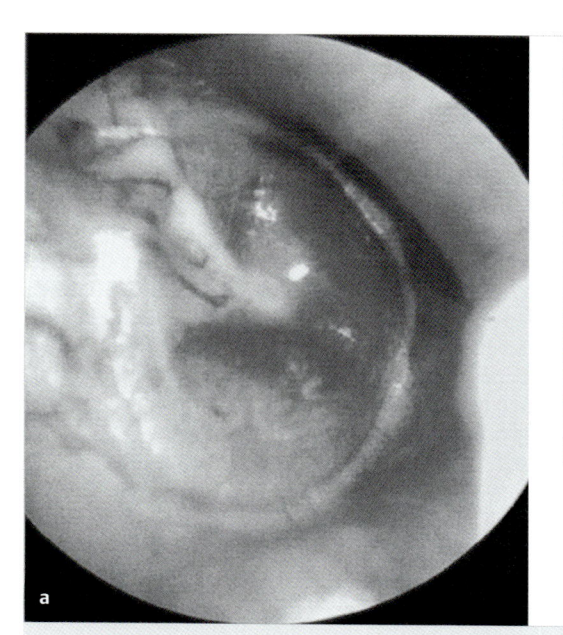

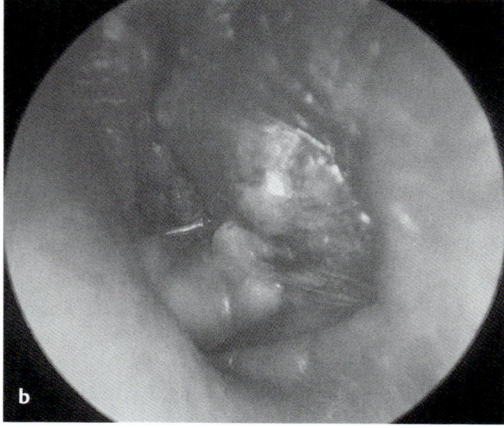

Abb. 6.4 Otitis media. (Aus: Arnold W, Ganzer U. Checkliste Hals-Nasen-Ohren-Heilkunde. 5. Aufl. Stuttgart: Thieme; 2011)
a Seröse Otitis media mit flachem Trommelfell.
b Eitrige Otitis media mit nach außen vorgewölbtem (bombierendem) Trommelfell.

Diagnose zu stellen ist kaum möglich. Bei der MRT-Untersuchung des Kopfes finden sich bei Kindern Verschattungen der Nasennebenhöhlen (NNH) in 61 % [39]. Auch die fehlende Pneumatisierung wird gelegentlich als Verschattung interpretiert. Die von Radiologen häufig gestellte Diagnose Sinusitis ist in vielen Fällen eine Fehlinterpretation. Die Befundung sollte daher beschreibend sein und die Diagnose Sinusitis nur gestellt werden, wenn passende klinische Symptome vorhanden sind. Für eine akute Sinusitis (unter 14 Tagen) ist keine Bildgebung erforderlich. Röntgenaufnahmen der NNH sind in der Regel nicht und Antibiotika nur bei schweren Verläufen sinnvoll. Für chronische Verläufe ist das CT das Mittel der Wahl.

Fazit
Die Diagnose einer Sinusitis vor dem 5. Lebensjahr oder die MRT-Diagnose einer Sinusitis bei fehlenden nasalen Symptomen sind fragwürdig.

6.3 Pulmologie

Atemwegsinfekte sind die häufigsten Gründe für einen Praxisbesuch. Eine große Herausforderung ist hierbei der vernünftige Umgang mit Antibiotika, die nicht zu häufig, aber auch nicht zu spät verordnet werden sollen. Probleme der Asthmatherapie (S. 180) werden in Kapitel 7 behandelt.

6.3.1 (Broncho-)Pneumonie

Der häufigste Grund für einen Praxisbesuch im Winter sind Atemwegsinfekte. Diese sind meist viral und benötigen keine Antibiotika. Die Herausforderung für den Niedergelassenen ist es, rechtzeitig eine mit Antibiotika behandlungsbedürftige Lungenentzündung zu erkennen. Bei Segment- oder zentralen Pneumonien kann die Auskultation normal sein. Auch Bronchitiden wie die RSV-Bronchiolitis bedürfen immer wieder einer stationären Behandlung.

Fallbericht: Pneumonie versus Bronchitis

Ein 11 Monate altes Mädchen wird wegen Husten und Schnupfen gesehen. Sie hat kein Fieber. Die Auskultation der Lungen ist normal. Drei Tage später besorgt sich die Mutter einen Hustensaft. Am 4. Tag wird der Säugling mit Fieber, Luftnot, Giemen und Verschleimung vorgestellt und eingewiesen. Es zeigt sich das Bild einer viralen Bronchitis, die CRP-Werte sind mit 26 mg/dl leicht erhöht und rückläufig. Ein Röntgenthorax zeigt perihiläre Zeichnungsvermehrung, was der Radiologe als Pneumonie interpretiert. Diese Diagnose wird übernommen und der Mutter mitgeteilt. Mit Inhalationen geht es dem Mädchen rasch besser, es benötigt keine Antibiotika. Die Mutter äußert bei der Kontrolle gegenüber den Arzthelferinnen, ob die Lungenentzündung nicht zu Beginn hätte erkannt werden müssen.

Kommt es zu einer Lungenentzündung, die nicht erkannt wurde, führt dies häufig zu Vorwürfen von den Eltern. Dem liegt die Vorstellung zugrunde, dass eine Lungenentzündung schon im Anfangsstadium mit Erkältungssymptomen erkennbar sei. Meist entwickelt sich die Lungenentzündung jedoch auf dem Boden eines zunächst harmlosen viralen Atemwegsinfekts. Gravierender erscheint es manchen Eltern, wenn der Niedergelassene eine Bronchitis feststellte und dann im Krankenhaus eine Lungenentzündung diagnostiziert wird (vermeintlich übersehene Pneumonie). Nach Erfahrung des Autors kommt es hier auch häufig zu Überdiagnosen auf dem Boden von diskreter Zeichnungsvermehrung auf dem Thorax-Röntgenbild wie in dem geschilderten Fall. Die Krankenhausvergütung über DRGs (Diagnosis Related Groups), aber auch die Vergütung der Krankenkassen im Niedergelassenenbereich (Kodierrichtlinien) geben Anreize zu solchen Überdiagnosen. Einer Erschütterung des Vertrauens in solchen Fällen kann nur durch sachliche Aufklärung begegnet werden, und es liegt kein Behandlungsfehler vor. Instruktionen für den Fall der Verschlechterung können auch hilfreich sein. Manchmal lässt sich ein durch die vermeintliche Fehldiagnose motivierter Arztwechsel jedoch nicht vermeiden.

In ▶ Abb. 6.5 ist eine Bronchitis mit fleckiger perihilärer Zeichnungsvermehrung (▶ Abb. 6.5a) einer rechtsseitigen Lappenpneumonie (▶ Abb. 6.5b) gegenübergestellt.

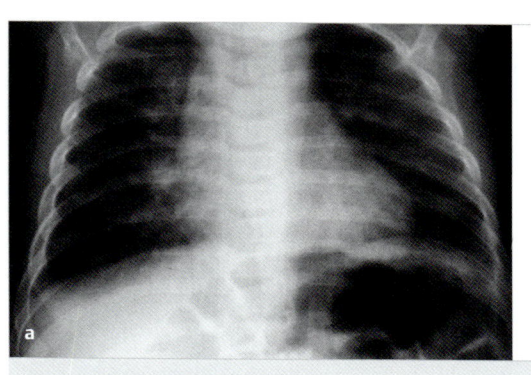

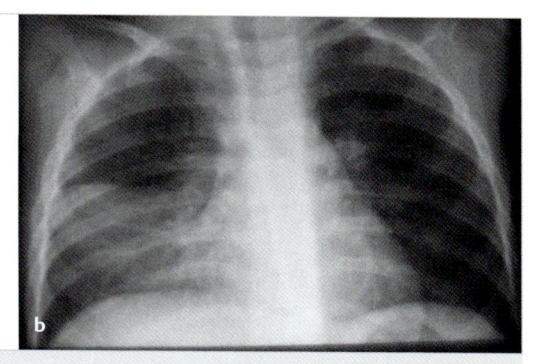

Abb. 6.5 Röntgenaufnahmen: Bronchitis versus Pneumonie. (Aus: Mau G, Koch HG. Facharztprüfung Kinder- und Jugendmedizin. Stuttgart: Thieme; 2010)
a Bronchitis mit fleckiger perihilärer Zeichnungsvermehrung.
b Rechtsseitige Lappenpneumonie.

Fallbericht: Bakteriell versus viral

Ein 5-Jähriger kommt mit Kopfschmerzen, Fieber, Schüttelfrost und Husten in die Praxis. Er gibt an, dass „sein Gehirn knackt". Die Untersuchung ist unauffällig. Ein viraler Atemwegsinfekt wird festgestellt. Insbesondere wurden eine Nackensteife und ein petechialer Hautausschlag ausgeschlossen, um nicht eine Meningokokkenerkrankung zu übersehen. Instruktionen zur Vorsicht bei Alarmzeichen wurden erteilt. Am Folgetag ist das Kind entfiebert, und es geht ihm besser. Vier Tage später stellt ihn die Mutter wegen Quaddeln an Gesicht und Körper vor, die nur kurz am Vorabend auftraten und bei der Untersuchung nicht mehr festzustellen sind. Es finden sich über der rechten Lunge feinblasige Rasselgeräusche und Rhonchi. Fieber besteht nicht, der Appetit ist gut, und der Junge wirkt vom Krankheitsverlauf her gebessert. Daher wird der Befund als virale Bronchitis gewertet. Der Patient wird mit Fenistil-Tropfen (Dimetinden) und Salbubronch (Salbutamol-Elixier) versorgt und Erythromycin für den Fall der Verschlechterung verordnet.

In der folgenden Nacht verschlechtert sich der Zustand mit Husten und erschwerter Atmung. Im Notdienst werden die Rasselgeräusche erneut gehört, und eine Thorax-Röntgenuntersuchung zeigt deutliche rechtsseitige Infiltrate. Der Patient wird stationär aufgenommen und intravenös mit Cefuroxim sowie oral mit Clarithromycin behandelt.

Die Regel, dass seitendifferente Auskultationsbefunde eher für eine Pneumonie sprechen, war dem Kinderarzt bekannt, aber wegen der vorübergehenden Besserung und der Abwesenheit von Fieber bei erhaltenem Appetit wurde die Antibiotikagabe hinausgezögert. Eine Infekturtikaria im Rahmen eines Atemwegsinfekts ist verdächtig für eine Mykoplasmenpneumonie. Es wurde richtig gedacht, aber zu spät mit Antibiotika begonnen. Zusatzinformationen wie CRP-Blutuntersuchung oder Thorax-Röntgenuntersuchungen (für ambulante Bedingungen manchmal aufwendig) hätten vielleicht zu einer früheren Behandlung geführt, wodurch eine ambulante Therapie noch möglich geblieben wäre.

Fallbericht: Plötzlicher Kindstod durch Bronchopneumonie

Ein 6 Monate alter Junge wird mit Blähungen und Schmerzen in die Ambulanz einer Kinderklinik gebracht. Husten, Schnupfen oder Atemnot bestehen nicht. Als Vorerkrankungen hatte er einen Hydrozephalus mit multizystischer Enzephalopathie. Die Untersuchung ergibt keinen besonderen Befund, eine Ultraschalluntersuchung lässt aufgrund flüssigkeitsgefüllter Darmschlingen eine Enteritis vermuten. Das Kind wurde daraufhin mit der Diagnose „Unruhe, Meteorismus" nach Hause geschickt. Die Blähungen bestanden weiter und der Junge trank gut. Am folgenden Tag wurde der Junge gegen 3 Uhr gefüttert und um 6 Uhr vom Vater tot im Bett aufgefunden. Er wurde in die

Kinderklinik gebracht. Die Körpertemperatur betrug 39 °C. Reanimationsmaßnahmen blieben erfolglos. Die Obduktion ergab eine akute hämorrhagische Pneumonie. Es wurde beanstandet, dass bei der ambulanten Untersuchung keine Blutentnahme veranlasst wurde und keine Schädelsonografie durchgeführt wurde.

Der Gutachter hält die Bronchopneumonie als Ursache für den plötzlichen Kindstod für möglich. Laut Literatur werde bei einem Drittel der unerwarteten Todesfälle von Säuglingen eine schwere Bronchopneumonie gefunden. Der Gutachter sieht keine Fehler bei der ambulanten Untersuchung des Säuglings und auch keine Indikation für eine Blutuntersuchung oder Schädelsonografie, zumal keine Hirndruckzeichen bestanden. An zusätzlich zu berücksichtigende Risiken durch die Hirnerkrankung hätte aufgrund einer früheren normalen Polysomnografie und Schädelsonografie ohne Hirndruck nicht gedacht werden müssen. Die Schlichtungsstelle sieht ebenfalls keinen Fehler. Das sehr hohe Fieber (Hyperpyrexie) oder auch ein durch Fieber ausgelöster Krampfanfall könnten für den Tod verantwortlich sein. Eine Meningitis wurde durch Lumbalpunktion ausgeschlossen.

(Quelle: Schlichtungsstelle für Arzthaftpflichtfragen der norddeutschen Ärztekammern)

> **Merke**
> Eine normale Auskultation schließt eine Pneumonie nicht völlig aus.

Dies sollte insbesondere bei länger dauernden hochfieberhaften Atemwegsinfekten bedacht werden. Auch Husten kann fehlen. Auch Zusatzsymptome wie Bauchschmerzen, Tachypnoe, Orthopnoe, Luftnot, Nasenflügeln, Erbrechen von Schleim mit Husten können in die Richtung einer Pneumonie weisen. Die Untersuchung sollte in solchen Fällen besonders gründlich sein (Seitenvergleich bei der Auskultation, Perkussion) und gut dokumentiert werden. Bei entsprechender Krankheitsschwere sind Zusatzinformationen wie O_2-Sättigung, Bestimmung von Entzündungsmarkern im Blut und eine Thorax-Röntgenaufnahme rechtzeitig abzuwägen, ebenso wie die zeitige Einweisung.

▶ Abb. 6.6 zeigt den Röntgenthorax einer **Segmentpneumonie** bei einem Kind mit normalem Auskultationsbefund. Für die zentrale oder lobäre Pneumonie ist bekannt, dass sie manchmal nicht durch Abhören der Lunge zu erkennen sind. Das Nichterkennen von Pneumonien führt nicht selten zu Behandlungsfehlervorwürfen. Von Mühlendahl und Neu [60] berichten von 5 Pleuropneumonien, die der Gutachterkommission vorgelegt wurden. Die Auskultation war bei diesen Kindern größtenteils normal. Sie entwickelten operationsbedürftige (Dekortikation, Pleuradrainage) Pleuropneumonien.

Dies ist ein tragischer Fall mit plötzlichem Kindstod (Sudden Infant Death Syndrome) durch Bronchopneumonie. Die Pneumonie war wegen fehlender Atemwegssymptome und normaler Auskultation der Lunge nicht zu erkennen. Ungewöhnlich ist, dass das Kind normal getrunken habe. Bei der postmortalen Diagnose Bronchopneumonie ist zu berücksichtigen, dass es bei Reanimationsmaßnahmen zur Aspiration kommen kann, die bei der Obduktion als Pneumonie fehlgedeutet werden könnte. Hätte das Kind länger gefiebert und einen reduzierten Allgemeinzustand gehabt, dann hätte die Möglichkeit einer Pneumonie schon erwogen werden müssen. Dies gilt insbesondere für Pneumonieformen wie die zentrale Pneumonie oder Segmentpneumonie (▶ Abb. 6.6), bei der die Auskultation normal sein kann. Der Gutachter und die Schlichtungsstelle bewerten die Versorgung des Kindes fachgerecht.

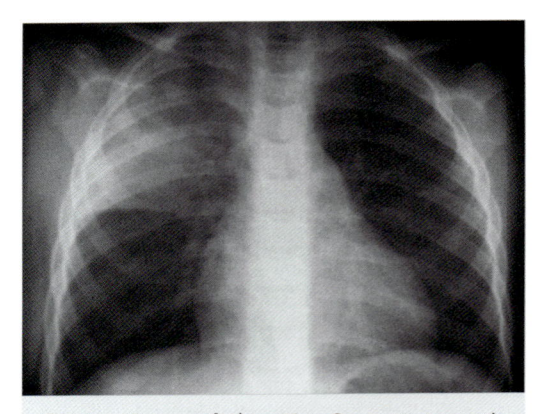

Abb. 6.6 Röntgenaufnahme einer Segmentpneumonie bei normalem Auskultationsbefund. (Aus: Mau G. Facharztprüfung Kinder- und Jugendmedizin. Stuttgart: Thieme; 2010)

6.3 Pulmologie

> **Merke**
> Eine gute, vollständige Befunddokumentation ist wichtig, um sich in solchen Fällen vor ungerechtfertigten Anschuldigungen zu schützen. Die Qualität der Versorgung wird bei Begutachtungen in sehr hohem Maße nach Aktenlage entschieden.

6.3.2 Asthma

> **Fallbericht: Rezidivierende Pneumonie, virale Bronchitis oder Asthma?**
> Ein etwa 5-jähriges Kind, das zuvor hausärztlich durch einen Allgemeinmediziner betreut wurde, kommt wegen starkem Husten zum Kinderarzt. Das Kind hat eine bronchiale Obstruktion (Bronchitis) mit seitengleichen, mittelblasigen Rasselgeräuschen und leichtem Giemen bei gutem Allgemeinzustand. Die Eltern berichten, dass das normal gewachsene Kind etwa 4-mal Lungenentzündungen mit Pfeifgeräuschen hatte, die mit Antibiotika behandelt wurden. Fieber bestand bei diesen Lungenentzündungen nicht. Bei einem Elternteil besteht Asthma. Aufgrund der Vorgeschichte stellt der Kinderarzt die Diagnose Asthma. Das Kind spricht gut auf Bronchodilatatoren an und genest ohne Antibiotika. Weitere Bronchialobstruktionen bestätigen die Diagnose Asthma und das Kind bekommt inhalative Glukokortikoide (Beclometason) und Bronchodilatatoren (Salbutamol-Dosieraerosol) über eine Inhalierhilfe.

Eine virale Bronchitis oder ein infektexazerbierter Asthmaanfall können ein ähnliches Bild wie bei einer bakteriellen Pneumonie abgeben (beidseitig feine oder mittelblasige Rasselgeräusche). Die Seitengleichheit spricht eher gegen eine bakterielle Pneumonie, schließt diese aber nicht aus. Es kann auch bei Thoraxröntgenaufnahmen zu unterschiedlichen Interpretationen kommen. Eine peribronchiale Zeichnungsvermehrung wird vom erfahrenen Pädiater oder Kinderradiologen eher als Virusbronchitis und vom Nichtpädiater eher als Pneumonie interpretiert werden. Hierbei ist die Klinik entscheidend zu berücksichtigen.

Hätten hier tatsächlich rezidivierende Pneumonien vorgelegen, dann hätte dies weitere Diagnostik erfordert: Verifizierung der Pneumonie durch Thoraxröntgen, Ausschluss eines Fremdkörpers (insbesondere bei wiederholter Seitenbevorzugung, meist rechts, da der rechte Hauptbronchus steiler abgeht als der linke), Ausschluss einer Mukoviszidose mittels Schweißtest (Iontophorese, Prävalenz 1 : 1250), Ausschluss einer Abwehrschwäche (selektiver IgA-Mangel mit Prävalenz 1 : 500). Andere Differenzialdiagnosen wie eine Ziliendyskinesie (Kartagener-Syndrom, Prävalenz 1 : 50 000) sind extrem selten.

6.3.3 Rezidivierende Bronchitiden durch gastroösophagealen Reflux

> **Fallbericht: Übersehener Befund bei rezidivierenden Bronchitiden**
> Ein etwa 2-jähriges Kind wird ohne großen Erfolg wegen rezidivierender Bronchitiden seit etwa 1,5 Jahren behandelt, war bereits in einer Kinderklinik stationär und wird zum Kinderpneumologen überwiesen. Dieser fordert noch einmal alle Befunde an und findet den 6 Monate alten Bericht einer pathologischen pH-Metrie. Mit Omeprazol werden die Symptome besser. Der Bericht war in der Patientenkarte gelandet, ohne durch die Hände der Kinderärztin zu gehen.

Die Kinderärztin hatte die Differenzialdiagnoseliste von rezidivierenden Bronchitiden abgearbeitet und an die richtige Diagnose eines gastroösophagealen Refluxes gedacht. Durch einen Organisationsfehler gelangte der Befund der pH-Metrie ungesehen in die Patientenkarte. Nur abgezeichnete Befunde sollten von den Arzthelferinnen in die Krankenakte einsortiert werden. Bei rezidivierenden Bronchitiden oder gehäuften, nicht infektiös und allergisch ausgelösten Asthmaexazerbationen sollte an einen gastroösophagealen Reflux gedacht werden.

> **Merke**
> Bei rezidivierender Bronchitis oder unklaren Asthmaexazerbationen auch an die Möglichkeit eines gastroösophagealen Refluxes denken.

6.3.4 Pneumothorax

Fallbericht: Übersehen eines Pneumothorax

Ein Frühgeborenes auf der Neugeborenen-Intensivstation wird beatmet und benötigt mehr Sauerstoff sowie erhöhte Beatmungsdrücke. Die Assistenzärzte finden keine Ursache. Bei der Chefvisite auskultiert der Chefarzt das Kind und stellt seitendifferente Atemgeräusche fest. Daraufhin wird eine Thorax-Röntgenaufnahme angefertigt, die einen Pneumothorax erkennen lässt, der daraufhin mit Thoraxdrainage behandelt wird. Als die Assistenzärzte dem Chefarzt reumütig vom weiteren Verlauf berichten, da sie die Ursache nicht selbst gefunden hatten, antwortet er: „See, I am not just a pretty face".

Der Fall veranschaulicht eine andere Fehlerkultur, als die, die wir in Deutschland gewohnt sind. Die lapidare selbstironische Bemerkung des Chefarztes, der notwendige Kontrolle ausübte, führt nicht zu einer Demotivierung der noch unerfahrenen Ärzte, im Gegenteil, bei solch einer Reaktion trauen sich die Assistenzärzte eher, den Chef bei Problemen und Fehlern anzusprechen.

6.4 Kardiologie

An dieser Stelle wird insbesondere auf die Unterscheidung von pathologischen und akzidentellen Herzgeräuschen sowie auf die Versorgung von Neugeborenen mit Herzfehlern eingegangen. In Kap. 6.1.10 wird über den Fall einer infektiösen Perikarditis berichtet.

6.4.1 Herzgeräusche

Verwechslung mit Atemgeräuschen

Fallbericht: Herzgeräusche und Atemgeräusche

Ein Kinderarzt wird wegen einem sonst gesunden Neugeborenen mit Herzgeräusch konsultiert. Es hat intermittierend eine periodische Atmung mit einer schnellen Frequenz. Dies ist bei Neugeborenen normal. Die schnellen Atemgeräusche waren als Herzgeräusche interpretiert worden.

Herzgeräusche bei Neugeborenen müssen ernst genommen werden. Gelegentlich werden Atemgeräusche mit Herzgeräuschen verwechselt.

Akzidentelle (unschuldige) Herzgeräusche, auch „Arbeits- oder Wachstumsgeräusche"

Herzgeräusche werden oft von Ärzten und Patienten als Diagnose verwendet. Etwa 50 % aller Kinder weisen in ihrer Entwicklung ein Herzgeräusch auf, aber nur 1 % hat einen angeborenen Herzfehler. Die Mitteilung eines Herzgeräusches kann von den Eltern leicht als Herzfehler verstanden werden und zu einer unnötigen Einschränkung körperlicher Aktivitäten veranlassen.

Gravierender ist das Übersehen eines gefährlichen Herzfehlers. Erfahrene Untersucher können eine außerordentlich hohe Sensitivität und Spezifität für die Unterscheidung zwischen pathologischen und nichtpathologischen Herzgeräuschen entwickeln [27]. Dies trifft aber sicher nicht auf jeden Kinderarzt oder Allgemeinmediziner zu.

Kriterien für akzidentelle Herzgeräusche

- Systolikum, frühsystolisch
- musikalisch, vibrierend
- variabel, typisch über dem 4. Interkostalraum links-parasternal (Erb-Punkt)
- lageabhängig
- keine Fortleitung (Ausstrahlung)
- tief- bis mittelfrequent, nie hochfrequent
- leise bis mittellaut, 3/6 maximal
- beim Neugeborenen selten
- der 2. Herzton ist normal (nicht fixiert gespalten)
- keine Extrageräusche oder „Clicks"
- kein Schwirren tastbar und normale periphere Pulse (insbesondere Femoralispulse)
- keine körperlichen Stigmata, die ein Syndrom mit häufigem Herzfehler suggerieren (Down-, Ullrich-Turner- oder Marfan-Syndrom)

Bei Neugeborenen sind akzidentelle Herzgeräusche selten. Bei jedem Neugeborenen sollten die Femoralispulse untersucht werden.

Die **6 Kardinalzeichen der Herzauskultation** (▶ Tab. 6.2) sprechen dagegen für pathologische Herzveränderungen. Bei einem oder mehreren Zeichen und insbesondere symptomatischem Kind wird eine dringliche Überweisung zum Kinderkardiologen empfohlen.

6.4 Kardiologie

Tab. 6.2 Kardinalzeichen für pathologische Herzgeräusche nach Walsh.

Zeichen	Odd's Ratio
pansystolisch	54
> 3/6	5
p. m. 2. ICR links parasternal	4
hochfrequent (harsh)	2
anormaler 2. Herzton	4
Klick	8
Quelle: [97]	

Der untersuchende Arzt sollte entscheiden, ob ein unschuldiges/akzidentelles Herzgeräusch, ein nicht einzuschätzendes oder ein pathologisches Herzgeräusch vorliegt. Dies sollte er den Eltern mitteilen. Unterlässt er dies, z. B. um eine unnötige Verunsicherung zu vermeiden, dann kann die Verunsicherung durch einen Untersucher, der das Kind nicht kennt, noch größer sein (z. B. im Notdienst). Wird ein unschuldiges Herzgeräusch festgestellt, dann kann dies mit Ausdrücken wie „Arbeitsgeräusch" oder „Wachstumsgeräusch" benannt werden, um unnötige Ängste bei den Eltern zu vermeiden. Es sollte weiter beobachtet und bei Änderung der Kriterien für Harmlosigkeit weiter abgeklärt werden.

Gelegentlich werden bei **Fieber** funktionelle Herzgeräusche gehört, die bei beschleunigtem Blutfluss auftreten können, ohne dass eine Herzerkrankung vorliegt. Dies kann auch bei Anämie der Fall sein. Bei solchen, meist sekundären, zuvor nicht vorhandenen Herzgeräuschen muss der seltene Fall eines rheumatischen Fiebers, Myokarditis, Kawasaki Syndroms oder einer Endokarditis erwogen werden.

Besonders leicht kann ein Herzgeräusch in folgenden Fällen übersehen oder falsch eingeschätzt werden [31]:
- obstruktive hypertrophe Kardiomyopathie (HOCM, idiopathische hypertrophische Subaortenstenose oder asymmetrische Septumhypertrophie, Inzidenz 1 : 500; gehört zu häufigsten Ursachen des plötzlichen Herztods bei Kindern und Erwachsenen unter 35 Jahren; 30–60 % der Jugendlichen und betroffenen Erwachsenen haben eine positive Familienanamnese)
- Atriumseptumdefekte (ASD, Inzidenz 1 : 1000, fixierte atemunabhängige Spaltung des 2. Herztons, 2/6 Systolikum p.m. 2./3. ICR links parasternal)
- akute fieberhafte Erkrankungen (rheumatisches Fieber, Endokarditis oder Kawasaki-Syndrom)

6.4.2 Angeborene Herzfehler

Wer Neugeborene und Säuglinge versorgt, sollte die lebensbedrohlichen angeborenen Herzfehler kennen. Die 5 mit Zyanose einhergehenden Herzfehler fangen alle mit T an.

> **5 „T"s der angeborenen Herzfehler mit Zyanose in den ersten Lebenstagen [74]**
> - Tetralogie nach Fallot
> - Transposition der großen Arterien
> - Truncus arteriosus
> - Trikuspidalatresie
> - Totale Lungenvenenfehlmündung

Herzfehler mit Linksherzobstruktion (kritische Aortenstenose oder Aortenisthmusstenose, hypoplastisches Linksherzsyndrom) können in den ersten 2 Wochen in einen kardiogenen Schock münden, der als Sepsis fehlinterpretiert werden kann. **Duktusabhängige Herzfehler** sind die kritische Pulmonalstenose, Pulmonalatresie, schwere Ebstein-Anomalie, Trikuspidalatresie, kritische Aortenstenose und die Transposition der großen Arterien.

Aortenisthmusstenose (Coarctatio aortae) und hypoplastisches Linksherzsyndrom

Die **Aortenisthmusstenose** macht etwa 10 % der angeborenen Herzfehler aus. Sind neben dem persistenten Ductus arteriosus (PDA oder Ductus arteriosus Botalli) noch weitere Fehlbildungen wie hier das hypoplastische Linksherzsyndrom assoziiert, dann spricht man von einer komplexen Aortenisthmusstenose.

Das **hypoplastische Linksherzsyndrom** macht 1–2 % der angeborenen Herzfehler aus und ist die häufigste kardiale Todesursache in der 1. Lebenswoche. Es kommt zum kardiogenen Schock, der von einer Sepsis schwer zu unterscheiden sein kann (akute Verschlechterung mit blass-grauem Hautkolorit, schwachem, beschleunigtem Puls und beschleunigter Atmung). Ohne rechtzeitige Behandlung versterben 80 % der Kinder in der 1. Woche. Mit dreizeitiger Operation (Norwood 1–3) oder Herztransplantation liegt die Überlebenswahrscheinlichkeit bei 50 %.

Fallbericht: Aortenisthmusstenose mit hypoplastischem linkem Ventrikel

Ein 4 Tage altes Mädchen wird in der Praxis gesehen. Im Alter von 2 Tagen wurde ein Herzgeräusch festgestellt und eine kinderkardiologische Untersuchung veranlasst. Handschriftlich wurden ein ASD (Atriumseptumdefekt) Grad II, ein VSD (Ventrikelseptumdefekt) und eine rechtsventrikuläre Dilatation mitgeteilt. Ein Kontrolltermin nach 6 Tagen wurde vereinbart. Das Kind trank gut. Die Untersuchung in der Praxis ergab einen guten Allgemeinzustand, ein Gewicht mit 10 g über dem Geburtsgewicht, ein 2/6 Systolikum mit Punctum maximum über dem Erb-Punkt, nicht tastbare Femoralispulse und keine Hepatosplenomegalie. Aufgrund des guten Allgemeinzustands und der vorherigen kinderkardiologischen Untersuchung mit Kontrolltermin begnügte sich der Kinderarzt damit, den Eltern die Anweisung zu geben, bei schlechtem Trinken oder den geringsten Auffälligkeiten in die Kinderklinik zu fahren. Bei dem Kontrolltermin am 8. Lebenstag ging es dem Mädchen weiter gut, aber es waren keine Femoralispulse tastbar und echokardiografisch zeigte sich eine tubuläre Aortenisthmusstenose und ein hypoplastischer linker Ventrikel. Am 18. Lebenstag wurde eine Norwood-Operation durchgeführt.

In diesem Fall hätte es zu einem kardiogenen Schock kommen können. Es gibt zahlreiche Fälle von Aortenisthmusstenose und hypoplastischem Linksherzsyndrom, bei denen es in den ersten 2 Lebenswochen zur Kreislaufdekompensation kommt, wenn sich der Ductus Botalli schließt.

Der Kinderarzt hätte seinem Befund trauen und das Kind direkt einweisen sollen, denn die fehlenden Femoralispulse waren nicht durch ungenügende Untersuchungstechnik bedingt, sondern ein Zeichen von Duktusverschluss, was die nicht erkannte Aortenisthmusstenose symptomatischer und lebensgefährlich hätte machen können. Der Fehler lag in einer Unterschätzung der eigenen Untersuchungstechnik, der Überschätzung der ersten kinderkardiologischen Untersuchung, was zu einer riskanten Zeitverzögerung führte. Bei der Aortenisthmusstenose kann auch ein wegweisendes Herzgeräusch fehlen [31].

> **Achtung**
> Die Echokardiografie kann fehlerhaft sein und eine irrtümlich harmlose Diagnose (ASD, kleiner VSD) suggerieren.

Fallbericht: Blutdruckmessung im Krankenhaus ausgelassen

Bei einem Neugeborenen wird ein Herzgeräusch festgestellt und als gutartig eingestuft (z. B. periphere Pulmonalstenose). Es wird entlassen und entwickelt eine Kreislaufdekompensation, als deren Ursache eine Aortenisthmusstenose festgestellt wird. Das Krankenhaus wird haftbar gemacht, weil es nicht Blutdruck an allen Extremitäten gemessen hat.

Dieser von Kollegen zugetragene Fall soll die Kinderärzte im Krankenhaus daran erinnern, dass es gute Praxis ist, zur Abklärung von Herzgeräuschen Blutdruck an allen Extremitäten zu messen. Ist der Blutdruck in den oberen Extremitäten über 10 mmHg höher als in den Beinen, dann spricht das für eine Aortenisthmusstenose. Eine normale Blutdruckmessung mit normalen Gradienten schließt jedoch eine Aortenisthmusstenose nicht aus.

> **Merke**
> Bei der Hälfte der Fälle ist bei Aortenisthmusstenose im Neugeborenenalter kein Herzgeräusch auskultierbar. Die als Diagnosezeichen messbare Blutdruckdifferenz zwischen oberer und unterer Körperhälfte kann bei weit offenem Ductus arteriosus Botalli fehlen. Das hypoplastische Linksherzsyndrom ist die häufigste kardiale Todesursache bei Neugeborenen.

Partielle Lungenvenenfehlmündung

Fallbericht: Partielle Lungenvenenfehlmündung

Ein 2¼ jähriger Junge wird im Rahmen eines fieberhaften Infekts gesehen. Es wird ein 3/6 musikalisches Systolikum mit p.m. Erb gehört. Dies wird als akzidentell oder funktionell eingeschätzt. Zum Ausschluss einer Pneumonie wird eine Tho-

6.4 Kardiologie

rax-Röntgenaufnahme angefertigt mit normalem Herz-Lungen-Befund. Später wird das Systolikum mit 2/6 mit p.m. im 2. ICR links gehört und bei anderer Gelegenheit werden der p.m. rechts parasternal und ein dorsales Strömungsgeräusch rechts gehört.

Die niedergelassene Kinderkardiologin hört ein 3/6-gradiges Mesosystolikum p.m. 2. ICR rechts parasternal und im Jugulum. Im Echo ist der rechte Vorhof betont mit diskreten Hinweisen auf eine rechtsventrikuläre Volumenbelastung. Mit Verdacht auf ASD – ggf. Pulmonalvenenfehlmündung überweist sie den Jungen an die kinderkardiologische Abteilung der Universitätsklinik. Dort stellt man eine normale Echokardiografie fest mit der Diagnose eines uncharakteristischen akzidentellen Systolikums (2/6 mittelfrequentes lagevariables Systolikum mit p.m. 2.–3. ICR links parasternal) bei einem großen rechten Ventrikel mit eingeschränkter Septumbewegung. Eine Kontrolle in 1 Jahr wird empfohlen.

Im Alter von knapp 3 Jahren wird der Patient zur Kontrolle überwiesen. Das Systolikum wirkt wegen seiner Lautstärke 3/6 nicht mehr akzidentell. Nun wird Verdacht auf einen Sinus venosus gestellt und der Junge wird zur transösophagealen Echokardiografie eingewiesen. Diese bestätigt einen oberen Sinus-venosus-Defekt (ein Teil der Wand zwischen der rechten oberen Hohlvene und den rechten oberen Lungenvenen fehlt, so dass arterialisiertes Lungenblut in den rechten Vorhof gelangt). Die Auskultation zeigt ein 2/6 Systolikum mit p.m. 2. ICR links und einen fixiert gespaltenen 2. Herzton. Ein Operationstermin wurde veranlasst.

Die Operation erfolgte im Alter von 4 Jahren. Intraoperativ wurde ein ASD gefunden und verschlossen. Die Lungenfehlmündung wurde durch einen Sinus-venosus-Patch korrigiert und die V. cava superior erweitert. Postoperativ gab es bis auf eine vorübergehende Atelektase keine Komplikationen.

Ein Herzgeräusch wurde sowohl vom Kinderarzt als auch von der Kinderkardiologin als musikalisch interpretiert und für akzidentell gehalten. Das Kind entwickelte sich altersgerecht. Erst bei der Verlaufskontrolle konnte die richtige Diagnose gestellt werden. Die partielle Lungenvenenfehlbildung macht nur 1 % der angeborenen Herzfehler aus (▶ Abb. 6.7). Sie ist häufig mit anderen Herzfehlern kombiniert. Die Diagnose akzidentelles Systolikum sollte immer wieder klinisch verifiziert werden. Eine vorherige normale Echokardiografie ist beruhigend, erfasst aber nicht immer alle Herzfehler und kann fehlerhaft ausgeführt sein.

Totale Lungenvenenfehlmündung

Fallbericht: Totale Lungenvenenfehlmündung

Ein Junge wird nach normaler Schwangerschaft spontan entbunden und im weiteren Verlauf durch 2 Kinderärztinnen einer Gemeinschaftspraxis versorgt, die die Vorsorgen U2–U4 durchführen. Bei den Vorsorgen werden keine Auffälligkeiten bis zur U4 festgestellt. Bei der U4 im Alter von 3 Monaten wird aber eine Gedeihstörung gefunden (Abfall des Gewichts von der 50. auf die 5. Perzentile), der Junge hat mäßig durchblutete Haut und Schleimhäute. Die übrige Untersuchung inklusive von Herz und Leber ist normal. Im Alter von 4 Monaten wird der Säugling durch die andere Ärztin untersucht. Sie findet die Hautfarbe auffällig, hört ein 2/6 Systolikum und tastet die Leber 3 cm unter dem Rippenbogen. Sie überweist den Jungen sofort zu einer Kinderkardiologin. Dort ist der Junge dyspnoeisch mit Nasenflügeln und an-

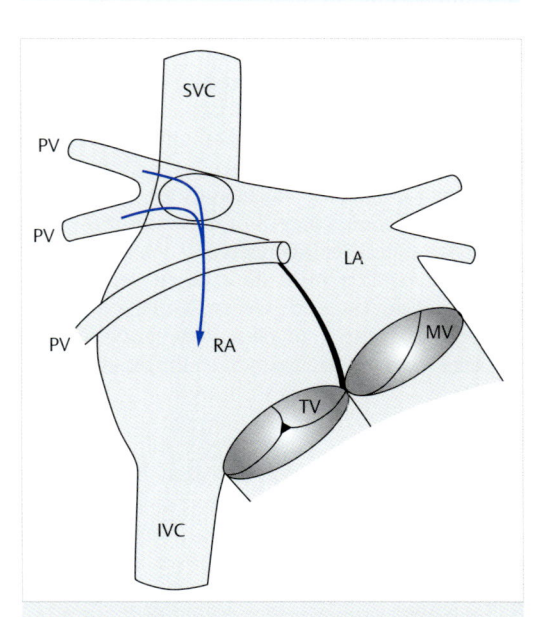

Abb. 6.7 Oberer Sinus-venosus-Defekt mit partieller Lungenvenenfehlmündung. (Aus: Haas NA, Kleideiter U. Kinderkardiologie. Stuttgart: Thieme; 2011)

stoßender Atmung. Er wird in die Universitätsklinik eingewiesen, wo eine operative Korrektur einer totalen Lungenvenenfehlmündung erfolgt (TAPVR).

Die Eltern werfen der Kinderärztin, die die U4 durchführte, vor, die Blässe und das Schwitzen nicht ausreichend gewürdigt und die Diagnose nicht rechtzeitig gestellt zu haben. Die Gutachterkommission hält es für unwahrscheinlich, dass zu dem Zeitpunkt der Gedeihstörung kein Herzgeräusch und keine Lebervergrößerung vorgelegen haben, und konstatiert einen vermeidbaren ärztlichen Fehler. Die Diagnoseverzögerung habe aber nicht zu einem fehlerbedingten dauerhaften Schaden geführt. Eine außergerichtliche Regulierung wird empfohlen.

(Quelle: Schlichtungsstelle für Arzthaftpflichtfragen der norddeutschen Ärztekammern)

Die totale Lungenvenenfehlmündung (total anomalous pulmonary venous connection, TAPVC, oder total anomalous pulmonary venous return, TAPVR) macht 1 % aller angeborenen Herzfehler aus. Die Prävalenz dürfte bei 1 : 10 000 liegen, wenn man annimmt, dass 1 % aller Neugeborenen einen Herzfehler haben. Die Lungenvenen münden in den rechten Vorhof. Der einzige Zufluss von sauerstoffangereichertem Blut erfolgt über einen Vorhofseptumdefekt mit Rechts-Links-Shunt, was zum Überleben erforderlich ist. Eine Zyanose ist oft nicht ausgeprägt, insbesondere wenn wie hier keine pulmonalvenöse Obstruktion vorliegt. Die Säuglinge sind in solchen Fällen oft in den ersten Lebenswochen asymptomatisch.

Der Fall zeigt, wie wichtig es ist, gerade bei symptomatischen Kindern (Gedeihstörung) diese unter optimalen Bedingungen zu untersuchen und Verlaufskontrollen nicht zu spät zu veranlassen. Lassen sich die Herztöne wegen Schreien nicht beurteilen, so sollte man dies dokumentieren und ggf. eine zeitnahe Nachuntersuchung durchführen.

Merke
Die Herzauskultation kann bei einigen schweren angeborenen Herzfehlern normal sein. Die totale Lungenvenenfehlmündung ist ein Notfall und bedarf bei Lungenvenenobstruktion einer sofortigen operativen Versorgung.

6.4.3 Kawasaki-Syndrom

Fallbericht: Kawasaki-Syndrom
Ein Junge wird mit seit 3 Tagen bestehenden Halsschmerzen bei seiner Kinderärztin vorgestellt. Es besteht kein Fieber, die Lymphknoten sind an der rechten Halsseite vergrößert, und der Rachenring ist rot. Zwei Tage später wird wegen hinzugekommenen Fiebers von 39 °C ein Hausbesuch gemacht. Die Lymphknotenschwellung hatte nicht zugenommen, und bei Untersuchung war der Junge wieder afebril. Am 6. Erkrankungstag wurde nach telefonischer Konsultation wegen anhaltendem Fieber eine Vorstellung in der Universitätskinderklinik empfohlen. Schnupfen und Durchfall kamen hinzu. Vom 12.–16. Krankheitstag (10. Fiebertag) wurde der Junge stationär wegen Gelenkbeschwerden behandelt. Der Rachenring und die Lippen waren bei Aufnahme gerötet, die Leber, Milz und Lymphknoten waren nicht vergrößert, wohl aber bei späterer Untersuchung. Auch ein Ausschlag sei festzustellen gewesen. Die Kniegelenke waren schmerzempfindlich und der rechte Mundwinkel hing herab. Die Entzündungswerte im Blut waren deutlich erhöht. Aufgrund eines positiven Mononukleose-Schnelltests und positiven Tests auf EBV-Capsid-IgM wurde von Pfeiffer-Drüsenfieber ausgegangen. Dies bestätigte sich jedoch nicht im Verlauf. Am 15. Krankheitstag trat eine Schälung der Fingerkuppen auf, was an Scharlach denken ließ. Der Rachenabstrich für A-Streptokokken war negativ. Im 2 Monate später verfassten Arztbrief wird die Diagnose reaktive Arthritis mitgeteilt. Ein 2. stationärer Aufenthalt erfolgt in der Universitätskinderklinik 36 Tage nach Erkrankungsbeginn wegen persistierender Müdigkeit seit der Erkrankung und Koronaraneurysmen, die bei einem Kinderkardiologen ambulant festgestellt wurden. Die Aneurysmen werden bestätigt, das CRP liegt bei 15,1 mg/l, und die Thrombozyten sind mit 782 000/µl erhöht. Der Junge wird hochdosiert mit Immunglobulinen und ASS behandelt.

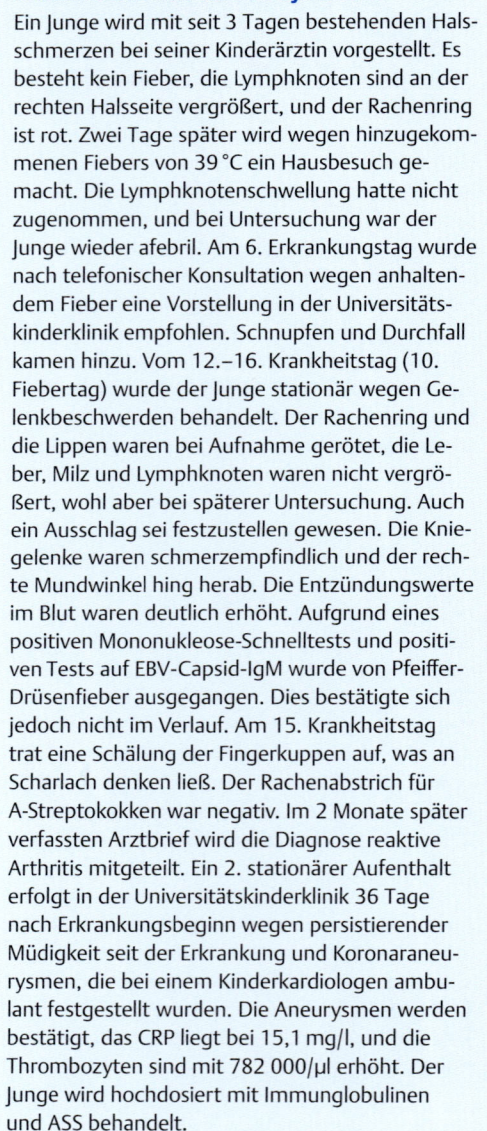

Den Ärzten der Universitätskinderklinik wird vorgeworfen, die Diagnose beim 1. stationären Aufenthalt nicht gestellt zu haben. Dadurch sei eine zeitige erfolgversprechende Behandlung zur Vermeidung der Aneurysmen verpasst worden. Es wird eingewendet, dass Zeichen einer Mononukleose vorgelegen hätten und die Diagnose inkomplettes atypisches Kawasaki-Syndrom retro-

6.4 Kardiologie

spektiv gestellt worden wäre. Eine frühere Herzultraschalluntersuchung hätte die Koronaraneurysmen wahrscheinlich gefunden, da diese meist erst in der 3. Behandlungswoche auftauchten.

Der Gutachter konstatiert, dass zum Zeitpunkt der 1. stationären Aufnahme ein subakutes Kawasaki-Stadium vorgelegen habe und verständlicherweise von einer Mononukleose ausgegangen worden wäre. Allerdings hätte aufgrund der Symptome über 5 Tage Fieber, einseitiger Lymphknotenschwellungen, des scharlachartigen Hautausschlags, der Bindehautentzündung, der roten Lippen sowie der Leukozytose und Thrombozytose an ein inkomplettes Kawasaki-Syndrom gedacht werden müssen, insbesondere, als die Schuppung der Fingerkuppen auftrat. Er geht aber davon aus, dass die Koronaraneurysmen wohl nicht mehr zu verhindern gewesen wären, da die Therapie optimalerweise vor dem 10. Erkrankungstag durchgeführt werden sollte. Der Gutachter bewertete die Diagnostik als fehlerhaft, jedoch sei es nicht zu einer fehlerhaft gesundheitlichen Beeinträchtigung gekommen.

Die Schlichtungsstelle forderte die ambulanten Unterlagen nach und stellte fest, dass die Lymphknoten zu Beginn der 1. stationären Aufnahme nicht geschwollen waren und bei dieser Symptomkonstellation mit der Vermutung eines Pfeiffer-Drüsenfiebers nicht an ein Kawasaki Syndrom gedacht werden musste. Eine Diagnosestellung bei Aufnahme wäre zwar günstiger gewesen, hätte aber auch bei Therapiebeginn am 10. Krankheitstag mit Fieber nicht die Koronaraneurysmen verhindert.

(Quelle: Schlichtungsstelle für Arzthaftpflichtfragen der norddeutschen Ärztekammern)

Das Kawasaki-Syndrom (mukokutanes Lymphknotensyndrom) sollte bei langen Fieberverläufen mit in Erwägung gezogen werden, auch wenn die klassischen Symptome (▶ Abb. 6.8) nicht vorliegen. Die Inzidenz bei kaukasischen Kindern liegt bei 30 pro 100 000. Koronaraneurysmen entstehen in

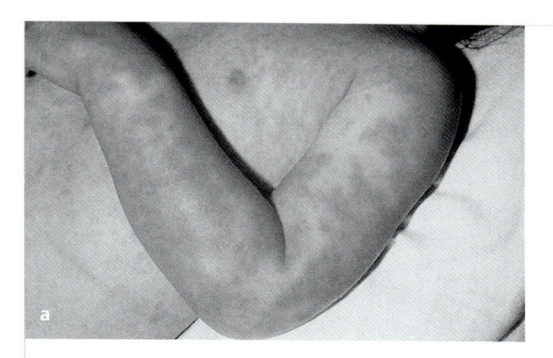

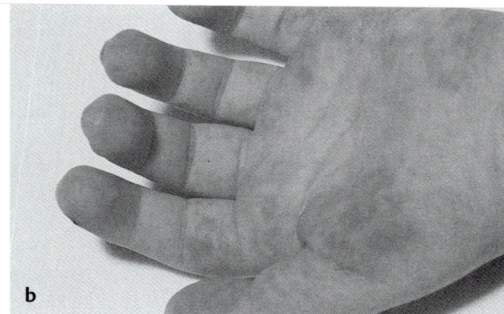

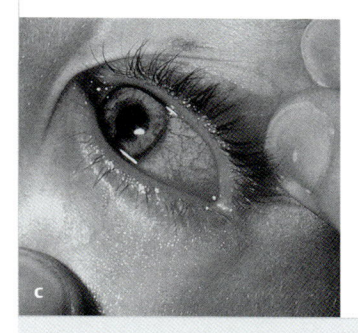

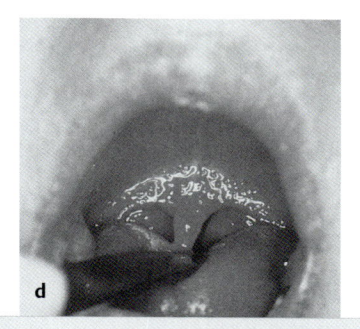

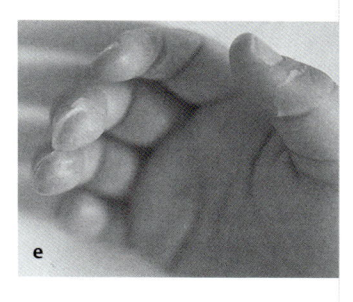

Abb. 6.8 Kawasaki-Syndrom. (Aus: Gortner L, Meyer S, Sitzmann FC. Duale Reihe Pädiatrie. 4. Aufl. Stuttgart: Thieme; 2012)
a Hochrote, aufgeplatzte Lippen und Pharyngitis bei Kawasaki-Syndrom.
b Konjunktivitis bei Kawasaki-Syndrom.
c Palmarerythem bei Kawasaki-Syndrom.
d Großfleckiges Exanthem bei Kawasaki-Syndrom.
e Fingerkuppenschuppung bei Kawasaki-Syndrom.

15–25 % der Fälle. Hinweisend, aber unspezifisch sind ein Gallenblasenhydrops, Leukozytose, CRP- sowie BSG-Erhöhung und Thrombozytose.

Diagnostische Kriterien beim Kawasaki-Syndrom
Diagnose bei 4 der 6 folgenden Kriterien:
- hohes Fieber für mindestens 5 Tage
- Konjunktivitis
- Palmar- oder Plantarerythem, Fußödeme zu Beginn, Fingerkuppenschuppung 2.–3. Krankheitswoche
- polymorphes Exanthem
- rote, wunde Lippen und Himbeerzunge
- zervikale Lymphadenopathie

Liegen weniger als 4 Diagnosekriterien vor, spricht man vom **inkompletten Kawasaki-Syndrom**. Dies kommt häufiger bei Kindern unter 1 Jahr vor, die auch ein höheres Risiko für Koronaraneurysmen haben [30].

Differenzialdiagnostisch muss an Virusinfektionen mit Exanthem (Masern, Röteln, EBV, CMV, Parvovirus B19, Adenoviren, Enteroviren), Scharlach, Leptospirose, Morbus Still, rheumatisches Fieber, Polyarteritis nodosa, Stevens-Johnson-Syndrom oder Quecksilbervergiftung gedacht werden.

6.4.4 AV-Block

Fallbericht
Ein 3-jähriger Junge wird mit dem 2. Fieberkrampf stationär aufgenommen und erholt sich gut. Bei der Entlassungsuntersuchung fällt eine Bradykardie von 50/min auf. Ein EKG wird veranlasst, das einen AV-Block 3. Grades zeigt. Auf der Standard-EKG-Ableitung des EEGs ist der AV-Block ebenfalls zu sehen. Daraufhin wird das alte EEG, welches vor 1 Jahr nach dem 1. Fieberkrampf abgeleitet wurde, genauer angesehen. Dort findet sich ebenfalls bereits ein AV-Block, so dass von einer längeren Dauer ausgegangen werden muss. Eine Ursache wie Myokarditis, Elektrolytstörung, Kardiomyopathie, Herzfehler, Borreliose, rheumatisches Fieber, Lupus erythematodes (normale Autoantikörper anti-SSA/Ro und anti-SSB/La), Digitaliseinnahme oder Mitochondriopathie werden ausgeschlossen.

Es erfordert großen Scharfsinn, auch völlig unerwartete (inzidentelle) Befunde zu erkennen und richtig einzuordnen. Der AV-Block 3. Grades war auf der 1. EEG-Ableitung nicht aufgefallen. Es ist aber gute Praxis, bei der EEG-Auswertung zu Beginn einen Blick auf das EKG zu werfen, denn bei älteren Patienten möchte man keinen Herzinfarkt übersehen und bei Kindern nicht den seltenen AV-Block 3. Grades.

Merke
Kinder mit AV-Block 3. Grades haben ein erhöhtes Risiko für einen plötzlichen Herztod, welches durch Herzschrittmacher verringert werden kann.

6.4.5 Hypertonie

Fallbericht: Hypertoniediagnose im Notdienst
Ein leicht übergewichtiger 15-jähriger Patient mit kräftigen Oberarmen wird im Rahmen eines grippalen Infekts im Notdienst gesehen. Bei der Untersuchung wird mit einer kleinen Blutdruckmanschette ein Blutdruck von 140/80 mmHg festgestellt und die Diagnose arterielle Hypertonie gestellt. Der Patient wird direkt an die Kardiologie verwiesen. Der Kinder- und Jugendarzt soll nur noch die Überweisung ausstellen. Mit Zögern wird dies auch getan. Blutdruckmessungen in der Praxis bewegen sich zwischen 120/80 und 140/80. Familiär sind keine arterielle Hypertonie und keine frühen kardiovaskulären Ereignisse bekannt. Die 24-Stunden-Blutdruckmessung ergibt keinen pathologischen Befund. Überweisungen zu Verlaufsuntersuchungen und weiterer Diagnostik lehnt der Niedergelassene ab, veranlasst aber Blutdruckkontrollmessungen, die im Normbereich liegen.

Die **Praxishypertonie** ist ein bekanntes Phänomen, bei der der Blutdruck durch Aufregung nur situativ erhöht ist. Daher darf man sich bei der Diagnose arterielle Hypertonie nicht auf 1 Messung verlassen. Erwachsenen-Blutdruckmanschetten bei Kleinkindern liefern zu niedrige und Kindermanschetten bei Erwachsenen zu hohe Blutdruckwerte ($p = F/A$; Druck gleich Kraft durch Fläche).

Die Häufigkeit der **arteriellen Hypertonie** wird mit 1–3 % bei Kindern und Jugendlichen angegeben [31]. Als Faustregel für die obere Blutdruckgrenze wird für 1- bis 10-Jährige systolisch 100/60 + jeweils Alter × 2 und für 11- bis 17-Jährige 100/70 + Alter × 2 angegeben (für 15-Jährige 130/100). Nach Ansicht des Autors wurde in dem genannten Fall die Einzelblutdruckmessung im Notdienst überbewertet, und die weitere Versorgung wäre besser in den Händen des zuständigen Niedergelassenen aufgehoben gewesen, statt sofort einen Subspezialisten zu involvieren.

Bei Kindern besteht in ¾ der Fälle eine **sekundäre Hypertonie**. Eine Nierenerkrankung, Aortenisthmusstenose, Hyperthyreose oder Medikamentennebenwirkung sollten ausgeschlossen werden, ggf. auch seltenere Ursachen. Als Behandlung kommen zunächst Allgemeinmaßnahmen in Frage, außer bei schwerer Hypertonie (über 10 mmHg über der 95. Perzentile) oder zusätzlichen Risiken wie Niereninsuffizienz und Diabetes mellitus. Zu diesen gehören Reduktion von Übergewicht, Sport, Meiden von Alkohol und Nikotin.

6.5 Gastroenterologie

Andere gastroenterologische Fälle mit Bauchschmerzen (S. 98) und extraabdomineller Erkrankung wurden in Kap. 6.1.10, Kap. 6.1.12 (Infektiologie) und Kap. 6.3.3 (Pneumologie) berichtet, Appendizitis (S. 142) und Hodentorsion (S. 144) mit Bauchschmerzen in Kap. 6.10.2 und Kap. 6.10.3 (Chirurgie) und eine unklare Transaminasenerhöhung (S. 151) in Kap. 6.12.1 Onkologie.

6.5.1 Obstipation

> **Fallbericht: Ausschluss Appendizitis**
>
> Ein etwa 7-jähriger Junge wird mit Verdacht auf Appendizitis eingewiesen. Eine rektale Untersuchung erbringt eine gravierende Obstipation. Nach digitaler Ausräumung eines Kotballens sind die heftigen Bauchschmerzen verschwunden.

Verstopfung ist eine häufige Ursache von Bauchschmerzen und kann eine Appendizitis imitieren. Im Krankenhaus verschwinden viele Bauchschmerzen mit Einlauf (cave Appendizitis). Die Obstipation wird in der Praxis häufig um das 2. bis 4. Lebensjahr gesehen, wenn Kinder lernen, kontinent zu werden und noch nicht gewohnt sind, auf die Toilette zu Hause oder in einer fremden Umgebung (zum Kindergartenbeginn) zu gehen. Oft finden sich Analrisse, die die Obstipation verstärken können, und eine Fehlernährung.

Selten finden sich die in der Differenzialdiagnose zu berücksichtigenden Krankheiten wie Hypothyreose, Zöliakie, zystische Fibrose, Hyperparathyreoidismus, Morbus Hirschsprung, sexueller Missbrauch, Analstenose, Medikamentennebenwirkung (z. B. Eisenpräparate), neurologische Schädigung (Spina bifida, Syringomyelie, infantile Zerebralparese) oder Kuhmilcheiweißallergie.

Obstipation wird in Anlehnung an die Rom-III-Kriterien definiert als das Vorliegen von mindestens 2 Symptomen von [45]:
- weniger als 3 Stuhlentleerungen pro Woche
- mehr als 1 Episode pro Woche mit Stuhlschmieren
- im Rektum oder Abdomen tastbare Stuhlmassen
- gelegentliche Entleerung großer Stuhlmassen
- Rückhaltemanöver
- schmerzhaften oder harten Stuhlgang

Beim gestillten Säugling kann eine Stuhlfrequenz von 6-mal täglich bis 1-mal alle 2 Wochen normal sein.

> **Fallbericht: Obstipation beim gestillten Säugling**
>
> Ein gestilltes, 2½ Monate altes Mädchen wird wegen Verstopfung beim Kinderarzt vorgestellt. Sie hatte nach der Geburt innerhalb von 24 Stunden Mekoniumabsatz (Kindspech) und dann etwa ab dem 2. Lebensmonat nur 1-mal wöchentlich Stuhlgang, begleitet von Bauchkrämpfen unterschiedlicher Dauer. Die Eltern hatten Babylax (Glycerin) und Carum carvi (Kümmel-Zäpfchen) gegeben und einen Osteopathen aufgesucht. Der Säugling war gut gewachsen, hatte ein normales Abdomen und einen normalen Anus. Der Kinderarzt erklärte den Eltern, dass dies normal sei. Sollte der Säugling im Zusammenhang mit Defäkation länger schreien, so könnte ein Glycerinzäpfchen verabreicht werden. Eine Woche später meldeten sie sich wieder beim Kinderarzt, weil nun 14 Tage kein Stuhlgang gekommen war. Es kam dann nach Babylax zur Entleerung einer großen Menge normal geformten Muttermilchstuhls.

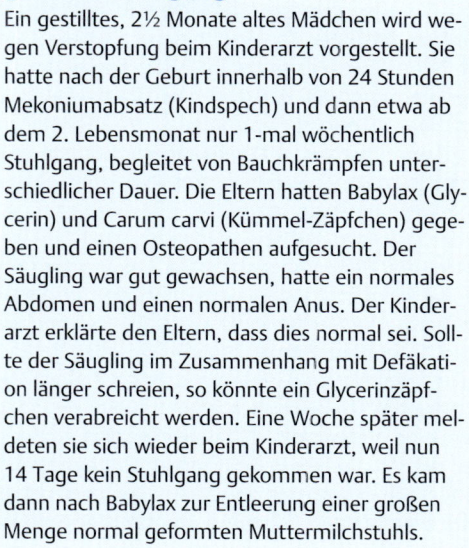

Eine Abdomensonografie war normal. Im Alter von 3 Monaten forderten die Eltern telefonisch eine Überweisung zum Kindergastroenterologen an, den sie im Internet gefunden hatten. Dieser verordnete 3 × 2,5 ml Lactulose, womit der Stuhlgang wieder häufiger kam. Er empfahl eine Vorstellung in der Kinderchirurgie zum Ausschluss eines Morbus Hirschsprung, denn es sei bei der Lactulose-Dosisreduktion auf 2 × 2,5 ml zu einem Stuhlverhalt von 8 Tagen gekommen. Im Alter von 3½ Monaten wurde der Säugling von dem Kindergastroenterologen stationär eingewiesen. Die Kinderchirurgen im Krankenhaus fanden bei rektaler Untersuchung einen leicht engen Anus. Eine Kolonkontrastuntersuchung ergab eine Koprostase und nur im proximalen Abschnitt eine normal beurteilbare Anatomie. Die Eltern nahmen nun von weiterer Diagnostik (Rektumbiopsie in Narkose) Abstand, da es dem Säugling gut ging. Bis zum Alter von 15 Monaten ergaben sich keine Stuhlgangprobleme mehr.

Häufig vermuten Eltern und unerfahrene Ärzte bei gestillten Säuglingen eine Obstipation, obwohl es bekannt ist, dass 1 Stuhlgang in 7 bis manchmal 12 Tagen nichts Ungewöhnliches in dieser Situation ist [37]. Kommt es zu Gedeihstörung, Erbrechen, längeren Defäkationsschmerzen von über einer halben Stunde oder sonstigen Begleiterscheinungen, dann ist eine weitere Diagnostik sinnvoll. Manchmal ist es schwierig, mit „Selbstüberweisungen" von Eltern umzugehen. Im Zweifelsfall ist es sinnvoll, dieser nachzukommen, um sich nicht dem Vorwurf verzögerter Diagnostik auszusetzen. Sind sie unsinnig, dann sollten sie abgelehnt und die Eltern über ein sinnvolles Vorgehen aufgeklärt werden. Lehnt der Hausarzt eine Überweisung für eine bereits erfolgte unsinnige Selbstüberweisung ab, dann führt das in Konkurrenzsituationen gelegentlich zum Abwandern von Patienten. Selbstüberweisungen zu Ärzten, die keine Erfahrung mit Kindern haben, führen manchmal auch zu weiteren unnötigen und unsinnigen Abklärungen und Diagnosen. Der Kindergastroenterologe in diesem Fall kam frisch von der Universität, wo eine wesentlich höhere Frequenz pathologischer Befunde anzutreffen ist und drängte daher zu einer „aggressiveren" Diagnostik mit Rektumbiopsie. Nachdem eine umfangreiche Diagnostik keine eindeutigen pathologischen Befunde ergab, der betreuende Kinderarzt der ganzen Diagnostik bei einem exzellent gedeihendem Säugling skeptisch gegenüberstand und sich die Stuhlgangfrequenz auf 1-mal täglich eingependelt hatte, verzichteten die Eltern auf eine Rektumbiopsie. Symptome eines Morbus Hirschsprung entwickelten sich im weiteren Verlauf nicht.

6.5.2 Morbus Hirschsprung

Fallbericht: Morbus Hirschsprung
Ein neugeborener Junge wird am 2. Lebenstag dem Kinderarzt wegen Klumpfüßen vorgestellt. Bei der U2 am 3. Tag ist das Abdomen auffällig. Stuhlgang hatte er noch nicht abgesetzt. Am 4. Tag besteht Trinkschwäche, ein geblähter Bauch und grünliches Erbrechen. Der Kinderarzt versucht die Eltern zu beruhigen. Die Eltern bringen den Jungen selbst in die Kinderklinik, wo bei Aufnahme eine Sepsis und am 15. Tag ein Morbus Hirschsprung diagnostiziert werden. Die Eltern werfen dem Kinderarzt vor, er habe nicht rechtzeitig reagiert, obwohl die Trinkschwäche und der empfindliche Bauch schon am 2. Lebenstag bestanden. Als Komplikationen entwickeln sich eine Pfortaderthrombose, Phosphatdiabetes, Cholestase, Cholelithiasis, Hepatitis und eine fortschreitende Leberzirrhose. Die Klage wird abgewiesen. Die Folgeschäden wären wahrscheinlich nicht zu verhindern gewesen. Es war ein grober Fehler, das Kind nicht einzuweisen, was aber nicht ursächlich für die Folgeschäden wurde, da die Eltern selbst ins Krankenhaus fuhren.
(Quelle: OLG München [Augsburg] 25.06.1998 24 U 676/97, [47], HJ 6 562)

Bei der Erstvorstellung von Neugeborenen sollte grundsätzlich nach dem 1. Stuhlgang (Mekonium) gefragt werden. Viele Säuglinge mit Morbus Hirschsprung haben ein verzögertes Absetzen von Mekonium über 24 Stunden nach der Geburt. Das Absetzen von vermeintlichem Mekonium schließt aber einen Morbus Hirschsprung oder selbst eine Analatresie nicht sicher aus, da auch abgeschilferte Hautzellen ausgeschieden werden können.

Die Inzidenz des Morbus Hirschsprung (Aganglionose) beträgt 1 : 5 000 Lebendgeborene. Weitere Merkmale sind eine abdominelle Distension, Erbrechen und Enterokolitis in der Neugeborenenperiode. Später können schwere chronische Verstopfung, Gedeihstörung und explosionsartige Stuhlentleerungen nach rektaler Untersuchung darauf hinweisen [4].

6.5.3 Durchfall und Erbrechen

Fallbericht: Dünner Stuhlgang und Labordiagnose Kolitis

Ein gestillter Säugling mit guter Gewichtsentwicklung hat 2–6 dünne Stühle täglich, die normal riechen. Die Mutter spricht den Kinderarzt auf den „Durchfall" an, und dieser bezeichnet dies nach Untersuchung des Säuglings und Inspektion des Stuhlgangs als normal. Die Mutter wechselt den Kinderarzt und meldet diesem nach einigen Wochen zurück, dass eine Kolitis herausgekommen sei und sie ihm dies zurückmelden wolle, damit er daraus lernen könne. Der Kinderarzt bedankt sich. Die neue Kinderärztin hatte den Stuhlgang auf Laktoferrin untersucht und aufgrund des erhöhten Wertes die Diagnose Kolitis gestellt. Symptome wie Blut oder Schleim im Stuhlgang, übermäßige Schmerzen bestanden aber zu keinem Zeitpunkt. Auch Stuhlkulturen und Verlaufskontrollen erbrachten keine pathologischen Abweichungen. Die Diagnose Kolitis erhärtete sich nicht. Später wechselte die Mutter wieder zurück.

Diarrhoe ist definiert als eine Stuhlfrequenz von über 3 Stühlen täglich und/oder einer verminderten Stuhlkonsistenz und Erhöhung der Stuhlmenge. **Chronische Diarrhoe** ist definiert als 3 oder mehr durchfällige Stühle tagsüber über mehr als 4 Wochen.

Dies ist abzugrenzen von gesunden gestillten Säuglingen, die bei gutem Gedeihen und Abwesenheit sonstiger Symptome 6- bis 8-mal täglich Stuhlgang haben können. Nach Illingworth [37] sind die von den Müttern gestillter Säuglinge angegebenen Durchfälle häufig normale Stühle. Manchmal kann eine Abgrenzung von Durchfall schwierig sein (übel riechend, zerhackt, wässrig, Gewichtsverlust). Auch ein flüssiges herausgedrücktes Zäpfchen kann für Durchfall gehalten werden.

Bei Kindern zwischen 6 und 36 Monaten kann Durchfall ohne pathologische Ursache auftreten, und zwar bei der **Toddler-Diarrhoe**. Die Kinder sind sonst asymptomatisch, gedeihen gut, haben nachts keine Stühle, morgens meist einen normal geformten und im weiteren Tagesverlauf weiche Stühle.

Die umfangreiche Differenzialdiagnose pathologischer Durchfälle sprengt den Rahmen dieses Buches. **Laktoferrin** wird als Entzündungsaktivitätsmarker bei chronisch entzündlichen Darmerkrankungen eingesetzt und zeigt bei bakteriellen Darmerkrankungen erhöhte Werte. Die diagnostische Wertigkeit bei Säuglingen ist noch wenig untersucht, und es kann zu falsch-positiven Ergebnissen durch das Laktoferrin der Muttermilch kommen.

Fallbericht: Brechdurchfall bei Säugling mit neurologischen Schäden nach hypertoner Dehydratation

Ein 8 Monate altes Mädchen wurde wegen Erbrechen in der Notambulanz vorgestellt. Die körperliche Untersuchung ergab keine Exsikkosezeichen. Eine Blutgasanalyse und Elektrolytbestimmung waren normal. Der Säugling wurde mit Infecto-Diarrstop (Elektrolytlösung) und Perenterol (Hefeextrakt mit Saccharomyces) nach Hause geschickt mit der Maßgabe, sich bei Verschlechterung wieder vorzustellen. Am 2. Erkrankungstag wurde der Kinderarzt einer Praxisgemeinschaft aufgesucht, und der Notfallbericht wurde übergeben. Der Säugling hatte seit der letzten Vorstellung keinen Durchfall und kein Fieber, aber schon erbrochen. Vomex (Dimenhydrinat) und Paspertin (Metoclopramid) wurden nach körperlicher Untersuchung injiziert, und ein Merkblatt über Magen-Darm-Infekten bei Säuglingen wurde ausgehändigt. Am 4. Behandlungstag wurde der Mutter ein Wiederholungsrezept für Elektrolytlösung und Saccharomyces-Antidiarrhoeikum mitgegeben. Am Nachmittag desselben Tages wurde der Säugling, begleitet von seiner Mutter und Oma, erneut vorgestellt, weil er nicht trinke. Er wurde diesmal von einer Kinderärztin der Gemeinschaftspraxis untersucht. Eine Einweisung wurde empfohlen, was abgelehnt wurde. Daraufhin wurde empfohlen, dass der Säugling bis zum Abend 700–1000 ml Flüssigkeit trinken müsse, sonst wäre eine stationäre Behandlung nötig. Diese Version wurde beim Gerichtsverfahren von Oma und Mutter abgestritten. Am Morgen des 5. Erkrankungstages telefonierte die Mutter 2-mal mit der Kinderärztin. Die Inhalte dieser Gespräche waren ebenfalls strittig. Laut der Dokumentation in der Krankenakte wurde 2-mal ein Aufsuchen des Krankenhauses oder eine Vorstellung in der Praxis empfohlen. Noch am Vormittag des gleichen Tages suchte die Mutter die Universitätskinderklinik auf. Dort wurde eine schwerste hypertone Dehydratation/Toxikose festgestellt. Das Mädchen wurde intensivmedizinisch behandelt. Seither leidet das mittlerweile 8-jährige Mädchen an einer Hirnschädigung mit motorischen Störungen (kann nicht selbstständig laufen) und einer allgemeinen Entwicklungsverzögerung.

Der Gutachter bemängelte, dass am 4. Erkrankungstag keine Blutuntersuchung mit Blutgasanalyse zum Ausschluss einer hypertonen Dehydratation durchgeführt wurde und bei der körperlichen Untersuchung nichts über den Hautturgor vermerkt war. Auch sei das Trinkverhalten des Säuglings nicht ausreichend beurteilt worden. Dem Kinderarzt wurde auch ein Mangel in der Praxisorganisation vorgehalten, weil in dieser Situation ein zuvor blanko unterzeichnetes Folgerezept durch die Arzthelferinnen ausgestellt wurde. Nach seiner Auffassung hätte das Mädchen stationär eingewiesen werden müssen. Darauf fußend verurteilte das Landesgericht den Arzt zu Schmerzensgeld und Schadensersatz. Eine Berufung vor dem Oberlandesgericht wurde in den wesentlichen Punkten zurückgewiesen. Es wurde ein grober Behandlungsfehler festgestellt.

Die von der Kinderärztin behauptete und dokumentierte Einweisungsempfehlung wurde nicht als schuldmindernd gesehen mit der Begründung, dass diese nicht verständlich und eindringlich genug gewesen sei (unzureichende Sicherungsaufklärung). Der Gutachter und die Richter gingen davon aus, dass eine solche nicht vorgelegen habe und dass die Angehörigen einer solchen bei Vorhandensein gefolgt wären. Die Feststellung des groben Behandlungsfehlers führte zu einer Beweislastumkehr. Beide beklagten Kinderärzte der Gemeinschaftspraxis wurden schuldig gesprochen. Der Berufungsstreitwert betrug 686 327 Euro in 1. Instanz. Eine Revision wurde vom Oberlandesgericht abgelehnt.

(Quelle: OLG Köln, Urteil vom 22.09.2010 – 5 U 211/08, Päd-Urteilsdatenbank)

Ähnliche Fälle können bei jedem Niedergelassenen vorkommen. Gerade bei kranken Säuglingen, aber auch sonst kranken Kindern sollte sorgfältig dokumentiert werden, im Falle von Exsikkosegefahr auch das Gewicht und der Hautturgor. Eine Einweisung sollte nicht verzögert werden. Wird eine Einweisung abgelehnt, dann müssen die Eltern über die Folgen des Nichtnachkommens aufgeklärt werden. Dieser Fall legt nahe, sich die Ablehnung der Einweisung von den Eltern schriftlich geben zu lassen, oder dies mit einem Zeugen zu dokumentieren. Wer die Weigerung der Eltern, eine empfohlene stationäre Behandlung zu befolgen, billigt, kann mit in die Haftung gezogen werden, wie der obige Fall zeigt. In gravierenden Fällen mit eindeutiger Kindeswohlgefährdung besteht auch die Möglichkeit der Einweisung mit Hilfe des Jugendamts oder der Polizei mit partieller Aufhebung des Sorgerechts.

6.5.4 Zöliakie und Nahrungsmittelallergien

Fallbericht

Ein 17-jähriger klagt seit einem halben Jahr immer wieder über Bauchschmerzen und hin und wieder Durchfälle. Er hat keine Anämie und keinen Gewichtsverlust. Er ist groß und schlank. Dies fällt zeitlich mit einem Schulwechsel zusammen. Kurz vor Übergabe an den Allgemeinmediziner beschließt die Kinderärztin neben allgemeinen Laboruntersuchungen auch die Zöliakie-Marker abzunehmen, die pathologisch ausfallen. Eine Dünndarmsaugbiopsie bestätigt die Diagnose.

Bei unklaren Bauchschmerzen sollte man nach Ausschluss der häufigen Ursachen auch an **Zöliakie** denken. Nicht immer liegt auch eine Anämie vor. Zur Befunderhebung sind L-Transglutaminase-Ig-A-Antikörper mit Bestimmung des Gesamt-Ig-A geeignet. Beim IgA-Mangel ist dieser Marker falsch-negativ. Wurde das Kind glutenfrei ernährt, dann können die Marker im Blut normal sein, und selbst die als diagnostischer Goldstandard geltende Dünndarmbiopsie ist dann ebenfalls normal, da die Dünndarmschleimhaut nur unter dem Einfluss von den Gliadin-Eiweißabbauprodukten aus den Klebereiweißen des Getreides (Gluten) geschädigt wird. Die Prävalenz wird aufgrund von Antikörperuntersuchungen auf 1 : 200 Menschen in der Bevölkerung eingeschätzt. Die symptomatische Zöliakie liegt bei 1 : 2000.

Fallbericht: Ungerechtfertigte glutenfreie Ernährung

Ein Kind wird glutenfrei ernährt. Die Hautärztin hatte eine Weizen(pollen)allergie festgestellt, und dies war mit einer Zöliakie verwechselt worden. Nach normaler Kost mit Getreideprodukten weist die Patientin normale Transglutaminase-IgA-Antikörper auf und zeigt keine Beschwerden.

6.5 Gastroenterologie

> **Fallbericht: Ernährungsmangel durch multiple „Pendel-Allergien"**
> Ein Kind wirkt mager. Es wird Kuhmilch-, Hühnerei- und Getreide-frei ernährt. Dies war als Allergie ausgependelt worden.

Die Diagnosen Nahrungsmittelallergie und Zöliakie müssen korrekt gestellt werden, denn dies hat erhebliche Auswirkungen auf das spätere Leben und kann sogar zu Fehlernährung führen.

Nahrungsmittelallergie im Kindesalter hat eine Prävalenz von 2–6 %. Für durch Pendeln festgestellte Allergien gibt es keine seriöse Grundlage. Kommt es wiederholt nach Exposition zu Symptomen, kann eine gesicherte Diagnose gestellt werden. Die Zusammenhänge sind aber nicht immer so deutlich.

Bei der **Kuhmilcheiweißallergie** ist der Goldstandard der Eliminations-Provokationstest. Eine negativer Prick- oder RAST-Test schließt eine Allergie nicht aus, denn manche sind IgG-vermittelt. Ein positiver Prick- oder RAST-Test auf spezifische IgE-Antikörper (neuere Verfahren sind FEIA- oder EIA-Tests) bedeutet eine Sensibilisierung, aber nicht zwangsläufig eine Allergie. Werden hohe Schwellenwerte für spezifische IgE-Antikörper bei der Kuhmilcheiweiß- oder Hühnereiallergie überschritten, dann kann zu über 95 % von einer Allergie ausgegangen werden, aber diese Schwellenwerte variieren nach Populationen [69]. Nicht immer ist bekannt, dass die Kuhmilcheiweißallergie in den meisten Fällen mit der Zeit verloren geht bzw. eine Toleranz entsteht. So vertragen 80 % der Kinder mit zuvor diagnostizierter Kuhmilcheiweißallergie wieder Milchprodukte mit Schulbeginn. Von Laien wird häufig eine Milchzuckerunverträglichkeit (Laktoseintoleranz) mit einer Kuhmilcheiweißallergie verwechselt.

> **Fallbericht: Roggenbrotallergie**
> Im Juli kommt ein 9-jähriges Mädchen mit seit 3 Wochen laufender Nase und juckenden Augen in die Praxis. Der Prick-Test zeigt eine Sensibilisierung gegen Roggenpollen. Beim nächsten Besuch fragt die Mutter: „Es ist doch richtig, dass meine Tochter kein Roggenbrot mehr essen darf?"

Roggenpollen und Roggengetreidekörner sind antigenetisch unterschiedlich. Seit der obigen Verwechslung informiert der Autor Eltern nach einer festgestellten Roggenpollen- oder Getreidepollenallergie darüber, dass Brot noch gegessen werden darf. Da es gerade bei dem Begriff Allergie immer wieder zu Verwechslungen kommt, ist die nachfolgende Liste über **scheinbare Allergien** angeführt. Eine Differenzialdiagnose der Nahrungsmittelunverträglichkeiten, die keine Allergien sind, findet sich bei Zopf et al. [100].

„Scheinbare" Allergien
- ASS-Intoleranz
- Laktoseintoleranz
- Fruktoseintoleranz, intestinal (Fruktosemalabsorption oder Fruchtzuckerunverträglichkeit)
- Zöliakie
- Pendel-Allergien
- Infekt-allergisches Exanthem
- Amoxicillinexanthem
- Chinarestaurant-Syndrom durch Glutamat
- Histaminintoleranzsyndrom (Reaktion durch biogene Amine in Käse, Rotwein und Thunfisch)
- Toxine
- Glukose-6-Phosphatase-Dehydrogenase-Mangel
- paraneoplastisch
- Angioödem

6.5.5 Hypertrophe Pylorusstenose

> **Fallbericht**
> Ein knapp 6 Wochen alter Junge wird als Notfall mit schwallartigem Erbrechen in der Praxis vorgestellt. Er ist in gutem Allgemeinzustand. Eine Abdomensonografie (Pylorusdurchmesser 11,8 mm, Wanddicke 2 mm) wird als normal bewertet, und die Diagnose gastroösophagealer Reflux wird gestellt. Einen Tag später wird er in der Kinderuniversitätsklinik vorgestellt, wo eine hypertrophe Pylorusstenose mit klassischer metabolischer Alkalose festgestellt wird. Sonografisch ist der Pylorusmuskel auf 5,1 mm (normal < 3 mm, früher 4 mm) und der Außendurchmesser auf 1,6 cm vergrößert (normal < 1,5 cm) [35]. Die Pyloruskanallänge, die kleiner als 15 mm sein sollte, wurde nicht gemessen. Das Kind wird einer Myotomie unterzogen und die Symptome sistieren.

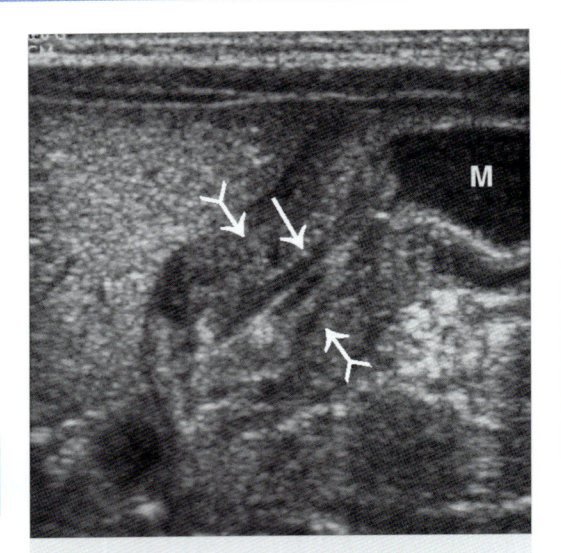

Abb. 6.9 Sonografie bei hypertropher Pylorusstenose. ⇢ Muskelschicht, → Pyloruskanal, M Magen) (Aus: Bücheler E. Einführung in die Radiologie. Stuttgart: Thieme; 2006)

Der Kinderarzt hatte die Praxis frisch übernommen und mit dem Ultraschallgerät sowie dem Schallen einer Pylorushypertrophie wenig Erfahrung. Erst 4 Jahre später erfuhr er zufällig von dem Ausgang, den die Mutter ihm auch nicht anlastete, da auch eine Sicherungsaufklärung vorgenommen worden war. Bei vielen Patienten erfährt der Arzt gar nicht, dass er einen Fehler gemacht hat (hier falsche Messungen der Pylorusdicke).

Bei einmaligen Patientenkontakten ist das Risiko der Fehldiagnose höher. Die Häufigkeit der hypertrophen Pylorusstenose liegt bei 1 : 300, wobei Jungen 5-mal häufiger betroffen sind [61]. ▶ Abb. 6.9 zeigt ein typisches Bild.

6.5.6 Morbus Crohn

Fallbericht: Perianale Entzündung nicht richtig gedeutet

Ein 7-jähriges Mädchen wird mit erhöhter Temperatur von 38 °C, starken Bauchschmerzen und wässrigem Durchfall von seiner Kinderärztin untersucht. Die Diagnose Gastroenteritis wird gestellt. Zuvor hatte sie keine abdominellen Beschwerden. Bei zahlreichen weiteren Besuchen werden die Bauchschmerzen nicht erwähnt. Zwei Monate später wird sie erneut mit Bauchschmerzen, begleitet von mehrfachem Erbrechen und wässrigem Durchfall vorgestellt. Eine Blutuntersuchung ergibt eine leichte BSG-Erhöhung von 10, gering erhöhte Transaminasen bei sonst normalem Blutbild. Bei Kontrolle sind die Werte rückläufig, und es sind keine Hinweise auf Bauchschmerzen oder Stuhlauffälligkeiten dokumentiert. Im Alter von 8 Jahren wird sie wegen frühzeitiger Pubertätsentwicklung mit beschleunigter Knochenentwicklung an die Kinderendokrinologie überwiesen, wo keine pathologischen Veränderungen gefunden werden. Mit 8¼ wird sie wegen Juckreiz am After und Blutbeimengungen im Stuhlgang am Vortag bei schmerzhafter Defäkation vorgestellt. Der After ist leicht perianal gerötet. Gewichtsverlust besteht nicht. Ein Wurmmittel wird verordnet. Danach wechseln die Eltern zu einer Gemeinschaftspraxis. Im Alter von 8½ Jahren wird dort der Verdacht auf eine chronische entzündliche Darmerkrankung geäußert. In der Kindergastroenterologie wird über eine Koloskopie die Diagnose Morbus Crohn gestellt und erfolgreich therapiert.

Die Eltern werfen der Kinderärztin vor, die Diagnose nicht vorher erkannt zu haben, und dass die Wurmbehandlung falsch gewesen sei. Sie hätten regelmäßig auf die Bauchschmerzen hingewiesen. Die Kinderärztin entgegnet, dass der Verlauf mit positiver Gewichtsentwicklung gegen das Vorliegen eines Morbus Crohn gesprochen habe. Es sei durchaus üblich Oxyuren ohne Wurmnachweis zu therapieren. Bei der Untersuchung des Bauches wären keine Auffälligkeiten vorhanden gewesen, und die Patientin sei danach nicht mehr vorgestellt worden.

Der Gutachter sieht kein Verschulden der Kinderärztin und befindet, dass die Diagnose regel- und zeitgerecht gestellt wurde. Das Verordnen eines Wurmmittels ohne Wurmeier-Diagnostik sei üblich.

Die Schlichtungsstelle berücksichtigt die Sichtweise der Eltern, die bei den Arztbesuchen regelmäßig auf die Bauchschmerzen hingewiesen hätten. Sie geht davon aus, dass weitere Diagnostik (z. B. Ultraschalluntersuchung, die verdickte Darmschlingen hätten erbringen können) die Diagnosestellung möglicherweise um 3 Monate verkürzt hätte, was keine Folgen für den Langzeitverlauf hatte, wohl aber eine Verlängerung der Krankheitssymptome. Eine außergerichtliche Regelung wird empfohlen.

(Quelle: Schlichtungsstelle für Arzthaftpflichtfragen der norddeutschen Ärztekammern)

Es ist wichtig, auch an seltene Erkrankungen wie Morbus Crohn zu denken und dann diesen auch angemessen auszuschließen oder zu diagnostizieren. Das Urteil der Schlichtungsstelle mag für einen niedergelassenen Arzt sehr streng erscheinen, berücksichtigt aber die Sichtweise der Eltern, die die Beschwerden ihrer Tochter nicht ernst genug genommen fühlten, was den Arztwechsel erklärt. Der Fall ist insofern lehrreich, als der Leser sehen kann, was auf ihn zukommen kann. Die Prävalenz der chronisch-entzündlichen Darmerkrankungen bei (Kindern und) Jugendlichen liegt bei etwa 1 : 1000 und die Inzidenz bei 5 : 100 000.

6.5.7 Gedeihstörungen

> **Fallbericht: Gedeihstörung aufgrund eines Hirntumors** Ⓑ
>
> Ein 7 Monate alter Junge wird wegen Gewichtsstillstand und rezidivierendem Erbrechen zur stationären Klärung eingewiesen. Die übliche Diagnostik wird während eines fast 4-wöchigen Krankenhausaufenthalts durchgeführt. Eine Interaktionsstörung zwischen Mutter und Kind wird festgestellt. Das Kind wird entlassen und wegen weiterem Erbrechen und ungenügender Gewichtszunahme erneut eingewiesen. Auffallend ist, dass sich das Kind immer an den Haaren zog. Diesmal wird zusätzlich eine Schädelsonografie durchgeführt, die eine massive Erweiterung der Seitenventrikel sehen lässt. Im MRT findet sich ein großes infratentorielles Astrozytom.
> (Quelle: [41])

Für Gedeihstörungen (failure-to-thrive) lernt jeder Kinderarzt eine Stufendiagnostik, wie sie bei Keller [41] noch einmal sehr gut zusammengefasst ist. Bei Gedeihstörungen kleiner Kinder ohne Leitsymptome empfiehlt er folgende Diagnostik:

> **Diagnostik bei Gedeihstörungen ohne Leitsymptome [41]** Ⓒ
> - Labor: Blutbild und Differenzierung, CRP, Eiweiß, Albumin; Kreatinin, Harnsäure, Elektrolyte, Phosphat; GPT, GGT, AP; CK; Lipase; IgA, IgG; Gewebetransglutaminase-IgA-AK; TSH, fT 3, fT 4; Blutzucker, Ferritin; 25-OH-Vit.-D, Vit. E; Cholesterin; Blutgase
> - Stuhl: Lamblien, Haemoccult; $α_1$-Antitrypsin; Pankreas-Elastase; Calprotectin
> - Urinstatus
> - Abdomensonografie
> - Nahrungsprotokoll über 3–5 Tage
> - Psychologische/kinder- u. jugendpsychiatrische-Exploration von Anfang an parallel bedenken!

In 50 % liegen psychosoziale Ursachen vor, jedoch ist zu bedenken, dass oft organische und psychosoziale Ursachen gleichzeitig bestehen. Bei fehlender Besserung sollte die „Arbeitsdiagnose" immer wieder neu überprüft werden. Dann sollte auch an neurologische Ursachen wie Hirntumore (S. 152) gedacht werden. Bei der Schädelsonografie lassen sich hier Hinweise finden.

6.6 Nephrologie und Gynäkologie

In der Praxis sind Harnwegsinfekte häufig und sollten gerade bei kleinen Kindern mit unklarem Fieber oder Bauchschmerzen ausgeschlossen werden. Die Enuresis ist ebenfalls ein häufiger Grund für Konsultationen. Mit Kindern Unerfahrene pathologisieren oft die primäre Enuresis, insbesondere die primäre Enuresis nocturna, die üblicherweise nicht psychisch bedingt ist.

6.6.1 Infektionen der Harnwege und Zystitis

> **Fallbericht: Vesikorenaler Reflux 4. Grades, versäumte Urodiagnostik** Ⓑ
>
> Ein Mädchen hatte zahlreiche ungeklärte fieberhafte Infekte im Säuglingsalter. Mit 3 Jahren traten mehrere, zum Teil als therapieresistent bezeichnete Harnwegsinfektionen auf. Eine Ultraschalluntersuchung in der Kinderklinik zeigte eine Blasenwandverdickung. Das Mädchen wurde von 2 Kinderärztinnen einer Gemeinschaftspraxis betreut und ab dem Alter von 4 Jahren nur durch eine. Es kam im weiteren Verlauf auch zu fieberhaften Harnwegsinfektionen mit signifikantem Keimnachweis.
> Mit 7½ Jahren wurde das Mädchen in der Universitätskinderklinik vorgestellt. An der linken Niere wurde eine Nierenbeckenerweiterung und Parenchymverminderung festgestellt, bei 13 % Nierengesamtleistung in der Szintigrafie. Ein Miktionszystoureterogramm (MCU) ergab einen Niederdruckreflux Grad 5 (stärkste Form eines vesi-

koureteralen Refluxes) und eine Blasenentleerungsstörung. In einer weiteren Kinderklinik wurde eine Partialfunktion der linken Nieren von lediglich 9 % festgestellt. Die Restharnmenge nach Blasenentleerung lag bei 100 ml.

Die Eltern bemängelten die Behandlung der Ärztin der Gemeinschaftspraxis, die die Patientin hauptsächlich betreut hatte. Sie sahen die Nierenschädigung als Folge eines Behandlungsfehlers.

Die beschuldigte Ärztin entgegnete, dass die Labordiagnostik und Therapie für die Betreuungszeit durch sie standardgemäß gewesen sei. Seinerzeit sei ihre Jobsharing-Partnerin für die Nierensonografie zuständig gewesen, die von einer anderen Ärztin vertreten wurde. Die Eltern entgegneten, dass die Behandlung im Organisationsbereich der zuletzt verantwortlichen Ärztin gelegen habe. Sie hätte sich nach Auflösung der Gemeinschaftspraxis die notwendigen Unterlagen besorgen müssen.

Der Gutachter ging von einem irreversiblen Schaden der linken Niere aus, der im Alter von 3–7 Jahren entstanden sei. Die Blasenentleerungsstörung mit Restharnbildung habe zu zahlreichen Harnwegsinfekten geführt, die zusammen mit dem Reflux die linke Niere geschädigt hätten. Es sei unverständlich, warum nicht bereits mit 3 Jahren nach mehreren Harnwegsinfektionen ein MCU durchgeführt worden sei. Dies wurde als schwerer Behandlungsfehler gewertet. Ebenso sei die Unterlassung einer antibiotischen Prophylaxe fehlerhaft gewesen.

Die Schlichtungsstelle betont, dass nach bereits einem fieberhaften Harnwegsinfekt eine Ultraschalluntersuchung angezeigt sei und nach einem zweiten Harnwegsinfekt oder einer Nierenbeckenentzündung ein MCU. Dies sehe die Deutsche Gesellschaft für Pädiatrische Infektiologie auch so [19]. Ein Befunderhebungsmangel wird konstatiert und Schadenersatzansprüche werden als begründet erachtet. Eine außergerichtliche Regulierung wird empfohlen.

(Quelle: Schlichtungsstelle für Arzthaftpflichtfragen der norddeutschen Ärztekammern)

Es gibt klare Richtlinien zum Vorgehen bei **Harnwegsinfektionen** [19], die nicht befolgt wurden. Unklare Fieberschübe bei Säuglingen sollten ein Anlass zur Urinuntersuchung sein, denn in 4–7 % dieser Fälle wird eine Harnwegsinfektion entdeckt. Die Auflösung der Gemeinschaftspraxis in diesem Fall hat möglicherweise die Weitergabe von Informationen erschwert, was die Ärztin aber nicht von ihrer Verantwortung befreit. Die Haftungsansprüche wurden nur gegen die von den Eltern beschuldigte Ärztin bewertet. Wenn in einer Praxis Ultraschall durchgeführt werden kann, dann sollte nach Harnwegsinfekten von diesem Gebrauch gemacht werden.

Praxistipp
Bei unklaren oder untypisch verlaufenden fieberhaften Infekten muss an eine Harnwegsinfektion gedacht werden und eine entsprechende Diagnostik mit einem Uringteststreifen durchgeführt werden. Eine Leukozyturie muss nicht einen Harnwegsinfekt bedeuten, macht diesen aber insbesondere zusammen mit einem positiven Nitrittest wahrscheinlich. Eine normale Urintestung schließt eine Harnwegsinfektion normalerweise aus, das gilt aber nicht für Sondersituationen bei Neutropenie oder einer Pyonephrose. Bei begründetem klinischen Verdacht sollten zusätzlich eine Testwiederholung und das Anlegen einer Urinkultur (in der Praxis oft Urikult) veranlasst werden.

Fallbericht: 8-jähriges Mädchen mit sekundärer Enuresis und hartnäckiger Zystitis

Ein 8-jähriges, sonst woanders betreutes Mädchen kommt mit ihrem Vater in die Praxis wegen Hitzegefühl bei der Miktion, Jucken im Scheidenbereich und Einnässen. Fieber, Bauchschmerzen oder Übelkeit liegen nicht vor. Der Urin ist trüb und stinkt seit 8 Wochen. Es wurde bisher keine Urinuntersuchung durchgeführt. Die körperliche Untersuchung ist normal. Im Urin-Streifentest finden sich 3 + Leukozyten, 3 + Protein und 2 + Blut. Infectotrimet (Trimethoprim) wird verordnet. Nach 3 Tagen hat das Einnässen abgenommen, im Urin sind noch 3 + Leukozyten und 3 + Nitrit. Die Ultraschalluntersuchung zeigt eine auf 9 mm verdickte Blasenwand (normal unter 3–4 mm).

Im Urin werden > 100 000/ml *E.-coli*-Bakterien nachgewiesen, die wegen Resistenz gegen Cotrimoxazol mit Cefaclor behandelt werden. Nach 2 Wochen geht es der Patientin deutlich besser, aber der Urin stinkt weiter und die Dysurie ist noch vorhanden. In einer 2. Urinkultur zeigen sich die *E.-coli*-Bakterien resistent gegen Cefaclor. Nach 3½ Wochen wird Cefixim verordnet, worauf die Bakterien intermediär sensibel sind. Als sich das Einnässen wieder verstärkt, wird Nitrofurantoin verordnet, womit es schließlich erst nach 2¼ Monaten zur Beschwerdefreiheit und normaler Blasenwand im Ultraschall kommt. Die Behandlung wird durch Nichteinhalten von Terminen, Verstopfung und Noncompliance (unregelmäßige Einnahme der empfohlenen Medikamente) erschwert, was zu einem Rückfall der Blasenentzündung führt. Erst 3½ Monate nach Diagnosestellung und Therapiebeginn ist der Urin sauber. Die Obstipation wird mit Movicol behandelt, und bis zu einem MCU wird prophylaktisch Nitrofurantoin verordnet. Die MCU-Untersuchung ergibt einen Normalbefund. Das Mädchen entwickelt 6 Monate nach der ersten bekannten hartnäckigen Blaseninfektion erneut Symptome mit verstärktem Einnässen, Bauchschmerzen und zeigt einen grenzwertigen Urinstix mit 1 + Leukozyten. Es wird mit Nitrofurantoin therapiert. Bei weiteren Kontrollen ist der Urin normal. Die Enuresis besteht aber fort. Es stellt sich heraus, dass die 8-Jährige auch vor der Blasenentzündung noch nicht komplett trocken war. Die Enuresis wird daher nachträglich als primär eingestuft mit sekundärer Verstärkung.

In diesem Fall lag eine über 2 Monate bestehende unbehandelte Blasenentzündung vor, die zu einer massiven Verdickung der Blasenwand von 9 mm führte (▶ Abb. 6.10). Zeichen einer Pyelonephritis fanden sich nicht, und eine Fehlbildung der ableitenden Harnwege wurde durch Ultraschall und später MCU ausgeschlossen. Die Therapie gestaltete sich durch verschiedene Faktoren als schwierig: Initial wurde ein Antibiotikum mit zu schmalem Spektrum gewählt, es bestand eine Obstipation und die Compliance war eingeschränkt. Bei einer so lange bestehenden Harnwegsinfektion wäre es günstiger gewesen, von Anfang an ein breiteres Antibiotikum zu verwenden.

Die **Uringewinnung** erfolgt in der Praxis aus Praktikabilitätsgründen nicht immer so wie akademisch gefordert (mindestens Mittelstrahlurin, noch besser Katheter- oder Punktionsurin). Die wenigsten Niedergelassenen führen Blasenpunktionen oder Katheterisierungen durch. Die Akzeptanz der Patienten hierfür wird vom Autor als nicht sehr hoch eingeschätzt. Bei Säuglingen und Kleinkindern wird oft auf einen frischen Beutelurin zurückgegriffen.

Empfehlungen von **Antibiotika** für unkomplizierte Harnwegsinfektionen für Erwachsene sind nicht ohne weiteres auf Kinder übertragbar. In einer Leitlinie werden Fosfomycin-Trometamol und Pivmecillinam empfohlen [95], was teilweise für Kinder noch nicht zugelassen ist. Bei Kindern wird für eine akute unkomplizierte Zystitis z. B. Trimethoprim (TMP), Cefaclor oder Nitrofurantoin für 3–5 Tage empfohlen [8]. In vielen Fällen wird in der Praxis empirisch therapiert ohne bakterielle Harndiagnostik. Wer sein lokales Resistenzspektrum kennt (Analyse eigener Urinuntersuchungen oder Rücksprache mit dem Labor), kann dies nach Ansicht des Autors auch verantwortbar tun, ohne sofort zu einem Breitspektumantibiotikum greifen zu müssen. Die Erwartungen der Patienten für schnelle Abhilfe sind überdies auch oft so hoch,

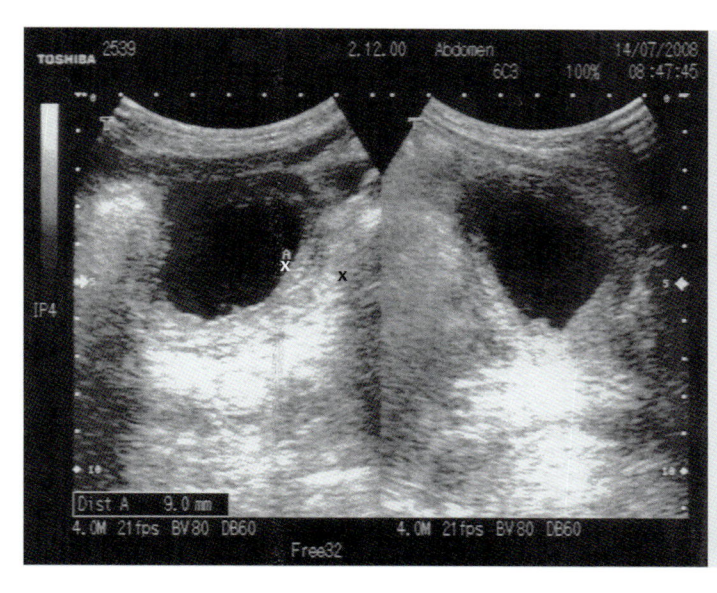

Abb. 6.10 Ultraschallaufnahme der verdickten Blasenwand bei einem 8-jährigen Mädchen mit hartnäckiger Zystitis. Die Blasenwand ist auf 9 mm vergrößert (normal 3–4 mm).

dass ein Therapiebeginn nicht selten am 1. Tag der Vorstellung beginnt.

6.6.2 Nephrotisches Syndrom

Fallbericht: Nephrotisches Syndrom – schicksalhafte Erkrankung

Ein Kleinkind wird innerhalb von 2 Monaten wiederholt bei seiner Kinderärztin vorgestellt. Zuerst wird ein Infekt diagnostiziert, dann Erkältung mit Ohrenschmerzen, Husten und Durchfall. Eine Woche später kommt es zur Kontrolle einer rechtsseitigen Otitis media. Geschwollene Augen morgens werden erwähnt. Drei Wochen später kommt es zu einem Erkältungsinfekt, bei dem keine Lidschwellungen oder Ödeme vermerkt sind. Zwei weitere Wochen später wird das Kind erneut wegen Erkältung mit Husten, fraglichem Fieber und einer linksseitigen Augenschwellung gesehen, 1 Monat darauf mit entzündeten Augen und einem seit 2 Wochen morgens geschwollenen Gesicht. Ein Wangenekzem mit leichter Schwellung und Juckreiz werden vermerkt. Wiederum 1 Woche später fällt bei der Untersuchung eine beidseitige Lidschwellung auf, was die Kinderärztin veranlasst, eine Urinprobe zu untersuchen. Diese ergibt eine ausgeprägte Proteinurie. Das Mädchen wird daraufhin mit der Diagnose nephrotisches Syndrom stationär eingewiesen.

Die Eltern werfen der Kinderärztin vor, die Diagnose nicht früher gestellt zu haben. Außerdem sei nach Auffassung der Eltern eine zur Diagnose führende Blutuntersuchung erst nach Drängen der Mutter durchgeführt worden. Die Kinderärztin hält dagegen, dass die Lidschwellung erstmals kurz vor der Einweisung zu sehen gewesen sei, worauf sie dann reagiert hätte.

Der Gutachter weist darauf hin, dass das nephrotische Syndrom eine schicksalhafte Erkrankung sei mit meist unklarer Ursache. Die Lidschwellung sei zuvor nicht eindeutig zu erkennen gewesen. Die normale Gewichtszunahme spreche dagegen, dass es zu erheblichen Ödemen gekommen sei. Der entscheidende Laborbefund sei nicht die Blutuntersuchung, sondern die erhöhte Eiweißkonzentration im Urin gewesen. Die Schlichtungsstelle sah keinen diagnostischen oder therapeutischen Fehler und hielt Schadensersatzansprüche für unbegründet.
(Quelle: Schlichtungsstelle für Arzthaftpflichtfragen der norddeutschen Ärztekammern)

Bei diesem Fall liegt in den Augen der Eltern ein Fehler vor, der aber von der Schlichtungsstelle nicht bestätigt wird. Bei fehlender Dokumentation hätte der Kinderärztin ein Strick aus dem Entstehen einer schicksalhaften Erkrankung gedreht werden können. Die Eltern schalteten die Schlichtungsstelle wohl unter dem Schock einer schweren Erkrankung ihres Kindes ein. Vielleicht hätte die Irritation verhindert werden können, wenn die Eltern ausführlich über den Verlauf und die Entstehung aufgeklärt worden wären oder wenn die Kinderärztin ihnen ein Informationsgespräch angeboten und sich über den Verlauf erkundigt hätte. Offensichtlich gingen die Eltern von falschen Vorstellungen aus, wie der Annahme, dass eine Blutuntersuchung für die Diagnosestellung nötig gewesen sei. Ähnliche Fälle, bei denen Ärzte irrigerweise für schicksalhafte Erkrankungen verantwortlich gemacht werden, betreffen die Entstehung eines juvenilen Diabetes mellitus.

6.6.3 Hydronephrose

Fallbericht

Ein 4-jähriger Junge wurde dem Kinderarzt wegen Erbrechen und Bauchschmerzen vorgestellt. Dies sei auch mehrfach im Säuglingsalter vorgekommen. Er war erst seit 1 Jahr bei diesem Kinderarzt in Behandlung. Er wurde mit Verdacht auf acetonämisches Erbrechen eingewiesen und für 3 Tage stationär behandelt. Mit 6 Jahren wurde er erneut mit Bauchschmerzen und Verdacht auf Verstopfung vorgestellt, mit 9 Jahren mit linksseitigen Flankenschmerzen und Abwehrspannung. Mit 10 Jahren untersucht ihn der Kinderarzt wegen linksseitiger Schmerzen und findet ein klopfschmerzhaftes Nierenlager. Im Ultraschall wird eine Hydronephrose links entdeckt, und der Junge wird in die Kinderklinik eingewiesen. Die linke Niere muss kurze Zeit später operativ entfernt werden. Es wird ein großes Blutkoagel ausgeräumt. Der Kinderarzt wird angeklagt, den durch Hydronephrose stauungsbedingten Nierenschaden nicht früher erkannt zu haben, wird aber freigesprochen.
(Quelle: OLG Hamm 28.10.1996, 3 U 19/96, [47])

Bei den sporadischen Vorstellungen in der Kinderarztpraxis war es schwierig, die hier vorliegende Diagnose einer Hydronephrose zu stellen. In der Hälfte der Fälle ist sie durch eine Ureterabgangstenose verursacht. Durch den Stau kann es zu einer Zerstörung der Niere führen.

> **Merke**
> Bei rezidivierenden Bauchschmerzen muss auch an die Möglichkeit einer Hydronephrose gedacht werden. Die Schmerzen können durch eine lagebedingt verstärkte Abflussbehinderung des Urins verursacht werden.

6.6.4 Nierenzysten

Zystische Nierenerkrankungen sind die häufigsten angeborenen Nierenanomalien. Die autosomal-dominant erbliche polyzystische Nierenerkrankung (ADPKD, autosomal dominant polycystic kidney disease, ▶ Abb. 6.11) vom Adult-Typ 1 (Potter III) zählt zu den häufigsten Erbkrankheiten mit einer Häufigkeit von 1 : 200 bis 1 : 1000. Sie ist die Hauptursache der chronischen Niereninsuffizienz. Da die Symptome erst zwischen dem 30. und 50. Lebensjahr auftreten, wird die Diagnose oft erst spät gestellt. Zysten in anderen Organen wie der Leber und zerebrale Aneurysmen können assoziiert sein. Die Nierenzysten sind spätestens mit 20 Jahren im Ultraschall feststellbar, oft aber schon früher. Bei Geburt können sie fehlen.

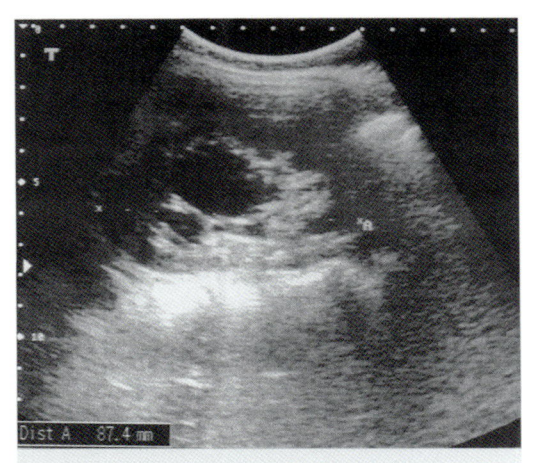

Abb. 6.11 Polyzystische Nieren (ADPKD): 2,7 cm große und zwei 0,7 cm große Nierenzysten.

> **Fallbericht: Verspätete Familienanamnese führt zur Entdeckung Nierenzysten**
> Eine Familie mit 2 gesunden Mädchen wird seit 3 Jahren betreut. Das 7½-jährige Mädchen fällt auf den Rücken und wird notfallmäßig im Krankenhaus versorgt. Dort wird inzidentell eine 2 cm große Zyste der linken Niere gefunden. Die weitere Anamnese ergibt, dass die Oma mit 48 Jahren an Nierenversagen starb. Die Patientin wird an einen Kindernephrologen überwiesen, der autosomal-dominant vererbte polyzystische Nieren feststellt. Bei der Vorsorgeuntersuchung des älteren 12-jährigen Mädchens erfährt der Kinderarzt 1 Jahr später, dass auch sie die Diagnose trägt. Sie hat rechts zwei 0,7 cm und links eine 2,7 cm große Zysten.

Bei neuen Patienten lohnt sich eine Familienanamnese ebenso wie zur Diagnosestellung von Krankheiten allgemein.

6.6.5 Nierenagenesie

Die unilaterale Nierenagenesie kommt bei 1 : 500 Geburten vor und ist nicht selten mit anderen Organfehlbildungen assoziiert. Die häufigsten Organfehlbildungen finden sich an den Nieren mit 1 % aller Geburten, weshalb ein Ultraschallscreening von Neugeborenen überlegenswert ist.

> **Fallbericht: Nierenagenesie trotz eines normalen pränatalen Ultraschalls**
> Ein 1 Monat altes Mädchen wird im Rahmen der U3-Vorsorge gesehen. Wegen einer Doppelniere bei der Mutter wird auch ein Nierenultraschall durchgeführt. Der ausführlichere pränatale Ultraschall sei laut Mutter normal gewesen. Es findet sich keine linke Niere. Zur Sicherheit und zum Ausschluss einer Nierenfehllage wird der Säugling in die Kinderradiologie überwiesen, denn bei der pränatalen Diagnostik wurden 2 Nieren festgestellt, aber auch der Kinderradiologe kann nur 1 Niere finden und zusätzlich einen Uterus duplex.

Im Allgemeinen sollte man sich auf die Ergebnisse des pränatalen Ultraschalls verlassen können, aber dieser kann auch fehlerhaft sein. Nicht selten werden auch „pseudopathologische" Veränderungen im pränatalen Ultraschall gefunden (z. B. Veränderungen am Herzen), die zur Verunsicherung der Eltern führen und sich im Nachhinein als Normalbefund herausstellen.

6.6.6 Vaginaler Fremdkörper

Fallbericht: Vaginaler Fremdkörper bei 3½ Jahre altem Mädchen, Entfernung nach 18 Monaten Ⓑ

Ein 3½-jähriges Mädchen hatte sich beim Setzen auf einen Stift verletzt. Im kinderärztlichen Notdienst wurde sie untersucht. Es wurde schlecht lesbar dokumentiert, dass wohl eine vaginale Pfählungsverletzung mit einer Kunststoffhülse vorgelegen hätte und eine Vulvitis ohne lokale Verletzung. Nachfolgend war das Kind in der Behandlung eines kinderärztlichen Versorgungszentrums mit 4 Kontakten nach der Verletzung. Fünf Monate später wurde eine gerötete Scheide und normale Vagina festgestellt, und die Diagnosen Vulvitis und Harnwegsinfektion wurden gestellt. Einige Tage später war bei normalen Urinproben keine Befundbesserung eingetreten und eine gynäkologische Konsultation wurde erwogen. Sieben Monate später wird das Mädchen in der Kinderklinik vorgestellt. Das Trauma vor 7 Monaten ist den untersuchenden Ärzten bekannt. Seither besteht zunehmender vaginaler Ausfluss begleitet von Infekten und Blutbeimengungen. Am gleichen Tag wird ein gynäkologisches Konsil veranlasst. Bei der äußeren und inneren Genitaluntersuchung mit Spekulum wird kein Fremdkörper gefunden. Antibiotikatherapie und Sitzbäder werden nach einem bakteriellen Abstrich verordnet. Ein Jahr nach der Verletzung erfolgt wieder eine Vorstellung im kinderärztlichen Versorgungszentrum. Madenbefall und blutiger Vaginalausfluss werden festgestellt, und eine Überweisung an eine andere Kinderklinik mit Verdacht auf Fremdkörper wird ausgestellt. Von dort wird 2 Wochen später eine Vorstellung in der gynäkologischen Poliklinik veranlasst. Weitere 2 Wochen später wird unter Narkose eine 4 × 1 cm große Stiftkappe aus der Tiefe der Vagina entfernt.

Die Eltern beanstanden die Behandlung des erstuntersuchenden Kinderarztes im Notdienst. Dieser entgegnet, dass er das Mädchen nur einmalig gesehen habe. Äußerlich haben sich keine Hinweise auf einen Vaginalfremdkörper ergeben. Er habe auch für den Fall der fortbestehenden Beschwerden eine Vorstellung beim hausärztlichen Kinderarzt empfohlen.

Die Schlichtungsstelle führt an, dass bei dem Unfallhergang an einen Scheidenfremdkörper gedacht werden musste. Es hätte bei der Erstvorstellung die Möglichkeit bestanden, eine Scheidenspiegelung vorzunehmen, was zugegebenermaßen bei einem 3-jährigen Mädchen schwierig ist und gelegentlich eine Allgemeinnarkose erfordere, wie in diesem Fall. Eine solche Untersuchung könne von einer Notfallsprechstunde nicht gefordert werden. Es hätte aber eine weitergehende kinderärztliche oder gynäkologische Untersuchung mit festem Termin am Folgetag empfohlen werden müssen. Die Aktenlage belege nicht die Empfehlung zur Wiedervorstellung und somit liege die Beweislast hierfür bei dem Notdienstarzt. Dies wird als Befunderhebungsmangel gewertet. Schadensersatzansprüche wurden als begründet angesehen, und eine außergerichtliche Regulierung wurde empfohlen.

(Quelle: Schlichtungsstelle für Arzthaftpflichtfragen der norddeutschen Ärztekammern)

Ein solcher unglücklich gelaufener Fall kann jedem praktizierenden Arzt unterlaufen: Eine genaue Anamnese mit Unfallhergang ist bei solchen Verletzungen wichtig, ähnliches gilt auch für die vermeintliche Aspiration oder Ingestion von Fremdkörpern. Eine Suche nach den vermeintlichen Fremdkörpern sollte veranlasst werden, und bei Nichtauffinden ist besondere Vorsicht geboten.

Der behandelnde Arzt hatte wohl an die Möglichkeit eines Fremdkörpers gedacht, dies aber für nach einer oberflächlichen Inspektion als unwahrscheinlich erachtet und sich darauf verlassen, dass dies im Verlauf problemlos geklärt werden könnte. Erneut zeigt sich, wie wichtig eine ordentliche, lesbare Dokumentation und klar dokumentierte Instruktionen sind. Es spielt hier keine Rolle, ob dieser Fall als gerecht empfunden wird oder nicht. Die Gutachterkommission berücksichtigt das Verhalten der Rechtsprechung und mildert durch ein Entgegenkommen gegenüber den Patienten das Risiko für belastende Prozesse, die meist für alle Seiten unangenehm sind.

6.7 Neurologie

In Kap. 3.2.8 wird über Aufklärungsschwierigkeiten bei Entwicklungsverzögerungen durch eine neurodegenerative Erkrankung (S. 50) berichtet, in Kap. 6.1.6 über Meningitis, in Kap. 6.8.3 über Borreliose (S. 136) und in Kap. 6.10.5 über Kindesmisshandlung mit Schütteltrauma (S. 145). Es werden Fallberichte zu Erkrankungen dargestellt, die man nicht übersehen darf. Auf die Differenzialdiagnose der Epilepsie wird ausführlich eingegangen.

6.7.1 Kopfschmerzen

Die Ursachen von Kopfschmerzen sind sehr vielfältig. In der Praxis sind sie oft Infekt-assoziiert (grippaler Infekt), psychisch bedingt oder Migräneanfälle. Bei akuten Kopfschmerzen möchte man nicht die seltene, aber gravierende Epiduralblutung, eine durch Aneurysmaruptur verursachte Subarachnoidalblutung, eine Meningitis oder Enzephalitis übersehen. Bei persistierenden Kopfschmerzen kommen entsprechend der Anamnese auch andere Ursachen in Frage.

> **Fallbericht: Kopfschmerzen verursacht durch Hypothyreose**
>
> Eine 14-jährige Patientin hat seit über 6 Monaten so heftige diffuse Kopfschmerzen, dass sie die Schule nicht besuchen kann. Sie wird stationär eingewiesen. Die körperliche und neurologische Untersuchung ist normal, ein Hirntumor oder anderer zerebraler Prozess wird mit einer Computertomografie des Gehirns ausgeschlossen (Anmerkung: ein MRT wäre geeigneter gewesen, war aber in dem Krankenhaus nicht vorhanden). Die Differenzialdiagnose von Kopfschmerzen wird durchgegangen. Bei der Blutuntersuchung findet sich eine schwere Hypothyreose mit hohen TSH- und niedrigen T 4-Werten. Mit L-Thyroxin klingen die Kopfschmerzen über etwa 2 Wochen ab.

Kopfschmerzen werden normalerweise nicht durch eine **Hypothyreose** verursacht, wobei die Hypothyreose als Ursache einer Hirndrucksteigerung bekannt ist, die zu einem Pseudotumor cerebri führen kann. Dies wurde in diesem Fall aufgrund der normalen Computertomografie nicht angenommen, wäre aber vielleicht durch eine Hirndruckmessung nachweisbar gewesen. Die Ursache einer sekundären Hypothyreose ist oft eine **Hashimoto-Thyreoiditis**, die erst durch entzündliche Veränderungen zu einer Hyper- und dann Hypothyreose führen kann. Nach Ausschluss der häufigen Ursachen sollte bei unklaren Kopfschmerzen auch an die Möglichkeit einer Schilddrüsenfunktionsstörung gedacht werden.

> **Differenzialdiagnosen von Kopfschmerzen (adaptiert nach [92])**
> - vaskulär (Migräne, Fieber, Hypoxie, Hyperkapnie, Aneurysma, Anämie, Sinusvenenthrombose, Hypertonie, Krampfanfälle)
> - muskulär (Verspannung im HWS-Bereich)
> - psychisch
> - erhöhter intrakranieller Druck (Hirntumor, Pseudotumor cerebri, Blutung, Abszess, Kontrazeptiva, SIADH, Intoxikation)
> - extrakraniell (Sinusitis, dentogen, okulär, otogen)
> - traumatisch (Subarachnoidalblutung, Subduralblutung, nach Commotio)
> - meningeale Reizung (Meningitis, Enzephalitis, leukämische Infiltration)
> - Sonstiges: kongenital (Hydrozephalus, Chiari-Malformation), autoimmun (Zervikalsyndrom bei JIA, Arteriitis temporalis, MS), metabolisch, endokrin (Hyperthyreose), medikamentös, Intoxikation, Trigeminusneuralgie

Nicht selten wird bei unspezifischen Entwicklungsverzögerungen oder kurzfristigen Kopfschmerzen ein **EEG ohne klare Fragestellung** angefordert. Kommt es dabei zu einem pathologischen Ergebnis, dann ist zu berücksichtigen, dass über 3 % der Bevölkerung ein auffälliges EEG (z. B. Spike-Wave-Komplexe) aufweisen, ohne krank zu sein. Die früher teilweise geübte Praxis, bei einem sonst gesunden Kind ohne bisherigen zerebralen Krampfanfall nur aufgrund eines pathologischen EEGs Antiepileptika zu verabreichen, wird heute nur noch selten praktiziert. Ausnahmen bilden einige spezifische Veränderungen.

> **Merke**
> Diagnostikrundumschläge ohne konkreten Verdacht können auch in Bezug auf das EEG zur Pathologisierung von Gesunden führen. Der Patient, und nicht das EEG oder der Laborwert sollte behandelt werden.

6.7.2 Orthostatische Dysregulation

Fallbericht: Vasovagale Synkope oder Epilepsie?

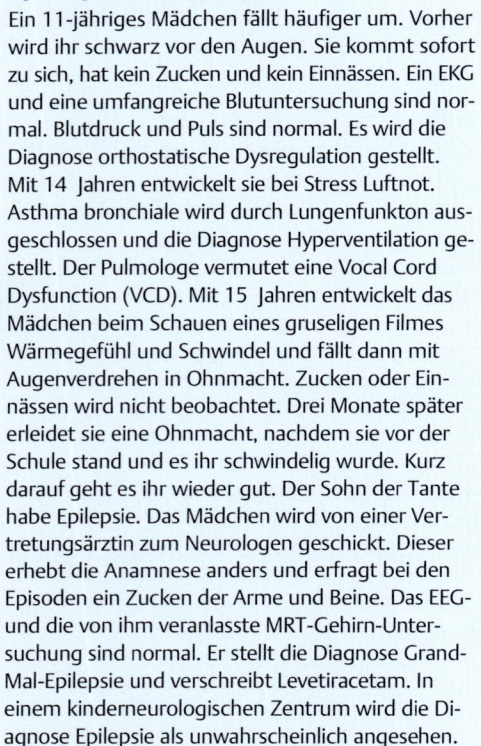

Ein 11-jähriges Mädchen fällt häufiger um. Vorher wird ihr schwarz vor den Augen. Sie kommt sofort zu sich, hat kein Zucken und kein Einnässen. Ein EKG und eine umfangreiche Blutuntersuchung sind normal. Blutdruck und Puls sind normal. Es wird die Diagnose orthostatische Dysregulation gestellt. Mit 14 Jahren entwickelt sie bei Stress Luftnot. Asthma bronchiale wird durch Lungenfunkton ausgeschlossen und die Diagnose Hyperventilation gestellt. Der Pulmologe vermutet eine Vocal Cord Dysfunction (VCD). Mit 15 Jahren entwickelt das Mädchen beim Schauen eines gruseligen Filmes Wärmegefühl und Schwindel und fällt dann mit Augenverdrehen in Ohnmacht. Zucken oder Einnässen wird nicht beobachtet. Drei Monate später erleidet sie eine Ohnmacht, nachdem sie vor der Schule stand und es ihr schwindelig wurde. Kurz darauf geht es ihr wieder gut. Der Sohn der Tante habe Epilepsie. Das Mädchen wird von einer Vertretungsärztin zum Neurologen geschickt. Dieser erhebt die Anamnese anders und erfragt bei den Episoden ein Zucken der Arme und Beine. Das EEG und die von ihm veranlasste MRT-Gehirn-Untersuchung sind normal. Er stellt die Diagnose Grand-Mal-Epilepsie und verschreibt Levetiracetam. In einem kinderneurologischen Zentrum wird die Diagnose Epilepsie als unwahrscheinlich angesehen.

Eine **vasovagale Synkope** (orthostatische Dysregulation) kann einem epileptischen Fall ähneln und sogar mit kurzem Augenverdrehen und kurzer Zuckung einhergehen. In der Anamnese finden sich aber die Beschreibung vom Schwarzwerden vor den Augen und häufig ein Lagewechsel. In diesem Fall war das EEG normal, was jedoch eine Epilepsie nicht ausschließt (nach Neubauer [67] bleibt z. B. bei der symptomatisch fokalen Epilepsie das EEG in 20 % normal). Wird nur ein Wach-EEG postiktal (nach dem Anfall) abgeleitet, dann findet man nur bei etwa 50–60 % pathologische Ableitungen, obwohl eine Epilepsie vorliegt (interiktal finden sich so gut wie immer pathologische Potentiale wie Spike-Wave-Komplexe). Die Beschreibung der Anfälle war aber in diesem Fall typisch für eine orthostatische Dysregulation, so dass die Diagnose Epilepsie nicht gerechtfertigt war.

6.7.3 Epilepsie

Gerade in Bezug auf Epilepsie ist eine gute (Fremd-)Anamnese entscheidend. Neurologen, die mit Kindern und Jugendlichen Erfahrung haben, achten mehr auf Ereignisse, die als Epilepsie missdeutet werden können. Die Differenzialdiagnose solcher epilepsieartiger Bewegungen zeigt die nachfolgende Auflistung. Die Fehldiagnose Epilepsie kommt gar nicht so selten vor, wie eine schottische nationale Richtlinie zeigt. In einem kinderneurologischen Zentrum konnte die Hälfte der angenommenen Epilepsiediagnosen nicht bestätigt werden, und bis zu 23 % der Patienten erhielten unnötig Antiepileptika [84]. Orthostatische Dysregulationen mit Synkope, Verhaltensstörungen und Affektkrämpfe (breath holding spells) dominierten als Fehldiagnosen.

Tab. 6.3 Differenzialdiagnose von epileptischen Anfällen.

Störungen	Differenzialdiagnosen
Synkopen und Affektkrämpfe	orthostatische Dysregulation (vasovagale Synkopen), Affektkrämpfe (breath holding spells), kardiogene Synkopen
Myoklonien	Einschlaf- oder Aufwachmyoklonien, benigne Myoklonien des Säuglings, Myoklonus-Opsoklonus-Syndrom (bei Neuroblastom), Hyperekplexie
paroxysmale Bewegungsstörungen	Masturbation, benigner paroxysmaler Vertigo, Choreoathetose, Ataxie, Sandifer-Syndrom, Spasmus nutans, Tic
Migräne und periodisches Syndrom	konfusionelle Migräne, Alice-im-Wunderland-Syndrom, Basilarismigräne, Migräne accompagné, zyklisches Erbrechen
schlafgebundene Störungen	Pavor nocturnus, Schlafwandeln (Somnambulismus), Schlafparalyse, Narkolepsie und Kataplexie
psychogene Störungen	dissoziative (psychogene) Anfälle, Hyperventilation, heftige Schmerzreaktion
Tetanie	bei Kalziummangel oder relativem Kalziummangel durch Hyperventilation
Sonstiges	Fieberkrampf, Moro-Reflex bei Neugeborenen
Modifiziert nach [67].	

EEG und Epilepsie

Über 3 % der Normalbevölkerung haben ein pathologisches EEG mit epilepsietypischen Potentialen (Spike-Wave-Komplexe), ohne an einer Epilepsie zu leiden. Die Prävalenz der Epilepsie im Kindesalter beträgt aber nur etwa 0,5 % [67]. Es sollte daher nicht das EEG, sondern die Epilepsie behandelt werden. In einzelnen Zweifelsfällen hilft ein 24-Stunden-EEG mit oder ohne Videoüberwachung weiter. Bei einer vorliegenden Epilepsie kann das EEG in bis zu 50 % normal sein, insbesondere, wenn kein Schlaf-EEG abgeleitet wurde.

Fallbericht: Epilepsie als Ursache eines Schädel-Hirn-Traumas

Ein 14-jähriger Junge wird somnolent mit frontaler Kopfplatzwunde vorgefunden und ins Krankenhaus eingeliefert. Er kann sich nicht an den Hergang erinnern. Innerhalb 1 Stunde klart er wieder völlig auf. Bei der Visite wird nach dem Unfallhergang gefragt, an den sich der Junge nicht mehr erinnern kann. Die Schwester berichtet, dass seine Hose nass gewesen sei. Ein EEG wird abgeleitet und zeigt Spike-Wave-Komplexe, passend zu einer Epilepsie.

Einer Kopfverletzung mit unklarem Unfallhergang kann ein epileptischer Anfall zugrunde liegen.

6.7.4 West-Syndrom

Das West-Syndrom hat eine Inzidenz von 1 : 4000 und manifestiert sich meist zwischen dem 3. und 7. Lebensmonat. Es kommt zu blitzartigen Verkrampfungen (Myoklonien) und infantilen Spasmen (tonische Verkrampfungen). Es wird auch als **Blitz-Nick-Salaam-(BNS-)Syndrom** bezeichnet. In 90 % entwickeln die Kinder eine geistige Retardierung. Im EEG ist die Hypsarrhythmie typisch [89].

Fallbericht: Verzögerte Diagnosestellung eines West-Syndroms

Die Verbraucherzentrale veröffentlichte in der Zeitschrift Test 11/2011 den Fall eines 5 Wochen alten Jungen, der den Eltern krank erschien. Die Kinderärztin fand keine Auffälligkeiten bei der neurologischen Untersuchung. Später wurde in einer Universitätsklinik die Diagnose West-Syndrom gestellt. Die Haftpflichtversicherung der Ärztin zahlte in einem Vergleich 12 500 Euro an die Familie für die verzögerte Diagnosestellung.

Bei diesem Fall fehlen wichtige Informationen. Es ist nicht klar, warum es bei dieser schwer therapierbaren und kaum heilbaren Erkrankung durch eine Diagnoseverspätung zu einem Schaden gekommen sei, vielleicht weil eine Frühdiagnose die ohnehin schlechte Prognose etwas verbessern kann. Die blitzartigen Bewegungen beim West-Syndrom mit Hochreißen der Arme können als Moro-Reflex fehlgedeutet werden und das Bewegungsmuster als Bauchschmerzen (Koliken). Das Beispiel ist insofern lehrreich, dass es wichtig ist, die Eltern ernst zu nehmen und auf deren manchmal naiv erscheinende Sorgen und Beobachtungen einzugehen.

6.7.5 Makrozephalie und Hydrozephalus

Fallbericht: Makrozephalie

Ein Säugling hat bei Geburt einen Kopfumfang von 36 cm. Bei der U3 im Alter von 1 Monat misst der Kopfumfang 46 cm. Das Kind wird in die Uniklinik eingewiesen. Dort wird ein ventrikuloperitonealer Shunt zur Drainage eines Hydrozephalus angelegt. Es kommt postoperativ zur Blutung, später zu Krampfanfall und Meningitis. Das Kind entwickelt eine infantile Zerebralparese mit Tetraspastik. Dem Kinderarzt wird vorgeworfen, den Hydrozephalus unmittelbar nach der Geburt nicht erkannt zu haben. Er wird freigesprochen, da ein Kopfumfang von 36 cm bei der Geburt normal ist und keinen Anlass zu weiteren Untersuchungen gab.
(Quelle: OLG Düsseldorf 06.05.1999, 8 U 185/97, 2030/136, [47], S. 88)

Fallbericht: Hydrozephalus

Ein durch Sektio entbundenes Neugeborenes weist die Körpermaße von 60 cm Länge, 38 cm Kopfumfang und 4 290 g Gewicht auf. Es kommt später zu einer Einweisung wegen Trinkschwäche. Bei der Schädelsonografie wird ein Hydrozephalus internus festgestellt, der einen Shunt (eine Drainage von Liquor) erfordert. Das Kind entwickelt eine psychomotorische Retardierung. Dem behandelnden Kinderarzt wird angelastet, dass er nicht früher eine Schädelsonografie veranlasst hat, auch wenn dies nicht ursächlich zu den weiteren Folgen führte.
(Quelle: OLG Düsseldorf 16.09.1999 8 U 13/99)

Auffällige Körpermaße bei Neugeborenen und älteren Kindern müssen gewürdigt, insbesondere eine Makrozephalie (Kopfumfang über der 97. Perzentile, was über 37 cm bei der Geburt entspricht). Im 1. Fall war für den Kinderarzt bei einem Kopfumfang von 36 cm nach der Geburt und fehlenden sonstigen Symptomen keine Pathologie erkennbar. Nach 4 Wochen war der Kopfumfang auf 46 cm gewachsen und es wurde sofort reagiert. Das Kopfwachstum sollte nicht mehr als 1 cm pro Woche betragen. Im 2. Fall lag die Makrozephalie schon bei Geburt vor, die durch gründliche Untersuchungen, Verlaufskontrollen und insbesondere bei Zusatzsymptomen wie Trinkschwäche in angemessener Zeit diagnostisch abgeklärt werden muss.

Die Differenzialdiagnose des Makrozephalus ist lang mit über 300 seltenen Syndromen. Beruhigend ist, wenn keine weiteren Begleiterscheinungen bestehen, die Eltern ebenfalls makrozephal sind und der Kopf perzentilenparallel wächst. Manchmal liegt auch eine Fehlmessung zugrunde. Hydrozephalus, Pseudotumor cerebri, intrakranielle Blutung, Skelettdysplasie und angeborene Syndrome (z. B. Neurofibromatose, Morbus Canvan, Soto-Syndrom, Wiedemann-Beckwith- oder Fetales-Alkohol-Syndrom, Glutarazidurie Typ I) zählen zu den möglichen Ursachen.

Praxistipp

Bei Makrozephalus (Kopfumfang über 37 cm bei der Geburt) weitere Diagnostik anstreben, wie den Ausschluss eines Hydrozephalus durch eine Schädelsonografie. Das Schädelwachstum sollte im Rahmen der Vorsorgen auf den Perzentilenkurven kontrolliert werden.

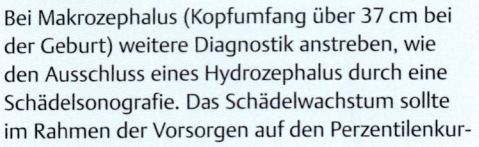

6.7.6 Zusammenhang zwischen infantiler Zerebralparese und Geburtstrauma

Die Inzidenz der infantilen Zerebralparese (ICP) ist trotz Zunahme von Kaiserschnitten konstant geblieben [66]. Nur ein kleiner Anteil der ICP ist geburtstraumatisch verursacht. Dies steht in Diskrepanz zu den zahlreichen Haftungsfällen von Geburtshelfern, die für solche Schäden zur Verantwortung gezogen wurden und werden. Dadurch entstehen teilweise nicht mehr rentable Berufshaftpflichttarife. Mit der Zunahme der Kaiserschnittrate hätte bei einem stärkeren Kausalzusammenhang zwischen Geburtstrauma und ICP die Häufigkeit der ICP stärker sinken müssen.

6.7.7 Hirntumore

Fallberichte: Medulloblastom

1. Ein 4-jähriges Mädchen mit nächtlichem Erbrechen wird immer wieder vom behandelnden Hausarzt und auch von einem Krankenhaus nach Hause geschickt. Erst als die Mutter ein 2. Krankenhaus aufsucht, wird ein MRT des Gehirns veranlasst und ein Medulloblastom diagnostiziert.
2. Ein Kleinkind mit morgendlichem Nüchternerbrechen, Kopfschmerzen, Schwindelerscheinungen und Wesensänderung wurde monatelang behandelt. Die Symptome seien zuerst als Gastritis gedeutet worden, und dies hätte somit die Diagnostik eines Medulloblastoms verzögert. (Quelle: MDK Nordrhein)
3. Ein Mädchen wird im Alter von 12–27 Monaten durch den beklagten Kinderarzt betreut. Im Alter von 25 Monaten berichten die Eltern 2-maliges Erbrechen, wiederholtes Verschlucken und Mundatmung. Daraufhin wird eine HNO-ärztliche Untersuchung veranlasst. Dieser stellte lediglich ständiges Verschlucken nach dem Essen und Schnarchen fest. Die Mutter des Kindes gibt an, auch über regelmäßiges Nüchternerbrechen berichtet zu haben. Im Alter von 29 Monaten wurde das Mädchen einen neuen Arzt vorgestellt mit der Angabe von regelmäßigem morgendlichem Nüchternerbrechen, Gleichgewichtsstörungen und mangelnder Koordinationsfähigkeit. Eine Computertomografie wurde daraufhin veranlasst, bei der ein Medulloblastom im Kleinhirn gefunden wurde.

6.7 Neurologie

Dies konnte wegen Nähe zum Hirnstamm nur teilweise reseziert werden. Dem erstbehandelnden Arzt wurde vorgeworfen, den Gehirntumor nicht erkannt zu haben. Gutachter und Gericht sahen einen groben Behandlungsfehler, da das Verschlucken im Alter von 26 Monaten als eindeutiges neurologisches Symptom weitere Diagnostik erfordert hätte. Der beklagte Arzt wird zu Schadensersatz verurteilt. (Quelle: OLG Oldenburg vom 27.03.2001 5 U 161/00, [47])

Bei persistierendem Erbrechen, insbesondere morgendlich, muss an einen Gehirntumor gedacht werden und ggf. ein MRT des Gehirns eingeleitet werden. Bei 10 % der Hirntumore kommt es zu einer Diagnoseverzögerung von 1 Jahr. Bei Kindern mit rezidivierenden Kopfschmerzen, insbesondere von Druckcharakter und mit morgendlicher Betonung, sind häufige neurologische Kontrolluntersuchungen, vor allem bei Symptomwechsel oder -verstärkung bildgebende Untersuchungen erforderlich [26].

Der häufigste Hirntumor und zweithäufigste Krebs nach der Leukämie im Kindesalter ist das **Medulloblastom** mit einer Häufigkeit von 1 : 40 000 [26]. In ▶ Abb. 6.12 ist die MRT-Aufnahme eines Kindes mit einem großen Kleinhirnmedulloblastom zu sehen. Der Tumor verengt den Aquädukt, wodurch Liquor nicht richtig abfließen kann und ein erhöhter Hirndruck entsteht, der zum Erbrechen führt. Das Erbrechen ist deshalb vor allem morgens, weil nachts der Aquädukt durch die Flachlage weniger nach unten zeigt und die körpereigene Kortisolproduktion morgens am niedrigsten ist.

Praxistipp
Bei rezidivierendem Erbrechen (vor allem morgens) an die Möglichkeit eines Hirntumors oder einer Meningitis denken und entsprechende Diagnostik einleiten. Auch ein häufiges Verschlucken erfordert weitere neurologische Diagnostik.

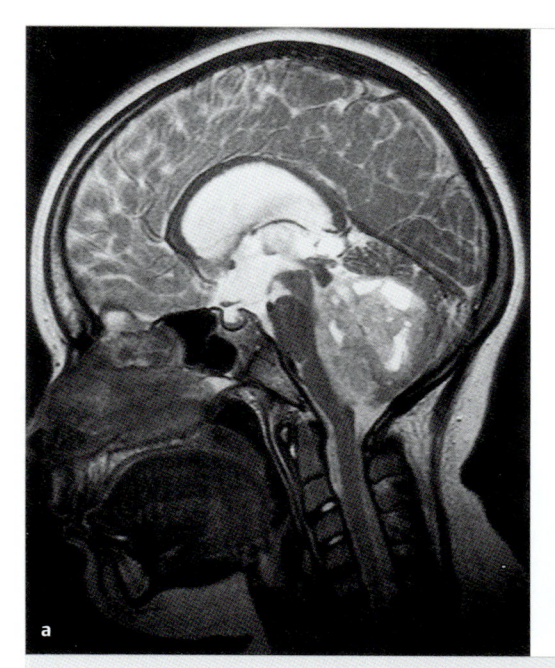

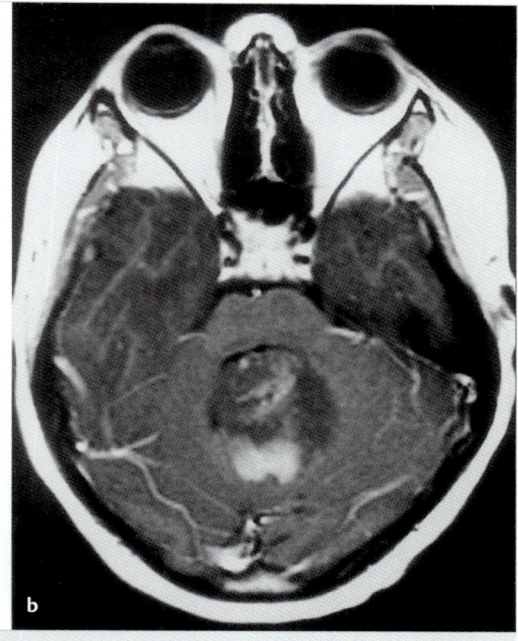

Abb. 6.12 MRT-Aufnahme eines Patienten mit Medulloblastom. Im Kleinhirnbereich ist ein tennisballgroßer Tumor gut zu erkennen. (Aus: Bücheler E. Einführung in die Radiologie. Stuttgart: Thieme; 2006)
a Sagittalschnitt.
b Axialschnitt.

Fallbericht: Fallneigung bei Astrozytom

Ein 2-jähriger Junge mit Fallneigung wird von einem praktischen Arzt zusammen mit verschiedenen anderen von den Eltern aufgesuchten Therapeuten über 14 Monate betreut, bis ein Astrozytom gefunden wird, woran der Junge verstirbt.

Nach Analyse der Gutachtenfälle der Ärztekammer Nordrhein werden Tumore bei praktischen Ärzten/Allgemeinmedizinern 7-mal häufiger übersehen als bei Kinderärzten. In diesem Falle war die Diagnosestellung durch die häufigen Arztwechsel erschwert. Manche schwierige Diagnosen (S. 48), wie auch kindliches Rheuma, lassen sich erst im Verlauf bei einer gewissen Betreuungskontinuität stellen.

Fallbericht: Gedeihstörung bei Astrozytom

Ein 5 Monate alter gestillter Säugling wird wegen Gedeihstörung stationär aufgenommen. Die körperliche Untersuchung ist unauffällig, ebenso sind Urin, umfangreiche Blutuntersuchungen und eine Abdomensonografie normal. Es kommt zu einer leichten Gewichtszunahme. Nach 2 Wochen wird der Säugling wieder wegen Gedeihstörung mit Gewichtsabnahme aufgenommen. Eine Schädelsonografie zeigt einen golfballgroßen Tumor (2 × 1,5 cm) im Ponsbereich, ein inoperables Astrozytom (▶ Abb. 6.13).

Die Erkennung von Krankheiten bei Säuglingen und Kleinkindern ist bei Abwesenheit offensichtlicher Symptome wie Durchfall/Erbrechen, Husten/Schnupfen erschwert und erfordert eine gute Beobachtung und Untersuchung. Erbrechen kann Zeichen einer zentralen Erkrankung mit erhöhtem Hirndruck sein. Bei der 2. stationären Aufnahme bestand die Indikation zur erweiterten Diagnostik, und dies wurde auch beherzigt. Das Astrozystom war wegen der Nähe zum Hirnstamm inoperabel. Ein ähnlicher Fall wurde in Kap. 6.5.7 (Gastroenterologie) vorgestellt.

6.7.8 Epidurale Blutung

Bei der Epiduralblutung kommt es zu einer Verletzung der A. meningica media. Sie verläuft an der Innenseite des Os temporale bzw. parietale. Deshalb sind Kopfverletzungen im Schläfenbereich besonders gefährlich. Die arterielle Blutung schreitet zunehmend fort. Dadurch erhöht sich der Hirndruck. Es entsteht Lebensgefahr durch Druck auf das Gehirn, welches in Richtung Foramen magnum ausweicht. Die im Hirnstamm liegenden lebenswichtigen Zentren können dann beschädigt werden.

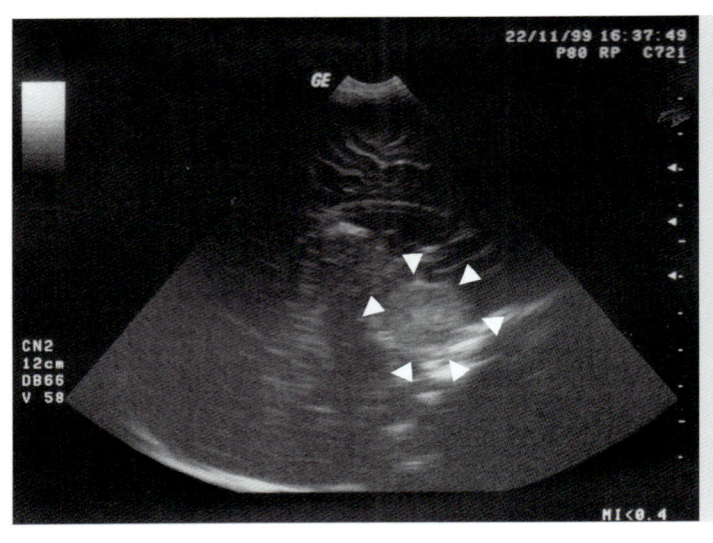

Abb. 6.13 Astrozytom in der Schädelsonografie. Der Sagittalschnitt zeigt im Ponsbereich einen golfballgroßen echoreichen Tumor.

Fallbericht: Tod durch Epiduralhämatom

Ein 3-jähriger Junge klagt über zunehmende Kopfschmerzen, erbricht und wird somnolent-bewusstlos. Der behandelnde 63-jährige praktische Arzt untersucht den Jungen oberflächlich und verordnet ein Schlafmittel. Erst am nächsten Tag weist er den Patienten wegen bedrohlichen Zustands in bewusstlosem Zustand ein. Im Krankenhaus verstirbt der Junge in wenigen Stunden. Der Gutachter stellt ein fast lehrbuchartiges Epiduralhämatom fest, aber da der Tod nicht mit 99 %iger Sicherheit durch frühzeitige Einweisung vermieden worden wäre, wird das strafrechtliche Ermittlungsverfahren bezüglich fahrlässiger Tötung eingestellt.

(Quelle: LG Flensburg 2a Js 55/67, [15], Fall 23)

Genauere Umstände in dem genannten Fall sind nicht bekannt, aber es ist davon auszugehen, dass die Rechtsprechung heutzutage strenger mit Ärzten umgeht. Die strafrechtliche Beurteilung besagt wenig über die zivilrechtliche Haftungsbeurteilung. Erbrechen, Somnolenz und Bewusstlosigkeit sind klare Alarmzeichen nach einer Kopfverletzung und deuten auf erhöhten intrakraniellen Druck durch Blutung oder Ödem. Es ist ein Behandlungsfehler, solch einen Patienten nicht einzuweisen. Tückisch beim epiduralen Hämatom ist das symptomfreie Intervall.

▶ Abb. 6.14 zeigt eine sonografische Darstellung (Koronarschnitt) einer linsenförmigen (bikonvexen) Epiduralblutung (▶ Abb. 6.14a) und eine CT-Darstellung, auf der zusätzlich ein extrakraniales subgaleales Hämatom zu sehen ist (▶ Abb. 6.14b). Die Mittellinie ist verschoben. Differenzialdiagnostisch muss auch an eine Subarachnoidalblutung, venöse Frakturblutung oder ein subdurales Hämatom gedacht werden.

Fallbericht: Übersehene Epiduralblutung

Ein 14-jähriger Junge wird nach einem Sturz vom Fahrrad auf die rechte Schläfe und den rechten Ellenbogen vorgestellt. Er kann sich an den Hergang nicht mehr erinnern und klagt über Kopfschmerzen und Schwindel. Er wird in der Notaufnahme eines chirurgischen Allgemeinkrankenhauses vorgestellt und stationär aufgenommen. Der Schädel, die Halswirbelsäule und der Ellenbogen werden geröntgt mit normalem Ergebnis. Der Junge wird 4 Tage beobachtet. Ein neurologisches Konsil ergibt einen Normalbefund. Nach Entlassung stellt er sich am 5. Tag nach dem Unfall beim Kinder- und Jugendarzt vor. Dort ist die neu-

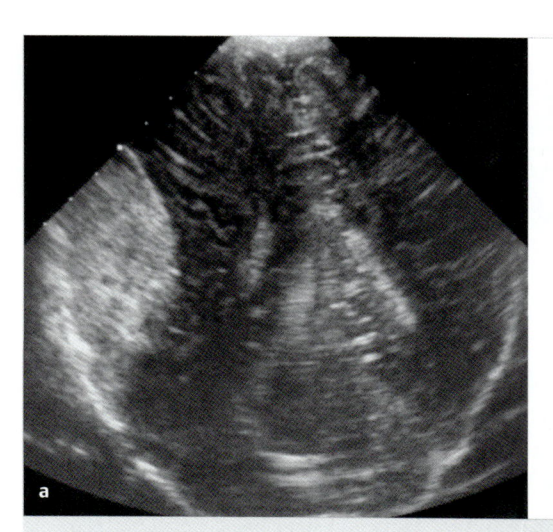

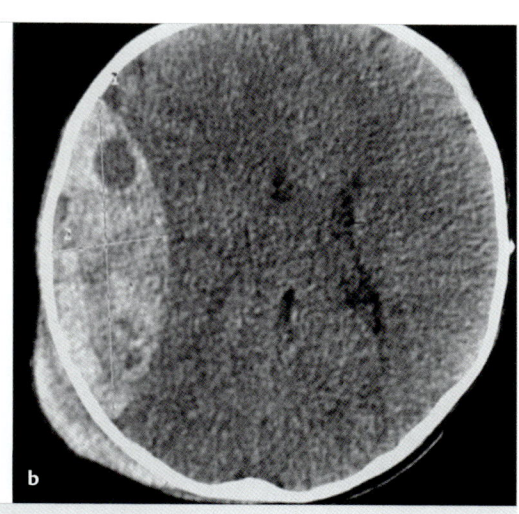

Abb. 6.14 Epidurale Blutung. (Aus: Benz-Bohm G. Kinderradiologie. 2. Aufl. Stuttgart: Thieme; 2005)
a Sonografische Darstellung (Koronarschnitt) einer linsenförmigen (bikonvexen) Epiduralblutung.
b CT-Darstellung mit linsenförmiger (bikonvexer) Epiduralblutung, auf der zusätzlich ein extrakraniales subgaleales Hämatom zu sehen ist.

rologische Untersuchung ebenfalls unauffällig, aber es zeigt sich eine 7 × 7 cm messende Schwellung in der rechten Parietalregion. Da der Unfall schon länger her ist, wird auf sofortige Diagnostik verzichtet, aber für den Fall der Verschlechterung eine Computertomografie des Schädels empfohlen. Am 6. Tag zeigt der Patient zunehmende Schläfrigkeit. Über einen befreundeten Orthopäden veranlassen die Eltern eine Computertomografie des Schädels, die ein epidurales Hämatom rechts parietal bis okzipital ohne Mittellinienverlagerung zeigt, zusammen mit einer Fraktur rechts parietal mit ausgeprägter Weichteilschwellung. Der Patient wird in einer neurochirurgischen Unfallklinik aufgenommen, 1 Tag intensivmedizinisch überwacht und dann am 11. Tag entlassen. Ein EEG war unauffällig.

Der Patient und die beteiligten Ärzte hatten in dieser Situation Glück, dass die Epiduralblutung nicht zum Tode führte. Bei einer Schädelverletzung in anatomischer Nähe zu A. meningica media muss eine Epiduralblutung ausgeschlossen werden. Der behandelnde Kinderarzt hatte sich auf die Urteilskraft der vorbehandelnden Ärzte (Chirurg, Neurologe) verlassen und war durch den Verlauf beruhigt. Er war aber verwundert, dass bei der massiven Parietalschwellung kein Schädel-CT veranlasst wurde. Immerhin gab er eine Sicherungsaufklärung ab.

> **Merke**
> Bei Schädelverletzungen mit Schwellung im Parietalbereich ist die Wahrscheinlichkeit einer Fraktur im Bereich der A. meningica media mit dem Risiko einer lebensbedrohlichen Epiduralblutung hoch.

6.7.9 Subdurale Blutung

Fallbericht: Fehldiagnose traumatische Subduralblutung bei Glutarazidurie

Ein 6 Monate altes, zunächst altersentsprechend entwickeltes Mädchen kann akut nicht mehr den Kopf halten und zunehmend auch nicht mehr mit den Händen greifen. Der Kopfumfang war seit der Geburt überdurchschnittlich groß. Sie wird in eine Kinderklinik gebracht. Dort wird in der Schädelsonografie ein subduraler Erguss gefunden. In der Computertomografie findet sich ein vorwiegend links lokalisiertes subdurales Hämatom. Dieses wird 3 Tage nach Symptombeginn in einer neurochirurgischen Klinik zunächst mit externen und dann einer internen Drainagen behandelt. Mit 7½ Monaten wird das Mädchen entlassen. Als es 8 Monate alt ist, stellt ein Radiologe die Verdachtsdiagnose Glutarazidurie Typ I, was sich später bestätigt. Die Eltern sind konsanguin.

Die Mutter verklagt die Ärzte der Kinderklinik und Neurochirurgie, weil sie nicht früher die Diagnose gestellt hätten. Sie ist der Auffassung, dass eine frühere Diagnose durch Urinuntersuchung die Spätfolgen der Glutarazidurie (Tetraspastik, Inkontinenz, Schluckstörungen) abgewendet hätten. Die Klage wird vom Landesgericht zurückgewiesen. Auch die Berufung mit Vorwurf eines Befunderhebungsmangels vor dem Oberlandesgericht wird zurückgewiesen. Die im CT neben der subduralen Blutung festgestellten Veränderungen waren auf ein Trauma zurückgeführt worden. Eine Temporallappenhypoplasie, Arachnoidalzysten und eine Erweiterung der Sylvius-Furchen waren nicht richtig diagnostisch zuordnet worden. Das Gericht sieht darin einen einfachen Diagnosefehler, der nicht zu einer Haftung führt, da nicht davon auszugehen ist, dass dieser Fehler zu der Entwicklung der weiteren Symptome geführt hat. Eine Beweiserleichterung durch Befunderhebungsmangel gilt also nicht.
(Quelle: OLG Köln, Urteil vom 12.09.2007 5U16/07, Pädiatrische Urteilsdatenbank)

Ein vermeintliches Trauma oder andere akute, im Vordergrund stehende Erkrankungen können von wichtigen anderen Gesundheitsstörungen ablenken; man vergleiche den Fall „Schädel-Hirn-Trauma und Pneumokokkenmeningitis" (S. 91). Normalerweise denkt man bei subduralen Hämatomen bei Säuglingen oder Kleinkindern an eine traumatische Ursache und insbesondere Kindesmisshandlung.

Für die **Glutarazidurie Typ I** sind Fälle mit Subduralhämatom ohne Trauma, die als Kindesmisshandlung fehlinterpretiert wurden, beschrieben [43]. Die Häufigkeit liegt bei 1 : 120 000. Für die radiologische Beurteilung von neurodegenerativen Erkrankungen ist eine große Erfahrung erforderlich, sonst wären die Veränderungen schon vorher aufgefallen.

6.7.10 Syringomyelie

> **Fallbericht: Zehenspitzengang als idiopathisch gedeutet**
>
> Ein etwa 5-jähriger Patient mit idiopathischem Zehenspitzengang wurde in einem Physiotherapiezentrum vorgestellt. Er war zuvor bei 3 Orthopäden, 4 Neurologen und 4 Kinderärzten gewesen. Nachtschienen (4×), Physiotherapie (100×) und Einlagen hatten keine Besserung ergeben. Mit 11 Monaten konnte er laufen und zwar von Beginn an auf Zehenspitzen. Fersengang und Einbeinstand waren nicht möglich, und es fand sich ein Spitz-, Hohl- und verbreiterter Vorfuß. Der Junge wurde in eine ansässige Kinderklinik überwiesen, wo MRT-Aufnahmen des Rückenmarks angefertigt wurden, die eine thorakolumbale Syringomyelie (Höhlenbildung im Bereich der grauen Rückenmarksubstanz) im Bereich BWK5/6–12 aufwiesen. Eine Achillessehnenverlängerung wurde später nötig.
> (Quelle: [75])

Der **habituelle Zehenspitzengang** ist häufig und meist nicht pathologisch. Die neurologischen Auffälligkeiten (fixierter Spitzfuß, fehlender Fersengang) führten zu wiederholten Überweisungen. Warum die Diagnose so vieler Therapeuten bedurfte und nicht an die Diagnose der Syringomyelie in diesem Fall gedacht wurde, ist unbekannt. Letztendlich scheint es in diesem Fall so, dass erst die Physiotherapeuten das Kind an die „richtige Adresse" vermittelten. Manche Patienten mit chronischen Problemen erhalten mehr Hilfe von Physiotherapeuten als von Neurologen, Orthopäden, Allgemein- und Kinderärzten. Pathologische Ursachen des Zehenspitzengangs sind die spastische infantile Zerebralparese, kongenitale Achillessehnenverkürzung, Muskeldystrophie, infantiler Autismus, einseitige Hüftluxation oder die Dystonia musculorum deformans.

> **Fallbericht: Obstipation bei Spina bifida occulta**
>
> Ein 4-jähriges Kind kommt wegen chronischer Obstipation in die kinderchirurgische Sprechstunde. Bei der Untersuchung lassen sich die Patella-Eigenreflexe nicht auslösen, und das Os sacrum ist weich. Es findet sich ein Spina bifida occulta und später eine Syringomyelie.

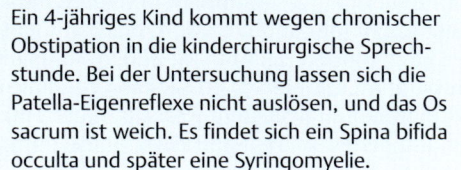

Die Obstipation ist in der Praxis häufig. Bei der chronischen Obstipation sollte auch an eine neurologische Störung wie die seltene, mit Spina bifida occulta assoziierte Syringomyelie gedacht werden. Ein Tethererd Cord kann auch assoziiert sein. Neurologische Ursachen der Obstipation lassen sich in der Praxis einfach durch Prüfung der Eigenreflexe, des Analreflexes und Abtastung des Kreuzbeins untersuchen.

Die **Spina bifida occulta** ist eine Fehlbildung der Wirbel und wird mit unterschiedlicher Häufigkeit von etwa 5 % angegeben. Sie verursacht meist keine Symptome und ist manchmal auch mit einem Kokzygealgrübchen (Dermalsinus) assoziiert. Liegen diese kranial der Pofalte, dann ist Vorsicht geboten, wegen möglicher Verbindung mit dem Rückenmarkkanal. Auf die weitere Differenzialdiagnose der Obstipation wird in Kap. 6.5.1 eingegangen.

6.8 Orthopädie und Rheumatologie

Die Übergänge zwischen Orthopädie, Unfallchirurgie und Kinderchirurgie sind bezüglich der Traumatologie fließend. In Kap. 10.3.4 wird auf die Hüftdysplasie eingegangen, in Kap. 6.10.5 wird über für Kindesmisshandlung (S.145) typische Frakturen berichtet.

6.8.1 Frakturen

> **Fallbericht: Unterarmfraktur**
>
> Ein 6-jähriges Mädchen stürzt beim Fahren mit Inlinern auf die bandagierten Hände. Die Eltern legen einen Stützverband an. Bei der 3 Tage darauf folgenden Schuleingangsuntersuchung kann das Kind nur unter Schmerzen schreiben. Die Schulärztin untersucht den Arm und sagt, es sei nicht gebrochen. Einige Tage später entwickeln sich Knubbel am Unterarm (Kallusbildung). 14 Tage später suchen die Eltern dann doch wegen anhaltender Schmerzen einen Chirurgen auf, der eine Fraktur von Radius und Ulna feststellt. Die Enden sind schief zusammengewachsen.

Frakturen treten bei Kindern wegen der dünnen Kortikalis häufiger auf, insbesondere bei Jungen (2 : 1). Im Sommer dominieren Frakturen der oberen Extremitäten in Abhängigkeit von den Trendsportarten (Mountain-Bikes, Inline-Skates, Heelys, Skateboards, Trampolin) und im Winter Kopfverletzungen und Unterschenkel- und Sprunggelenkfrakturen (Snowboard). Besondere Vorsicht ist bei Ellenbogen-nahen Verletzungen geboten [13]. Gerade bei einem Sturz auf die Hände sollte man an den häufigsten Knochenbruch überhaupt, die Radiusfraktur, denken. Radiusfrakturen sind dementsprechend weit oben auf der Hitliste der am häufigsten fehlbehandelten Krankheiten [54]. 2010 und 2011 gehörten übersehene Armfrakturen zum vierthäufigsten Behandlungsfehlervorwurf in der Praxis [2]. Eine Übersicht hierzu wurde von Vinz und Neu [93] veröffentlicht.

Merke
Bei fehlender Besserung einer Prellung oder Distorsion ist eine Fraktur zu erwägen und ggf. Röntgen zu veranlassen. Gerade bei Hausärzten führt mangelnde Diagnostik bei Unfällen zu Behandlungsfehlern.

Die Schlichtungsstellen der Ärztekammern analysierten über 10 Jahre 242 beanstandete Frakturbehandlungen. Diese wurden in 60 % als fehlerhaft anerkannt. Die Behandlungsfehler betrafen Kinderärzte („Andere" neben Chirurgen) in unter 11 %. Die häufigsten Fehlbehandlungen betrafen Ellenbogenfrakturen, Unterarmfrakturen und suprakondyläre Humerusfrakturen. Die Schlussfolgerung war: „Nicht jeder Unfallchirurg, Chirurg, Orthopäde oder Kinderchirurg ist ein Kindertraumatologe" [25]. Es zeigt sich hierbei einmal wieder, dass die Über- bzw. Einweisung an den Richtigen enorm wichtig ist. Zu der Thematik wurde im März 2013 das Buch „Unfälle mit Kindern und Arzthaftung bei Geburtsschäden" [38] herausgebracht.

Fallbericht: „Triage" an der Rezeption – Armfraktur
Ein Kind stürzte und konnte den Fall mit den Händen auffangen. Es kommt mit einem schmerzenden Unterarm in die Praxis. Eine Arzthelferin weist das Kind ab, weil es zu voll sei. Die Eltern stellen das Kind später im Notdienst vor, wo eine Radiusfraktur erkannt wird. Sie wechseln die Praxis.

Die Arzthelferinnen sollten so ausgebildet werden, dass sie Warnzeichen kennen. Dies gilt in besonderem Maße auch für Telefongespräche. Kommt ein beeinträchtigtes Kind in die Praxis, dann muss der Arzt darauf aufmerksam gemacht werden und die Reihenfolge in der Wartezeit durchbrochen werden. Patienten sollten nie eigenmächtig abgewiesen werden.

Fallbericht: Unerwartete Mittelhandfraktur
Ein 14-Jähriger verliert ein Handballspiel im Schulsport. Aus Wut haut er mit der Hand gegen die Wand. Diese schmerzt noch nach der Schule, woraufhin er sich beim Kinderarzt vorstellt. Palpatorisch ist die Hand am Mittelhandknochen des 5. Fingers druckschmerzhaft, es sind aber keine knöchernen Veränderungen tastbar, und die Hand ist voll beweglich. Eine Unfallmeldung für die Unfallversicherung der Schule wird ausgestellt. Der Junge wird nach Hause geschickt und soll am Folgetag am Schulsport teilnehmen. Es wird darauf hingewiesen, dass er die Hand röntgen lassen solle, wenn die Schmerzen in 3 Tagen nicht verschwunden seien. Nach 3 Tagen ist die Hand geschwollen, die Streckung des Kleinfingers ist schmerzhaft und Beugung endgradig. Beim Röntgen im Krankenhaus stellte sich eine distale Mittelhandfraktur des 5. Fingers heraus. Der Kinderarzt ruft bei den Eltern an und entschuldigt sich, dass er den Jungen nicht sofort zum Röntgen geschickt habe. Die Mutter sieht in dem Vorgehen keinen Fehler.

Frakturen können sehr leicht unterschätzt werden. Man sollte nicht bei jeder geringfügigen Blessur röntgen, aber sich für den Fall der Verschlechterung oder Beschwerdepersistenz absichern, was in diesem Fall geschah. Der Hinweis auf bedingte Wiedervorstellung sollte auch dokumentiert werden.

Die **suprakondyläre Humerusfraktur** (▶ Abb. 6.15) ist die häufigste Ellenbogenfraktur des Kindes und macht etwa 5,5 % aller kindlichen Frakturen aus. Die Ursache ist in 98 % eine Extensionsverletzung [6]. In etwa jedem 8. Fall kommt es zu einer Schädigung des N. ulnaris. Auch die A. brachialis kann beschädigt werden. Es kann zu einem Kompartmentsyndrom kommen. In 10 % kommt es zu nicht befriedigenden Ergebnissen, weshalb solche Frakturen am besten in der Hand eines Kinderchirurgen aufgehoben sind.

6.8 Orthopädie und Rheumatologie

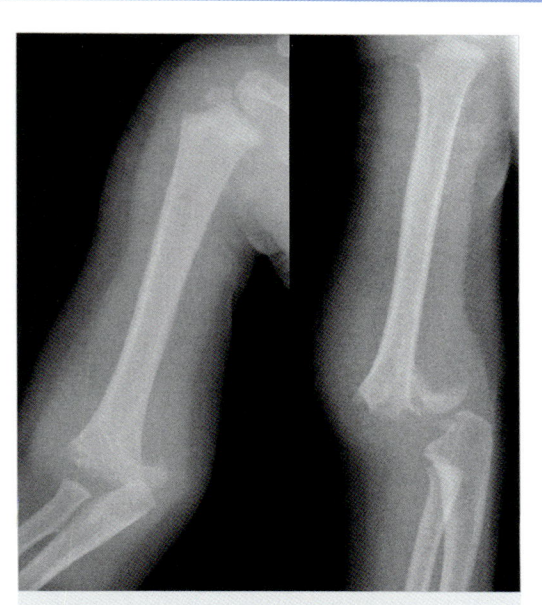

Abb. 6.15 Suprakondyläre Humerusfraktur. (Aus: Benz-Bohm G. Kinderradiologie. 2. Aufl. Stuttgart: Thieme; 2005)

6.8.2 Morbus Perthes

Fallbericht: Morbus Perthes

Ein seit 6 Monaten humpelnder 6-jähriger Junge wird in die Kinderpoliklinik überwiesen. Beim Laufen fällt eine Außenrotation des rechten Beines auf, sonst sind keine Auffälligkeiten zu erkennen. Er wird sofort an die Orthopäden überwiesen, die einen fortgeschrittenen Morbus Perthes feststellen.

Im Fall LG Karlsruhe 20.02.2009, 6O 115/07 war es bei der Versorgung eines 2-Jährigen in einer chirurgischen Klinik zu einer Rotationsfehlstellung nach epikondylärer Oberarmfraktur gekommen. ▶ Abb. 6.15 zeigt eine stark dislozierte suprakondyläre Fraktur bei einem 6-jährigen Jungen, bei der eine Schädigung der A. radialis oder des N. medianus und N. ulnaris eintreten könnte.

Beim Morbus Perthes (auch Legg-Calvé-Perthes-Disease) kommt es zu einer aseptischen Nekrose des Hüftkopfes. Die Prävalenz ist 1 : 1200. Jungen sind 4-mal häufiger als Mädchen betroffen. Der Altersgipfel liegt bei 5–9 Jahren und in 15–20 % sind beide Hüftgelenke betroffen. In der Frühphase ist das Röntgen negativ. Das Röntgen der Hüftgelenke sollte nach Lauenstein erfolgen, eventuell ist ein MRT mit Kontrastmittel erforderlich. Die Patienten entwickeln Knieschmerzen, hinken, haben eine Beinverkürzung und halten das Bein oft in Außenrotation. Nach der Osteochondritis dissecans (hochaktive Kinder- und Jugendliche) ist der Morbus Perthes die häufigste aseptische Knochennekrose mit einer Inzidenz 1 : 25 000 pro Jahr. Zur Differenzialdiagnose gehören Coxitis fugax, bakterielle Coxitis, Epiphysiolysis capitis femoris, kongenitale Hüftdysplasie, Tumore, spondyloepiphysäre Dysplasie und Meyer-Dysplasie. In ▶ Abb. 6.16 ist ein destruierter Hüftkopf rechts zu sehen.

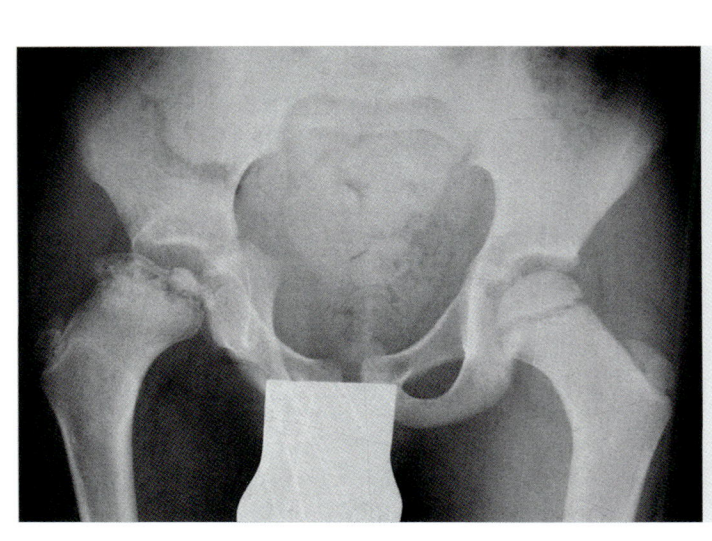

Abb. 6.16 Röntgenaufnahme eines Patienten mit Morbus Perthes. Die rechte Hüftkopfepiphyse ist abgeflacht und quer verbreitert. Sie ragt aus der Hüftpfanne heraus. (Aus: Bücheler E. Einführung in die Radiologie. Stuttgart: Thieme; 2006)

> **Praxistipp**
> Bei anhaltenden Beinschmerzen muss an einen Morbus Perthes gedacht werden. Kinder geben bei Hüfterkrankungen manchmal lediglich Knie- oder Fußschmerzen an. Daher sollte immer das ganze Bein bis zur Hüfte untersucht werden.

6.8.3 Arthritiden

Fallbericht: Schwierigkeit der Borreliose-Labordiagnose und verzögerte Diagnose einer juvenilen idiopathischen Arthritis

Ein 3½ jähriges deutsch-thailändisches Mädchen wird vom Kinderarzt zum 1. Mal gesehen. Im Alter von knapp 2 Jahren wurde es nach einem vermeintlichen Sturz an einen niedergelassenen Orthopäden überwiesen. Wegen weiter bestehender linksseitiger Knieschwellung wurde es eine Woche später an die Orthopädische Uniklinik überweisen. CRP, ASL und RF waren normal. Diverse Therapien erbrachten keine Besserung.

Zwei Monate später wurde das Mädchen zur 2. Meinung an einen Kinderorthopäden überwiesen, der die Diagnose reaktive Arthritis stellte. Ibuprofen wurde verordnet. Wegen fehlendem Ansprechen wurde auf Diclofenac gewechselt, und das Kind wurde 4 Monate nach Krankheitsbeginn wieder in der Orthopädischen Uniklinik vorgestellt. Ein MRT zeigte eine Synoviaschwellung des linken Knies.

Eine weitere Überweisung erfolgte an die Uni-Kinderklinik wegen Beinlängendifferenz. Dort wurde mittlerweile 9 Monate nach Krankheitsbeginn die Diagnose idiopathische Hemihypertrophie und Kniekontraktur links gestellt. Die Synoviaschwellung und der Gelenkerguss wurden sonografisch bestätigt. Es wurde die Möglichkeit einer rheumatischen Erkrankung oder reaktiven Arthritis erwogen, aber keine Diagnose gestellt. Die Schwellung war rückläufig, die Kontraktur und auffällige Sonografie bestanden weiter.

Im 11. Monat nach Krankheitsbeginn wurde vom Orthopäden eine Borreliose vermutet aufgrund folgender serologischer Befunde: IgG-910 positiv, IgM negativ, Western-Blot negativ. Trotz 2-wöchiger Behandlung mit Erythromycin nahm die Knieschwellung links wieder zu. Auch 15 Monate nach Krankheitsbeginn wurde in der Orthopädischen Uniklinik von einer stattgefundenen inaktiven reaktiven Borreliose ausgegangen, und eine weitere Betreuung durch einen Rheumatologen wurde empfohlen.

Die Eltern wechselten den Orthopäden und konsultierten den Hausorthopäden der Oma, dem sie großes Vertrauen schenkten. Vom neuen Kinderarzt wünschten sie gar keine Untersuchung, als sie 15 Monate nach Krankheitsbeginn wegen einer Überweisung ohne die Patientin in die Praxis kamen. Der Kinderarzt bestand aber auf einer Vorstellung und erhob eine ausführliche Anamnese, was bei dem Verlauf recht schwierig war. Der neue Orthopäde ging weiterhin von einer Borreliose aus aufgrund der erhöhten IgG-Borrelien-Titer. Ein hinzugezogener Borrelien-Laborfachmann verneinte eine Borreliose bei diesen serologischen Ergebnissen, und auch Verlaufsuntersuchungen deuteten nicht darauf hin.

16 Monate nach Krankheitsbeginn veranlasste der neue Kinderarzt bei diesem diagnostischen Wirrwarr eine erneute Blutuntersuchung, bei der zum 1. Mal auch antinukleäre Antikörper (ANA) bestimmt wurden, die prompt mit 1 : 400 positiv waren. Eine augenärztliche Untersuchung war normal. Die Diagnose juvenile Oligoarthritis wurde gestellt und bei telefonischer Schilderung von einen Kinderrheumatologen bestätigt. Die Diagnose wurde erst 16 Monate nach Krankheitsbeginn gestellt. Orale Kortikosteroide halfen wenig, und erst nach intraartikulärer Gabe in einer Kinderrheumaklinik kam es zur deutlichen Besserung. Methotrexat, hochdosiert Ibuprofen und ausschleichend Kortikosteroide wurden verabreicht. Darunter kam es erstmalig zu einem Verschwinden der Knieschwellung und der Kontraktur, unterstützt mit Krankengymnastik. Im weiteren Verlauf entwickelte die Patientin eine Iridozyklitis, die mit steroidhaltigen Augentropfen abklang. Nach einer Dosisreduktion des Methotrexat kam es zu einem erneuten Schub mit Schwellung des rechten Kniegelenks, die trotz Methotrexaterhöhung, Steroidbehandlung und Nurofen erst mit Kortikoidinjektion in das Gelenk wieder sistierte.

Eine verspätete Diagnose ist bei **Kinderrheuma** (juvenile idiopathische Arthritis, JIA = juvenile rheumatoide Arthritis, JRA) sehr häufig. Die Häufigkeit der JIA bei Kindern liegt bei etwa 1 : 5000. Sie wird nach Erfahrung des Autors von Orthopäden zu wenig in Erwägung gezogen. Die Herausforderung bei der JIA ist nicht nur die Diagnosestellung, sondern auch die Mitarbeit der Eltern, die manchmal wirksame Therapien aufgrund von Kortisonangst oder Misstrauen gegen die Schulmedizin bis zur Schädigung ihres Kindes verzögern [63].Durchschnittlich wird die Diagnose erst nach einem ¾ Jahr gestellt, hier dauerte es aber doppelt so lange. Die Fehlinterpretation der Borrelienantikörperuntersuchung durch die involvierten Orthopäden trug dazu bei. In den Arztbriefen (sofern vorhanden) fand sich kaum eine Anamnese oder Zusammenfassung der Vorbefunde. Dass die Untersuchung der antinukleären Antikörper bei Kindern viel relevanter ist als die von ASL und Rheumafaktoren und dass CRP und Blutbild bei oligoartikulären Verläufen vielfach normal sind, scheint nicht allgemein bekannt zu sein. Wären die Eltern bei dem zu Beginn aufgesuchten Kinderorthopäden geblieben, dann hätte dieser vielleicht eine Chance gehabt, die Verlaufsdiagnose früher zu stellen.

> **Merke**
> Bei einer länger als 6 Wochen dauernden Knieschwellung sollte an eine juvenile idiopathische Arthritis (JIA) gedacht werden. Die antinukleären Antikörper (ANA) sollten bei der Labordiagnostik mitbestimmt werden.

Die **Borrelien-** oder **Lyme-Arthritis** ist eine wichtige und häufige Ursache von Gelenkentzündungen bei Kindern. Die Diagnose einer Hautborreliose lässt sich überwiegend klinisch stellen. 70–80 % der Borreliosefälle gehen mit Hautsymptomen einher: überwiegend Erythema migrans, seltener Lymphozytom oder Acrodermatitis chronica atrophicans). Bei Arthritis und neurologischen Veränderungen (Meningitis, Fazialisparese) ist man meist auf Laboruntersuchungen angewiesen, die nicht einfach zu interpretieren sind, außer bei einer positiven PCR-Reaktion, die aber recht kostspielig ist. Antikörper-Kreuzreaktionen zwischen Borrelien und Rheumaantikörpern sind bekannt. Ob eine durchgemachte Borreliose in dem vorliegenden Fall tatsächlich vorlag oder eine Kreuzreaktion mit falsch positiven IgG-Antikörpern aufgrund der rheumatoiden Arthritis, bleibt offen. Für die Borreliendiagnostik wird eine Stufendiagnostik empfohlen, die mit einem Screeningtest auf IgG- oder IgM-Antikörper beginnt. Bei positivem Befund sollte eine Bestätigung durch einen Immunoblottest angeschlossen werden, um falsch-positive Befunde auszuschließen. Das Fehlen der positiven Banden im Western-Blot-Test wurde im vorliegenden Fall von den Borreliose-Laborexperten als Beleg für eine nicht aktive Infektion gewertet. Negative Borrelienantikörper schließen eine Borreliose in der Frühphase nicht aus, müssen aber bei der fortgeschrittenen Gelenkbeteiligung vorhanden sein. Literatur zu Fehldiagnosen bei der Borreliose findet sich bei Halperin et al. [32].

> **Merke**
> Die Borreliose ist in 1. Linie eine klinische Diagnose bezüglich der Hautveränderungen. Bei Gelenk- und neurologischer Manifestation ist man auf Antikörperuntersuchungen angewiesen. Ist der Antikörpersuchtest positiv oder grenzwertig, dann sollte ein Immunoblot durchgeführt werden, denn positive IgG- oder IgM-Antikörper sind nicht gleichbedeutend mit einer aktiven Infektion [22]. Kreuzreaktionen durch andere Spirochätenerkrankungen (Syphillis, Leptospirose, Rückfallfieber), Windpocken, EBV und Autoimmunerkrankungen können falsch-positive Antikörperergebnisse verursachen.

6.8.4 Epiphysiolysis capitis femoris

> **Fallbericht: Epiphysiolysis capitis femoris**
> Ein 12-jähriges adipöses Mädchen berichtet über einen längeren Zeitraum über Schmerzen wie Muskelkater. Dies wird wiederholt als Wachstumsschmerzen interpretiert. Erst sehr spät stellt sich eine Epiphysiolyse des Femurkopfes heraus. Der Gutachter sieht im Vorgehen eine fehlerhafte Behandlung wegen unterlassener zielgerichteter Untersuchung. Als spätere Komplikation ist eine Koxarthrose sehr wahrscheinlich.
> (Quelle: [98]; weiterer Fall von verkannter Epiphysenlösung: OLG Hamm 22.05.1995, 3U200/94)

Die Epiphysiolysis capitis femoris (jugendliche Hüftkopflösung) ist eine Ablösung des Schenkelhalskopfes in der Wachstumsfuge (▶ Abb. 6.17). Sie betrifft Patienten in der Pubertät zwischen 9

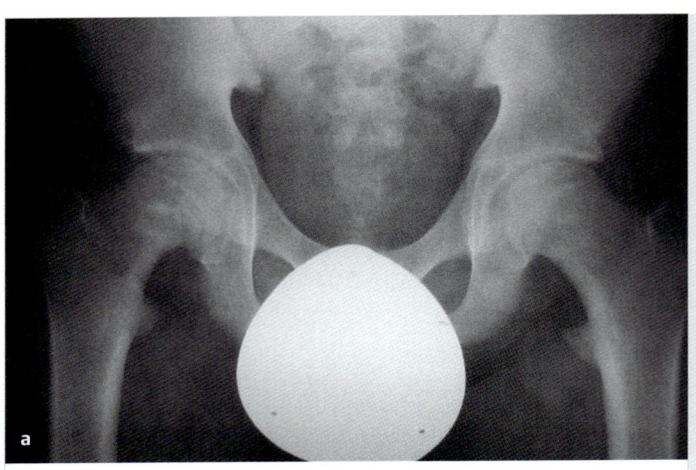

Abb. 6.17 Epiphysiolysis capitis femoris bei einem 13-jährigen Jungen mit beidseitigen Hüftschmerzen. (Aus: Stäbler A, Ertl-Wagner B. Radiologietrainer Bewegungsapparat. 2. Aufl. Stuttgart: Thieme; 2012)
a Beckenübersichtsaufnahme mit nur schwer erkennbaren Veränderungen: Epiphysenfuge bds. unscharf; inferomedial überragt die Femurkopfepiphyse bds. gering den metaphysären Schenkelhals.
b Axiale Aufnahme in Lauensteinprojektion: Der Schenkelhals ist anterior vorgewölbt und abgerundet, Abkippen der Femurepiphyse nach dorsomedial.

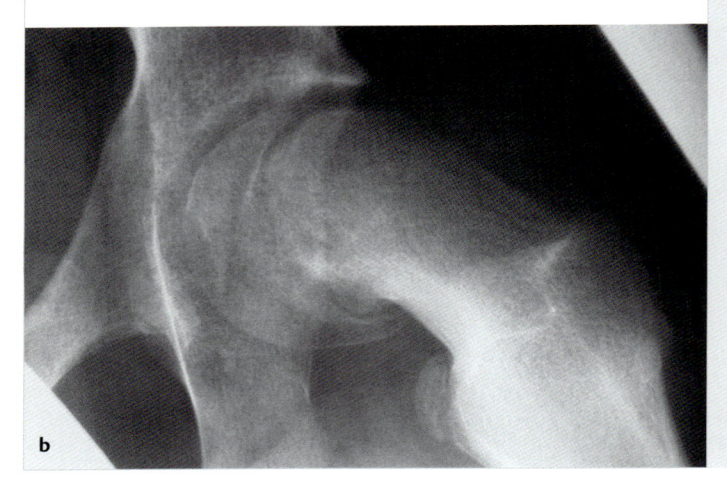

und 15 Jahren und tritt 3-mal häufiger bei Jungen auf. Oft sind die Patienten adipös. Das Übersehen führt oft zu einem irreversiblen Hüftschaden aufgrund einer Hüftkopfnekrose. Ihre Häufigkeit liegt bei 1 : 10 000. In 50 % sind beide Hüften betroffen. Das „nicht daran Denken" auf Seiten von Kinderärzten, Allgemeinmedizinern, Orthopäden und Radiologen führt regelmäßig zu bestätigten Behandlungsfehlern bei den Gutachterkommissionen. Es kommt zu Schmerzen in den Knien und den Oberschenkelvorderseiten, manchmal auch Leisten und Hüften. Bei Dislokation kommt es zu Außenrotation und Beinverkürzung mit Hinken. Bei der selteneren akuten Form können die Kinder auf einmal nicht mehr gehen. Bei Hüftbeugung kommt es zu Abduktion und Außenrotation (Drehmann-Zeichen). Im Verdachtsfall sollte eine spezielle Röntgenaufnahme der Hüften (axiale Aufnahme in Lauenstein-Projektion beidseits, ▶ Abb. 6.17b) angefertigt werden [76], [49].

Merke

„Man sieht nur das, was man weiß" Johann Wolfgang von Goethe (1749–1832)
Bei länger dauernden Knieschmerzen in der Pubertät an Morbus Perthes und eine Epiphysiolyse des Femurkopfes denken.

6.8.5 Krankengymnastik

> **Fallbericht: Todesfall durch Vojta-Krankengymnastik**
>
> Ein 3 Monate altes Mädchen erhält in einer Krankengymnastikpraxis wegen muskulärem Schiefhals Vojta-Therapie. Die Krankengymnastin leitet die Mutter an, den Kopf nach rechts zu drehen. Dabei ist der Säugling in Bauchlage und der rechte Arm ist nach oben genommen. Er wehrt sich heftig und schwitzt. Nach 10 Minuten zeigt die Krankengymnastin der Mutter eine Entspannungslage. Eine andere Frau bemerkt, dass das Mädchen nicht mehr richtig atmet. Es ist blau und schlaff. Der Notarzt wird gerufen und kann das Mädchen vorübergehend reanimieren. Eine spätere Obduktion ergibt ein Hirnödem mit unterer foraminaler Einklemmung, eine Subarachnoidalblutung und Einblutungen in die Adventitia der Vertebralarterien im zervikozerebralem Übergang.
>
> (Quelle: [16])

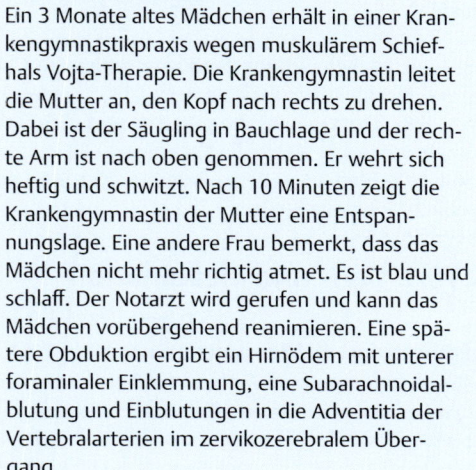

Nicht bei kinderärztlichen Behandlungen, sondern auch bei anderen Therapien und Therapeuten können Komplikationen auftreten.

> **Krankengymnastik**
>
> Jede Form von Krankengymnastik, aber auch ärztlich durchgeführte Manualtherapie und Chiropraxis sind auf eine potenzielle Gefährdung der A. vertebralis zu prüfen. Eltern sollten sich nicht aus dem Raum schicken lassen und vorsichtig bei Manipulationen der Halswirbelsäule sein.

6.9 Radiologie

Die häufigsten Behandlungsfehler bei niedergelassenen Ärzten bezogen sich 2011 auf bildgebende Diagnostik (Gutachterkommission Westfalen-Lippe), wobei Unfallchirurgen am häufigsten betroffen waren [82]. Kinderärzte sind hieran vor allem mit fehlerhafter Hüftsonografie beteiligt und darum wird darauf ausführlich in Kap. 10.3.4 eingegangen. Deswegen jedoch generell auf eine schlechte Qualität der durch Kinderärzte durchgeführten Hüftsonografien zurückzuschließen, ist nicht gerechtfertigt, sondern liegt eher daran, dass diese Untersuchung praktisch bei jedem Neugeborenen durchgeführt wird.

Weiteres Bildmaterial findet sich in den anderen Kapiteln mit folgenden Fällen: Epiglottitis (▶ Abb. 6.2), Osteomyelitis (▶ Abb. 6.3), Pneumonie mit normaler Auskultation (▶ Abb. 6.6), Pylorushypertrophie (▶ Abb. 6.9), Zystitis (▶ Abb. 6.10), polyzystische Nieren (▶ Abb. 6.11), Medulloblastom (▶ Abb. 6.12), Epiduralblutung (▶ Abb. 6.14), suprakondyläre Humerusfraktur (▶ Abb. 6.15), Morbus Perthes (▶ Abb. 6.16), Epiphysiolysis capitis femoris (▶ Abb. 6.17), Invagination (▶ Abb. 6.18), Appendizitis (▶ Abb. 6.19), Kindesmisshandlung (▶ Abb. 6.21).

Das Feld der Kinderradiologie ist so umfangreich, dass hier nur einige Teilaspekte angerissen werden können. In Kap. 6.8.1 (Orthopädie) werden Beispiele von kindlichen Frakturen vorgestellt. Auf die Schwierigkeiten von kindlichen Frakturen und einer Verwechslung mit Wachstumslinien wird hier nicht näher eingegangen. Beispiele finden sich bei Caffey's Kinderradiologie [87].

Die britische Radiologiegesellschaft hat zur Vermeidung unnötiger Röntgenuntersuchungen und Strahlenbelastung in ihren Richtlinien ein ganzes Kapitel über Kinder, dessen Inhalt sich im Wesentlichen mit den Leitlinien Kinderheilkunde deckt [53].

> **Britische Empfehlungen zur Vermeidung unnötiger Röntgenbilder [91]**
>
> - Bei Epilepsie, Wachstumsstörung oder Migräne ist ein Schädelröntgen nicht routinemäßig indiziert wegen geringer Ausbeute.
> - Bei unkomplizierten Atemwegsinfekten/Pneumonien (chest infection) ist ein Routine-Röntgenthorax unnötig.
> - Ein präoperativer Röntgenthorax ist nicht routinemäßig indiziert.
> - Unspezifische Bauchschmerzen oder Verstopfung bedürfen keiner Abdomenübersichtsaufnahme.
> - Bei verschluckten Fremdkörpern ist keine Routine-Abdomenübersichtsaufnahme nötig (außer bei Batterien, oder Röntgenthorax bei bestimmten Notfallsituationen).
> - Bei Abdominaltraumata ist eine Sonografie in der Regel besser geeignet als eine Abdomenübersichtsaufnahme.

- Eine Rektumbiopsie wird zur Diagnostik eines Morbus Hirschsprung dem Bariumeinlauf vorgezogen.
- Enuresis erfordert keine Routine-Abdomenübersichtsaufnahme, kein MCU, kein IVU, wohl Ultraschall.
- Bei Kopfverletzung ohne Bewusstseinsverlust, ohne Hämatom, ohne neurologische Defizite ist Schädelröntgen meist nicht nötig.

Fallbericht: Diagnostik ohne Konsequenz

Ein 11-jähriger Junge mit feinblasigen Rasselgeräuschen rechts basal wird freitags zur Röntgenabteilung der Universitätsklinik geschickt. Er wird mit Antibiotika behandelt. Er kommt nach dem Wochenende zur Kontrolle und es geht ihm besser. Die Rasselgeräusche sind weg. Er hat keinen Befundbericht mit. Die Mutter (spricht schlecht Deutsch) gibt an, der Befund würde zugeschickt. Nach 1 Woche ist der Befund noch immer nicht da.

Das Problem ist hier, dass die Röntgenuntersuchung durch enorme Zeitverzögerung der Befundübermittlung für die Behandlung wertlos und höchstens für den Fall der Beschwerdepersistenz noch hilfreich ist. Man muss sich auch genau überlegen, welche Diagnostik man vor dem Wochenende oder vor dem Urlaub anfordert, wenn man nicht in der Lage ist, zeitnah auf pathologische Befunde zu reagieren. Dann ist eine Weitergabe an den (kinderärztlichen) Notdienst bei schweren Krankheitsfällen angebrachter.

Die Ursache solcher nicht erfolgender Befundübermittlungen kann auf verschiedenen Ebenen liegen:
- Die Eltern haben den Befund und vergessen, diesen dem Arzt zu übergeben.
- Die Röntgenabteilung hat die falsche Anschrift des Arztes gespeichert.
- Die Adresse des überweisenden Arztes ist nicht mehr aktuell (aktuelle steht aber meistens auf dem Überweisungsschein).
- Die Eltern waren gar nicht mit dem Kind bei der Röntgenuntersuchung.
- Die Befundung ist aufgrund organisatorischer Probleme nicht erfolgt.

6.10 Chirurgie

„Ein Arzt, der keine Fehler macht, ist nicht unbedingt ein guter Arzt, sondern unter Umständen einer, der jegliche Verantwortung bei schweren Erkrankungen meidet."

Die meisten Behandlungsfehler betreffen die Chirurgie. Beispiele für Frakturen (S. 133) wurden in Kap. 6.8 (Orthopädie) vorgestellt und Schädel-Hirn-Traumata in Kap. 6.7 (Neurologie). In diesem Kapitel werden vor allem abdominalchirurgische Problemfälle dargestellt.

6.10.1 Ileus und Invagination

Fallbericht: Bridenileus

Ein 10-Jähriger kommt in die Notaufnahme des Krankenhauses. Er erbricht Galle und hat einen bretthartan Bauch. Vor etwa 5 Jahren wurde er wegen inkarzerierter Invagination (s. u.) operiert. Der als Schwangerschaftsvertretung in dem niederländischen Krankenhaus angestellte Kinderarzt diagnostiziert sofort einen Bridenileus und überweist den Patienten an den Chirurgen mit der eindeutigen Empfehlung zur chirurgischen Lösung der Briden. Der Chirurg wartet jedoch ab. Die Bauchschmerzen halten an, das Erbrechen sistiert in der Nacht. Am nächsten Tag entschließt sich der Chirurg zur Operation, und große Teile des Dünndarms sind nekrotisch schwarz. Der Patient wird in ein Akademisches Krankenhaus verlegt, und man entschließt sich, noch nicht zu resezieren, da nach Lösung der Briden die Durchblutung besser wird. Nach 2 Wochen künstlicher Ernährung erholt sich der Patient allmählich. Der Chirurg hatte bei einem eindeutigen chirurgischen Krankheitsbild nicht reagiert, obwohl der Kinderarzt Druck machte und mehrfach nachhakte. Bei rechtzeitiger Operation wäre die schwere Darmschädigung, von der möglicherweise noch Vernarbungen mit Stenosen entstehen, vermeidbar gewesen.

Der Kinderarzt hatte die richtige Diagnose eines **Bridenileus** gestellt, dies konnte aber nur der Chirurg therapieren. Der Chirurg sah zunächst keine Operationsindikation, obwohl hier von einer Darmischämie auszugehen war. Die Verantwortung wurde auf den Chirurgen übertragen, dieser nahm sie aber nicht wahr. In solch „klaren" Fällen liegt ein „ethisches Dilemma" vor, denn der Kinderarzt

6.10 Chirurgie

kann den Chirurgen nicht zur Operation zwingen. Möglicherweise hätte das Hinzuziehen der kinderärztlichen Kollegen oder eines zweiten Chirurgen den diensthabenden Chirurgen fachlich überzeugen können, aber so etwas ist keine übliche und leichte Entscheidung für einen Vertretungsarzt im Ausland. Hierbei muss man unter Umständen Unannehmlichkeiten in Kauf nehmen.

Ähnliche Fälle sind erfahrenen Kinderärzten aus der Klinik bekannt, die bei jungen Kindern eine sichere Appendizitis feststellen, auf die der Chirurg aber erst nach Perforation reagiert. Bei einer guten Zusammenarbeit von Chirurgen mit Kinderärzten käme es zu weniger Appendizitiskomplikationen.

Fallbericht: Invagination

Bei dem Jungen mit Bridenileus im vorherigen Fall war es im Alter von 5 Jahren zu einer inkarzerierten Invagination gekommen, bei der der gleiche Chirurg involviert war und eine Darmteilresektion vornahm. Ohne die Umstände zu kennen, stellt sich in Nachhinein die Frage, ob in diesem Falle auch zu spät operiert wurde.

Die Invagination hat eine Häufigkeit von 60–302/100 000 bei unter 1-Jährigen und 32 : 100 000 bei unter 2-Jährigen. 80 % der Fälle ereignen sich innerhalb des 1. Lebensjahrs [5]. Meist liegt eine ileokolische Invagination vor. Oft entsteht sie nach einem leichten Infekt. Symptome sind heftige, krampfartige Bauchschmerzen in Perioden mit beschwerdefreien Intervallen. Oft erbrechen die Kinder. In der späteren Phase tritt Blut und Schleim im Stuhlgang auf (Himbeergelee). Bei der rektalen Untersuchung findet sich manchmal Blut am Finger, bei der Abdomenpalpation lässt sich gelegentlich (eher selten, am ehesten präoperativ in Narkose) eine Walze im rechten Oberbauch tasten (die ileozäkale Invagination). Durch Sonografie lässt sich die Diagnose sichern (typisches Bild ▶ Abb. 6.18). Gelingt eine Reposition nicht innerhalb von 6 Stunden (pneumatisch, hydrostatisch, operativ), dann kann es wie in dem geschilderten Fall zu einer Inkarzeration mit Absterben von Darmgewebe kommen.

Merke

Galliges Erbrechen ist insbesondere bei Neugeborenen so lange chirurgisch, bis das Gegenteil erwiesen ist. Säuglinge und Kinder mit Volvulus oder Invagination (meist zwischen 0,5 und 5 Jahren) können über Nacht an einem septischen Schock versterben.

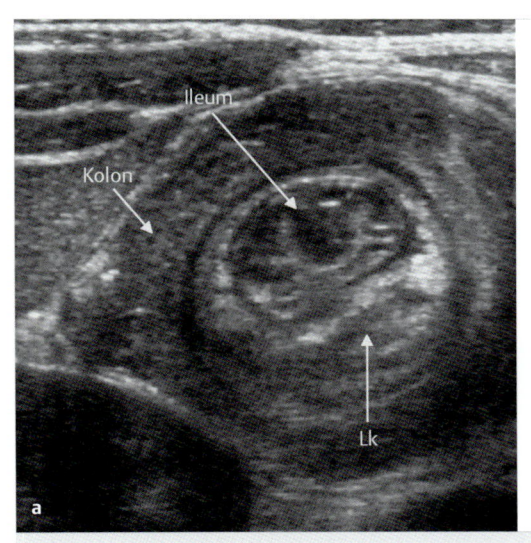

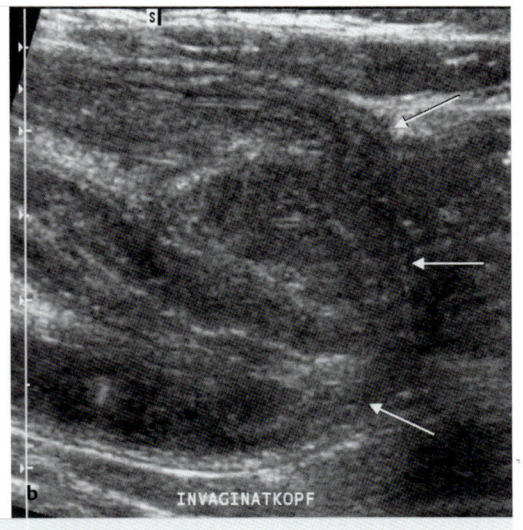

Abb. 6.18 Ultraschallaufnahmen: Ileokolische Invagination. (Aus: Hofmann V, Deeg KH, Hoyer PF. Ultraschalldiagnostik in Pädiatrie und Kinderchirurgie. 3. Aufl. Stuttgart: Thieme; 2012)
a Im Oberbauch-Longitudinalschnitt ist das Ileum Invaginat mit einem Lymphknoten (LK) zu sehen; Kokardenform.
b Pseudokidney-Zeichen: Im schrägen Längsschnitt sieht man den Invaginatkopf.

6.10.2 Appendizitis

Fallbericht: Appendizitis mit Todesfolge Ⓑ

Ein 2½-jähriges Mädchen entwickelt plötzlich Husten und Fieber bei stark eingeschränktem Allgemeinzustand. Später kommt Erbrechen hinzu. Der 36-jährige praktische Arzt behandelt auf Bronchopneumonie und überweist bei Auftreten von Bauchsymptomen an einen Chirurgen. Bei der Operation wird ein perforierter Appendix gefunden, wegen Volvulus wird eine Relaparotomie nötig. Es kommt zum Tod durch Aspiration von Brei bzw. Atemstillstand. Das Ermittlungsverfahren wegen des Vorwurfes der fahrlässigen Tötung wird gegen den praktischen Arzt eingestellt.

(Quelle: LG Kiel 6 Js 409/69, [15], Fall 22, S. 98)

Insbesondere bei unklarer Verschlechterung muss die akute Appendizitis, die durchaus tückisch sein kann, in Betracht gezogen werden. Es kommen immer noch Todesfälle durch Appendizitis vor, und bei den Behandlungsfehlerhitlisten steht diese Diagnose oft unter den 10 häufigsten. Die Mortalität der Appendizitis liegt bei 0,25 %. Vor allem bei kleinen Kindern ist der Bauch bei einer Appendizitis noch weich. Früheste Fälle wurden mit 3 Monaten beschrieben. Kriterien sind hier manchmal Druckschmerz im rechten Unterbauch, Verschlechterung des Allgemeinzustands und erhöhte Entzündungswerte. Jüngere Kinder haben ein höheres Perforationsrisiko [64].

Fallbericht: Appendizitis oder Salmonellose Ⓑ

Ein 14-Jähriger wird mit periumbilikalen Bauchschmerzen stationär aufgenommen. Er hat leichten Durchfall. In der Familie sind Fälle von Gastroenteritis bekannt. Der Bauch ist weich, das CRP liegt bei 90 mg/dl. Er wird mit Verdacht auf bakterielle Gastroenteritis behandelt (z. B. Salmonellose). Bei einer Ultraschalluntersuchung wird der Appendix nicht gesehen. Nach 1 Tag verschlechtert sich sein Allgemeinzustand dramatisch, und er entwickelt Peritonismus. Bei der Laparotomie wird eine perforierte Appendix festgestellt mit vereiterter Bauchhöhle, und es bedarf intensivmedizinischer Maßnahmen, um den Patienten zu stabilisieren.

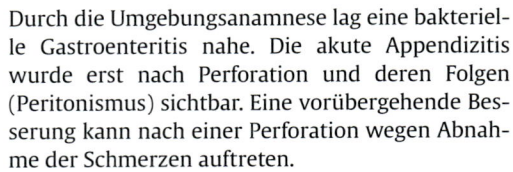

Durch die Umgebungsanamnese lag eine bakterielle Gastroenteritis nahe. Die akute Appendizitis wurde erst nach Perforation und deren Folgen (Peritonismus) sichtbar. Eine vorübergehende Besserung kann nach einer Perforation wegen Abnahme der Schmerzen auftreten.

Die Appendizitis ist nicht immer eine einfache Diagnose. Eine gewisse Fehlerquote von unnötig operierten und zu spät operierten Kindern ist unvermeidbar. Eine bakterielle Enteritis wie die Salmonellose oder eine Yersiniose mit Lymphadenitis mesenterica kann einer akuten Appendizitis ähneln. Zur Differenzialdiagnose gehören auch das Meckel-Divertikel, eine rechtsbasale Pneumonie, reine rechtsseitige Pyelonephritis, Obstipation oder selten eine Ovarialtorsion.

Mit besseren Möglichkeiten der Bildgebung ist eine explorative Laparotomie heutzutage weniger häufig nötig. Die Ultraschalluntersuchung ist hilfreich (typisches Bild in ▶ Abb. 6.19), aber nicht immer zuverlässig und vom Untersucher abhängig. Die Abdomen-Computertomografie hat eine höhere Sensitivität und Spezifität in der Erkennung der akuten Appendizitis, aber es gibt nicht wenige Fälle, bei denen das CT normal war. Die rektale Untersuchung trägt nach Boehmers bei Kindern wenig zur Diagnosestellung bei. Ein Douglas-Abszess lässt sich sonografisch darstellen, und der Verschiebeschmerz ist wegen der allgemeinen Schmerzhaftigkeit der rektalen Untersuchung wenig aussagekräftig [14]. Die Perforationsrate liegt bei der Appendizitis bei 15–40 %, bei jüngeren Kindern bei 50–85 %. Die Schwierigkeiten der Appendizitis aus Gutachtersicht wurden von Richter [78] und von Mühlendahl [57] aufgearbeitet.

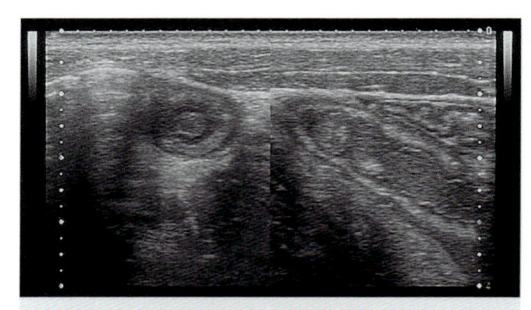

Abb. 6.19 Ultraschallaufnahme: Appendizitis. Links typisches Kokardenzeichen oder Zielscheibenphänomen; rechts im Längsschnitt verdeckte Appendixwand und eitriger Inhalt. (Aus: Hofmann V, Deeg KH, Hoyer PF. Ultraschalldiagnostik in Pädiatrie und Kinderchirurgie. 3. Aufl. Stuttgart: Thieme; 2012)

6.10 Chirurgie

> **Merke**
> Durchfall oder ein pathologischer Urinbefund schließen eine Appendizitis nicht aus. Bei einer Perforation kann es zu Durchfall kommen, bei einer retrozäkalen Appendizitis kann es durch Blasenreizung zu Leukozyturie und Proteinurie kommen. Ein Kind mit gutem Appetit hat in der Regel keine Appendizitis.

> **Fallbericht: Appendizitis**
> Ein 3-jähriger Junge wird wegen seit einigen Tagen bestehenden Bauchschmerzen und Temperaturerhöhung in der Kindernotaufnahme untersucht. Bei Untersuchung finden sich keine peritonitischen Zeichen und kein Hinweis auf Appendizitis. Die Diagnosen Bronchitis und Gastroenteritis werden gestellt und eine stationäre Aufnahme wird vorgeschlagen, die aber nicht erfolgte. Am gleichen Tag wird der Junge einer anderen Kinderklinik vorgestellt, wo sich ein druckempfindlicher Bauch fand. Die Dokumentation hierzu war sehr spärlich. Einen Tag später wird der Junge bei seinem Kinderarzt in reduziertem Allgemeinzustand gesehen. Die Ultraschalluntersuchung ergibt eine Kokarde im rechten Unterbauch, und er wird eingewiesen. Die Operation ergibt eine phlegmonöse Appendizitis mit perityphlitischem Abszess. Eine längere Krankenhausbehandlung ist für die Heilung nötig.
> (Quelle: Schlichtungsstelle)

Die Gutachterkommission bewertet die Untersuchung in der 2. Kinderklinik aufgrund der mangelnden Dokumentation fehlerhaft. Es wird ein Befunderhebungsmangel festgestellt, der vor Gericht zu einer Beweislastumkehr hinsichtlich des Primärschadens führen kann. In solchen Fällen bieten die Haftpflichtversicherer meist einen Vergleich an. Die übersehene Appendizitis ist ein häufiger Fehler. Die Schlichtungsstelle der Norddeutschen Ärztekammern für Arzthaftungsfragen hatte von 2000–2004 241 Appendiziden zu begutachten, was 1,8 % aller Fälle betraf. In 22 Fällen ging es um Kinder unter 10 Jahren. Von 18 gegen Pädiater bei Appendizitis gerichteten Klagen wurde in 10 Fällen ein ärztlicher Fehler festgestellt [94]: „Die unterlassene Kontrolluntersuchung ist die häufigste Ursache der Fehldiagnose. Die geplante Kontrolluntersuchung sollte zeitlich definiert sein und in der Behandlungsdokumentation festgehalten werden."

> **Fallbericht: Appendizitis mit normalem CT, normalem Ultraschall und normalem CRP**
> Die 8-jährige Tochter einer Allgemeinmedizinerin wird auf der Kinderstation mit Verdacht auf Appendizitis stationär aufgenommen. Sie hat periumbilikale Bauchschmerzen und Druckschmerz im rechten Unterbauch. Die Blutuntersuchung ist normal für Blutbild und CRP. Eine Abdomensonografie ist ebenfalls normal. Die Chirurgen veranlassen eine Computertomografie des Abdomens, die ebenfalls normal ist. Wenige Stunden später lokalisieren sich die Schmerzen mehr in den rechten Unterbauch. Die Mutter des Kindes und der betreuende Kinderarzt bewegen den Chirurgen zur Laparotomie, bei der eine akute, kurz vor der Perforation stehende retrozäkale Appendizitis mit typischen pathologischen Veränderungen herauskommt.

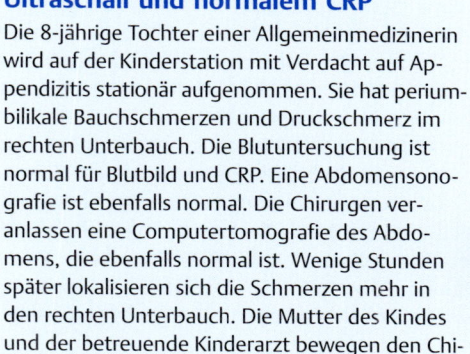

Das Primat ist die Klinik und nicht das Labor oder die Bildgebung, auch wenn diese oft bei der Diagnosebestätigung helfen können. Gerade bei Kleinkindern schließt ein weicher Bauch eine Appendizitis nicht aus. Ebenso wenig schließt Durchfall eine Appendizitis aus.

> **Praxistipp**
> Bei der Appendizitis gilt das Primat der Klinik. Ein normales CRP und auch ein normales CT oder eine normale Ultraschalluntersuchung schließen eine Appendizitis nicht aus, sondern machen sie lediglich etwas unwahrscheinlicher. Unterbauchschmerz bei Hüpfen auf dem rechten Bein verstärkt den Appendizitisverdacht.

Fehlschlüsse von der Operationsnarbe auf Appendizitis

In der Ausbildung lernt der angehende Arzt, von der Lokalisation von Narben auf die früher durchgeführte Operation rückzuschließen. So lassen sich bei der körperlichen Untersuchung wichtige Zusatzinformationen gewinnen, die nicht angegeben wurden. Diese Rückschlüsse gelten aber mit Vorbehalt. Indische Kollegen berichteten dem Autor, dass in einigen Teilen Indiens von Betrügern Scheinappendektomien mit bloßem Hautschnitt durchgeführt wurden, teilweise sogar mehrfach am gleichen Patienten. Wird nach einer Laparotomie wegen Appendizitisverdacht die Appendix wegen einem normalen Aussehen im Bauchraum belassen (ist meist aber nicht üblich), dann kann die Narbe als Zeichen einer bereits durchgeführten Appendektomie fehlinterpretiert werden. Es muss also bei klarer Appendizitissymptomatik trotz typischer „Appendektomienarbe" die Möglichkeit einer Appendizitis erwogen werden. Im Zeitalter der Laparoskopie kann nach einer Appendektomie auch die typische Appendektomienarbe fehlen. Der Situs inversus mit spiegelverkehrter Bauchorganlage kommt bei 1 : 8 000–25 000 Menschen vor, und bei diesen liegt die Appendix dann links.

6.10.3 Hodentorsion

Fallbericht: Übersehene Hodentorsion

Ein 14-jähriger Junge wird mit Rollstuhl in die Kinderabteilung gefahren. Er war zuvor in der Chirurgie, die eine Appendizitis oder ein chirurgisches Problem ausschlossen. Er klagte über linksseitige Bauchschmerzen. Bei der Untersuchung findet sich ein Druckschmerz im linken Unterbauch. Der Chef der Kinderabteilung untersucht kurz den Jungen der befreundeten Familie und findet auch keine wegweisenden Befunde. Die kinderärztliche Oberärztin übernimmt die Betreuung. Im Verlauf klagt der Junge über Defäkationsdrang. Eine Darmspiegelung wird erwogen. Einen Tag vor Symptombeginn hatte er bei einem Freund übernachtet und mit diesem Hodendrehen gespielt. Ein solches Verhalten Jugendlicher ist Pathologen nicht gänzlich unbekannt. Am 2. Erkrankungstag melden die Schwestern bei der Kinderärztin einen massiv geschwollenen Hoden. Bei der Hodenexploration wird ein durch Torsion nekrotischer Hoden festgestellt, der dann entfernt wird. Der Jugendliche hatte die Hodenschwellung nicht bemerkt.

Es kann fatal sein, sich bei unklaren Beschwerden auf das Ergebnis der vorher involvierten Ärzte zu verlassen und von einer kompletten Untersuchung auszugehen. Eine Untersuchung der Leisten und des Genitales ist bei unklaren Bauchschmerzen geboten. Bei befreundeten Patienten fällt die Behandlung manchmal weniger gründlich aus, was schwerwiegende Folgen nach sich ziehen kann. Ein ähnlicher Fall mit rechtsseitigen Unterbauchschmerzen führte zu einer unnötigen Appendektomie und die rechtzeitige Therapie der Hodentorsion wurde verpasst [99].

Fallbericht: Otitis und Hodentorsion

Ein 5-Jähriger wird mit Ohren- und Bauchschmerzen in der Notfallambulanz vorgestellt. Eine „dicke" Otitis media wird festgestellt. Der Junge wird mit einem Schmerzmittel und einem Antibiotikum nach Hause geschickt. Die Bauchschmerzen werden aber nicht besser, und später stellt sich zudem eine Hodentorsion heraus (▶ Abb. 6.20).
(Quelle: [70]).

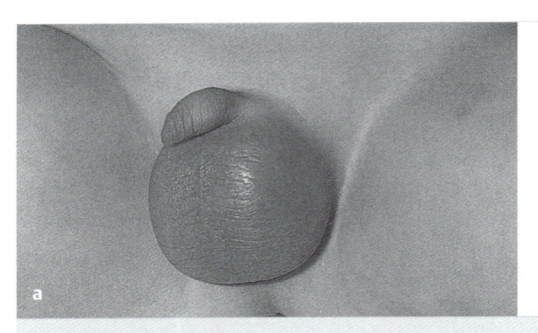

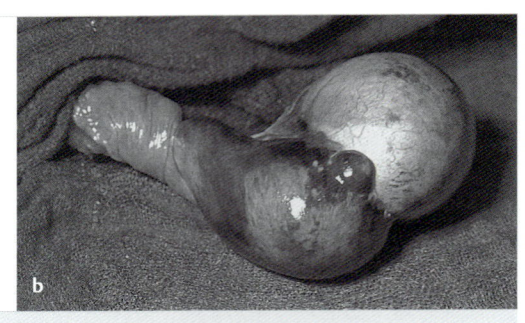

Abb. 6.20 Hodentorsion. (Aus: Paetz B. Chirurgie für Pflegeberufe. 21. Aufl. Stuttgart: Thieme; 2009)
a Geschwollener, linker Hoden.
b Operationspräparat mit torquiertem ischämischem Hoden.

Bei nicht gut erklärten Bauchschmerzen empfiehlt sich immer „ein Blick in die Hose". Bei Vorschulkindern ist eine Ganzkörperuntersuchung in solchen Fällen angezeigt. Gelegentlich wird von Unerfahrenen ein rötlicher Ohrenschmalzpfropf fälschlich als entzündlich vorgewölbtes Trommelfell interpretiert.

Fallbericht: Hodentorsion noch einmal gut gegangen

Die Eltern eines 6-Jährigen rufen morgens um 8 Uhr die Kinderarztpraxis an, um einen Termin wegen rechtsseitigen Hodenschmerzen zu machen. Die Auszubildende, mit der zuvor Notfallsituationen am Telefon besprochen wurden, empfiehlt sofort in die Praxis zu kommen. Die Mutter entgegnet, dass sie weit weg wohne und nicht sofort kommen könne. Ein Termin für 9:20 Uhr wird gemacht. Bei Durchsicht der Patientenliste wird die Kinderärztin auf den Patienten mit Hodenschmerzen aufmerksam, ruft die Eltern an und weist den Patienten telefonisch direkt in die die nächstgelegene Kinderklinik mit Urologie ein. Eine Hodentorsion wird diagnostiziert und erfolgreich operativ detorquiert mit anschließender Orchidopexie.

Der Fall hätte auch anders laufen können, wenn die Kinderärztin den Patienten nicht auf der Patientenliste entdeckt hätte. Die Auszubildende hatte zwar richtig gehandelt, einen raschen Termin zu vergeben, aber die Kinderärztin nicht informiert. Das Personal muss geschult werden und wissen, was Notfälle sind, die eine sofortige Vorstellung erfordern. Zahlreiche Fälle von übersehener Hodentorsion ereignen sich immer wieder (OLG Hamm 22.03.1995, 3 U 192/194; OLG Dresden 10.12.1998, 4 U 832/98). Eine Fallsammlung von lehrreichen Fällen mit Hodentorsion ist im Ärzteblatt Baden-Württemberg unter der Rubrik „Aus Fehlern lernen" veröffentlicht [1].

6.10.4 Leistenhernie

Fallbericht: Eingeklemmter Leistenbruch

Eine angehende Allgemeinmedizinerin leistet eine 6-monatige Ausbildung beim Kinderarzt ab. Es ist Grippesaison, und die Praxis ist voll. Ein 9 Monate alter Säugling wird wegen vermehrtem Weinen vorgestellt. Fieber, Durchfall oder Erbrechen bestehen nicht. Der Säugling wird abgehört, der Bauch abgetastet und der Rachen und die Trommelfelle untersucht. Dies ist alles normal bis auf einen leicht geröteten Rachen, und es wird die Diagnose grippaler Infekt gestellt. Die Mutter kleidet den Säugling wieder an. Beim Rausgehen wendet sie sich noch einmal fragend um mit dem Hinweis, dass er doch so stark weine. Daraufhin holt die Assistenzärztin den Kinderarzt zu Hilfe. Dieser entkleidet den Säugling vollständig inklusive Windel und findet eine eingeklemmte Leistenhernie. Der Säugling wird in eine kinderchirurgische Klinik eingewiesen.

Hier liegt kein Behandlungsfehler vor, aber aus dem Beinahe-Fehler kann man lernen, dass auch unter Zeitdruck eine gründliche Untersuchung wichtig ist, gerade bei Säuglingen und Kleinkindern mit unklaren Beschwerden. Es zeigt auch, dass es wichtig ist, die Eltern ernst zu nehmen, und dies tat die Assistenzärztin.

Praxistipp

Bei unklaren Bauchschmerzen immer eine Leistenhernie oder eine Hodentorsion ausschließen. Bei beeinträchtigten Patienten, insbesondere Säuglingen, ist eine Ganzkörperuntersuchung erforderlich.

6.10.5 Verbrennungen und Verbrühungen

Fallbericht: Tod durch Verbrühung

Ein 1-jähriger Junge stößt einen Eimer mit heißem Wasser um und erleidet umfangreiche Verbrühungen. Er wird von einem 56-jährigen praktischen Arzt mit Paracetamol-Zäpfchen und steriler Abdeckung versorgt und nach Hause geschickt. In der Nacht verschlechtert sich der Zustand. Erst am nächsten Tag wird er ins Krankenhaus eingewiesen, wo er nach 12 Stunden an Kreislaufversagen verstirbt. Das Gericht sprach den praktischen Arzt vom Vorwurf der fahrlässigen Tötung frei, auch wenn eine verkannte ungenügende Behandlung festgestellt wurde, die aber nicht mit Sicherheit bei früherem Beginn das Leben bewahrt hätte.
(Quelle: LG Kiel 8 Js 1447/65, [15] Fall 18, S. 97)

Verbrennungen und Verbrühungen dürfen nicht unterschätzt werden. Bereits bei Hitzeschäden von 10 % der Körperoberfläche kann es zu Schocksymptomen kommen. Die Neunerregel nach Wallace zur Abschätzung der Ausdehnung von Verbrennungen ist erst ab 9 Jahren anzuwenden. Der Kopf macht bei Säuglingen doppelt so viel Oberfläche (etwa 18 %) aus wie bei Erwachsenen (9 %) [23].

6.10.6 Misshandlung

Jede Woche sterben 2 Kinder in Deutschland an Misshandlung. Offensichtliche **Hämatome** müssen von einem Thrombozytenmangel bei ITP (1 : 25 000 pro Jahr) abgegrenzt werden und verdächtige **multiple Knochenbrüche** von einer Osteogenesis imperfecta (4–7 Fälle pro 100 000). Bei Unfällen sollte immer nach dem Hergang gefragt werden, insbesondere bei Frakturen (vgl. Kap. 6.8.1 Orthopädie). Der häufigste Anlass für eine Beratung und Aufbesserung kinderärztlicher Fähigkeiten durch die NCAS (National Clinical Assessment Service) in Großbritannien bezieht sich auf den Umgang mit Misshandlungsfällen [77].

> **Merke**
> Kindsmisshandlung wird häufig übersehen, weil nicht daran gedacht wird. Bei Unfällen und Verletzungen muss alles in Erwägung gezogen werden – „Think dirty" – Denke schmutzig!

Frakturen sind in 10 % **nichtakzidentelle Verletzungen** (**Non-Accidental Injury, NAI**) und bei unter 1-Jährigen in 25–55 % [34]. Am häufigsten handelt es sich um Frakturen des Schädels, der langen Röhrenknochen und der Rippen. Daher sollte immer nach dem Unfallhergang gefragt werden und auf Plausibilität von Ursache und Verletzung geachtet werden. Das Nativ-CT in ▶ Abb. 6.21 zeigt die Folgen eines Schütteltraumas, aufgrund derer das Kind verstarb. Daneben ist eine hochspezifische Misshandlungsfraktur mit metaphysären Absprengungen (Eckfraktur oder „corner fracture") und einer transepiphysären Fraktur zu sehen. 80 % der Misshandlungsfrakturen erleiden Kinder unter 18 Monaten. Differenzialdiagnostisch sollten eine Osteogenesis imperfecta, subperiostale Blutungen

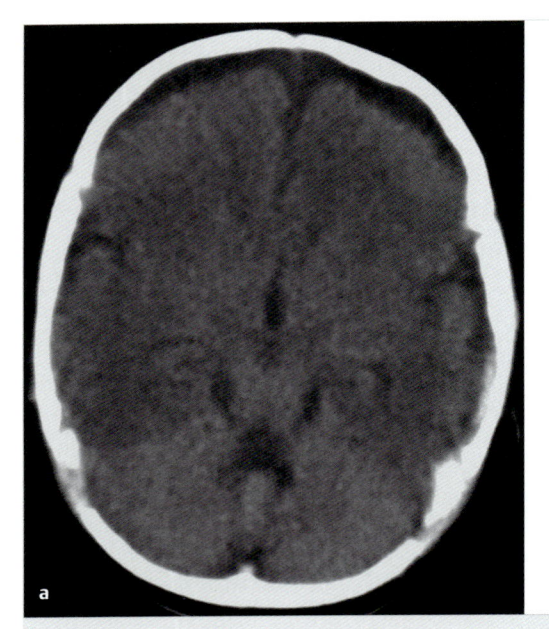

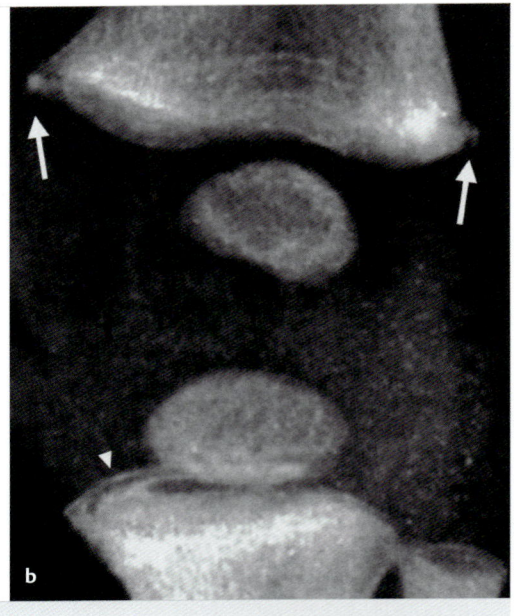

Abb. 6.21 Computertomografische Aufnahmen nach Kindesmisshandlung. (Aus: Riccabona M. Trainer Kinderradiologie: Röntgen, Ultraschall, CT und MRT im Neugeborenen- und Kindesalter. Stuttgart: Thieme; 2010)
a Schütteltrauma mit erweiterten, äußeren Liquorräumen, verminderter Grau-Weiß-Differenzierung (reserval sign). Großhirn ist weniger dicht als Kleinhirn.
b Metaphysäre Eckfraktur. Die Pfeile zeigen metaphysäre Absprengungen (Eckfraktur = corner fracture). Die Pfeilspitze zeigt eine transepiphysäre Fraktur.

bei Skorbut, Hyperostosen und Osteomyelitis erwogen werden.

Thorakoabominelle Befunde verursachen die Hälfte der Todesfälle nach Misshandlung. So kann der Autor über einen tödlichen Misshandlungsfall mit Duodenalperforation nach stumpfem Bauchtrauma berichten.

> **Kindesmisshandlung** M!
> Verdächtig auf eine Misshandlung sind:
> - zufällige Entdeckung, multiple Frakturen, verdächtige Begleiterscheinungen, verspätete Vorstellung, wechselnde Darstellungen des Unfallhergangs, meta- und epiphysäre Frakturen (Eck-, Korbhenkelfrakturen, distale Femur-, proximale Tibia- und Fibulafrakturen)
> - diaphysäre Frakturen, meist Querbruch Femur, unter 1 Jahr eher Spiralbruch
> - Oberarmfrakturen unter 3 Jahren
> - subdurales Hämatom durch Schütteltrauma
>
> Hochspezifisch sind:
> - metaphysäre Fraktur
> - dorsale Rippenfraktur
> - Sternumfraktur
> - Klavikulafraktur beim Säugling (außer geburtstraumatisch)
> - Processus-spinosus-Fraktur
> - komplexe Schädelfraktur
> - unterschiedlich alte Frakturen

6.10.7 Narkosezwischenfälle und postoperative Komplikationen

> **Fallbericht: Tod nach Adenotomie** B
> Ein 8-jähriger Junge hat zunehmende Beschwerden durch große Rachenmandeln (Polypen = Adenoide). Der HNO-Arzt operiert ihn in Inactin-(Thiobutabarbital-)/Lachgas-Narkose und entfernt die hyperplastischen Rachenmandeln. Während der Operation kam es zu einer Blutung, die etwa 1 Stunde sickerte. Noch intubiert, wird der Junge auf das Krankenzimmer gebracht und später extubiert. Nachts fängt er plötzlich an zu würgen und verstirbt. Es war keine Sitzwache anwesend. Der Vater verklagt den HNO-Arzt auf fahrlässige Tötung. Im medizinischen Gutachten wird die fehlende Sitzwache als Sorgfaltspflichtmangel bewertet. Die Obduktion ergab aber keinen Anhalt für eine Aspiration, und somit wurde ein Kausalzusammenhang zwischen Tod und den Ereignissen verneint. Der Tod wird als seltener Inactin-Narkosezwischenfall gewertet, und das strafrechtliche Ermittlungsverfahren wird eingestellt.
> (Quelle: LG Bremen 14 Js 381/61, [15] Fall 106)

Narkosezwischenfälle sind selten, aber möglich. Jede Narkose und jede Operation birgt ein Risiko. In Köln ereignete sich nach einer **Adenotomie** ein tragischer Todesfall. Der Sauerstoffschlauch wurde im Aufwachraum zwischen Bett und Wand zusammengedrückt. Dies wurde nicht rechtzeitig erkannt, und das Kind verstarb. Aufgrund solcher Ereignisse darf die Indikation von Eingriffen nicht leichtfertig gestellt werden.

Dies gilt auch für **Zirkumzisionen**. In den USA, wo bis zu 60 % der männlichen Neugeborenen aus kulturellen Gründen beschnitten werden, sind Todesfälle durch Verbluten bekannt (Hämophilie oder schweres Von-Willebrand-Syndrom Typ 3). Solche seltenen tragischen Fälle dürften bei einer guten Gerinnungsanamnese (s. u.) und Nachbeobachtung nicht auftreten. Die Beschneidung wird von einigen als „wirksamer Blutgerinnungstest" gewertet. In einem anderen tragischen Fall starb ein Junge durch eine von der Narkoseärztin verabreichte 40%ige Zuckerinfusion bei einem solchen Eingriff [17].

> **Vorsicht** ⚠
> Die Indikation auch für Routineeingriffe wie Adenotomie, Tonsillektomie, Zirkumzision sollte mit Bedacht gestellt werden, da es dort auch, wenn auch selten, zu katastrophalen Komplikationen wie Tod durch Narkosefehler kommen kann.

> **Fallbericht: Massive Nachblutung nach Adenotonsillektomie** B
> Ein 3-jähriges Kind wird wegen rezidivierenden Tonsilliditen von der Kinderärztin an den HNO-Arzt überwiesen mit der Frage der Tonsillektomie. Der HNO-Arzt empfiehlt eine Tonsillektomie. Mit 4 Jahren wird dann eine ambulante Adenotomie (Polypenentfernung) ohne Komplikationen durchgeführt. Als die Tonsillen im Alter von 6 Jahren er-

neut stark vergrößert sind, empfiehlt die Kinderärztin erneut eine Tonsillektomie und verweist das Kind an den HNO-Arzt. Der HNO-Arzt klärt die Eltern mit einem Merkblatt und in Anwesenheit einer Arzthelferin als Zeugin über Risiken auf, insbesondere über das Risiko einer Nachblutung, weil kurz zuvor ein Fall mit Todesfolge durch die Presse gegangen war. Stationär findet dann eine Adenotonsillektomie und Parazentese statt. Am 4. postoperativen Tag kommt es zu einer massiven Nachblutung, die durch Hypoxie eine irreparable Hirnschädigung verursacht.

Die Eltern verklagen den HNO-Arzt wegen fehlerhafter Operation, mangelnder Aufklärung und fehlender Aufklärung über Behandlungsalternativen. Auch die Nachsorge wird als unzureichend erachtet. Der HNO-Arzt wird in allen Punkten freigesprochen, insbesondere hatte er in diesem Fall durch Zeugin belegt, klar und nicht verharmlosend aufgeklärt zu haben. Die Eltern bestritten dies. Eine Berufung vor dem Oberlandesgericht wurde zurückgewiesen.

(OLG Frankfurt am Main Urteil vom 05.08.2008 – 8U– 267/07)

Dieser Fall, der in der Verantwortung eines HNO-Arztes lag, ist insofern mitteilenswert, als Komplikationen nach Gaumenmandelentfernung absolut gesehen nicht selten sind. Nach einer Literaturrecherche von 2008 kommt es in 0–6,1 % zu Nachblutungen und 0–2,3 % zu Transfusionen. Die Zahl der Todesfälle wird nicht systematisch erfasst [90].

> **Merke**
> Die Indikation für eine Operation (Überweisungsgrund an den HNO-Arzt) sollte sehr sorgfältig gestellt werden. Dies gilt auch für die Adenotomie oder Zirkumzision.

Die religiöse Zirkumzision war 2012 durch ein Urteil kriminalisiert worden, was durch den Gesetzgeber revidiert wurde.

Bei der **präoperativen Diagnostik** trägt der Kinderarzt eine Mitverantwortung. Darunter fällt auch die Diskussion, ob jedes Kind vor einer Adenotomie einen Gerinnungsstatus benötigt, ob der „kleine Gerinnungsstatus" (PPT, Quick, Fibrinogen, BB) Gerinnungsrisiken zuverlässig ausschließt oder ob eine gute Anamnese zum Ausschluss von Gerinnungsrisiken reicht. Präoperative Leitlinien sind von den Fachgesellschaften seit längerem angekündigt.

> **Merke**
> Laboruntersuchungen haben für die Vorhersage von (post-)operativen Blutungen einen geringeren Aussagewert als eine gezielte Anamnese [21].

6.11 Dermatologie

Normale und therapiebedürftige Hautveränderungen im Kindesalter sind häufig. Zu den **normalen Hautveränderungen** gehören zahlreiche Neugeborenen-Hautausschläge, wie das Erythema toxicum neonatorum, die Baby-Akne, Milien, Hautschuppung bei übertragenen Babys, Milchschorf, die transitorische neonatale pustulöse Melanose des Neugeborenen, Striae distensae und die sogenannten Mongolenflecken. **Virale Exantheme**, die parallel mit einer Antibiotikagabe auftreten, werden häufig als **Medikamentenallergie** fehlgedeutet. Nicht immer ist es einfach, sie von pathologischen Hautveränderungen abzugrenzen. Die Pusteln des **Erythema toxicum** können an die Vesikel eines **Herpes neonatorum** erinnern. Letzteren möchte man wegen der Gefahr der Herpes-Enzephalitis nicht übersehen.

In Kap. 6.1 (Infektiologie) wurde über die Hautveränderungen bei Meningokokkensepsis, den Kinderkrankheiten Masern, Windpocken und Scharlach berichtet. In Kap. 6.4.3 finden sich Hinweise zum Kawasaki-Syndrom, in Kap. 6.13.2 zur Purpura Schönlein-Henoch und in Kap. 6.13.3 zur ITP.

Paravasate und Nekrosen dürften in der Praxis eine geringe Rolle spielen, eine größere wohl im Krankenhaus. Wegen ihrer Häufigkeit als Behandlungsfehler-Auseinandersetzung wird auf dieses Thema hingewiesen [58].

6.11.1 Windpocken oder Mückenstiche?

Fallbericht: Windpocken oder Mückenstiche?

Mehrere einzelne Kinder werden im Frühsommer in der Kinderarztpraxis vorgestellt. Ihnen gemeinsam ist, dass sie in einer Freizeit waren und juckende, uniforme Papeln haben. Ein Allgemeinmediziner stellte bei allen die Diagnose Varizellen, obwohl die Kinder geimpft waren. Neue Effloreszenzen treten nicht auf und die Diagnose Windpocken wird ausgeschlossen. Die aufgekratzten Papeln sind typisch für Kriebelmückenstiche.

Die Windpocken werden durch die Impfung seltener und dadurch das Wissen um das Aussehen. Es gibt immer wieder Geimpfte oder auch Kinder mit zuvor diagnostizierten Windpocken, die erneut Windpocken entwickeln. Nicht selten wird eine **Impetigo contagiosa** (s. u.) für Windpocken gehalten, manchmal auch wie in diesem Falle **Kriebelmückenstiche**. Insektenstiche können den Papeln und Hautveränderungen von Windpocken sehr ähneln.

Bei den **Windpocken** liegen aber meist nicht nur Papeln, sondern auch Vesikel (flüssigkeitsgefüllte Bläschen, daher auch der Name Wasserpocken) und andere Hautveränderungen in unterschiedlichen Entwicklungsstadien vor (sogenannter Sternenhimmel mit Papel, Vesikel, Bulla, Pustel, Kruste; ▶ Abb. 6.22). Finden sich auch Vesikel im Mund und am behaarten Kopf, so lässt sich die Diagnose relativ leicht stellen. **Grasmilbenstiche** am behaarten Kopf werden häufig für Windpocken gehalten, ebenso die **Hand-Fuß-Mund-Krankheit** mit Vesikeln an den Handinnenflächen, Fußsohlen und im Mund.

Durch die Impfung sind einige klassische Kinderkrankheiten so selten geworden, dass viele jüngere Ärzte keine echten Fälle mehr gesehen haben und nicht daran denken. Das bereitet auch beispielsweise bei der Diagnose von Masern in Ländern wie Schweden oder den USA Probleme, wo die Bevölkerung so gut durchgeimpft ist, dass nur noch importierte Fälle vorkommen.

6.11.2 Impetigo contagiosa

Fallbericht: Impetigo contagiosa (auch Grind- oder Borkenflechte)

Ein 3-Jähriger wird aus der dermatologischen Poliklinik mit teilweise blasigen, teilweise verkrusteten Effloreszenzen mit goldgelbem Eiter im Bauchbereich und einigen roten pickeligen Effloreszenzen am Arm vom Hautarzt an den Kinderarzt überwiesen. Eine Hautbiopsie und ein bakteriologischer Abstrich standen aus. Per Blickdiagnose ließ sich eine klassische Impetigo contagiosa feststellen. Der vorausgesagte *Staphylococcus-aureus*-Befall bestätigte sich. Mit topischen Antibiotika (Fusidinsäure) heilten die Hautveränderungen komplikationslos ab.

Die Impetigo contagiosa ist eine häufig vorkommende Pyodermie, die meist durch Staphylokok-

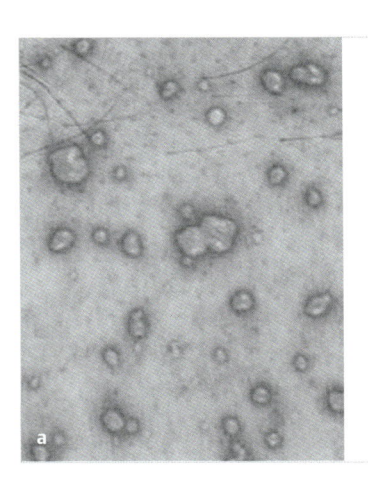

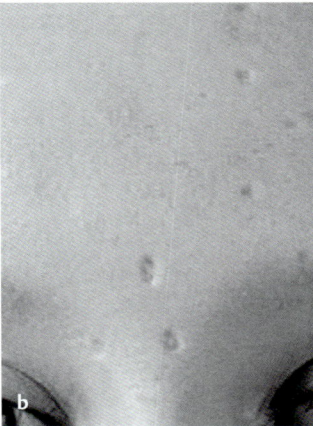

Abb. 6.22 Varizellen. (Aus: Röcken M. Taschenatlas Dermatologie. Stuttgart: Thieme; 2010)
a Vesikel (sekretgefüllte Bläschen), Pusteln (eitergefüllte Bläschen), Makulae.
b Narben nach Abheilung.

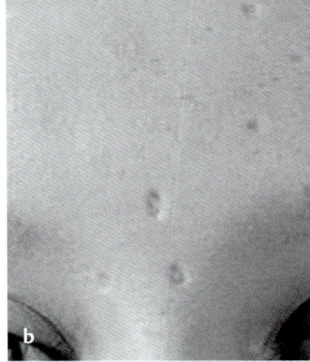

ken oder Streptokokken verursacht wird. Auch wenn dies Eltern oder manchen Arztgruppen nicht immer bewusst ist, so haben Pädiater bei pädiatrischen Hauterkrankungen oft eine große Kompetenz, weil sie Kinderhaut tagtäglich sehen. Viele Subspezialisten wie Dermatologen, Orthopäden, Neurologen, Gynäkologen, Pulmologen und Urologen sehen kaum Kinder und haben dementsprechend bei kindertypischen Erkrankungen wenig Expertise. Dennoch ist oft das Vertrauen in solche Subspezialisten sehr hoch. Nach Erfahrung des Autors kommt es immer wieder vor, dass Hauterkrankungen, die Kinderärzte mühelos als Blickdiagnose diagnostizieren, von Hautärzten nicht erkannt werden und zur Diagnosefindung bioptiert werden (z. B. Impetigo, Erythema exsudativum multiforme).

6.11.3 Virales oder allergisches Exanthem

Wie in Kap. 6.5.4 unter scheinbare Allergien (S. 117) bereits erläutert, wird häufig ein infektiöses Exanthem als Allergie fehlgedeutet. Viele mit Antibiotika behandelte Infektionen, wie Otitis media, Pharyngitis, Bronchitis und auch Tonsillitis (bei Mononukleose) sind viraler Natur und können mit einem **viralen Exanthem** einhergehen. Insbesondere wenn das Exanthem erst einige Tage nach Antibiotikabeginn ausbricht, spricht dies eher gegen eine Allergie.

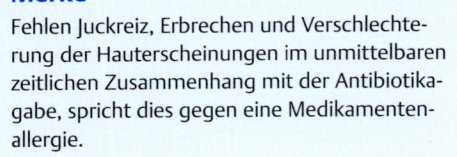

> **Merke**
> Fehlen Juckreiz, Erbrechen und Verschlechterung der Hauterscheinungen im unmittelbaren zeitlichen Zusammenhang mit der Antibiotikagabe, spricht dies gegen eine Medikamentenallergie.

Leichter Juckreiz kann beim **Scharlachexanthem** vorliegen, welches mehr feinfleckig und rau ist gegenüber dem mehr großfleckigen **Penicillinexanthem**. Das **Amoxicillin-** oder **Ampicillinexanthem** wird auch häufig für eine echte Allergie gehalten, ist es aber in den meisten Fällen nicht. Das Ampicillinexanthem tritt in 7 % der Ampicillinbehandlungen auf. Aus Vorsicht wird es dann zusammen mit Penicillin oft gemieden.

Die Typ-I-IgE-vermittelte **Ampicillinallergie** tritt in 1 : 20 000 Fällen auf und kann dann lebensbedrohlich werden mit Bronchospasmus, Larynxödem, urtikariellem Exanthem und Schock [73].

6.11.4 Pruritus bei Wurmbefall

> **Fallbericht: Pruritus vulvae**
> Ein 12-jähriges Mädchen wird vom Gynäkologen wegen Juckreiz im Scheidenbereich an den Kinder- und Jugendarzt überwiesen. Bei Inspektion der Schamlippen sind 4 mm große, sich bewegende weiße Würmer zu erkennen, die als Oxyuren identifiziert werden.

Jucken von Scheide und Anus (Pruritus vulvae und Pruritus ani) ist verdächtig auf Madenwürmer (Oxyuren = *Enterobius vermicularis*). Differenzialdiagnostisch kommt eine Aniitis oder Vulvitis durch Pilzinfektion oder A-Streptokokken, seltener ein Lichen sclerosus oder eine Geschlechtskrankheit (cave Missbrauch) in Frage. Manchmal ist es besser, zuerst einen Generalisten zur diagnostischen Einordnung von Symptomen zu konsultieren, bevor ein spezialisierter Arzt aufgesucht wird.

6.11.5 Verätzung

> **Fallbericht: Erhebliche Verätzung in der Umgebung des Nabels bei Anwendung von Silbernitrat**
> Bei einem 16 Tage alten Säugling wird der Nabel mit Silbernitrat (Argentum nitricum, Höllenstein) verätzt. Es kommt zu einer Verätzung der umgebenden Haut. Die Mutter geht mit dem Säugling noch am gleichen Tag zum Notdienst, wo eine oberflächliche Wunde am Nabel gefunden wird, die mit Octenisept (Octenidindihydrochlorid, Phenoxyethanol) und einem sterilen Verband versorgt wird. Die Wunde wird fotografisch dokumentiert und erreicht eine Ausdehnung von 4 cm Durchmesser. Die Mutter beanstandet die Behandlung als fehlerhaft und dass ihre Tochter bis zur Abheilung der Wunde gelitten habe.
> Die Schlichtungsstelle bestätigt, dass die Verätzung von Nabelgranulomen eine anerkannte Therapie ist. Solange der Höllensteinstift trocken sei, ätze er nicht. Es ist deshalb darauf zu achten, dass das normale Gewebe nicht durch gelöstes Silbernitrat in Mitleidenschaft gezogen wird. Von

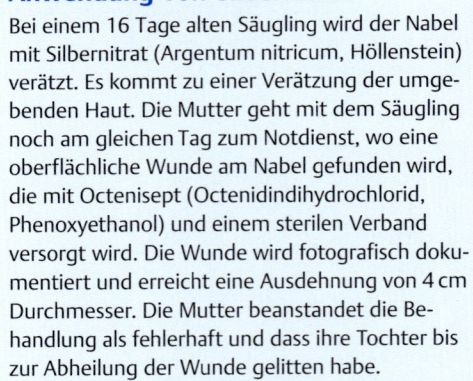

der Kinderärztin wurde nicht dokumentiert, dass ein Nabelgranulom vorlag und wie der Nabel genauer aussah. Dies wird als Dokumentationsversäumnis gewertet. Es wird als Anscheinsbeweis davon ausgegangen, dass der Nabel feucht war und die Hautverätzung durch zu viel gelöstes Silbernitrat verursacht wurde, was als fehlerhaft gewertet wurde. Schadensersatzansprüche wurden als begründet angesehen und die Prüfung einer außergerichtlichen Regulierung wurde empfohlen. (Quelle: Schlichtungsstelle)

Die **Verätzung von Nabelgranulomen** ist eine Standardbehandlung, die bei einem feuchtem Nabel oder nachträglicher Befeuchtung des Nabels zur Verätzung des umliegenden Gewebes führen kann. Auch der Autor verursachte bei einem Säugling eine kleine Verätzung. Der Säugling wurde sofort einbestellt, die Mutter wurde über die Komplikation aufgeklärt und Bedauern zum Ausdruck gebracht, dass es dazu gekommen sei. Mit Bepanthensalbe (Panthenol) heilte es schnell ab. Es kam nicht zu einem Vertrauensverlust oder Anrufen der Gutachterkommission. Bei feuchten Nabeln sollte ein Granulom allenfalls angestippt werden. Zur Sicherheit kann das umgebende Nabelgewebe auch mit Vaseline abgedeckt werden.

6.12 Onkologie

Fehler in der ambulanten Pädiatrie bezüglich Neoplasmen sind selten, aber auch äußerst schwerwiegend. Bereits 1981 wurde vom Deutschen Verbraucherschutzverband (DVS) auf Krebsfehldiagnosen hingewiesen. Auf Hirntumore wird ausführlich in Kap. 6.7.7 eingegangen.

Besondere diagnostische Schwierigkeiten können **Knochentumore** bei Kindern aufweisen. Es kann bei Knochenzysten, Kallusgewebe nach Knochenbrüchen, Osteomyelitis, Myositis ossificans, Osteoidosteom und der Fasciitis nodularis zu radiologischen und histologischen Fehldiagnosen kommen. Diese gutartigen Diagnosen wurden in den dort vorgestellten Fallberichten als Ewing-Sarkom, Chondrosarkom, Osteosarkom fehlinterpretiert. Krebsdiagnosen können aber auch übersehen werden.

6.12.1 Lebertumore

Fallbericht: Erhöhte Transaminasen und Gewichtsverlust – Hepatoblastom
Ein 6-jähriger Junge wird wegen Gewichtsverlust und minimaler Transaminasenerhöhung (GOT und GPT um die 60) vom Allgemeinmediziner zum Kinderarzt geschickt. Bei der Abdomenpalpation findet sich eine rundliche Vorwölbung am Leberunterrand. In der Abdomensonografie lässt sich ein kreisrunder, 10 cm messender, homogener Tumor darstellen, der sich als Hepatoblastom herausstellt.

Leicht erhöhte Transaminasen werden häufig parainfektiös, bei Dehydratation oder bei adipösen Patienten gefunden. Es sollte zur Sicherheit eine weitere Diagnostik erfolgen [10]. In dem obigen Fall konnte ein Lebertumor schon klinisch festgestellt werden. Auch wenn dies selten ist, so lässt sich mit Hilfe der Sonografie frühzeitig ein Tumor feststellen; z. B. entdeckte der Autor so Leberzysten, die durch ein B-Zell-Lymphom verursacht waren.

Die Differenzialdiagnose der **Transaminasenerhöhung** umfasst infektiöse Hepatitis, Cholestase, Autoimmunhepatitis, Morbus Wilson, Medikamentennebenwirkung (z. B. Valproat), Intoxikation (Knollenblätterpilz, Paracetamol), Muskelerkrankung, Herzerkrankung, Zöliakie, α_1-Antitrypsin-Mangel, Hämochromatose, Hypothyreose, Stoffwechselstörung und Lebertumore. Je nach Konstellation sollten diese Diagnosen anamnestisch, klinisch, radiologisch und laborchemisch abgeklärt werden.

Praxistipp
Bei unklar erhöhten Transaminasen Lebertumor durch Sonografie ausschließen.

> **Fallbericht: Übersehener Lebertumor mit Pubertas praecox** **B**
>
> Ein 5-jähriger Junge wird mehrfach mit diffusen Bauchschmerzen beim Kinderarzt gesehen. Der körperliche Befund und mehrere Labordaten sind unauffällig. Bei einem anderen Kinderarzt wird eine normale Abdomensonografie durchgeführt. Als es dem Jungen schlechter geht, stellen ihn die Eltern im Krankenhaus vor. Dort findet sich eine palpabel vergrößerte Leber und eine Pubertas praecox (Schamhaare, vergrößerter Penis und Hoden), verursacht durch einen Lebertumor. Der Junge wird transplantiert und ist heute 26 Jahre alt. Die Hepatomegalie und die Pubertas praecox waren übersehen worden.

Hepatoblastome können paraneoplastisch durch Testosteronsynthese eine Pubertas praecox auslösen. Ein ähnlicher Fall wurde von einem beinahe 2-jährigen Jungen publiziert, der mit Bauchschmerzen und Verschlechterung des Allgemeinzustands zum Arzt gebracht wurde. Er hatte aber schon seit dem frühen Säuglingsalter eine beginnende Pubarche, einen vergrößerten Penis und Akne [48]. Eine **Pubertas praecox** muss weiter diagnostisch untersucht werden. Sie ist abzugrenzen von einer starken Behaarung (Hirsutismus) bei Patienten mediterraner Herkunft. Das Hepatoblastom ist der häufigste Lebertumor bei Kindern und macht 1 % der Malignome im Kindesalter aus. Es ist assoziiert mit dem Wiedemann-Beckwith-Syndrom, Hemihypertrophie, Polyposis coli und extremer Frühgeburtlichkeit.

6.12.2 Lymphom

> **Fallberichte: Pseudokrupp und Lymphom** **B**
>
> Ein etwa 3-jähriges Mädchen wird mit Pseudokrupp-Symptomen stationär aufgenommen. Es wird mit Suprarenin (Epinephrin) inhaliert. In der Nacht bekommt es einen Atemstillstand wird reanimiert und intubiert. Bei der Thorax-Röntgenaufnahme zeigt sich ein Lymphom.
>
> Ein 2-jähriges Kind wird mit Pseudokrupp aufgenommen und erleidet in der Nacht einen Atemstillstand. Nach erfolgreicher Reanimation wird auf dem Thorax-Röntgenbild des intubierten Kindes ein mediastinales Lymphom gesehen.

Dies ist die Präsentation einer seltenen Erkrankung (Lymphom) als Pseudokrupp. Die häufige klinische Diagnose Pseudokrupp war nicht verkehrt, aber bei untypischem oder heftigem Verlauf sollte die Diagnose überprüft werden. Auch eine Epiglottitis, Fremdkörperaspiration, anaphylaktische Reaktion oder ein Quincke-Ödem, ein Peritonsillarabszess oder eine Verätzung gehören zur Differenzialdiagnose des sich mit inspiratorischem Stridor präsentierenden Pseudokrupps bzw. der akuten Laryngotracheitis.

6.12.3 Okuläre Tumore

> **Fallbericht: Augenscreening** **B**
>
> Bei einem Säugling fällt zwischen dem 2. und 7. Monat (U4 und U5) Schielen auf, und der Kinderarzt empfiehlt Abwarten. Die Eltern suchen einen Augenarzt auf, der ein Retinoblastom findet, welches eine Entfernung beider Augen erforderlich macht. In 1. Instanz wurde der Kinderarzt vom Landgericht zur Zahlung von 260 000 Euro Schmerzensgeld und einer monatlichen Schmerzensgeldrente von 260 € verurteilt sowie Erstattung der Prozesskosten und Folgeschäden. In 2. Instanz wurde auf einen Kapitalbetrag von 90 000 € zusätzlich entschieden wegen der starken Beeinträchtigung. Die hohe Summe kam auch durch das künstliche Hinauszögern des Prozesses um 4 Jahre durch die Haftpflichtversicherung zustande, trotz klarer Gutachten.
> (Quelle: OLG Karlsruhe vom 14.11.2007 7 U 251/06)

Auch wenn das **Retinoblastom** extrem selten ist (Inzidenz 0,3 auf 100 000 [26]), muss wegen verheerenden Folgen daran gedacht werden. Zum Ausschluss von Schielen sollte bei den Vorsorgen wenigstens ein Abdecktest vorgenommen werden, und dies sollte dokumentiert werden. Bei der U3 empfiehlt sich ein Brückner-Test mit Ophthalmoskop mit Ausleuchtung des Augenhintergrunds. Bei einer weißen Pupille (**Leukokorie**, auch amaurotisches Katzenauge genannt) muss ein Retinoblastom neben einigen anderen Differenzialdiagnosen, wie Katarakt, diagnostisch abgeklärt werden.

In einem anderen Fall (LG Nürnberg-Fürth vom 27.01.2000, 4 O 864/98) wurde ein Retinoblastom erst im Alter von 1½ Jahren entdeckt. Der Gutach-

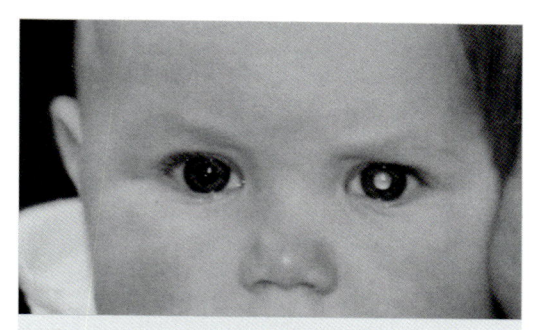

Abb. 6.23 Leukokorie. (Mit freundlicher Genehmigung der Kinder-Augenkrebs-Stiftung, Bonn)

Die Inzidenz der Hämophilie wird auf 1 : 5000 Neugeborene geschätzt. Sie wird X-chromosomal-rezessiv vererbt. 85% der Bluter haben den Typ A mit einem Faktor-VIII-Mangel [26]. Der angerissene, kontrovers verhandelte Fall ist insofern lehrreich, als bei nicht erwarteten Blutungen eine Blutgerinnungsstörung bedacht werden muss. Bei der präoperativen Vorbereitung ist eine gezielte Anamnese zur Feststellung von Blutungsrisiken am aussagekräftigsten. Ungewöhnliche Blutungen nach Blutabnahmen, Verletzungen oder Operationen sollten Anlass zur gezielten Gerinnungsdiagnostik sein.

ter stellte fest, dass eine Leukokorie nur im fortgeschrittenen Stadium ohne augenärztliche Untersuchung sichtbar sei. Die Klage wurde abgewiesen. ▶ Abb. 6.23 zeigt ein 8 Monate altes Mädchen mit linksseitiger Leukokorie, bei dem erst mit 12 Monaten ein beidseitiges Retinoblastom festgestellt wurde.

6.13 Hämatologie

In Kap. 10.4 wird von einer Vitamin-K-Mangel-Hirnblutung berichtet.

6.13.1 Hämophilie

Fallbericht: Hämophilie
Ein Säugling fällt 3 Monate nach einer Hodenoperation (Verdacht auf Torsion, Blutung, Transfusion, 2. Operation) vom Wickeltisch. Im Krankenhaus werden ein frisches Hämatom am Kopf rechts parieto-okzipital und ein älteres, durch Blutabnahme verursachtes Hämatom, sowie ein Hämoglobinabfall von 5,4 g/dl festgestellt. Ein Haftpflichtschaden wird konstatiert. Eine Gerinnungsanalyse mit aPTT-Erhöhung hätte die Hämophilie A früher erkennen lassen. Eine Schädelsonografie wurde fehlerhaft nicht durchgeführt. Ein EEG war nicht aussagekräftig zum Ausschluss der Blutung. Durch die Hirnblutung entstand ein Hirnschaden.
(Quelle: OLG Hamm 24.03.1998 3 U 44/98, [47], S. 85)

6.13.2 Purpura Schönlein-Henoch

Fallbericht: Verkennung einer Purpura Schönlein-Henoch
Ein 8-jähriges Mädchen ist seit 5 Tagen krank mit intermittierenden Bauchkrämpfen und Unterbauchschmerzen. Im Notdienst wird eine Gastroenteritis angenommen. Ihr Allgemeinzustand ist gut. Sie hat kein Fieber, aber Dysurie und unspezifische Erkältungssymptome. Die Untersuchung ist lediglich auffällig für punktförmige und teilweise suggilationsartige Hauteinblutungen an den Beinen und Druckschmerzen im Unterbauch. Sie wird mit Verdacht auf ITP und zum Ausschluss einer Meningokokkenerkrankung eingewiesen. Im Krankenhaus wird die Diagnose einer Vaskulitis vom Typ Purpura Schönlein-Henoch gestellt.

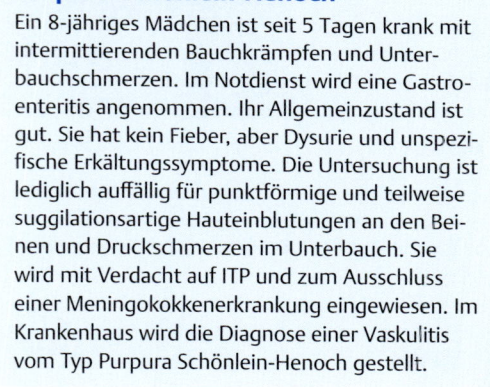

In der vollen Praxis in der Vorweihnachtswoche musste unter Zeitdruck entschieden werden, worum es sich handelte. Die Angst vor einer Meningokokkensepsis stand im Vordergrund, so dass der behandelnde Arzt das Mädchen umgehend einwies und nicht an eine Purpura Schönlein-Henoch, die häufigste Vaskulitis im Kindesalter, dachte (▶ Abb. 6.24). Eine Bakteriämie bzw. Sepsis mit Lebensgefahr als Ursache von Petechien möchte kein Arzt übersehen. Aufgrund der auf Beine und Po beschränkten Hautveränderungen wäre sie eigentlich sofort diagnostizierbar gewesen. Die idiopathische thrombozytopenische Purpura (ITP), aber auch Petechien bei Meningokokkensepsis gehören zur Differenzialdiagnose der in ▶ Abb. 6.25 und ▶ Abb. 6.1 zu sehenden Hautveränderungen.

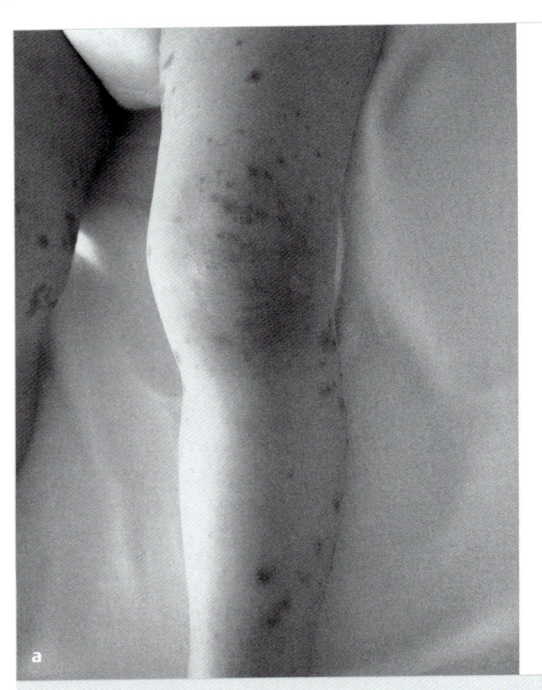

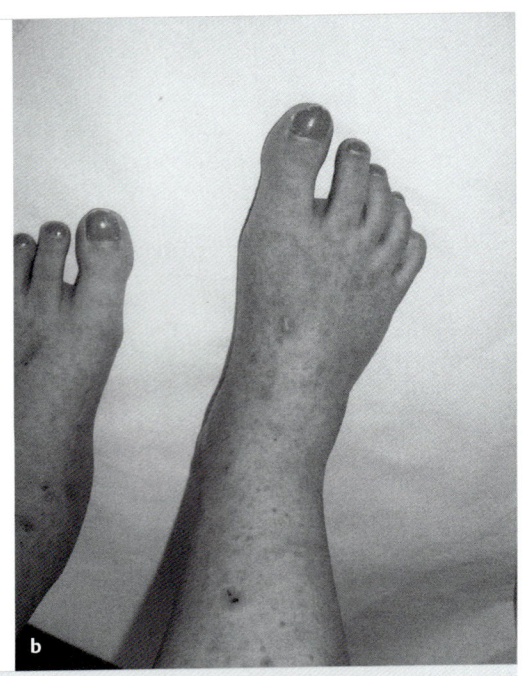

Abb. 6.24 Purpura Schönlein-Henoch. (Aus: Hellstern G, Bald M, Blattmann C et al. Kurzlehrbuch Pädiatrie. Stuttgart: Thieme; 2011)
a Nicht wegdrückbare, rötlich-bräunliche, teils erhabene (tastbare) papulöse Effloreszenzen. (Mit freundlicher Genehmigung von Dr. T. Hospach, Olgahospital Stuttgart)
b Unterschiedlich große Petechien mit Bevorzugung der Streckseite der Beine.

> **Merke**
> Die Purpura Schönlein-Henoch wird in der Praxis oft verkannt, vor allem wenn die abdominelle Symptomatik vor den Hauterscheinungen auftritt [72].

auch größer sein und werden bisweilen mit Kindesmisshandlung verwechselt. Als Therapie können Immunglobuline oder Steroide gegeben werden, wodurch es zum Anstieg der Thrombozyten-

6.13.3 Akute Immunthrombozytopenie (ITP)

Die akute Immunthrombozytopenie (auch ITP, idiopathische thrombozytopenische Purpura, oder Morbus Werlhof genannt) wird im Vergleich zur Purpura Schönlein-Henoch (▶ Abb. 6.24) und Meningokokkensepsis (▶ Abb. 6.1) gezeigt, da sie im obigen Fall mit der Purpura Schönlein-Henoch verwechselt wurde.

Die Inzidenz der ITP liegt bei 1 : 25 000 pro Jahr Neuerkrankungen [20]. In ▶ Abb. 6.25 sind Petechien zu sehen, die Hauteinblutungen können aber

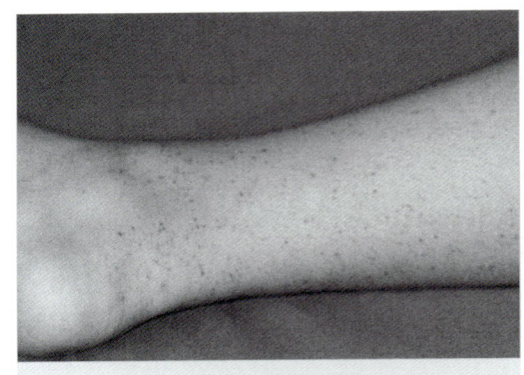

Abb. 6.25 Akute Immunthrombozytopenie (ITP, Morbus Werlhof) mit punktförmigen Hauteinblutungen. (Aus: Hellstern G, Bald M, Blattmann C et al. Kurzlehrbuch Pädiatrie. Stuttgart: Thieme; 2011)

zahlen kommt. Falls jedoch eine Leukämie (weitere DD) die Ursache der Petechien ist, dann kommt es zur Maskierung der Leukämie durch die Steroide, weshalb einige Autoren vor einer solchen Behandlung eine Knochenmarkpunktion zum Ausschluss einer Leukämie fordern. Dafür muss dann aber wiederum die Thrombozytenzahl hoch genug sein.

Bei der Beschreibung der durch Blutung entstandenen Hautflecken ist zu unterscheiden zwischen
- Petechien (nicht abblassende, stecknadelkopfgroße, rote Flecken < 2 mm, z. B. ITP),
- Purpura (> 2 mm, z. B. Vaskulitis),
- Suggilationen (flächige subkutane Hautblutung < 3 cm, „Knutschfleck"),
- Ekchymosen (1–3 cm, z. B. Koagulopathie),
- Suffusionen (großflächige Blutungen > 3 cm) und
- Hämatomen (größere Blutungen, z. B. durch Trauma, „Pferdekuss").

6.13.4 Von-Willebrand-Syndrom (vWS)

Das vWS, auch **Pseudohämophilie** genannt, ist die häufigste angeborene Störung der Blutgerinnung mit einer Prävalenz von etwa 1 %, wobei nur 1 : 8000 Menschen auffällige Symptome zeigen. Häufiges Nasenbluten, Zahnfleischbluten, großflächige Blutergüsse, lange Regelblutungen oder Nachblutungen nach Operationen gehören zu den Symptomen, bei Säuglingen Kephalhämatome oder Nabelblutungen. In 70 % der Fälle liegt die mildere autosomal-dominant vererbte Form vom Typ 1 vor. Bei Gelenk- oder Muskelblutungen muss an ein vWS Typ 3 oder eine Hämophilie gedacht werden. Aspirin sollte vermieden werden. Präoperativ kann Minirin (antidiuretisches Hormon) verabreicht werden, was die Konzentration des Von-Willebrand-Faktors im Blut ansteigen lässt. Vom Netzwerk vWS gibt es einen Anamnesefragebogen zur Erfassung des Blutungsrisikos: http://www.netzwerk-von-willebrand.de

Ⓑ Fallbericht: Von-Willebrand-Syndrom erst durch Nachblutung bei Tonsillektomie erkannt

Ein sonst gesundes 15-jähriges Mädchen hat häufige Mandelentzündungen. Nach einer normalen präoperativen Untersuchung mit dem üblichen Gerinnungsstatus (Blutbild, Quick, aPPT und Fibrinogen) wird sie tonsillektomiert. Wegen einer Nachblutung muss sie nachoperiert werden, woraufhin die Blutung steht. Wegen zweimaligem Kollabieren bleibt sie bis zum 10. postoperativen Tag und wird dann mit einem Hämoglobinwert von 4,9 g/dl entlassen. Am 12. Tag kommt es nachts zur Nachblutung, woraufhin sie kurz im Krankenhaus untersucht wird und stabil entlassen werden kann. Am 13. Tag kommt es erneut nachts zu einer größeren Blutung. Nun wird Verdacht geschöpft, dass eine Blutgerinnungsstörung zugrunde liegen könnte, und im Krankenhaus führen entsprechende Blutabnahmen innerhalb von 8 Stunden zur Diagnosestellung. Sie wird mit Hämate (VWF-haltiges Gerinnungsfaktorkonzentrat) behandelt. Bei genauerer Anamnese stellt sich heraus, dass ihre Regelblutungen mit 7 Tagen immer sehr lange dauern, was in der Familie als normal angesehen wurde, weil dies auch bei der Mutter (hatte nach einem Kaiserschnitt eine starke Blutung, leicht blaue Flecken), Oma (4 Geburten ohne Probleme) und Schwester so war. Ein Bruder hatte häufiges Nasenbluten. In der Familie finden sich insgesamt 9 Fälle des vWS Typ 1 mit unterschiedlicher Ausprägung. Ein Bluterpass wird ausgestellt. Bei weiteren Testungen kann gezeigt werden, dass es bei ihr durch DDAVP-Gaben (Minirin) zu einem Anstieg des Von-Willebrand-Faktors kommt, was bei Blutungen oder präoperativ eingesetzt werden kann. In der darauf folgenden Zeit plagen die Mutter große Ängste, ihre Kinder durch Verbluten nach einem Unfall zu verlieren.

Bei Menorrhagie (Periode > 7 Tage mit Verbrauch von > 5 Binden täglich) und postoperativen Blutungen sollte an das Von-Willebrand-Syndrom gedacht werden. Die meisten Patienten haben eine normale aPPT und auch die Blutungszeit kann normal sein. Präoperativ ist eine strukturierte Gerinnungsanamnese besser zu Erfassung von Blutungsrisiken geeignet, als der übliche Gerinnungsstatus. Zur Diagnostik des vWS reicht üblicherweise ein Von-Willebrand-Profil mit Von-Willebrand-Faktor-Antigen (VWF:Ag), Ristocetin-Kofaktor (VWF:RCo) und Faktor VIII aus. Wegen häufiger Fehlbestimmungen in der Präanalytik werden solche Untersuchungen möglichst in erfahrene Hände von Hämostaseologen gelegt. Da es unterschiedliche Tageswerte in den Laborwertbestimmungen gibt, werden üblicherweise 3 Blutabnahmen vorgenommen. Bei der Schwester der oben genannten Patientin wurde das vWS zunächst fälschlich ausgeschlossen durch einmalig normale Werte für das Von-Willebrand-Profil. Erst mit der 2. und 3. Kontrolle konnte die Diagnose gestellt werden. Neuere molekulargenetische Spezialuntersuchungen gehören in die Hand von Spezialisten.

> **Merke**
> Das Blutungsrisiko wird mit dem üblichen Gerinnungsscreening (Quick, aPTT, Fibrinogen, BB) nicht adäquat erfasst, da bei der häufigsten angeborenen Blutgerinnungsstörung, dem Von-Willebrand-Syndrom, die aPTT und auch Blutungszeit normal sein können. Eine strukturierte Gerinnungsanamnese ist zur Erkennung von Blutungsrisiken sensibler. Menorrhagien oder Nachblutungen nach Operationen sind oft die Erstsymptome.

6.14 Endokrinologie

Andere endokrinologische Fälle wie eine Pubertas praecox durch Hepatoblastom (Kap. 6.12.1) oder eine Hypothyreose (Kap. 6.7.1) wurden bereits berichtet. In Kap. 8.6 (Laboruntersuchungen) wird der Fall einer Hashimoto-Thyreoiditis berichtet, an die häufiger gedacht werden muss, insbesondere bei positiver Familienanamnese.

6.14.1 Diabetes mellitus

> **Fallbericht: Diabetes mellitus – verspätete Diagnose einer Erstmanifestation**
> Ein 2¾-jähriges Kind wird wegen beginnender Tonsillitis in der Kinderarztpraxis symptomatisch behandelt. Zwei Wochen später wird es mit vermehrtem Trinken vorgestellt, und bei der Untersuchung wird ein geringer Infekt festgestellt. Drei Tage später wird das Kind mit diabetischer Ketoazidose stationär aufgenommen und am gleichen Tage auf die Kinderintensivstation der nächsten Universitätskinderklinik verlegt. Die Eltern werfen der Kinderärztin eine verzögerte Diagnosestellung vor. Die Kinderärztin wendet ein, dass außer vermehrtem Trinken neben Infektzeichen keine anderen Symptome bestanden hätten. Der Gutachter und die Schlichtungsstelle kommen zu dem Schluss, dass das vermehrte Trinken Anlass zur Urin- oder Blutzuckermessung gegeben hätte. Es wurden Schadensersatzansprüche als begründet gesehen, und eine außergerichtliche Regulierung wurde empfohlen.
> (Quelle: Schlichtungsstelle für Arzthaftpflichtfragen der norddeutschen Ärztekammern)

Geben die Eltern vermehrtes Trinken an, so muss an eine Erstmanifestation eines Diabetes mellitus, eines Diabetes insipidus oder einer renalen Schädigung gedacht werden. Bei länger dauerndem Diabetes mellitus mit Blutzuckerwerten von über 180 mg/dl (10 mmol/l) findet sich Glukose im Urin. Mit einem Urinstreifentest mit semiquantitativer Glukosebestimmung lässt sich ein symptomatischer Diabetes mellitus einfach ausschließen. Ist das spezifische Gewicht über 1,020 g/l, so ist der seltene Diabetes insipidus unwahrscheinlich und muss nur bei persistierenden Symptomen weiter bedacht werden.

In der Mehrzahl solcher Fälle von vermeintlicher Polydipsie stellt sich bei Objektivierung der Trinkmenge und Ausschluss einer Glukosurie ein normales Trinken heraus. Dennoch müssen solche möglichen Erstsymptome ernstgenommen werden. Dem Autor ist ein Fall bekannt, bei dem die Eltern einen Kinderarzt für die Entstehung eines Diabetes mellitus verantwortlich machten und ihm über einen Rechtsanwalt vorwarfen, dass er die Krankheit nicht mehrere Wochen vor Symptombeginn erkannt und verhindert hätte. Fehlt in solchen, aus der Sicht des Arztes „unfairen" Vorwürfen, eine gute Dokumentation, so kann dem Arzt daraus ein Strick gedreht werden.

Für Kinderärzte ist klar, dass der Diabetes mellitus bei Kindern in den meisten Fällen ein insulinabhängiger Diabetes Typ I ist. Es gibt Fälle von pädiatrisch unausgebildeten Ärzten, die einen Typ-I-Diabetes mellitus mit oralen Antidiabetika wie Metformin fehlbehandelten. Wird ein solches Kind mit insulinpflichtigem Diabetes Typ I nicht engmaschig kontrolliert, dann kann es in eine diabetische Ketoazidose mit der Gefahr von zerebralen Komplikationen geraten.

Die Häufigkeit (Prävalenz) des juvenilen Diabetes liegt bei etwa 1 : 1 000. Das macht grob geschätzt bei einem durchschnittlichen Kinderarzt mit 1200 Scheinen pro Quartal und einer Patientendatei von 6 000 Patienten etwa 4–6 Patienten aus. Der Diabetes insipidus hat eine Prävalenz von 3 : 100 000.

> **Merke**
> Ein von den Eltern berichtetes vermehrtes Trinken ihrer Kinder sollte Anlass für eine Uringlukosebestimmung sein, die grob dafür geeignet ist einen Diabetes mellitus auszuschließen.

6.14.2 Ullrich-Turner-Syndrom und Kleinwuchs

Wer in seiner Praxis mit 5 000 Patienten kein Kind mit einem **Ullrich-Turner-Syndrom (Karyotyp XO)** hat, hat eine erhöhte Wahrscheinlichkeit, 2 Fälle übersehen zu haben, denn die Häufigkeit ist 1 : 2500. Dies träfe aber nur zu, wenn die Fälle normal verteilt wären. Das Ullrich-Turner-Syndrom geht oft mit wenigen Stigmata einher und wird dann erst spät aufgrund einer Amenorrhoe oder eines Kleinwuchses festgestellt. Frühsymptome nach der Geburt sind Fuß- oder Handrückenschwellungen (▶ Abb. 6.26). Ein Flügelfell-Nacken (Pterygium colli), Cubitus valgus, und weiter Mamillenabstand (Hypertelorismus) gehören auch zu den Symptomen. Als Organfehlbildungen sind die Aortenisthmusstenose und die Hufeisenniere assoziiert.

Das Ullrich-Turner-Syndrom ist eine wichtige Differentialdiagnose des **Kleinwuchses**. Als grober Hinweis kann ein erhöhtes FSH (Follikel-stimulierendes Hormon) oder DHEA (Dehydroepiandrosteron) vor der Pubertät gewertet werden. 84 % von minderwüchsigen Kindern weisen keine organische Erkrankung auf. Sie haben kleine Eltern und sind häufig psychosozial vernachlässigt [37]. Die Differenzialdiagnose ist lang und umfasst kongenitale Herzerkrankungen, Mukoviszidose, Mongolismus, Skeletterkrankungen, chronische Infektionen, schwere organische Erkrankungen (z.B. chronisch entzündliche Darmerkrankung), endokrine Ursachen (Hypothyreose, Hypopituitarismus, Diabetes, adrenogenitales Syndrom, Pseudoparathyreoidismus, Cushing-Syndrom, Prader-Willi-Syndrom), Medikamentennebenwirkungen (Kortikosteroide) oder andere genetische Erkrankungen (z.B. Stoffwechselstörungen) etc.

6.14.3 Pubertas praecox und adrenogenitales Syndrom (AGS)

Fallbericht: Pubertas praecox bei Jungen

Ein 4-jähriger Junge entwickelte Schambehaarung und eine Beschleunigung des Längenwachstums. Der Allgemeinarzt, der den Jungen von Geburt an betreute, tat dies als eine Laune der Natur ab. Im Rahmen einer Mutter-Kind-Kur wurde bei dem mittlerweile 5½-jährigen Jungen von einem Kinderarzt eine Frühreife mit Notwendigkeit endokrinologischer Abklärung festgestellt. In der Praxis wurden Blutuntersuchungen durchgeführt, aber bis zum 6¼. Lebensjahr nichts unternommen. Weitere Blutuntersuchungen führten zur Diagnose eines adrenogenitalen Syndroms (AGS, hier C21-Hydroxylasedefekt, häufigste Störung bei AGS). Eine Röntgenuntersuchung ergab ein vorgereiftes Knochenalter von 14 Jahren. Dem Allgemeinarzt wurde vorgeworfen, dass die errechnete Endgröße von etwa 150 cm (Kleinwuchs) auf die verspätete Diagnosestellung zurückzuführen sei.

Die Schlichtungsstelle sah Schadensersatzansprüche für berechtigt an, da der Allgemeinarzt die frühzeitige Schambehaarung nicht richtig ein-

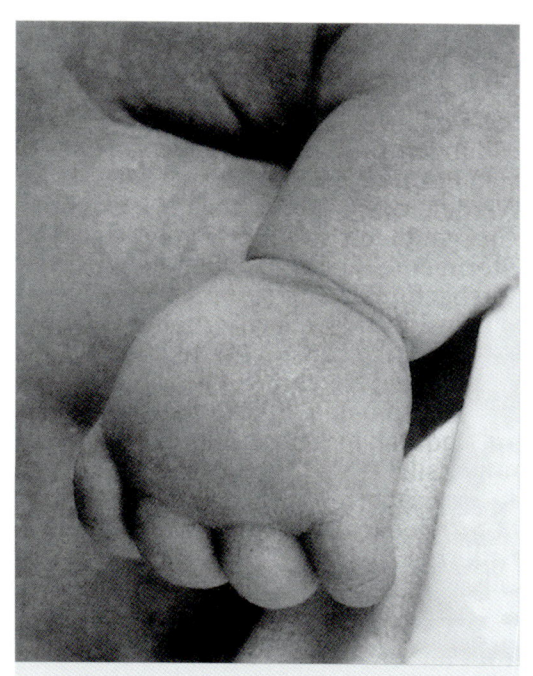

Abb. 6.26 Ullrich-Turner-Syndrom mit Lymphödem der Hände bei der Geburt. (Aus: Kreckmann M. Fallbuch Pädiatrie. 2. Aufl. Stuttgart: Thieme; 2008)

geschätzt habe und auch nach den Hinweisen bei der Mutter-Kind-Kur die Diagnostik zu spät weiterverfolgt habe, was zu einem erheblichen Verlust an Endlänge geführt habe.
(Quelle: [40])

Pubertätszeichen sind bei Mädchen vor dem 8. Lebensjahr (Ausnahme: prämature Thelarche) und bei Jungen vor dem 9. Lebensjahr pathologisch. Während die vorzeitige Pubertät bei Mädchen in 80 % idiopathisch oder konstitutionell ist (pathologische Ursachen müssen jedoch ausgeschlossen werden), ist dies bei Jungen nur in 20 % der Fall [92].

Als Ursache der **Pubertas präcox** kommen in Frage:
- zentrale Veränderungen (Hirntumor, Hirninfektion, Hydrozephalus, Hirnverletzung, tuberöse Sklerose)
- adrenale Veränderungen (Tumoren, AGS)
- gonadale (Ovarialtumor, Hodentumor, Peutz-Jegher-Syndrom)
- sonstige (Hypothyreose, McCune-Albright-Syndrom, Russell-Silver-Syndrom, exogene Hormone, paraneoplastisch, Neurofibromatose)

Über einen weiteren Fall mit Pubertas praecox durch paraneoplastische Hormonproduktion bei einem Lebertumor wurde in Kap. 6.12.1 (Onkologie) berichtet.

Fazit
Durch die neue Zusatzvorsorge U10 mit 7 Jahren besteht die Chance, eine Pubertas praecox früher zu erkennen, aber auch zu übersehen.

Fallbericht: Frühzeitige Pubertät bei Hyperandrogenismus

Ein 8¼-jähriges Mädchen wird dem Kinderarzt mit Verdacht auf vorzeitige Pubertät vorgestellt. Sie ist 123 cm groß und 29,5 kg schwer. Eine leichte Brustschwellung ohne tastbares Drüsengewebe wird gefunden. Das Handskelett zeigt ein Knochenalter von 10 Jahren. Im GnRH-Test kommt es zu einem deutlichen Anstieg von FSH und LH, was den Beginn der Pubertät bestätigt. 2 Monate später wird das Mädchen im Krankenhaus vorgestellt mit 124,5 cm Länge, leichter Brustdrüsenschwellung B2 und beginnender Schambehaarung PH2. Die nächste Eintragung in das Ambulanzblatt des niedergelassenen Kinderarztes ist im Alter von 9 2/12 Jahren mit 140 cm Länge und dem Vermerk der Menarche und einer weiteren Monatsblutung. Das Mädchen wird an eine Gynäkologin überwiesen. Mit 12½ Jahren sind die Wachstumsfugen auf der Handskelettaufnahme geschlossen. Das Mädchen misst nun 144 cm. Bei nachfolgenden Untersuchungen in einer Universitätsklinik wurde von einer Kombination von familiärem Kleinwuchs und konstitutioneller frühzeitiger Pubertät ausgegangen. In einer 2. Universitätsklinik wurde im Alter von 12 8/12 Jahren eine Hyperandrogenämie festgestellt mit Verdacht auf funktionelle Steroidhormonsynthesestörung (3β-HSD-Mangel). Eine Therapie mit Hydrocortison wurde begonnen.

Die Eltern hielten die Behandlung durch den Kinderarzt und die Gynäkologin fehlerhaft. Der Kinderarzt nahm zu den Vorwürfen keine Stellung außer einer Wiedergabe des Verlaufes. Die Gynäkologin legte dar, dass die Menarche schon eingetreten sei und eine weitere Behandlung nicht mehr möglich erschien.

Der Gutachter stellt fest, dass Knochenalter und GnRH-Test eine beginnende Pubertät angezeigt hätten. Die Nichtbeachtung des klinischen Befundes und der Reifungsakzeleration des Skeletts sowie die Auswertung des GnRH-Tests seien grob fehlerhaft gewesen. Hinsichtlich der Pubertätsentwicklung habe es einen frühen normalen Beginn der Pubertät und nicht eine Pubertas praecox gegeben. Die Fehler haben aber keine Auswirkung auf die Endlänge, da bei Vorstellung mit 8 4/12 Jahren die Pubertät bereits eingesetzt hatte. Eine mögliche Wachstumsbehandlung mit GnRH-Agonisten (Leuprolin, Enanthone) habe nach Studienlage in der Frühpubertät keine Wirkung. Die Schlichtungskommission teilt die Bewertung des Gutachters, sieht aber keinen groben Fehler. Ein schwerer Behandlungsfehler liegt nur bei eindeutigem Verstoß gegen bewährte ärztliche Behandlungsregeln oder gesicherte medizinische Erkenntnisse vor. Ein solcher Fehler darf einem Arzt schlechterdings nicht unterlaufen.
(Quelle: Schlichtungsstelle für Arzthaftpflichtfragen der norddeutschen Ärztekammern)

Es liegt eine frühzeitige Pubertät (nicht vorzeitige Pubertas praecox) bei einem Mädchen mit Wachstumsakzeleration zugrunde, die auf einen schwer zu erkennenden 3β-HSD-(Hydroxysteroiddehydrogenase-)Mangel zurückgeführt wird, der zu einer extrem seltenen Form des adrenogenitalen Syndroms (AGS) gehört. Lehrreich ist, dass es spät manifestierende Fälle des AGS gibt, bei denen eine frühe Pubertät und Virilisierungszeichen (Hirsutismus und Klitorishypertrophie) die einzigen Merkmale sein können. Im heutigen Neugeborenenscreening wird auf das AGS getestet (17-Hydroxyprogesteron), welches eine Prävalenz von 1 : 12 900 aufweist.

6.14.4 Mikropenis und Pseudomikropenis

Fallbericht: Pseudomikropenis bei Adipositas Ⓑ

Der Penis eines adipösen 6-jährigen Jungen ragt nur 1 cm aus dem umgebenden Fettgewebe im Schambereich. Die Eltern suchen einen Urologen auf, der den Jungen in die Endokrinologie überweist. Umfangreiche Hormonuntersuchungen sind normal. Als der Junge dem Kinderarzt vorgestellt wird, misst der Penis vom Os pubis bis zur Penisspitze 4 cm, was normal ist. Auch sonst findet sind kein Anhalt für assoziierte Erkrankungen.

Die Sorge von Eltern und Jugendlichen um die Penisgröße ist nicht selten. Bei adipösen Jungen ist der Penis im Fettgewebe versteckt, und es sollte mit einem Holzspatel vom Os pubis bis zur Penisspitze gemessen werden. Eine Länge von 2 cm bei der Geburt und 4 cm vor und 7 cm nach der Pubertät ist normal [96].

Liegt die Penislänge unter 2 Standardabweichungen des Mittelwerts, dann spricht man von einem **Mikropenis**. Die Ursache kann ein hypogonadotroper (50 %) oder hypergonadotroper (25 %) Hypogonadismus oder eine Androgenresistenz (10 %) sein. Bekannte, mit Mikropenis einhergehende Syndrome sind das Prader-Willi-, Laurence-Moon-Biedl-Bardet-, Kallmann- oder auch in einigen Fällen Klinefelter-Syndrom. Eine Abklärung durch einen mit pädiatrischen Hormonstörungen vertrauten Arzt ist empfehlenswert.

6.15 Psychiatrie und Psychologie/Psychosoziales

Psychische Symptome und Erkrankungen können sehr leicht übersehen werden. Bei zu früher Festlegung auf eine rein psychische Diagnose können aber auch organische Erkrankungen übersehen werden. Eine Jugendliche wurde lange auf Depression behandelt, bis sich herausstellte, dass sie an einem Hodgkin-Lymphom erkrankt war, an dem sie verstarb. Ein 11-jähriges Mädchen litt unter hartnäckigen Bauch- und Kopfschmerzen, teilweise mit Erbrechen. Umfangreiche Untersuchungen auf Gastritis, Migräne, Hirntumor und andere organische Ursachen erbrachten keinen Ansatzpunkt für eine Therapie, bis eine Psychotherapie eingeleitet wurde, die erfolgreich half, den Tod des Vaters zu verarbeiten.

In vielen Fällen muss der behandelnde Arzt mehrgleisig fahren und den Gesundheitszustand immer wieder überprüfen. Dies kann insbesondere bei pubertierenden Patienten mit Bauch- und Kopfschmerzen schwierig sein. So sind dem Autor aus seiner Krankenhaustätigkeit mehrere Fälle von Teenagern mit heftigen Schmerzen in Erinnerung, die umfangreich diagnostisch untersucht wurden, ohne dass eine klare Ursache gefunden werden konnte. In seltenen Fällen wurde eine schwere Hypothyreose als Ursache der Kopfschmerzen oder eine Zöliakie als Ursache der Bauchschmerzen gefunden. Viele dieser Patienten genasen erst nach 6–18 Monaten, ohne dass eine klare Ursache gefunden wurde. Einige profitierten von einer Psychotherapie.

6.15.1 Alarmzeichen bei psychiatrischen Erkrankungen

Fallbericht: Depression und Suizidalität Ⓑ

Eine 16-Jährige möchte die Schule nicht mehr besuchen, ist antriebslos und ohne Energie. Sie lebt bei ihrer berufstätigen Mutter. Als es nach 2 Wochen nicht zur Besserung kommt, wird sie an eine Jugendpsychiaterin überwiesen, die sie medikamentös behandelt, was ihre Stimmung und den Schulbesuch auch nicht verbessert. Sie wird in eine psychiatrische Klinik eingewiesen, wo sie 3 Monate verbleibt. Danach wird sie entlassen, obwohl es ihr nicht besser geht. Sie habe die Therapieangebote verweigert. Kurze Zeit später stellt sie sich in der Praxis vor und berichtet, sie wäre aus der Psychiatrie rausgeworfen worden. Es ginge ihr nicht gut. Vor 1–2 Wochen hatte sie sich an den Pulsadern längs geritzt. Sie wirkt weiterhin depressiv. Sie habe Angst. Sie wolle in eine Wohngruppe umziehen. Es sei aber dazu kein Platz frei. Sie ist nicht bereit zu versprechen, sich in den nächsten Tagen nichts anzutun oder sich nicht zu ritzen. Sie möchte nicht ihre Medikamente nehmen. Die Mutter wird angerufen, um ihr die besorgniserregende Lage mitzuteilen, aber die Mutter berichtet, ihre Tochter rede nicht mehr mit ihr, und sie habe nur schweren Zugang zu ihr. Die behandelnde Jugendpsychiaterin wird angerufen und sagt, dass die Hoffnung der Krankenhauspsychiaterin sei, dass sie in den nächsten Tagen kooperativer würde und dass sie sich ja vor den früheren Selbstmordgedanken rechtzeitig gemeldet hätte. Drei Tage später ruft die Mutter an und teilt mit, dass die Patientin bewusstlos und unterkühlt mit Medikamentenüberdosis auf einem Spielplatz aufgefunden wurde. Nach intensivmedizinischen Maßnahmen erholt sie sich, ohne dass Langzeitschäden zu befürchten sind. Die Mutter hat das Vertrauen in die Kinder- und jugendpsychiatrische Einrichtung verloren.

Die klassischen Alarmzeichen (Gedanken an Selbstmord, fehlendes Versprechen, sich nichts anzutun) wurden erkannt, führten aber wegen Relativierung durch die Jugendpsychiaterin nicht zu den sonst üblichen Konsequenzen (Einweisung oder gar Zwangseinweisung). Dies hätte möglicherweise den Selbstmordversuch, der auch tödlich hätte enden können, verhindert. Es ist schwierig zu sagen, ob es sich bei dieser schwer zu behandelnden Depression um einen Fehler handelt.

Vorsicht
Die Häufigkeit von Suizidversuchen wird leicht unterschätzt (Tode durch Suizid 1 : 5 714). Bei Alarmzeichen wie Selbstmordgedanken muss zeitnah Hilfe installiert werden.

6.15.2 ADHS (Aufmerksamkeits-Defizit-Hyperaktivitäts-Syndrom)
Medikamente

Fallbericht: ADHS und schnell gewünschtes Rezept
Die Mutter eines 7-jährigen hyperaktiven Jungen mit ADHS kommt an einem vollen Freitag unangemeldet, kurz vor Praxisschluss in die Kinderarztpraxis und berichtet weitschweifig vom letzten Termin beim Kinder- und Jugendpsychiater. Sie wünscht ein neues Medikinet-Rezept mit der kürzlich geänderten Dosis. Der Kinderarzt lässt sich bedrängen und rezeptiert im Vertrauen die von der Mutter angegebene Dosis mit Medikinet (Methylphenidat). Einige Tage später wird der Junge wegen Schwindel, Herzklopfen und Schlafstörung vorstellig. Die Dosis wird mit der aus dem mittlerweile vom Kinder- und Jugendpsychiater vorliegendem Bericht abgeglichen. Es stellt sich heraus, dass die Dosis doppelt so hoch war wie geplant.
(Quelle: [36])

Besondere Vorsicht ist bei von den Eltern schnell gewünschten Rezepten geboten, wenn es sich um wirkungsstärkere und nebenwirkungsträchtigere Medikamente handelt. Jeder Kollege kennt solche Fälle, wo die Eltern einen unter Zeitdruck bedrängen, die gewünschte Medikation „möglichst gestern" zu verordnen. Das betrifft nicht selten kürzlich entlassene Patienten, Patienten kurz vor dem Wochenende, kurz vor den Ferien und unangemeldet kurz vor Praxisschluss. Hier ist die Fehlergefahr besonders groß, denn es fehlt die Zeit zur gründlichen Überprüfung. Besondere Vorsicht ist bei Medikamenten wie Stimulantien, anderen Psychopharmaka, Insulin, Wachstumshormon, Antiepileptika und Antiarrhythmika geboten.

Blutuntersuchungen
Gerade Patienten mit schwerem ADHS sind sehr empfindlich gegenüber Spritzen und Blutabnahmen und bei ihnen ist es daher besonders wichtig, Blutabnahmen nicht unnötig vorzunehmen. Blutuntersuchungen sind nur zur Differenzialdiagnostik gezielt bei entsprechenden anamnestischen und klinischen Hinweisen empfohlen. In den Euro-

pean Guidelines wird keine Evidenz für von den Präparateherstellern in den Fachinformationen empfohlene routinemäßige laborchemische Untersuchung gesehen. Dies wird in den Leitlinien in Deutschland nicht genügend berücksichtigt [29]. Wohl sind Blutuntersuchungen bei Fortbestehen oder Neuauftreten von Nebenwirkungen wie starkem Gewichtsverlust oder Anorexie empfohlen. Derzeit werden zur Absicherung jährliche Untersuchungen von BB und Leberwerten in Deutschland als ratsam erachtet. In den anderen Ländern wie den Niederlanden wird dies mehr entsprechend der Symptomatik praktiziert.

6.15.3 Schulverweigerung

Fallberichte
1. Ein Teenager kommt alleine am Montag in die Praxis. Es besteht eine Diskrepanz zwischen Krankheitszeichen und AZ. Am nächsten Tag ist eine Klassenarbeit.
2. Ein 12-jähriger Junge wird von seiner Mutter für eine Folgeschulbefreiung in die Praxis gebracht. Er hat keine Lust in die Schule zu gehen, und jedes Mal, wenn die Mutter ihn zur Schule bringt, klagt er über Bauchschmerzen, Kopfschmerzen und sträubt sich aus Leibeskräften die Schule zu betreten. Bei Durchsicht der Krankenakte fällt auf, dass er seit 5 Monaten immer wieder von verschiedenen Ärzten erneute Atteste bekommen hat. Die Mutter hat dann immer nachgegeben und ließ ihren Sohn zu Hause Fernsehen und Computer spielen. Er wird in die Kinder- und Jugendpsychiatrie überwiesen und erhält eine teilstationäre Beschulung, wonach er wieder die Schule besuchen kann.

Absentismus (Schulverweigerung oder Schulschwänzen) ist ein häufiges Problem. Die Ursachen sind vielfältig wie Probleme mit den Lehrern, mit den Schülern (Mobbing), Suchtprobleme, Gewalt in Familie oder Schule oder ein defizitäres familiäres Milieu. Wird von der Familie nicht darauf reagiert und werden die Ursachen nicht in der Schule/Einrichtung angegangen, dann steigt das Risiko der Chronifizierung. Handelt es sich um bloße Unlust, dann muss darauf geachtet werden, dass diese nicht durch sekundären Krankheitsgewinn (zu Hause ist es angenehmer und bequemer als in der Schule) noch verstärkt wird. Es besteht ein Zusammenhang zwischen Absentismus und jugendlicher Kriminalität. In dem oben beschriebenen Fall war das Problem eine nicht angemessene Reaktion der Mutter auf die Schulunlust. Kommt es zu einem Schulversäumnis von mehr als 1–2 Wochen, dann sollte der Kinderarzt hellhörig werden. Entweder handelt es sich um ein handfestes organisches oder psychologisches Problem.

> **Achtung**
> Ein Schulversäumnis von mehr als 1 Woche sollte den behandelnden Arzt aufhorchen lassen. Es muss sichergestellt werden, dass kein ernsthaftes organisches oder psychologisches Problem dahinter steckt.

6.15.4 Lese-Rechtschreib-Schwäche (LRS), Legasthenie

Oft werden die Eltern von Lehrern aufgefordert, dem Kind Sprachtherapie verordnen zu lassen, obwohl das für LRS nicht vorgesehen ist. Das Verschreiben von Logopädie für LRS auf Kassenrezept ist jedoch nur bei Vorliegen einer anderen Pathologie, z. B. einer auditiven Wahrnehmungsstörung oder rezeptiven Sprachstörung (ICD10 F80.2), möglich.

Für die isolierte Legasthenie, sofern sie durch eine geeignete Stelle (Kinder- und Jugendpsychologen oder -psychiater) nachgewiesen wurde, besteht die Möglichkeit der Kostenübernahme von Fördermaßnahmen gemäß Eingliederungshilfe nach § 35a SGB VIII.

6.15.5 Sexueller Missbrauch

Fallbericht: Missbrauch und Jugendamt
Eine 6-Jährige kommt weinend zu ihrem Vater, und gibt an, dass der 10-jährige Nachbarsjunge ihr wehgetan habe. Er habe ihre Hose ausgezogen und seinen Penis in ihren Po gesteckt. Als der Junge damit konfrontiert wird, behauptet er, dass das 6-jährige Mädchen ihn mit einer Schere bedroht habe und zu den beschriebenen Handlungen gezwungen habe. Die Mutter des 10-Jährigen kommt hinzu, und er verstrickt sich in solche

Widersprüche, dass er die Version der 6-Jährigen eingestehen muss. Später fragt er ohne erkennbares Schuldgefühl, ob er mal bei der Familie übernachten könne. Die Mutter der 6-Jährigen erinnert sich daran, dass das Verhalten des Jungen in den letzten Wochen zuvor auffällig war, z. B. dass er ständig mit dem Mädchen Musik auf ihrem Zimmer hören wollte. Die Eltern des 10-Jährigen spielen das Ereignis herunter. Die Mutter der 6-Jährigen ruft das Jugendamt an und fragt, was sie tun solle. Dort bekommt sie als Antwort, dass sie ja wohl nicht erwarten könne, dass der Junge eingesperrt würde, was sie gar nicht forderte. Als die Mutter verunsichert fragt, ob es denn richtig gewesen sei, dass sie das Jugendamt gefragt hätte, antwortet die Mitarbeiterin, dass wisse sie doch nicht. Weinend ruft die Mutter den kinderärztlichen Hausarzt an und schildert verunsichert die Situation. Problematisch ist, dass der Junge direkt im Nachbarhaus wohnt. Er ist schon in der Vergangenheit auffällig geworden. Der Kinderarzt ruft das Jugendamt an. Die betroffene Mitarbeiterin ist nicht zu erreichen. Daraufhin wird der Jugendamtsleiter über den Vorfall und die nicht gerade einfühlsame Reaktion der offensichtlich nicht geschulten Mitarbeiterin informiert. Es wird darauf hingewiesen, dass der 10-jährige Junge ins Jugendamt einbestellt werden muss. Er muss die Erfahrung machen können, dass ein solches Verhalten nicht folgenlos bleibt. Eine Einschätzung der Sicherheit des Mädchens ist nötig, denn immerhin handelte es sich hier um einen geplanten Missbrauch mit gewaltsamer Bedrohung mit einer Schere. Es ist anzunehmen, dass dies nicht die erste sexuelle Belästigung bzw. Misshandlung durch den Jungen war. Eine Untersuchung des Mädchens ist normal. Sie wird einige Wochen durch eine Kinder- und Jugendpsychiaterin nachbetreut.

Es wird geschätzt, dass mindestens jedes 100. Kind sexuell missbraucht wird. In vielen Fällen werden diese Kinder dem Kinder- und Jugendarzt nicht vorgestellt, so dass in der Praxis nur die „Spitze des Eisbergs" sichtbar wird. Dieses Beispiel eines sexuellen Missbrauchs zeigt die Schwierigkeiten der Problematik auf. Viele können sich nicht vorstellen, dass 10- bis 12-jährige Kinder sexuell missbrauchen können, aber neben harmlosen sexuellen Spielen kommt es auch zu Vergewaltigungen durch Kinder. Problematisch waren in diesem Fall die erkennbare Planung, der Einsatz von Gewalt (Bedrohung mit Schere), das fehlende Unrechtsbewusstsein und damit auch die andauernde Gefahr. Insofern kann hier nicht von harmlosen „Doktorspielen" gesprochen werden.

Der Autor hat einen Fall miterlebt, bei dem ein 4-jähriges Mädchen durch ihren aus dem Heim wieder nach Hause geholten 12-jährigen Bruder vergewaltigt wurde. Es kam zu einem blutenden Scheidenriss. In der Vergangenheit hatte der 12-Jährige bereits ein anderes Kind vergewaltigt. Sexuelle Gewalt wird meistens von Personen aus der Familie und dem sozialen Nahbereich verübt. Nach § 1 Art. 14 Abs. 6 GDVG (Gesundheitsdienst-und Verbraucherschutzgesetz) ist der Arzt verpflichtet, eine gefährdende Kindesmisshandlung dem Jugendamt zu melden. Der Meldeverpflichtung des Arztes steht eine nicht immer ausreichende Fachlichkeit der Mitarbeiter der Jugendämter gegenüber. Einen guten Überblick über das Thema mit Dokumentationsbögen bieten 2 Veröffentlichungen: [55], [62].

6.16 Literatur

[1] **Ärztekammer** Baden-Württemberg (ÄBW). Hodentorsionen. 8/2009. Im Internet: www.aerztekammer-bw.de/10aerzte/60behandlungsfehler/10aebw/05.pdf (abgerufen am 07.05.2013)

[2] **Ärztekammer** Westfalen-Lippe (ÄKWL). Vorstandsbericht 2010 und 2011. Im Internet: www.aekwl.de/index.php?id=559 (abgerufen am 07.05.2013)

[3] **American** Academy of Pediatrics (AAP), Committee on Infectious Diseases. Red Book. 29. Aufl. 2012

[4] **AWMF-Leitlinie** Aganglionose (Stand: 12/2010). Im Internet: www.awmf.org/uploads/tx_szleitlinien/006-001l-S1_Aganglionose_Morbus_Hirschsprung.pdf (abgerufen am 18.10.2013)

[5] **AWMF** Leitlinie Invagination (Stand: 2010 abgelaufen, wird überprüft). Im Internet: www.awmf.org/uploads/tx_szleitlinien/006-027_S1_Invagination_abgelaufen.pdf (abgerufen am 07.05.2013)

[6] **AWMF** Leitlinie Suprakondyläre Humerusfraktur beim Kind (Stand 10/2010). Im Internet: www.awmf.org/uploads/tx_szleitlinien/012-014_S1_Suprakondylaere_Humerusfraktur_beim_Kind_05-2008_05-2013.pdf (abgerufen am 07.05.2013)

[7] **AWMF** Leitlinie Rhinosinusitis (Stand 2008 abgelaufen, wird überprüft). Im Internet: www.awmf.org/uploads/tx_szleitlinien/053-012_S3_Rhinosinusitis_Lang_abgelaufen.pdf (abgerufen am 07.05.2013)

[8] **Bachmann** H. Harnwegsinfektionen (12/2006). In: DGKJ. Leitlinien Kinderheilkunde und Jugendmedizin. München: Elsevier, Urban & Fischer; 2012.

[9] **Banaschak** S. Sexueller Missbrauch bei Kindern. Köln: Vortrag am 19.04.2012

[10] **Baumann** U, Keller KM, Koletzko S et al. Transaminasenerhöhung bei adipösen Kindern und Jugendlichen (9/2011). In: DGKJ (Hrsg. Wirth S). Leitlinien Kinderheilkunde und Jugendmedizin. München: Elsevier, Urban & Fischer; 2012

6.16 Literatur

[11] **Benz-Bohm** G. Kinderradiologie. 2. Aufl. Stuttgart: Thieme; 2005

[12] **Beetz** R. Metaanalyse HWI-Prophylaxe. Unikinderklinik Köln: Vortrag am 04.09.2012. Ped 2011;128: e749–770

[13] **Blaeser-Kiel** G. Knochenbrüche bei Kindern. Gefährliche Trendsportarten. Dtsch Arztebl 2012; 42: C 1707

[14] **Boehmers** TM. Chirurgische Akuterkrankungen. Worauf muss ich im Praxisalltag besonders achten? Düsseldorf: Vortrag am 24.10.2012. Im Internet: www.aekno.de/downloads/aekno/iqn-kinder02.pdf (abgerufen am 07.05.2013)

[15] **Brandis** v C, Pribilla O. Arzt und Kunstfehlervorwurf. München: Goldmann; 1973

[16] **Bublak** R. Erst Schreien, dann Totenstille – Manuelle Therapie kann Babys den Hals kosten. CME 2011; 8 (9): 35

[17] **Bublak** R. Von Narkoseärztin angeordnet – Zuckerinfusion tötete kleinen Jungen. CME 2012; 1: 38

[18] **Bücheler** E. Einführung in die Radiologie. Stuttgart: Thieme 2006

[19] **Deutsche** Gesellschaft für Pädiatrische Infektiologie. DGPI Handbuch. 6. Aufl. Stuttgart, Thieme; 2013

[20] **Dickerhoff** R, Eberl W. Leitlinie Immunthrombozytopenie (ITP) im Kindes- und Jugendalter, 8/2011. AWMF-Leitlinien.

[21] **Eberl** W, Wendt I, Schroeder HG. Präoperatives Screening auf Gerinnungsstörungen vor Adenotomie und Tonsillektomie. Klin Pädiatr 2005; 217 (1): 20–24

[22] **Eiffert** H. Mikrobiologische Diagnostik für die kinder- und jugendärztliche Praxis. Kinder- und Jugendarzt 2008; 1: 33–42

[23] **Emmrich** P, Sitzmann FC, Truckenbrodt H. Kinderärztliche Notfälle. 11. Aufl. Stuttgart: Thieme; 1989: 104

[24] **Feldmann** WE. Bacterial etiology and mortality of purulent pericarditis in pediatric patients. Am J. Dis Child, 1979; 133: 641–644

[25] **Festge** OA (Norddeutsche Schlichtungsstelle). Kindertraumatologische Schlichtungsfälle – Aus Fehlern lernen.Hannover: Unfallseminar am 20.11.2011. Im Internet: www.mh-hannover.de/fileadmin/kliniken/unfallchirurgie/Download/Veranstaltungen/Unfallseminar/Unfallseminar_2010/Festge.pdf (abgerufen am 07.05.2013)

[26] **Gadner** H, Gaedicke G, Niemeyer C, Ritter J. Pädiatrische Hämatologie und Onkologie. Heidelberg: Springer Medizin; 2006: 781ff

[27] **Gidding** SS. Innocent murmurs. In: Stockmann JA. Difficult diagnosis in pediatrics. Philadelphia: WB Saunders; 1990

[28] **Glaeske** G et al. Faktencheck Gesundheit Antibiotika-Verordnungen bei Kindern. Bertelsmann-Stiftung; 2012

[29] **Grosse** KP, Skrodzkie K. ADHS bei Kindern und Jugendlichen. In: DGKJ (Hrsg. Wirth S). Leitlinien Kinderheilkunde und Jugendmedizin. München: Elsevier, Urban & Fischer; 2012; 12/07: 15

[30] **Haas** NA, Kleideiter U. Kinderkardiologie. Stuttgart: Thieme; 2011

[31] **Haas** NA, Kleideiter U. Kinderkardiologie. Stuttgart: Thieme; 2011: 448–449

[32] **Halperin** JJ, Baker P, Wormser GP. Common misconceptions aobut Lyme Disease. Am J Med 2012; 126 (3): 264.e-1; doi: 10.1016/j.amjmed.2012.10.008. Epub 2013 Jan 12 213

[33] **Hellstern** G, Bald M, Blattmann C et al. Kurzlehrbuch Pädiatrie. Stuttgart: Thieme; 2011

[34] **Herrmann** B, Thyen U. Kindesmisshandlung und Vernachlässigung – Teil 2: Somatische Diagnostik und Befunde. 6/2009. In: DGKJ (Hrsg. Wirth S). Leitlinien Kinderheilkunde und Jugendmedizin. München: Elsevier, Urban & Fischer; 2012

[35] **Hofmann** V, Deeg KH, Hoyer PF. Ultraschalldiagnostik in Pädiatrie und Kinderchirurgie. 3. Aufl. Stuttgart: Thieme; 2005: 379f

[36] **Huss** G. Jeder Fehler zählt. Kinder- und Jugendarzt 2008; 10: 728

[37] **Illingworth** RS. Leitsymptome der Kinderkrankheiten. Stuttgart: Hippokrates; 1981

[38] **Jahnke** J, Thinesse-Wiehofsky C. Unfälle mit Kindern und Arzthaftung bei Geburtsschäden. 1. Aufl. Bonn: Deutscher Anwaltverlag; 2013

[39] **Kalle** v. T, Fabig-Moritz C, Heumann H, Winkler P. Zufallsbefunde in Nasennebenhöhlen u. Mastoidzellen: eine Magnetresonanztomographie-(MRT)-Querschnittsstudie in einem kinderradiologischen Institut. Fortschr Röntgenstr 2012; 184 (7): 629–634. DOI: 10.1055/s-0032-1 312 861

[40] **Kallfelz** HC. Von Fall zu Fall. Übersehene Pseudopubertas praecox beim Jungen. Niedersächsisches Ärzteblatt 2001; 2: 23–24

[41] **Keller** KM. Gedeihstörung und Untergewicht bei Kindern und Jugendlichen – zum differentialdiagnostischen Vorgehen. Kinder- und Jugendarzt 2012; 3: 93–103

[42] **Kirch** W. Fehldiagnosen in der Inneren Medizin. Stuttgart: Gustav Fischer; 1992: 31

[43] **Kölker** S. Diagnostik, Therapie und Management der Glutarazidurie Typ I (Stand 12/2011). In: DGKJ (Hrsg. Wirth S). Leitlinien Kinderheilkunde und Jugendmedizin. München: Elsevier, Urban & Fischer; 2012

[44] **Kolb** A. Osteomyelitis und septische Arthritis – Diagnostik und Therapie im Kindesalter. 20.04.2010. Im Internet: http://orthopaedie-unfallchirurgie.universimed.com/artikel/osteomyelitis-und-septische-arthritis-diagnostik-und-therapie-i (abgerufen am 07.05.2013)

[45] **Koletzko** S, Grosse SP. Obstipation im Kindesalter. Stand 12/2007. In: DGKJ (Hrsg. Wirth S). Leitlinien Kinderheilkunde und Jugendmedizin. München: Elsevier, Urban & Fischer; 2012

[46] **Kreckmann** M. Fallbuch Pädiatrie. 2. Aufl. Stuttgart: Thieme; 2008

[47] **Kullmann** HJ (Hrsg). Arzthaftpflicht-Rechtsprechung (AHRS). Teil 3. Entscheidungen ab 01.01.2000. Berlin: Erich Schmidt; 2012: 2030, 6–10

[48] **Lindenthal** V, Kolb R, Löning L et al. Pubertas praecox bei einem Kleinkind. Monatszeitschrift Kinderheilkunde 2012; 2 :106–108

[49] **Lorenz** H, Hell AK. Das hinkende Kind – Hüfterkrankungen im Kindes- und Jugendalter. Kinderärztliche Praxis 2013; 84: 24–34

[50] **Majewski** I. Pneumokokken – potentiell prekäre Pathogene. Pharmazeutische Zeitung online 03/12. Im Internet: www.pharmazeutische-zeitung.de

[51] **Martius** J. Prophylaxe der Neugeborenensepsis (frühe Form) durch Streptokokken der Gruppe B. Stand 7/09. In: DGKJ (Hrsg. Wirth S). Leitlinien Kinderheilkunde und Jugendmedizin. München: Elsevier, Urban & Fischer; 2012

[52] **Mau** G, Koch HG. Facharztprüfung Kinder- und Jugendmedizin. Stuttgart: Thieme; 2010

[53] **Mentzel** HJ. Pädiatrische Radiologie. In: DGKJ (Hrsg. Wirth S). Leitlinien Kinderheilkunde und Jugendmedizin. München: Elsevier, Urban & Fischer; 2011

[54] **Merten** M. Risikomanagement – Den Ursachen auf der Spur. Dtsch Arztebl 2007; 17: C 969–970

[55] **Ministerium** für Justiz, Arbeit, Gesundheit und Soziales Saarland. Gewalt gegen Kinder. 2. Aufl. 2009

[56] **Mühlendahl** v. KE. Von Fall zu Fall. Verzögerte Diagnose einer Neugeborenensepsis mit tödlichem Ausgang. Niedersächsisches Ärzteblatt 2010; 3: 30–31
[57] **Mühlendahl** v. KE. Appendizitisdiagnostik bei Kindern. Niedersächsisches Ärzteblatt 2010; 7: 30–33
[58] **Mühlendahl** v. KE. Komplikationen von Infusionen bei Säuglingen und Kleinkindern. Monatsschr Kinderheilkd 2012; 160: 988–991
[59] **Mühlendahl** v. KE. Aus der Praxis für die Praxis. Sepsis und Meningitis bei Säuglingen und Kleinkindern. Lehren aus sieben Fällen aus der Norddeutschen Schlichtungsstelle für Arzthaftpflichtfragen. Kinder- und Jugendarzt 2012; 9: 474–477
[60] **Mühlendahl** v. KE, Neu J. Aus der Praxis der Norddeutschen Schlichtungsstelle. Pleuropneumonien bei Kleinkindern. Ärzteblatt Mecklenburg-Vorpommern 2012; 11: 407–411
[61] **Muensterer** OJ, Till H. Pylorushypertrophie, hypertrophe. In: DGKJ (Hrsg. Wirth S). Leitlinien Kinderheilkunde und Jugendmedizin. München: Elsevier, Urban & Fischer; 2011
[62] **Mützel** E, Wingenfeld L, Graw M. Spuren von Gewalt – So dokumentieren Sie Verletzungen richtig. Hautnah Dermatologie. Dermatologie aus der Praxis 2011; (27) 2: 80–83
[63] **Maronde** B. Wenn uneinsichtige Eltern effektive Rheuma-Therapie verhindern... Medicale Tribune 2012; 1: 16
[64] **Narsule** CK, Kahle EJ, Kim DS et al. Effect of delay presentation on rate of perforation in children with appendicitis. AM J Emerg Med 2011; 29: 890–893
[65] **Nationales** Referenzzentrum für Meningokokken (NRZ). Daten des Nationalen Referenzzentrums für Meningokokken für das Jahr 2011. Im Internet: www.meningococcus.uni-wuerzburg.de/startseite/berichte/daten_2011/ (abgerufen am 07.05.2013)
[66] **Nelson** KB. Can we prevent cerebral palsy. NEJM 2003; 349: 1765–1769
[67] **Neubauer** BA, Groß S. Diagnostische Prinzipien bei Epilepsien im Kindesalter. 12/2009. In: DGKJ (Hrsg. Wirth S). Leitlinien Kinderheilkunde und Jugendmedizin. München: Elsevier, Urban & Fischer; 2012
[68] **Niehues** T. Die dringliche Versorgung von Kindern im Praxisalltag. Vortrag 24.10.2012 in Düsseldorf
[69] **Niggemann** B. Nahrungsmittelallergien bei Kindern und Jugendlichen. Päd Allergol 2008; 1 :6–8
[70] **Paetz** B. Chirurgie für Pflegeberufe. 21. Aufl. Stuttgart: Thieme; 2009: 421
[71] **Petri** AR, Hanekom J, Stals FS. Korte Casus: Persisterende koorts en buikpijn bij waterpokken. Tijdschr Kindergeneeskd 2007; (75) 1: 35–37
[72] **Ploier** R. Differentialdiagnosen in der Kinder- und Jugendmedizin. Stuttgart: Thieme; 2013: 310
[73] **Polin** RA, Ditmar MF. Pediatric Secrets. Philadelphia: Hanley & Belfus; 1989: 231
[74] **Polin** RA, Ditmar MF. Pediatric Secrets. Philadelphia: Hanley & Belfus; 1989: 280
[75] **Pomarino** D, Zörnig L, Stock S et al. Fehldiagnose habitueller Zehenspitzengang. Kinder- u. Jugendmed 2011; 2: 96–99
[76] **Püschmann** H, Vinz H, Neu J. Fehler bei der Diagnostik und Behandlung der Epiphyseolysis capitis femoris. Z Orthop Unfall 2008; 146: 710–771
[77] **Raine** JE, Williams K, Bonser J. Avoiding Errors in Paediatrics. Oxford: Wiley-Blackwell; 2013: 54
[78] **Richter** H. Nur Routine – Zahlen der Schlichtungsstellen widerlegen Annahme, die Appendizitis gehört zu den eher banalen Diagnosen. Niedersächs Arztebl 2006; 79 (12): 26–27
[79] **Robert-Koch-Institut** (RKI). Meldepflichtige Krankheiten und Krankheitserreger (Stand 4/2013). Im Internet: www.rki.de (abgerufen am 07.05.2013)
[80] **Röcken** M. Taschenatlas Dermatologie. Stuttgart: Thieme; 2010: 323
[81] **Rudolph** CD, Rudolph AM. Rudolph's Pediatrics. 21. Aufl. McGraw-Hill; 2003: 904–907
[82] **Schlingensiepen** I. Behandlungsfehler Stolperstein bildgebende Diagnostik. Ärzte Zeitung 16.04.2012
[83] **Schwalbe** J. Diagnostische und therapeutische Irrtümer und deren Verhütung – Kinderheilkunde. Krankheiten des Nervensystems im Kindesalter. Leipzig: Thieme 1922
[84] **Scottish** Intercollegiate Guidelines Network (SIGN). Diagnosis and management of epilepsies in children and young people (march 2005). Im Internet: www.sign.ac.uk/pdf/sign81.pdf (abgerufen am 07.05.2013)
[85] **Sève** P, Boibieux A, Pariset P et al. Les ostéomyelites du pubis de l'athlète. Rev Med Interne 2001; 22: 576–581
[86] **SGB** V (5. Sozialgesetzbuch) § 135 Abs. 2. Sonographie der Säuglingshüfte. Neufassung in Kraft seit 01.04.2012. Im Internet: www.kbv.de/41 334.html (abgerufen am 07.05.2013)
[87] **Slovis** TL. Caffey's Pediatric Diagnostic Imaging. 11. Aufl. 2 Bände, Philadelphia Mosby 2008
[88] **Stäbler** A, Ertl-Wagner B. Radiologietrainer Bewegungsapparat. 2. Aufl. Stuttgart: Thieme; 2012: 189
[89] **Stefan** H. Epilepsien. 3. Aufl. Stuttgart: Thieme; 1999: 131
[90] **Stuck** BA, Windfuhr JP, Genzwürker H el al. Die Tonsillektomie im Kindesalter. Dtsch Arztebl 2008; 105 (49): 852–860. DOI: 10.3 238/arztebl.2 008 0852
[91] **The** Royal College of Radiologists (RCR). Making the best use of a Department of Clinical Radiology. Guidelines for Doctors. 3 rd ed. 1995
[92] **Tunnessen** WW. Signs and symptoms in Pediatrics. 3. Aufl. Philadelphia: JB Lippincott; 1999
[93] **Vinz** H, Neu J. Arzthaftpflichtverfahren nach Frakturbehandlung bei Kindern – Erfahrungen der Schlichtungsstelle der norddeutschen Ärztekammern. Dtsch Arztebl 2009; 30: 491–498
[94] **Vinz** H, Neu J. Arzthaftpflichtverfahren im Zusammenhang mit der Diagnose und der Therapie der akuten Appendizitis. Z Evid Fortbild Qual Gesundh wesen. 2007; 101: 553–563
[95] **Wagenlehner** FME, Hoyme U, Kaase M et al. Clinical practice guideline: uncomplicated urinary tract infections. Dtsch Arztebl Int 2011; 108 (24): 415–423
[96] **Wales** JKH, Rogol AD, Wit JM. Color Atlas o Pediatric Endocrinology and Growth. London: Mosby-Wolfe 1996
[97] **Walsh** KP. Kinderkardiologie Royal Liverpool Children's NHS Trust, Alder Hey: Vortrag 1991
[98] **Weidinger** P. Die dringliche Versorgung von Kindern im Praxisalltag. Düsseldorf: Vortrag am 24.10.2012
[99] **Weltrich** H, Fitting W. Hodentorsion rechtzeitig erkennen. Differenzialdiagnostische Versäumnisse (Folge 37). Aus: Aus der Arbeit der Gutachterkommission für ärztliche Behandlungsfehler der Ärztekammer Nordrhein. Rheinisches Ärzteblatt 2006; 7: 23–24
[100] **Zopf** Y, Baenkler HW, Silbermann A et al. Differentialdiagnose von Nahrungsunverträglichkeiten. Dtsch Arztebl Int 2009; 106 (21): 359–369; DOI: 10.3 238/arztebl.2 009 0359

7 Medikamente

7.1 Häufigkeit von Medikamentenfehlern

Nach einer Studie von Miller et al. [20] werden im Prozess der Medikamentenverschreibung und -verabreichung 5–27 % Fehler gemacht, und zwar auf allen Ebenen (▶ Tab. 7.1).

7.2 Medikamentenverordnung

„Rezepte schreiben ist leicht, aber im Übrigen sich mit den Leuten verständigen ist schwer." (Franz Kafka 1883–1924)

Es empfiehlt sich für den therapierenden Arzt, sich die Medikamente, die er verordnet, genau anzuschauen. Geschmack, Pillengröße, Zubereitung, Verabreichung oder Beipackzettel können Hindernisse für die gewünschte Einnahme sein. Kompliziert wird das Ganze noch dadurch, dass Apotheken aufgrund der Rabattverträge gehalten sind, nur bestimmte günstige Medikamente herauszugeben. Dies führt dazu, dass die Patienten Medikamente mit völlig anderem Namen aber gleichem Wirkstoff ausgehändigt bekommen, z. B. bei inhalativen Steroiden in der Asthmatherapie: Junik Dosieraerosol (Beclometason) wurde verordnet und Ventolair wurde ausgegeben. Regelmäßige Gespräche mit dem Apotheker vermeiden Abstimmungsfehler und Verwirrung beim Patienten. Es ist natürlich nicht einfach und teilweise auch unmöglich, die Rabattverträge und Vorgaben jeder einzelnen Krankenkasse zu kennen. Am effektivsten ist es wohl, eine Liste mit den am häufigsten verordneten Medikamenten mit dem Apotheker durchzusprechen.

In manchen Ländern wird der Wirkstoff verordnet, z. B. Amoxicillinsaft 50 mg/ml 3 × 5 ml für 7 Tage, aber dann kann der Arzt die Galenik (Beistoffe und Herstellungsprozess, die die Verträglichkeit und Wirksamkeit verbessern) nicht berücksichtigen. Gerade Kinder verweigern Medikamente oft aus geschmacklichen Gründen. Manche Präparate mit gleichem Wirkstoff (Generika, Kopien des zu Beginn patentgeschützten Originalpräparates) lassen sich wegen Unverträglichkeit nicht beliebig austauschen.

Fehler bei der Verschreibung von Medikamenten kommen regelmäßig vor. Oft bleiben sie harmlos, es werden aber auch einige katastrophale Fehler vorgestellt. Auch das Unvorstellbare kann passieren. Fehlerbeispiele werden in Bezug auf Verwechslung, Dosis, Applikation, Abgabe durch die Apotheke, Wechselwirkungen, Aufklärung, Kontraindikation und bei Folgerezepten vorgestellt. Bei der Medikamentenverordnung sollten nach der 6-R-Regel folgende Punkte geprüft werden:
- richtiger Patient
- richtiges Medikament
- richtige Dokumentation
- richtige Dosierung
- richtige Zeit der Einnahme
- richtige Verabreichung

7.2.1 Verwechslung von Medikamenten

Medikamente werden häufig wegen Namensähnlichkeit falsch verordnet, z. B. Uzara und Umckaloabo (▶ Abb. 7.1), Rektiole (Diazepam) und Rectodelt (Prednison) (▶ Abb. 7.2). Man spricht auch von „look alike and sound alike" (LASA-)Medikamenten [12]. Weitere Beispiele werden in ▶ Tab. 7.2 genannt. Die Verwechslung von Cotrim forte (Cotrimoxazol), was auf dem Rezept als Calcium forte gelesen wurde, brachte es zum Fall des Monats September 2011 bei der freiwilligen Krankenhausfehlererfassung: www.kh-cirs.de.

Tab. 7.2 Ähnlich klingende Medikamente – „look alike and sound alike" (LASA).

Medikament	Gerne verwechselt mit:
Metamizol	Metronidazol
Cotrim forte	Calcium forte
Clotrimazol	Cotrimoxazol
Metoprolol	Metoclopramid
Umckaloabo	Uzara
Kaliumchlorid	Kalziumchlorid
Rectodelt	Rektiole

Tab. 7.1 Häufigste Medikamentenfehler.

Tätigkeitsbereich	Fehlerquote
Verschreibung	3–37 %
Ausgabe in der Apotheke	5–58 %
Verabreichung	72–75 %
Dokumentation	17–21 %
Quelle: [20]	

Medikamente

Praxistipp
Bei gefährlicheren Medikamenten kann das Mitaufschreiben des Wirkstoffs dieses Risiko vermindern.

Fallbericht: Verklicken
Beim Anklicken von Paracetamol 125-mg-Zäpfchen in der Arzneimitteldatenbank verrutscht der Cursor um eine Zeile und 250-mg-Zäpfchen werden ausgewählt, die für einen Säugling zu stark sind. Die Arzthelferinnen entdecken den Fehler und korrigieren das Rezept nach Rücksprache.

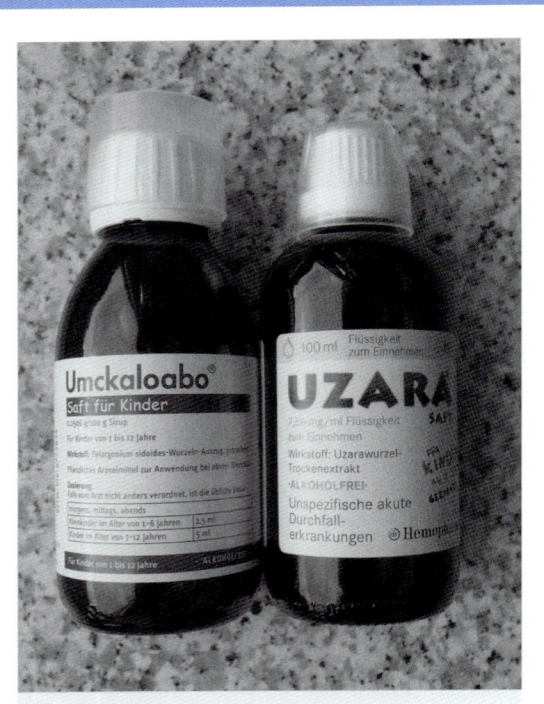

Abb. 7.1 Namensähnlichkeit von Medikamenten – „look alike and sound alike" (LASA).

Medikamente werden oft nicht mehr handschriftlich rezeptiert, sondern das Medikament wird in der Medikamentendatenbank am Computer mit dem Cursor angeklickt. Hierbei kann der Cursor leicht eine Zeile verrutschen. Eine kurze Kontrolle des ausgedruckten Rezeptes verringert Verwechslungen von Patient, Medikament und Dosierung.

Übersehen von Namenszusätzen

Vorsicht ist auch bei Namenszusätzen geboten, die übersehen werden können ▶ Tab. 7.3: Orfiril long (Valproat) oder Medikinet retard (Methylphenidat) wirken als Retardmedikamente ganz anders als Orfiril und Medikinet. Der Zusatz „comp" kann auch leicht übersehen werden: Imazol Paste enthält Clotrimazol, Imazol plus zusätzlich Hexamidin, Imazol comp zusätzlich Prednisolon und Hexamidin. Die Impfstoffe Engerix B Kinder oder FSME Immun junior enthalten nur die Hälfte der Erwachsenendosis. Amoxihexal Saft (Amoxicillin) enthält nur die halbe Konzentration von Amoxihexal forte Saft.

Wer nicht regelmäßig Insuline verschreibt, kann auch leicht kurz wirksame (rapid) mit lang wirksamen (basal) oder Mischinsulinen (comp) verwechseln. Die Patronenstärken für Insulin-Pens sind auch unterschiedlich mit 100 E/ml für 3-ml-Patronen und 40 E/ml für 10-ml-Patronen. Dass die Patrone nicht in den Pen passt, wird spätestens beim Auspacken deutlich. Besonders teuer ist der Schaden, wenn das falsche Wachstumshormonpräparat verschrieben wurde.

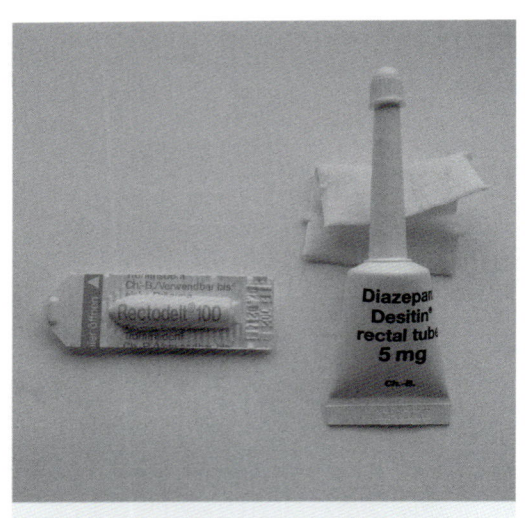

Abb. 7.2 Namensähnlichkeit von Medikamenten: Rectodelt (links) und Rektiole (rechts).

Tab. 7.3 Namenszusätze von Medikamenten, die zu Verwechslungen führen können.

Medikament	Gerne verwechselt mit:
Medikinet retard	Medikinet
Orfiril long	Orfiril
Imazol comp	Imazol
Amoxihexal Saft (250 mg/5 ml)	Amoxihexal forte Saft (500 mg/5 ml)
Priorix tetra	Priorix
Engerix Kinder	Engerix Erwachsene ab 16 Jahren
FSME Immun junior	FSME Immun Erwachsene ab 16 Jahren
Insulin Bbraun Rap 3 ml (100 U/ml)	Insulin Bbraun Rap 10 ml (40 E/ml)
Insulin Bbraun Rap 3 ml (100 U/ml)	Insulin Bbraun Basal 3 ml (100 E/ml)
Insuman comp 25 3 ml (100 U/ml)	Insuman comp 15 3 ml (100 U/ml)
Allergovit Lösung A	Allergovit Lösung B (10-fache Konzentration)

Fallbericht: Hyposensibilisierung

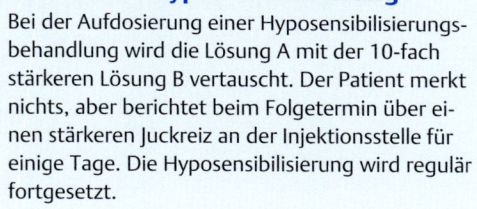

Bei der Aufdosierung einer Hyposensibilisierungsbehandlung wird die Lösung A mit der 10-fach stärkeren Lösung B vertauscht. Der Patient merkt nichts, aber berichtet beim Folgetermin über einen stärkeren Juckreiz an der Injektionsstelle für einige Tage. Die Hyposensibilisierung wird regulär fortgesetzt.

Theoretisch könnte es durch so eine Vertauschung zu einer stärkeren allergischen Reaktion oder einer stärkeren Sensibilisierung anstelle der Hyposensibilisierung kommen. Vor dem Aufziehen der Spritze sollte die korrekte Lösung überprüft werden und, ob der Patient einem gegenüber der richtige ist.

Praxistipps

Die Kenntnis leicht verwechselbarer namensähnlicher Medikamente erhöht die Wachsamkeit bei der Verschreibung. Eine ordentliche Schrift auf Rezepten beugt Lesefehlern und Namensverwechslungen vor. Aber auch bei computergenerierten Rezepten kann es zum Vertippen, dem falschen Klick oder Verrutschen des Cursors kommen. Eine Liste der am häufigsten verordneten und vertrauten Medikamente kann helfen. Bei nebenwirkungsträchtigen Medikamenten kann hinter den Handelsnamen der Wirkstoff geschrieben werden, was aber Zeit kostet. Bei Betäubungsmittelrezepten (BTM) ist dies üblich. Der vollständige Medikamentenname muss verwendet werden, denn Namenszusätze beschreiben ein völlig anderes Medikament.

7.2.2 Dosierungsfehler

„Sola dosis facit venenum." (Allein die Dosis macht das Gift.) Paracelsus (1493–1541)

Dem Arzt sollte der Unterschied zwischen „Trivialmaßen" und exakten Maßen bewusst sein (▶ Tab. 7.4).

Die Verordnung sollte für die Eltern und Kinder leicht verständlich sein. Dabei ist aber zu berücksichtigen, dass die Anweisung, 3 × täglich 1 Messlöffel einzunehmen, nicht genau ist. Die Größe des vom Hersteller mitgelieferten Messlöffels oder der Dosierspritze ist zu berücksichtigen. In einer Untersuchung variierte die Messlöffelverabreichung für 5 ml bei den Eltern zwischen 0,8 und 6,2 ml [4]. Die Schwankungsbreite der Dosis war mit Spritzen am geringsten. Es wäre wünschenswert, wenn Hersteller einheitliche Standardmaße verwenden würden:

Tab. 7.4 Mengenangaben und exakte Maße.

Mengenangabe	Exaktes Maß
20 Tropfen	= 1 g bei wässrigen Lösungen
45–65 Tropfen	= 1 g bei alkoholischen Lösungen, z. B. Tinkturen
1 Teelöffel	= 5 ml (4–6 ml)
1 Kinderlöffel	= 10 ml (8–12 ml)
1 Esslöffel	= 15 ml (12–20 ml)
1 Wasserglas	= 150 ml
1 Tasse	= 150 ml
Quelle: [18]	

Medikamente

- Milliliter ist nicht gleich Milliliter: Amoxicillin oder andere Medikamente gibt es in der Konzentration 50 mg/ml (5 %) oder 100 mg/ml (10 %).
- Messlöffel ist nicht gleich Messlöffel: Normalerweise entspricht ein Messlöffel oder ein Teelöffel 5 ml. Zur Vereinfachung hatte der Autor den Eltern die Dosierung nach Messlöffeln erklärt, bis er erfuhr, dass von den Pharmaunternehmen unterschiedliche Messlöffel für gleichartige Medikamente mitgeliefert werden: 2,5-ml-, 4-ml- (Amoxicillin acis 5 % Saft) oder 5-ml-Messlöffel (Amoxypen 250 mg Saft). Manche Hersteller haben dies wegen häufigen Fehlern später vereinheitlicht.
- Tropfen sind nicht gleich Tropfen: 20 Tropfen entsprechen 1 g wässriger Lösung, 45–65 Tropfen entsprechen 1 g alkoholischer Lösung (z. B. Tinktur) (▶ Tab. 7.4).
- Tee- und Kaffeelöffel sind kulturell sehr verschieden groß.

Zu Medikationsfehlern kann es auch leicht durch Dosisverwechslungen (▶ Tab. 7.5) kommen. Dosierungen werden z. B. häufig mit mg/kg/d angegeben. Heißt dies nun Milligramm pro Kilogramm pro die oder Milligramm pro Kilogramm pro Dosis? Zur Fehlervermeidung kann es hilfreich sein, die Gesamttagesdosis pro kg hinter die Verordnung in Klammern zu schreiben (z. B. 500 mg Ceftriaxon i. v. alle 12 Stunden für 7 Tage; 100 mg/kg/die bei 10 kg Körpergewicht).

Fallbericht: Konzentrationsfehler mit 10-fach zu hoher Dosierung bei Frühgeborenen

Nach Praxisschluss wird ein 3 Monate altes Frühgeborenes der 23. Schwangerschaftswoche mit umfangreichen Komplikationen (posthämorrhagischer Hydrozephalus, BPD mit Sauerstoffbedarf, ROP) am Tag der Entlassung untersucht, und es werden die nötigen Überweisungen und Medikamente verordnet. Am Folgetag ruft die Apotheke an und fragt, ob die 10-fach zu hohe Diuretikaverordnung für eigens angefertigte Kapseln für Hydrochlorthiazid so stimme. Versehentlich wurde sie falsch verordnet. Der Fehler konnte noch rechtzeitig korrigiert werden.

Auch wenn es Zeit kostet, hilft das Nachschlagen von Dosierungen, Notierung in mg/kd/Dosis und Doppelkontrollen Fehler zu vermeiden.

Fallbericht: Falsche Dosierung wegen zu grober Gewichtsschätzung

Bei einer 17-Jährigen wird Azithromycin für eine Pharyngitis verordnet. Da das Mädchen schlecht Tabletten schlucken kann, wird Azithromycinsaft verschrieben mit 1 × 10 ml (400 mg) für 3 Tage. Abends ruft die Mutter aus der Apotheke an und sagt zu Recht, die Dosierung sei zu niedrig und müsse 12,5 ml (500 mg) sein. Die Praxis ist voll, genervt bittet der Kinderarzt die Mutter, ihn mit dem Apotheker zu verbinden. Dieser sagt, er habe nur die 30-ml-Flasche vorrätig, ansonsten müsse die 37,5-ml-Flasche bestellt werden. Der Kinderarzt entscheidet, dass die niedrige Dosierung ausreichend sein müsse, und legt auf.

Die Dosis war zu niedrig gewählt. Der Kinderarzt hatte die Erwachsenendosierung, die für die 17-Jährige angemessen war, nicht im Kopf und hatte auch nicht nachgeschaut. Die dann aus praktischen Gründen akzeptierte niedrige Dosierung hätte noch einmal der Mutter kommuniziert werden sollen.

Tab. 7.5 Dosisverwechslungen.

Maßeinheit bzw. Bezeichnung	Kann verwechselt werden mit:
mg (Milligramm)	ml (Milliliter)
mg (Milligramm)	µg (Mikrogramm)
ML (Messlöffel)	ml (Milliliter)
mg/kg/d (Milligramm pro kg pro Dosis)	mmol/kg/d (Millimol pro kg pro die)
mg/kg/min (Milligramm pro kg pro Minute)	mg/kg/h (Milligramm pro kg pro hora)
U (Unit), E (Einheit)	anderem der oben aufgeführten Maße
10,0 oder 10.0	100
ml einer 5 %igen Lösung (z. B. Amoxicillinsaft)	ml einer 10 %igen Lösung

Fallbericht: Verschreibungsdauer

Ein 6-jähriger Junge mit Fieber, Halsschmerzen mit Enanthem und feinfleckigem Exanthem wird im Notdienst gesehen. Scharlach wird festgestellt und Penicillinsaft für 1 Woche verschrieben. Es geht ihm nach 2 Tagen besser, und die Eltern beenden nach 5 Tagen die Behandlung. Eine Woche später kommt es zum Rückfall. In der Praxis erhält er eine Penicillinverordnung für 10 Tage.

Die empfohlene Behandlungsdauer für Scharlach ist 10 Tage mit Penicillin, unabhängig von der Schnelligkeit der Genesung [2]. Es gibt keine Resistenzen der A-Streptokokken gegen Penicillin oder Cephalosporin. In diesem Fall war eine zu kleine Medikamentenmenge verordnet worden und die Behandlungsdauer von den Eltern abgekürzt worden. Dies geschieht sehr häufig (Noncompliance) und ist der Grund für zahlreiche Therapieversager. Die Eltern sollten über das Rückfallrisiko, insbesondere bei Abweichung von den Therapieempfehlungen, aufgeklärt werden. Eine Azithromycintherapie über 5 Tage wäre ausreichend, es gibt aber mittlerweile Resistenzen. Üblicherweise empfehlen die Notdienste eine Vorstellung beim Kinderarzt, der dann auf die Einhaltung der nötigen Behandlungsdauer achten kann.

Fallbericht: Verschreiben

Ein 3 Monate altes Mädchen mit operierter Koarktation und Norwood-Prozedur bei hypoplastischem linkem Ventrikel soll postoperativ neben anderen Medikamenten (ASS, Hydrochlorthiazid) 3 × 2,5 mg Captopril erhalten (0,5 mg/kg/Dosis). Beim Ausstellen des Rezeptes nach Praxisschluss vertippt sich der Kinderarzt und verschreibt 3 × 5,5 mg. Die Apotheke beginnt mit der Kapselfertigung. Einen Tag vor Auslieferung der Kapseln entdeckt der Arzt den Fehler und kann ihn noch rechtzeitig korrigieren.

Das ordentliche Verschreiben von Medikamenten mit mäßiger oder geringer therapeutischer Breite erfordert Zeit. Der Dosisfehler wäre vielleicht folgenlos geblieben, hätte aber auch einen Blutdruckabfall bewirken können. Wer sich angewöhnt, die Dosis noch einmal in Klammern mit Milligramm pro Kilogramm pro Dosis (cave: d kann pro Dosis oder pro die bedeuten) aufzuschreiben, vermeidet durch diese Doppelkontrolle Fehler. Zeitdruck erhöht die Fehleranfälligkeit.

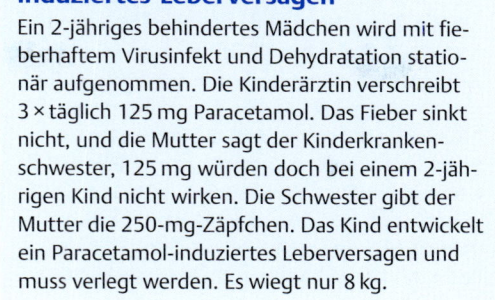

Fallbericht: Paracetamol-induziertes Leberversagen

Ein 2-jähriges behindertes Mädchen wird mit fieberhaftem Virusinfekt und Dehydratation stationär aufgenommen. Die Kinderärztin verschreibt 3 × täglich 125 mg Paracetamol. Das Fieber sinkt nicht, und die Mutter sagt der Kinderkrankenschwester, 125 mg würden doch bei einem 2-jährigen Kind nicht wirken. Die Schwester gibt der Mutter die 250-mg-Zäpfchen. Das Kind entwickelt ein Paracetamol-induziertes Leberversagen und muss verlegt werden. Es wiegt nur 8 kg.

Auch wenn die Paracetamoldosierung auch nach Alter angegeben wird, so sollte in erster Linie das Gewicht der Kinder berücksichtigt werden. Die Alternative zu Paracetamol ist Ibuprofen, das eine größere therapeutische Breite hat. In den USA wurde gefordert, für frei verfügbares (over the counter) Paracetamol alle Präparate mit seinem gut verträglichen Antidot Acetylcystein zu versetzen. Um Vergiftungen bei gefährdeten Jugendlichen vorzubeugen, ist ebenfalls Ibuprofen als Schmerzmittel dem Paracetamol vorzuziehen (Fall einer Paracetamolvergiftung bei einer 15-jährigen Patientin). Es gibt auch Forderungen, Paracetamol rezeptpflichtig zu machen, ab der Menge von 30 Stück ist dies bereits umgesetzt.

Fallbericht: Antikoagulantientherapie – unzureichende Überwachung

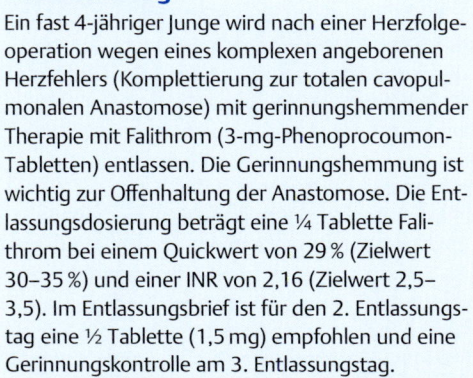

Ein fast 4-jähriger Junge wird nach einer Herzfolgeoperation wegen eines komplexen angeborenen Herzfehlers (Komplettierung zur totalen cavopulmonalen Anastomose) mit gerinnungshemmender Therapie mit Falithrom (3-mg-Phenoprocoumon-Tabletten) entlassen. Die Gerinnungshemmung ist wichtig zur Offenhaltung der Anastomose. Die Entlassungsdosierung beträgt eine ¼ Tablette Falithrom bei einem Quickwert von 29 % (Zielwert 30–35 %) und einer INR von 2,16 (Zielwert 2,5–3,5). Im Entlassungsbrief ist für den 2. Entlassungstag eine ½ Tablette (1,5 mg) empfohlen und eine Gerinnungskontrolle am 3. Entlassungstag.

In der Kinderarztpraxis wird dann ein Quickwert von 29 % und INR von 2,68 erhoben. Die Befunde werden den Eltern telefonisch mitgeteilt. Am 5. Tag nach Entlassung wird wegen Infektzeichen

Penicillin verordnet, welches wegen fehlender Besserung nach 3 weiteren Tagen in Cefaclor umgesetzt wird. Bei fortbestehendem Infekt erfolgt am 11. Tag eine Gerinnungskontrolle mit Quick 29 % und INR 2,79. Die Werte werden in den Gerinnungspass eingetragen und eine Kontrolle in 4 Tagen empfohlen. Bis zu dem Kontrolltermin wird 1 Tablette Falithrom (3 mg) täglich von der Kinderärztin verordnet. Die Kontrolle am 16. Behandlungstag findet im Herzzentrum statt, und die Gerinnungsparameter werden der Kinderärztin erst 1 Woche verspätet bekannt mit Quick 21 % und INR 3,79. Abweichend von der Dosisempfehlung der niedergelassenen Kinderärztin wird von der Ärztin des Herzzentrums dokumentiert, dass nur ½ Tablette Falithrom in den letzten 14 Tagen gegeben worden sei. Am 20. Tag entwickelt der Junge Erbrechen, Unwohlsein und unklare Schmerzen. Die Kinderärztin wird telefonisch konsultiert. Aus der Dokumentation der Krankenakte geht hervor, dass die Kinderärztin von den Eltern den Eindruck erhielt, dass bei der Kontrolle im Herzzentrum alles in Ordnung gewesen sei, und sie empfiehlt bei fehlender Besserung den Notdienst in Anspruch zu nehmen, da sie selbst keinen Notdienst hatte. Einen Tag später telefonieren die Eltern erneut mit der Kinderärztin wegen Nasenbluten und Schläfrigkeit, woraufhin die Kinderärztin über den Notarzt eine stationäre Aufnahme veranlasst. Im Krankenhaus werden eine massive Gerinnungsstörung (Quick 5 %, INR 7,83), eine Anämie und ein frisches subdurales Hämatom links festgestellt. Das subdurale Hämatom muss operativ ausgeräumt werden. Zum Ablauf gibt es abweichende Aussagen seitens der Eltern.

Die Eltern werfen der Kinderärztin vor, dass sie durch falsche Dosierung von Falithrom das subdurale Hämatom verursacht habe. Die Kinderärztin führt zu ihrer Verteidigung an, dass sie sich darauf verlassen habe, dass das Herzzentrum die Gerinnung am 16. Tag kontrolliert habe. Der Gerinnungspass ist nicht mehr auffindbar.

Die Gutachter beurteilen die Dosiserhöhung auf 1 Tablette Falithrom (3 mg Phenprocoumon) am 11. Entlassungstag als fehlerhaft. Außerdem entsprach diese Dosis der doppelten für diese Gewichtsklasse üblichen Erhaltungsdosis. Sie halten Schadensersatzansprüche für begründet und empfehlen eine außergerichtliche Regulierung.

(Quelle: Schlichtungsstelle für Arzthaftpflichtfragen der norddeutschen Ärztekammern)

Wie von der Gutachterkommission festgestellt, ist es aller Wahrscheinlichkeit nach durch Überdosierung von Vitamin-K-Antagonisten (Phenprocoumon) zu einer Hirnblutung gekommen. Das herzkranke Kind litt zudem an einem Infekt und erhielt Antibiotika, wodurch die Vitamin-K-bildenden Bakterien im Darm geschädigt wurden, was die nicht nachvollziehbare Dosiserhöhung noch weiter verschlimmert haben könnte.

Komplizierend kommt hinzu, dass sich die niedergelassene Kinderärztin auf das Herzzentrum verlies, wovon man normalerweise ja ausgehen kann. Beim Herzzentrum wurde jedoch von einer ganz anderen Dosierung ausgegangen, was das Erkennen einer Überdosierung erschwert haben könnte. Solche divergierenden Angaben können leicht durch Missverständnisse bei den Eltern zustande kommen. Selbst das Führen eines Gerinnungspasses konnte in diesem Fall die Blutungskomplikation nicht verhindern. Es ist seltsam, dass dieser zur Klärung abhandenkam. Die Verschlechterung der Gerinnung ist jedoch in diesem Fall sauber dokumentiert.

Fallbericht: Beinahe-Fehler 7-fach zu hohe Methotrexatdosis

Ein 8-jähriges Mädchen mit bekanntem Rheuma (juvenile Oligoarthritis) wurde wegen eines Rheumaschubs stationär behandelt. Sie erhielt eine Kortisoninjektion in das Kniegelenk und Methotrexatinjektionen, die durch die Mutter nach Entlassung weiterzuführen waren. Mit einer länger geplanten Thailandreise war man einverstanden. Im Entlassungsbrief wurden Methotrexatinjektionen mit 12,5 mg täglich empfohlen. Daraufhin stellte der betreuende Kinderarzt ein Rezept für tägliche subkutane Injektionen für den Urlaub aus. Dies war seine erste Rheumapatientin und er hatte daher keine große Erfahrung mit den Dosierungen von Methotrexat. Kurz vor dem Verlassen der Praxis machte die Mutter der Patientin den Arzt darauf aufmerksam, dass die Injektionen doch wöchentlich verabreicht werden müssten. Ein Rückruf in der Klinik bestätigte dies. Mit der richtigen Methotrexatdosis verlief der Thailandurlaub ohne Probleme. Es stellte sich heraus, dass im Entlassungsbericht wöchentlich und täglich verwechselt worden waren. Im später zugesandten Arztbrief wurde dann die korrekte Dosierung angegeben.

Die Dosis von nebenwirkungsträchtigen Medikamenten sollte stets überprüft werden, auch wenn sie von einer Spezialklinik so empfohlen wurde. Bei nicht passender Dosierung von unbekannten Medikamenten sollte nachgefragt werden. Dosierungsfehler mit Methotrexat kommen häufiger vor [19]. Von der Verwechslung zwischen täglicher und wöchentlicher Gabe wird in der Datenbank „Jeder-Fehler-zählt" im Fall 441 ebenfalls berichtet.

Fallbericht: Vitamin-D-Intoxikation

Ein 7 Wochen alter Säugling wurde wegen Gedeihstörung eingewiesen. Er wog weniger als bei der Geburt, war ausgetrocknet, apathisch und hatte einen verminderten Muskeltonus. Das Serumkalzium lag bei 4,05 mmol/L. Er hatte eine Nephrokalzinose. Es stellte sich heraus, dass er anstelle von 500 U täglich 200 000 U über 30 Tage erhalten hatte.
(Quelle [21])

Dosierungsfehler können leicht durch Übernahme einer nicht überprüften Vormedikation fortgesetzt und in ihrem Schaden potenziert werden. Daher muss sowohl im Krankenhaus, als auch in der Praxis die Dosierung von neuen Patienten oder neu entlassenen Patienten überprüft werden. Dies gilt insbesondere für die Dosierungen von Medikamenten, die für den Niedergelassenen weniger geläufig sind. Wiederholungsrezepte von nebenwirkungsträchtigen Medikamenten sollten Anlass zur Dosisüberprüfung sein und somit Chefsache. Arzthelferinnen sollten instruiert werden, solche Rezepte nicht selbst auszustellen, oder zumindest solche Rezepte grundsätzlich zur Kontrolle vorzulegen.

Fallbericht: Falsche Nachfüllpatrone für Wachstumshormon bestellt

Die Mutter eines Kindes mit Kleinwuchs und Turner-Syndrom bittet den Kinderarzt, das Wachstumshormon für den Pen zu verschreiben. Sie kann aber nicht viel über das genaue Präparat und die Dosierung sagen. Der Unterschied zwischen mg, ml und Einheiten ist ihr nicht geläufig. Der Kinderarzt lässt sich erweichen und verordnet eine 5er Packung mit 1,5-ml-Patronen Omnitrope 6,7 mg/ml. Später stellt sich heraus, dass die 3,3 mg/ml Patronen benötigt wurden. Durch Pen-Verstellung lässt sich das teure Medikament verwenden, sonst wären 2483 Euro verschwendet worden.

Idealerweise sollten Wachstumshormone oder andere sehr teure Medikamente vom Spezialisten verschrieben werden. Das gilt auch für Faktor-VIII-Präparate. Kennt der Kinderarzt die Medikamente gut, dann kann er sie auch in Ausnahmesituationen verschreiben. Lässt sich die Bezeichnung der Nachfüllpatrone nicht eindeutig identifizieren, dann sollte sie auch nicht verschrieben werden. Da solche Präparate das Medikamentenbudget der Kassenärzte sprengen, gibt es dafür sogenannte **Regressschutz-** oder **Praxisbesonderheitenziffern**. Sinnvoll ist auch die Eltern zu instruieren, die Füllpatronen vor Herausgabe noch in der Apotheke zusammen mit dem Apotheker zu kontrollieren.

Vermeidung von Dosierungsfehlern

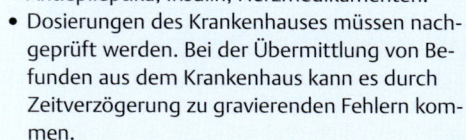

- Besondere Vorsicht bei nebenwirkungsträchtigen Medikamenten wie Gerinnungshemmern, Antiepileptika, Insulin, Herzmedikamenten.
- Dosierungen des Krankenhauses müssen nachgeprüft werden. Bei der Übermittlung von Befunden aus dem Krankenhaus kann es durch Zeitverzögerung zu gravierenden Fehlern kommen.
- Bei Folgerezepten von Patienten, die durch weitere Subspezialisten betreut werden, sollte immer nach dem aktuellen Medikamentenstand bezüglich Art und Dosis zu gefragt werden.
- Wichtige Nachkontrollen sollten gut geplant werden.
- Die Angaben von Eltern sind nicht immer wörtlich zu nehmen und beziehen sich manchmal nur auf Teilaspekte.
- Idealerweise sind sehr teure Medikamente nur vom Spezialisten zu verschreiben.

Betäubungsmittelrezepte

Fallbericht

Eine Folgeverordnung für Methylphenidat soll für ein Kind mit ADHS ausgestellt werden. Die alte Dosierung wird vom Kinderarzt übernommen. Erst in der Apotheke erkennen die Eltern, dass die Rezeptur nicht der neuen Dosis entspricht. Ein neues Rezept muss ausgestellt werden.

Bei Folgerezepten von Patienten, die durch weitere Subspezialisten betreut werden, sollte immer nach dem aktuellen Medikamentenstand bezüglich Art und Dosis zu gefragt werden.

Auf das vollständige Betäubungsmittelrezept gehört: Handelsname des Medikaments, Wirkstoff, Dosierung, Indikation, leserliche Anschrift des Arztes, Unterschrift mit Vor- und Zunamen. Manche Krankenkassen verweigern den Apothekern die Bezahlung bei unvollständigen Rezepten.

> **Betäubungsmittelrezepte**
> Eine sorgfältige Verwahrung von Betäubungsmittelrezepten ist auch in der Kinderarztpraxis nötig. Medikamentenmissbrauch und Rezeptdiebstahl können vorkommen.

Versehentliche Opioidüberdosierung

Fallbericht: Opioidüberdosierung

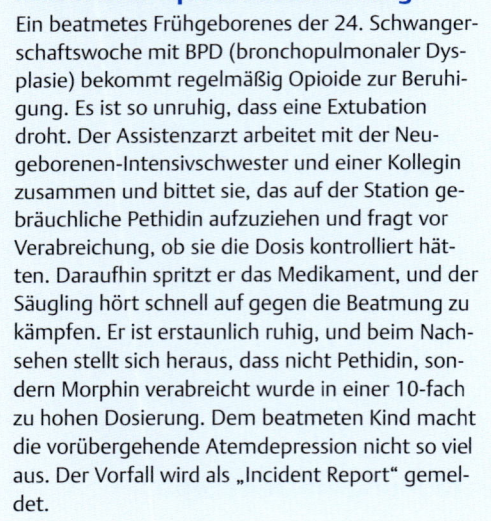

Ein beatmetes Frühgeborenes der 24. Schwangerschaftswoche mit BPD (bronchopulmonaler Dysplasie) bekommt regelmäßig Opioide zur Beruhigung. Es ist so unruhig, dass eine Extubation droht. Der Assistenzarzt arbeitet mit der Neugeborenen-Intensivschwester und einer Kollegin zusammen und bittet sie, das auf der Station gebräuchliche Pethidin aufzuziehen und fragt vor Verabreichung, ob sie die Dosis kontrolliert hätten. Daraufhin spritzt er das Medikament, und der Säugling hört schnell auf gegen die Beatmung zu kämpfen. Er ist erstaunlich ruhig, und beim Nachsehen stellt sich heraus, dass nicht Pethidin, sondern Morphin verabreicht wurde in einer 10-fach zu hohen Dosierung. Dem beatmeten Kind macht die vorübergehende Atemdepression nicht so viel aus. Der Vorfall wird als „Incident Report" gemeldet.

Verschiedene Opioide haben unterschiedliche Wirkstärken. Pethidin wird mit etwa 1 mg/kg anstelle von 0,1 mg/kg bei Morphin dosiert. Fentanyl wird mit 1 µg/kg dosiert. Es gilt hier besondere Vorsicht.

In einem anderen Fall hat ein deutschapprobierter Arztes in England bei einer Wochenendvertretung einen Patienten mit 100 mg Diamorphin (Heroin) zu Tode gespritzt (Verwaltungsgericht Münster, Urteil vom 27.4.2011 14K 791/10). Der Fall ging durch die Presse. Der Patient hatte sonst Pethidin für Schmerzen erhalten, im Notfallkoffer war aber nur eine 100-mg-Diamorphinampulle vorrätig, die verabreicht wurde. Die korrekte Dosis wäre 2,5 mg gewesen.

> **Vorsicht bei Verabreichung von Opioiden**
> Die unterschiedliche Stärke von Opioiden muss bekannt sein. Bei der Gabe sollte nach Möglichkeit eine Doppelkontrolle erfolgen.

In den USA kommt es häufig zu Todesfällen durch Opioidüberdosierung [24]. In manchen amerikanischen Kinderkliniken ist es Standard, hinter die Dosierung mg/kg/day zu schreiben, wobei hier „day" oder „Dosis" nicht abgekürzt werden sollte. Arbeiten Kontinentaleuropäer in den USA oder Großbritannien, dann kann neben den Sprachproblemen auch der dort verbreitete Gebrauch nichtmetrischer Maße (ounce, inch, foot, pound, stone, Fahrenheit) zu Missverständnissen und Fehlern führen.

In manchen Apotheken werden Rezepte und Dosierungen überprüft und Rückfrage- oder Kontrollanrufe durchgeführt. Manche banale Rückfrageanrufe mögen als lästig empfunden werden, z. B. wenn absichtlich eine zulässige doppelte Antibiotikadosierung bei schwerem Infekt gewählt wurde. Solche Rückrufe schärfen aber die Wachsamkeit des Arztes.

Vertauschung von Kortikoiden

Fallbericht: Verwechslung von Kortisol und Prednison

Ein 16-jähriger Junge hat eine komplexe Hirnanomalie und Hypophysenstörung mit hormonellen Begleiterscheinungen (globale Entwicklungsverzögerung mit Mikrozephalie, Dandy-Walker-Variante mit dysplastischem Kleinhirnwurm, ektoper Neurohypophyse, Kleinwuchs bei hypophysärem Wachstumshormonmangel, hypogonadotroper Hypogonadismus). Ein Megakolon wird operativ entfernt, und zufällig wird bei der Nachsorge ein linksseitiger Nebennierentumor entdeckt, der hormonell aktiv ist, und daher in der chirurgischen Universitätskinderklinik entfernt wird. Bei Entlassung wird eine Hormonersatztherapie mit

Hydrocortison 5 mg – 2,5 mg – 2,5 mg täglich empfohlen. In der Praxis eines vorübergehend weiterbehandelnden Arztes wird anstelle von Hydrocortison ein Muster Prednison in gleicher Milligramm-Dosierung mitgegeben und nachfolgend weiter rezeptiert. Später wird zunächst von der Hausärztin die Prednisontherapie übernommen, obwohl sie ebenfalls die Briefe mit der empfohlenen Hydrocortison-Dosis erhält. In der Endokrinologie wird dann 5 Monate später ein pathologischer Kortisolhormonstatus erhoben. Die Körperlänge beträgt 143,6 cm und das Gewicht 45,4 kg. Es wird keine Korrektur der Medikation vorgenommen, obwohl die Einnahme von Prednison im Arztbrief dokumentiert wird. 6½ Monate später informiert die Hausärztin die Mutter des Patienten, dass er mit dem Wechsel von Hydrocortison auf Prednison zu einer Überdosierung kam. Die Gewichtsentwicklung verlief von 46,2 kg vor der Operation auf 59,9 kg nach 6½ Monaten, stieg aber dann trotz korrigierter Hormonersatztherapie mit Hydrocortison innerhalb weiterer 6 Monate auf 67,4 kg an. Es wurde daraufhin Verdacht auf weiter fortbestehenden Hyperkortisolismus gestellt.

Im Gutachten wird daraufhin gewiesen, dass Prednison die 4- bis 5-fache Potenz im Vergleich zu Hydrocortison habe. Die Cushing-Schwellendosis liege für Hydrocortison bei 30 mg und für Prednison 7,5 mg täglich. Die Verschreibung von Prednison wird klar als fehlerhaft und als vorübergehende Ursache der starken Gewichtszunahme gewertet.

(Quelle: Schlichtungsstelle für Arzthaftpflichtfragen der norddeutschen Ärztekammern)

Kortikoide sind nicht gleich Kortikoide, was im Praxisalltag bei seltener Benutzung leicht vergessen werden kann. Die Wirkstärke der häufigsten Kortikoide sollte bekannt sein und bei Medikamentenänderung im Zweifelsfall nachgeschlagen werden. Wie aus ▶ Tab. 7.6 zu ersehen ist, hat Prednison im Vergleich zu Hydrocortison eine 4-fach stärkere antiinflammatorische Wirkung. Ein weiterer ähnlicher Fall mit Kortikoidüberdosierung ereignete sich 1983–1985 (OLG Hamm 03.05.1993, 3 U 256/92). Anstelle von Hydrocortin wurde Decortin zur Behandlung gegeben, was zur 4-fachen Überdosierung mit Cushing-Syndrom, Übergewicht und Wachstumshemmung führte.

7.2.3 Kulturelle Unterschiede

Fallbericht: Kulturelle Unterschiede in der Medizin

In den 90iger Jahren war die Behandlung von Luftnot bei Pseudokrupp (akuter Laryngotracheitis) mit Kortikoiden an der Westküste der USA nicht durchgehend üblich, während es in Deutschland selbstverständlich war, ambulant Rectodelt (rektales Prednison) zu verabreichen. Eine solche Therapie wurde dem Autor während der Facharztausbildung von seinen Ausbildern untersagt. Akzeptiert wurde die Suprarenininhalation (Epinephrin = Adrenalin) zur Therapie der oberen Atemwegsobstruktion. Hierbei muss die Gefahr einer erneuten Verschlechterung nach 4 Stunden berücksichtigt werden, wenn die Adrenalinwirkung nachlässt. Erst, als zahlreiche Metaanalysen einen Wirksamkeitsnachweis von Kortikoidinhalation oder systemischen Gaben zur Behandlung des Pseudokrupps verfügbar waren, wurde diese Art von Behandlung mit Prednison akzeptiert [3], [16].

Das obige Beispiel ist nur eines von vielen medizinkulturellen Unterschieden. Diese können nach Ländern, aber auch nach Regionen oder Krankenhäusern (Vorliebe des Chefarztes) variieren. Daher ist es wichtig, dass gemeinsam akzeptierte Leitlinien erarbeitet werden. Vertretungsärzte, die im Ausland arbeiten, müssen sich solcher Besonderheiten bewusst sein. Maßeinheiten, wie z. B. Glukose oder Bilirubin, können in mmol/l oder in mg% angegeben sein. Ist dies nicht bekannt, dann können schwerwiegende Fehleinschätzungen auftreten.

Tab. 7.6 Antiinflammatorische und mineralokortikoide Wirkung unterschiedlicher Kortikoide.

Kortikoid	Präparatname	Klinische Äquivalenzdosis (mg)	Antiinflammatorische Wirkung	Mineralokortikoide Wirkung
Kortisol	Hydrocortison	20	1	1
Prednison/Prednisolon	Decortin/DecortinH	5	4	0,8
6-Methylprepnisolon	Urbason	4	5	0
Dexamethason	Fortecortin, Infectodexakrupp	0,8	30	0

Modifiziert nach [23].

> **Merke**
> „When in Rome do as the Romans do" – Kulturelle Besonderheiten sollten nach Möglichkeit berücksichtigt werden.

Wer neu in einer neuen Umgebung arbeitet, sollte sich informieren, wie die Dinge dort gehandhabt werden und muss sich eventuell auch für vermeintliche Selbstverständlichkeiten rechtfertigen und die mitverantwortlichen Kollegen von unbekannten Therapiemöglichkeiten überzeugen. So kann es auch Unterschiede von Krankenhaus zu Krankenhaus oder von Chefarzt zu Chefarzt geben. Fatal ist, wenn leitende Ärzte regelmäßig die Therapien des anderen leitenden Arztes umwerfen, ohne sich auf eine Linie zu einigen, und sei es, dass wenigstens die begonnene Therapie akzeptiert wird, sofern kein Schaden zu befürchten ist.

Steroidgabe bei ITP (idiopathischer thrombozytopenischer Purpura) war, wegen der Gefahr der Maskierung von einer unerkannten akuten Leukämie, nicht erlaubt. Atrovent (Ipratropiumbromid) und Cromoglycin, Theophyllin wurden in der Asthmatherapie nicht akzeptiert und sind mittlerweile auch kaum noch Bestandteil der deutschen Asthmatherapie.

Bei den Notfallkursen in Deutschland wurde vor der Beatmung gelehrt, vorsichtig mögliche **Fremdkörper** zu entfernen, im APLS-(Advanced-Pediatric-Life-Support-)Kurs wird dies fast kategorisch abgelehnt wegen der Gefahr, Fremdkörper tiefer in die Atemwege zu schieben.

7.2.4 Wechselwirkungen

Interaktionen mit Medikamenten (ASS und Warfarine), Lebensmitteln (Milch und Tetrazyklin, Grapefruit und Cyclosporin) und Heilkräutern (Johanneskraut und Kontrazeptiva) sollten berücksichtigt werden (▶ Tab. 7.7).

Meist führt Unkenntnis zur Verordnung von inkompatiblen oder interagierenden Medikamenten. Problematische Arzneimittelgruppen bezüglich Wechselwirkungen (Interaktionen) sind Antiepileptika, orale Antikoagulanzien, Herzglykoside, Adsorbentien und Antazida [9], ohne dass dies vollständig ist. Bei folgenden **Enzymhemmern** ist Vorsicht bezüglich der Interaktionen geboten [5]:
- Allopurinol
- Amitriptylin
- Alkohol
- Ethinylestradiol-Norgestrel-Kombination (Pille)
- Choramphenicol
- Cimetidin
- Cannabis
- Isoniazid
- Ketoconazol
- Makrolidantibiotika wie Erythromycin
- Metoprolol/Propanolol
- Metronidazol
- Trimethoprimsulfamethoxazol (Cotrimoxazol)
- Valproinsäure

Tab. 7.7 Interaktion von Nahrung und Medikamenten.

Substanzen	Verstärkung	Abschwächung	Sonstiges
Milch, Tetrazykline, Levothyroxin, Chinolone	-	+	-
Grapefruitsaft und Ciclosporin	+		-
Kalziumreiches Mineralwasser	-	+	manche Antibiotika
ASS und Warfarine	+		Blutungsrisiko
Pille und verschiedene Antibiotika		+	-
Digoxin u. plasmagebundene Medikamente	+	-	-
Antiepileptika, wie Phenobarbital	-	+	Enzyminduktion
Johanniskraut und andere Cytochrom-P450-beeinflusste Medikamente, z. B. Pille	-	+	Abschwächung durch Enzyminduktion
ACE-Hemmer und Amilorid	-	-	Hyperkaliämie
Phenprocoumon und Erythromycin	+	-	Blutung
Omeprazol und Atazanivir	+	-	HIV-Patienten
ASS und Ibuprofen	-	+	Shuntverschluss
Viel Lakritze und Diuretika	+	-	Hypokaliämie
Tee/Kaffee behindern Eisenresorption	-	+	-
Quelle: [8]			

Kontrazeptiva und andere Medikamente

Viele weibliche Jugendliche nehmen die Pille. Antibiotika, Antiepileptika und andere Medikamente können die **Pille inaktivieren,** wodurch es nach Geschlechtsverkehr zu einer ungewollten Schwangerschaft führen kann. Es gibt Fälle, in denen der verschreibende Arzt wegen mangelnder Aufklärung zur Zahlung von Alimenten verurteilt wurde.

Werden weiblichen Teenagern Medikamente verschrieben, die mit der Pille interagieren können, dann sollte aktiv nach Einnahme der Pille gefragt und entsprechend aufgeklärt werden.

7.2.5 Patientenindividuelle Wirkungen

Nicht jedes Medikament wirkt bei jedem gleich. Im Rahmen der Pharmakogenetik sollten bestimmte Erkrankungen wie der **Glukose-6-Phosphatase-Dehydrogenase-Mangel** bekannt sein, bei dem kein Primaquin, kein Cotrimoxazol und kein Aspirin wegen der Gefahr der Hämolyse verabreicht werden sollten.

Familiäre Narkosezwischenfälle in der Familienanamnese sollten einen hellhörig in Bezug auf den seltenen **Acetylcholinesterasemangel** machen, bei dem eine extrem verlängerte Muskelrelaxation in Narkose auftreten kann. Dies ist wichtig bei der präoperativen Untersuchung von Kindern vor chirurgischen Eingriffen in Allgemeinnarkose.

In Zukunft werden möglicherweise **zirkadiane Rhythmen** stärker berücksichtigt werden und den Therapieerfolg positiv beeinflussen.

> **Merke**
> Individuelle (krankheitsbedingte) Reaktionen auf Medikamente sollten beachtet werden.

7.2.6 Polypragmatismus, Kombinationspräparate

Polypragmatismus führt bei der Therapie oft schneller und mit weniger Umwegen zum Ziel, z. B. die Behandlung eines unklaren wahrscheinlich bakteriellen Ekzems, das mit kombinierter Steroid-Antiseptika-Creme (z. B. Fucicort Fusidinsäure und Betamethason) behandelt wird, oder ein unklarer, lang andauernder fieberhafter Infekt, der mit Antibiotika behandelt wird. Dies kann zu Nachteilen führen, wenn beispielsweise ein schweres Krankheitsbild wie Pneumonie oder Meningitis dadurch maskiert wird, bietet dem Patienten aber in den meisten Fällen mehr Sicherheit (Fall eines tödlichen Ausgangs beim Abwarten mit Antibiotika).

Polypragmatismus widerspricht wissenschaftlichem Arbeiten, und deshalb werden Kombinationspräparate oft vom Gemeinsamen Bundesausschuss oder dem Institut für Qualität und Wirtschaftlichkeit im Gesundheitswesen (IQWIQ) abgelehnt. Hierbei wird aber übersehen, dass das Ziel eine Verbesserung des Krankheitszustands ist, was manchmal besser ohne umfangreiche Diagnostik und mit einfach einzunehmenden Medikamenten zu erreichen ist, mit denen die Therapietreue (Compliance) gesicherter ist.

7.2.7 Suizidgefährdete Patienten

Bei suizidgefährdeten Patienten ist die Verschreibung von Medikamenten, die in Überdosis rasch toxisch sein können (z. B. Paracetamol), nicht zu empfehlen. Für die Schmerztherapie ist Ibuprofen aufgrund der größeren therapeutischen Breite geeigneter.

> **Merke**
> Der Arzt sollte bei Verordnung von Medikamenten auch einschätzen, ob die Eltern oder Patienten zu einer korrekten und sicheren Einnahme in der Lage sind. Einer von 5 714 Kindern- und Jugendlichen verübt einen erfolgreichen Suizid.

7.3 Medikamentenabgabe durch die Apotheke

Es kann vorkommen, dass falsche Medikamente von den Apotheken abgegeben werden. Häufiger werden durch den ökonomischen Druck der Rabattverträge anders lautende Generika abgegeben, was den Patienten oder die Eltern verwirrt und die Kommunikation erschwert. Die Inhaltsstoffe solcher Generika sind aber meist gleichwertig (z. B. Junik und Ventolair, die Beclometasondipropionat enthalten).

Medikamente

> **Generika**
> Unterschiedliche Generika haben eine unterschiedliche Galenik, die in einigen Fällen eine unterschiedliche Wirksamkeit und Verträglichkeit zur Folge hat.

Die verschiedenen Verpackungen führen daneben bei den Patienten zur Verwirrung. Handelt es sich um Dauermedikamente, z. B. Antiepileptika, so ist zu überlegen, das auf dem Kassenrezept vorgedruckte „aut-idem"-Kästchen durchzustreichen, damit nicht andauernd von der Apotheke das Medikament gewechselt wird.

7.3.1 Zu späte Abgabe von Notfallmedikamenten

Fallberichte

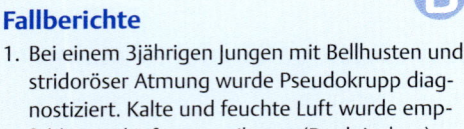

1. Bei einem 3jährigen Jungen mit Bellhusten und stridoröser Atmung wurde Pseudokrupp diagnostiziert. Kalte und feuchte Luft wurde empfohlen und Infectocortikrupp (Prednisolon-)Zäpfchen für den Fall erneuter Luftnot verordnet. Obwohl ein anderes Präparat wie Rectodelt (Prednison-)Zäpfchen oder Klismacort (Prednisolon-)Rektalkapseln in der Apotheke vorhanden waren, wurde Infectocortikrupp bestellt und dem Kind erst am nächsten Tag ausgeliefert.
2. Ein 4-jähriger Junge kommt mit schwerer Atmung und Brustschmerzen ohne Fieber in die Praxis. Bei Untersuchung finden sich Einziehungen, Giemen und Rhonchi mit verminderter Belüftung bei der Auskultation. Nach Inhalation mit 10 Tropfen Salbutamol und 10 Tropfen Atrovent (Ipratropiumbromid) geht es ihm besser. Ein abgeschwächtes Atemgeräusch ist links zu hören, und wegen der Seitendifferenz und Fällen von Mykoplasmenpneumonie in der Praxis wird Erythromycin verordnet, neben Salbutamolinhalationen und Prednisolonzäpfchen. Die Diagnose lautet Bronchopneumonie. Es ist die 3. obstruktive Episode dieses Kindes. In der Apotheke sind die Infectocortikrupp (Prednisolon-)Zäpfchen ausgegangen. Der Mutter wird gesagt, die Apotheke würde das Medikament am Folgetag liefern. Bei Verlaufskontrolle am nächsten Tag berichtet die Mutter, dass ihr Sohn wegen Luftnot kaum geschlafen habe, es ginge ihm leicht besser. Er ist weiter obstruktiv, die Belüftung ist aber verbessert, und er wird noch einmal in der Praxis mit Feuchtinhalation mit den gleichen Medikamenten behandelt. Bei Nachfrage beim Apotheker erzählt dieser, dass die Prednisolonzäpfchen geliefert wurden, aber niemand zu Hause war und die Zäpfchen in den Briefkasten eingeworfen wurden, wo niemand nachschaute. Mit dem Zäpfchen hätte der Junge sicher eine ruhigere Nacht gehabt. Um erneute Abgabeprobleme zu vermeiden, wird ein Muster Infectodexokrupp (orales Dexamethason) in der Praxis verabreicht und den Eltern mitgegeben.
3. Ein 20 Monate alter Junge kommt mit schwerer Luftnot, Fieber und Pfeifen in die Praxis. Es ist seine 5. Bronchitisepisode bei bronchialer Hyperreaktivität. Es geht ihm schlecht. Mit einem Rectodelt Zäpfchen (Prednison) und Feuchtinhalation in der Praxis mit Salbutamol und Ipratropiumbromid verbessert sich seine Atmung, ist aber noch so schlecht, dass ein Inhaliergerät verordnet wird mit physiologischer Kochsalzlösung, Salbutamol-Inhalationslösung und Ipratropiumbromid. Die Eltern sollen am Nachmittag anrufen und den Zustand mitteilen. Als sie dann kurz vor Praxisschluss anrufen, berichten sie, dass es dem Jungen nur etwas besser ginge. Die Salbutamollösung und Kochsalzlösung waren in einer auswärtigen Apotheke bestellt worden, da die verschriebenen Präparate in der praxisnahen Apotheke nicht vorrätig gewesen seien. Auf die Idee, Salbutamol einer „anderen Marke" zur Verfügung zu stellen („aut idem" – oder das Gleiche), war der Verantwortliche in der Apotheke nicht gekommen. Es war Glück, dass diese Verzögerung der Medikamentengabe nicht zu einem stationären Aufenthalt führte.

Notfallmedikamente oder wichtige Medikamente, die noch am gleichen Tag eingenommen werden sollen, können in der Apotheke vergriffen sein. Unerfahrene Mitarbeiter wissen dort manchmal nicht, dass man ein anderes Generikum herausgeben oder den Arzt anrufen kann, dass dieses Medikament nicht da ist. Sie können auch nicht unbedingt die Dringlichkeit einer Behandlung erkennen. Um eine Verzögerung der Therapie zu vermeiden, sollte in solchen Fällen ein Vermerk auf das Rezept gemacht werden: **„Erbitte Rückruf, falls Medikament nicht vorhanden."**

Es ist auch schon vorgekommen, dass Eltern das Rezept erst 1 oder 2 Tage später einlösten. Es ist ebenfalls wichtig, den Eltern die Schwere einer Erkrankung und die Dringlichkeit der Therapie zu erklären. Der Autor hat Fälle von schwer kranken Kindern erlebt, bei denen die Eltern die Lage unterschätzten und die verzögerte Medikamentengabe zu einer Krankenhaus-pflichtigen Lungenentzündung führte. In einigen Fällen kann die Abgabe von Notfallmedikamenten durch die Praxis erforderlich sein.

Fallbericht
Ein 5-Jähriger wird mit typischem Bellhusten und Heiserkeit vorgestellt. In der letzten Nacht hatte er Luftnot mit Pfeifgeräuschen (inspiratorischer Stridor). Die Diagnose Pseudokrupp (akute Laryngotracheitis) wird gestellt. Wegen Kortisonangst der Eltern werden keine Prednisonzäpfchen, sondern Infectokrupp Inhal (Epinephrinspray) verordnet. Die Apotheke liefert nur den Applikator. Das Medikament wird erst einen Tag später geliefert. Wäre es in der nachfolgenden Nacht zu einem Hustenanfall mit Luftnot und Stridor, hätte kein Medikament zur Verfügung gestanden.

Eine Kortisonangst führte in diesem Pseudokruppfall zur Auswahl von Epinephrinspray als Notfallmedikament. Das Medikament wurde aber für den benötigten Zeitraum nicht geliefert. Es ist wichtig, bei dringenden Notfallmedikamenten auch die Verfügbarkeit in der Apotheke zu berücksichtigen. Epinephrinvernebelung oder -spray sollte wegen der Gefahr des Rebounds (erneute akute Verschlechterung, wenn die Wirkung nach 4 Stunden aussetzt) unter nicht stationären Bedingungen mit Vorsicht angewendet werden. Ein Prednisonzäpfchen hätte zur Verfügung gestanden. Kortisonangst wird auch von einigen Apothekern und Ärzten gefördert, ist aber für die kurzfristige Gabe völlig unberechtigt.

7.3.2 Problematik von Inhaliersystemen

Fallberichte
1. Einem 5-jährigen Jungen mit Asthma wird Salbutamol Dosieraerosol (DA) verordnet und die Verabreichung über eine Vorsetzkammer (Vortex) gezeigt. Die Apotheke liefert Salbutamol Autohaler. Bei der Verlaufskontrolle berichtet der Vater, dass die Apotheke ein anderes Spray als verordnet abgegeben hätte und Verabreichung erst nicht funktioniert habe. Nachdem er jedoch ein Stück vom Inhalator abgesägt habe, hätte es funktioniert.
2. Ein 6-jähriger Junge hat Asthma und zur besseren Einstellung verschreibt der Kinderarzt das inhalative Steroid Ventolair (Beclometason) als Dosieraerosol. Zur besseren Deposition in der Lunge soll es über die Inhalierhilfe Vortex verabreicht werden. Die Verabreichung wird in der Praxis eingeübt. Die Apotheke liefert aber den Ventolair Autohaler. Die Mutter kommt mit dem Teil in die Praxis, weil es nicht so funktioniert, wie es gezeigt wurde. Es wird gezeigt, wie der Autohaler in die Inhalierhilfe ausgelöst werden kann, aber eigentlich war eine andere Lösung beabsichtigt.

Im letzten Fall erfolgte die Medikamentenausgabe an einem Tag, an dem Hilfspersonal in der Apotheke war. Sonst rief die Apotheke bei Veränderungen von Dosierung oder Herausgabe anderer Generika an. Regelmäßige Gespräche mit dem Apotheker helfen, solche Probleme zu vermeiden. Wenn nur die Abgabe eines bestimmten Medikaments erforderlich ist, dann sollte der Arzt das „aut idem"-Kästchen durchstreichen = ankreuzen oder einen schriftlichen Vermerk machen.

Die Inhalationstherapie bei Kindern mit Asthma ist kompliziert durch über ein halbes Dutzend unterschiedlichster Inhalationssysteme. Entsprechend schlecht ist auch die Befolgung (Compliance) von den schlecht verstandenen Medikamentenempfehlungen. Es ist natürlich kontraproduktiv, wenn der Kinderarzt sich Mühe gibt, die Eltern und den Patienten in der korrekten Verabreichung von Inhalationsmedikamenten zu schulen und die Apotheke dies dann durch Fehlabgabe oder verwirrende andersnamige Inhalatoren (wegen Rabattverträgen) weiter kompliziert. Hier ist eine Ab-

Medikamente

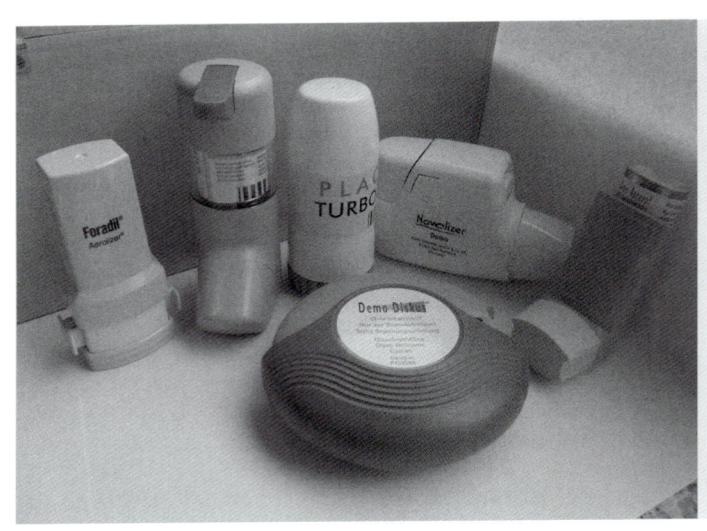

Abb. 7.3 Applikationssysteme bei Asthmamedikamenten. Von links nach rechts: Puderaerolizer, Autohaler, Turbohaler, Novolizer, Dosieraerosol, Pulverdiskus.

stimmung zwischen Arzt und Apotheker nötig, die aber vom Arzt ohne Rückmeldung der Patienten zunächst gar nicht vermutet wird.

In ▶ Abb. 7.3 werden einige Applikationssysteme für Asthmapatienten gezeigt: ein Puderaerolizer, Autohaler, Turbohaler, Novolizer, Dosieraerosol und Diskus. Eine gut verständliche Übersicht findet sich bei Kamin [17]. Nicht gezeigt sind die unterschiedlichen Vorsetzkammern für Dosieraerosole (Aerochamber, Vortex, Babyhaler, Volumatic), von denen die ersten beiden nach Ansicht des Autors am besten geeignet sind. Durch sie wird die Deposition des inhalierten Medikamentes in der Lunge deutlich verbessert.

7.4 Medikamentenverabreichung

Viele Eltern sind sich der Bedeutung von Medikamentendosierungen gar nicht bewusst, was leicht zu Fehlern führen kann. Nicht selten werden die Anweisungen des Arztes auch falsch verstanden. Es sollte bekannt sein, dass die Medikamente oft nicht so eingenommen werden wie verordnet, was mit dem alten Spruch zusammengefasst ist:
Gesagt ist nicht gehört,
gehört ist nicht verstanden,
verstanden ist nicht einverstanden,
einverstanden ist nicht ausgeführt.

7.4.1 Verständnis- und Sprachprobleme

Die Verabreichung von Medikamenten ist nicht allen Eltern und Kindern klar. Es sollte erklärt werden, wie Trockensäfte gemischt (Antibiotikum-Trockenpulver wurde schon trocken verabreicht), Zäpfchen verabreicht werden, wie inhaliert wird und wie Asthmamedikamente zu verabreichen sind (auch Apothekeraufgabe). Gerade in der Asthmatherapie empfiehlt sich die Verabreichungsüberprüfung, was ja auch Teil des DMP (Disease-Management-Programms) Asthma ist, bei dem Patienten- und Elternschulungen vorgesehen sind. Die Behandlung einer Konjunktivitis mit Augentropfen ist auch unwirksam, wenn die Tropfen nicht in den Bindehautsack, sondern auf das geschlossene Auge des sich wehrenden Kindes getropft werden (s. u.).

Fallberichte: Verabreichung von Zäpfchen

Ein 4-jähriges Mädchen wird in der Praxis wegen Ohrenschmerzen vorgestellt. Die Verständigung mit der türkischen Familie geht mit Händen und Füßen. Paracetamolzäpfchen werden zur Schmerzstillung verschrieben. Bei Kontrolle wird offenbar, dass die Eltern die Verabreichung der Zäpfchen nicht verstanden. Sie steckten sie ihrer Tochter in die Ohren (▶ Abb. 7.4a).

7.4 Medikamentenverabreichung

Andere Eltern, die noch nie ein Zäpfchen gebraucht haben, verabreichten die Paracetamolzäpfchen mit Aluminiumfolie [10]. Bei einem dementen Patienten kam es zu einer Darmperforation durch die mitgeschluckte Aluminiumfolie [1]. Auch das Schlucken von Zäpfen ohne Aluminiumfolie kommt vor (▶ Abb. 7.4b).

Die fehlerhafte Verabreichung von Medikamenten wird auch von TV-Moderatoren scherzhaft verarbeitet, wie bei Prof. Hase von Stefan Raab: „Ein Mann ruft in der Apotheke an und fragt, warum das Wick Wapurub so im Po brenne und das Zäpfchen nicht gut schmecke."

Aus den teilweise erheiternden Beispielen hat der Autor die Konsequenz gezogen, Eltern von Neugeborenen oder aus fremden Kulturkreisen bei der Verordnung von Zäpfchen zu fragen, ob sie mit der Verabreichungsweise vertraut sind. Ist das nicht der Fall, so muss die Verabreichung von Zäpfchen erklärt werden:

Verabreichung von Zäpfchen
Zur leichteren Applikation kann das Zäpfchen mit etwas Vaseline oder Olivenöl benetzt werden und dann tief in den After hinein geschoben werden. Die Pobacken sollten nach der Gabe kurz zusammengedrückt werden, damit das Zäpfchen nicht sofort herausgedrückt wird.

Fallbericht: Wurmsaft reicht nicht aus, um die ganze Wäsche zu waschen
In einer Praxis im sozialen Brennpunkt einer Großstadt verschreibt der bilinguale Kinderarzt einen Saft gegen Wurmbefall bei einer türkischen Familie, die noch kein Deutsch spricht. Auf Türkisch erklärt der Kinderarzt der Mutter, regelmäßig die Bettwäsche zu waschen. Eine Woche später kommt der empörte Vater und beschwert sich, dass die Würmer immer noch da seien und der Saft zum Waschen der ganzen Bettwäsche nicht ausreiche (KStA).

Es scheint manchmal banal, aber es lohnt sich, wenn sich der Arzt Zeit nimmt, die Darreichung der Medikamente zu erklären, ebenso die Nebenwirkungen. Die gilt insbesondere für Patienten, die den Beipackzettel nicht lesen (können). Dieses Beispiel zeigt, dass nicht nur Sprachprobleme, sondern auch Bildungsprobleme einen erhöhten Aufklärungsbedarf und vereinfachte Therapieregime erfordern. Hierbei kann man sich auch nicht immer darauf verlassen, dass die Apotheken diesen Teil übernehmen. Leider ist in einer vollen Kassenarztpraxis die Zeit für solche Dinge sehr knapp bemessen.

Andere Beispiele sind die Verabreichung von oralen Medikamenten ins Ohr (Otovowen, homöopathische Ohrentropfen), für das Ohr bestimmte

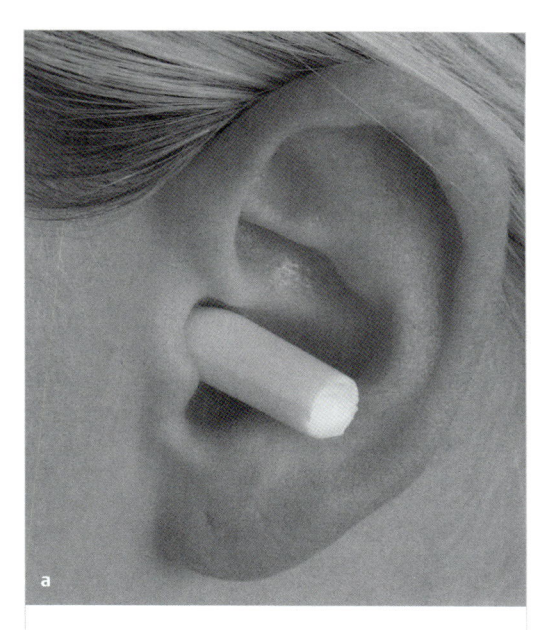

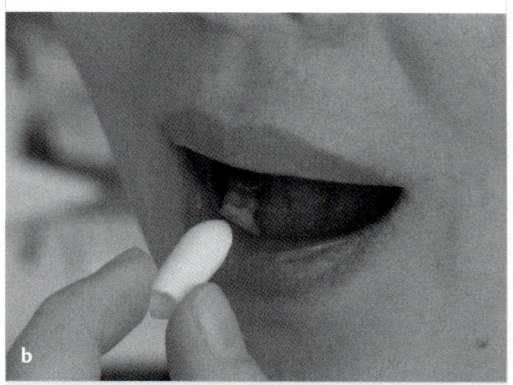

Abb. 7.4 Unklare Verabreichungswege von Medikamenten.
a „Ohrzäpfchen".
b „Mundzäpfchen".

Medikamente

Medikamente oral (Otalgan, Phenazon und Procain; Otobacid, Dexametason, Chinchocain, Butandiol). Hiervon unberührt sei noch einmal aufgeführt, dass manche Medikamente in der Tat verschieden appliziert werden können, wie Adrenalin subkutan (s. c.), verdünnt intramuskulär (i. m.) und intravenös (i. v.), verdünnt vernebelt (bei Pseudokrupp) oder intratracheal (auf Intensivstationen). Dass die Fehlapplikation auch schlimme Folgen haben kann, zeigt der Todesfall des Kindes mit intravenös verabreichtem Antibiotikasaft.

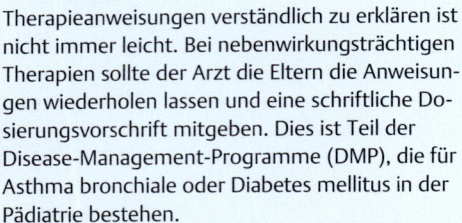

Praxistipp
Therapieanweisungen verständlich zu erklären ist nicht immer leicht. Bei nebenwirkungsträchtigen Therapien sollte der Arzt die Eltern die Anweisungen wiederholen lassen und eine schriftliche Dosierungsvorschrift mitgeben. Dies ist Teil der Disease-Management-Programme (DMP), die für Asthma bronchiale oder Diabetes mellitus in der Pädiatrie bestehen.

Weicht der Arzt von der im Beipackzettel empfohlenen Dosierungsempfehlung und Altersempfehlung ab, sollten die Eltern darauf hingewiesen werden, da dies sonst ein nicht seltener Grund für ein Nichtbefolgen der Therapie ist. Durchaus übliche Höherdosierungen bei schweren Infektionen sind nicht immer durch den Beipackzettel erfasst.

7.4.2 Complianceprobleme

Fallbericht: Therapieresistente Konjunktivitis
Ein 2-Jähriger wird wegen nicht heilender Konjunktivitis nach 5 Tagen erneut vorgestellt. Bei Nachfrage stellt sich heraus, dass die Eltern das Kanamycin auf die geschlossenen Augen getropft haben und tagsüber selten verabreichen konnten, da sich das Kind so gewehrt habe.

Bei Therapieversagern ist der erste Schritt, die Befolgung der Therapieempfehlungen zu überprüfen. Gerade das Verabreichen von Augentropfen bereitet zaghaften Eltern, im Krankenhaus auch zaghaften Krankenschwestern, große Probleme. Ähnliches gilt auch für die Verabreichung von Antibiotikasäften oder anderen Medikamenten. Für die Verabreichung der Tropfen ist es bei nicht einsichtsfähigen Säuglingen oder Kleinkindern manchmal nötig, sie in ein Handtuch einzuwickeln, damit die Tropfen ohne Abwehr durch die Hände in den Bindehautsack getropft werden können, oder eine 2 Person ist erforderlich. Spüren die Kinder die Unsicherheit und Unentschlossenheit der Eltern, dann ist die Weigerung noch größer.

Bei **Antibiotika** muss damit gerechnet werden, dass die Therapie in über 30 % nicht richtig befolgt wird [15], was bedeutet, dass das Nichtansprechen der Therapie nicht unbedingt auf das falsche Medikament zurückzuführen ist.

Bei der **Asthmatherapie** liegt die Compliance bei nur 30–50 %. Die Eltern verwechseln häufig Bronchodilatatoren und inhalative Kortikosteroide. Oft wird der Umgang mit unterschiedlichsten Inhalationssystemen nicht verstanden, und daher ist eine Instruktion mit Überprüfung der Inhalationstherapie Bestandteil der Disease-Management-Programme (DMP). Mit diesen und Patientenschulungen wird versucht, die Behandlungsqualität zu verbessern. Je einfacher und kürzer die Therapie, desto besser die Compliance. Vor der Therapie sollte eine individuelle Anpassung („tailoring") erfolgen nach dem Motto „erst verhandeln, dann behandeln" [6].

Praxistipps
- Regelmäßige Medikamentengaben können mit der Alltagsroutine verknüpft werden, z. B. Aufbewahrung des Asthmasprays im Zahnputzbecher.
- Bei Therapien mit mehr als 3 Medikamenten (z. B. Colitis ulcerosa, Asthma bronchiale, Rheuma) lohnt es sich, die Eltern regelmäßig alle Medikamente mitbringen zu lassen und diese durchzugehen. So mancher Therapieversager lässt sich so vermeiden.
- Bei unzuverlässigen Familien wird man eher eine kurze und einfache Therapie bevorzugen. Bei einem protrahierten Atemweginfekt wird man dann früher zu einem Antibiotikum greifen, bevor das Kind mit fortgeschrittener Lungenentzündung in der Praxis erscheint.

Bei Tuberkulose kann eine „observierte Therapie" (Directly Observed Treatment Short Course, DOTS) notwendig sein, wenn die Einnahme nicht zuverlässig ist [13]. Eltern sollten die Einnahmeweise wiederholen („repeat back" und „read back") [14]. Dies gilt auch für andere langwierige komplexe Therapien, wie für HIV-Infektionen, Rheuma, Epilepsie, ADHS, Diabetes mellitus oder manche psychiatrische Krankheiten, bei denen Verlaufskontrollen unumgänglich sind.

7.4.3 Vorgehen bei Notfällen

Manche komplexe Therapien erfordern einen Notfallplan mit Maßnahmen für den Patienten und Arzt in besonders gefährlichen Situationen, zum Beispiel bei:
- Chemotherapie mit erhöhtem Sepsisrisiko
- Immunsuppression (z. B. Asplenie) mit Risiko für Infektionen
- Langzeitsteroidgaben (z. B. beim nephrotischen Syndrom) mit Risiko für eine adrenale Krise
- Insulinbehandlung bei Diabetes mellitus mit Hypoglykämiegefahr (Glukagonspritze)
- schweren Allergien (Erdnuss, Fisch, Bienengift) mit Risiko für einen anaphylaktischen Schock (Adrenalin-Pen)
- Asthma bronchiale mit Exazerbationsrisiko (Stufenplan)

7.4.4 Fehlerhafte Applikation durch Ärzte und ärztliches Personal

> **Fallbericht: Antibiotikasaft intravenös verabreicht – Todesfolge**
> In Kap. 4.2.7 wurde bereits über einen PJ-Studenten berichtet. Nach einer Blutabnahme brachte die Schwester eine mit Antibiotikasaft gefüllte Spritze, von der der Student dachte, dass sie intravenös verabreicht werden musste. Er tat dies bei dem 10 Monate alten Jungen mit Leukämie. Dieser erlitt hierdurch einen anaphylaktischen Schock und verstarb.

Solche Verwechslungen von Oral- und Injektionsspritzen können nicht auftreten, wenn für orale Medikamente Spritzen verwendet werden, deren Ende zu groß für Nadelaufsätze ist. Manche Kinderkliniken haben aus diesem nicht einmaligen Ereignis Konsequenzen gezogen und verwenden unverwechselbare Spritzen (Westfalen-Blatt vom 30.11.2011: „Bielefeld – Babytod in Kinderklinik"). Solche Verwechslungen sind auch bei dem Impfstoff Rotarix vorgekommen, der mit einer Spritze oral verabreicht werden soll, aber versehentlich intramuskulär gespritzt wurde.

> **Fallbericht: Tödlicher Applikationsfehler bei intrathekaler Gabe von Vincristin**
> Ein Vertretungsarzt in Großbritannien wird gebeten, nach Sprechstundenende Vincristin zu verabreichen. Er hatte dieses Medikament zuvor noch nicht verabreicht. Die Mutter des Patienten war dabei und kannte die Verabreichungsart. Als der Arzt dabei war, das Vincristin intrathekal zu verabreichen, erklärte sie ihm, dass die klare Flüssigkeit (Vincristin) intravenös und die gelbe Flüssigkeit (Methotrexat) intrathekal verabreicht werden müsse. Der Arzt ignorierte die Mutter und verabreichte das Vincristin intrathekal. Einige Tage später verstarb der Patient an den Folgen [22].

Es ist wichtig auf die Eltern zu hören, was nicht gleichbedeutend ist, dass man sich auf sie verlässt. Dem Arzt, der die Mutter ignorierte, fehlte die Demut. Besondere Vorsicht ist bei unbekannten Medikamenten geboten. In der Ausbildung sollten die Medikamente mit geringer therapeutischer Breite besonders gut durchgenommen werden.

7.5 Unerwünschte Arzneimittelwirkungen (UAW)

„One of the first duties of the physician is to educate the masses not to take medicine."
„Many physicians need to be educated not to prescribe medications unnecessary."
Sir William Osler (1849–1919)

Unerwünschte Wirkungen von Medikamenten treten regelmäßig auf. Eine der größten Katastrophen war die Schädigung von Feten durch Contergan von 1957–1961.

> **Merke**
> Sind bei Therapien Nebenwirkungen sehr häufig zu erwarten oder schwerwiegender Natur, so müssen die Eltern bzw. muss der Patient selbst vor Therapiebeginn darüber informiert werden.

Manche Eltern lehnen daraufhin die Behandlung ab, z. B. die frühe Therapie einer Epilepsie nach nur 1 oder 2 nicht schwer verlaufenden Krampfanfällen oder Methylphenidat bei einem milden Aufmerksamkeitsdefizitsyndrom (ADHS). Es sollte aber auch auf andere, weniger gravierende Nebenwirkungen, die zu einem unnötigen Therapieabbruch führen könnten, hingewiesen werden (z. B. Hinweis auf dunkle Stühle oder Verstopfung bei Eisentherapie oder Hinweis auf reversible Transaminasenerhöhungen wie bei Valproattherapie).

Manche Medikamente werden gleichzeitig mit weiteren, die Nebenwirkungen vermeidenden Medikamenten gegeben, z. B. Laxantien bei Opiaten, Folsäure bei Methotrexat, Kalzium bei hochdosierter Rachitistherapie mit Vitamin D.

Nebenwirkungen können bei Erfahrung mit dem spezifischen Medikament vermieden werden. Jeder Niedergelassene entwickelt für sich eine Reihe von bewährten Medikamenten, die er gut kennt, und der nahe gelegene Apotheker stellt sich darauf ein. Die Rabattverträge zwischen Krankenkassen und Arzneimittelherstellern durchkreuzen dies manchmal, und es werden andere Medikamente (Generika mit unterschiedlicher Galenik) in der Apotheke abgegeben als verordnet. Dies kann nachteilig sein.

> **Meldepflicht von unerwünschten Arzneimittelwirkungen (UAW)**
> Bedeutsame UAW sind nach der Berufsordnung (z. B. § 6 Berufsordnung der nordrheinischen Ärzte) meldepflichtig. Sie sind zu melden an die Arzneimittelkommission der deutschen Ärzteschaft (AkdÄ), Postfach 120 864, 10 598 Berlin, oder per Fax an 030/400 456/555, im Internet: www.akdae.de (Abb. 3.1). Vordrucke finden sich in den Ausgaben des Deutschen Ärzteblattes auf der letzten Seite. Eine Onlinemeldung (phv@akdae.de) oder mündliche Meldung per Telefon (030/400 456/555) ist auch möglich.

Es ist davon auszugehen, dass UAW zu selten gemeldet werden. Für den Niedergelassenen bedeutet die Meldung eine Mehrarbeit, die nicht honoriert wird. Ein Anreiz könnte sein, dass zu jeder Meldung Rückmeldungen gegeben werden, wie dies bei der niederländischen Meldebehörde Lareb (www.lareb.nl) der Fall ist.

7.6 Off-Label-Gebrauch, Kontraindikationen und Altersausschlüsse

7.6.1 Off-Label-Gebrauch

Eine Analyse von 1,59 Millionen für 0- bis 16-Jährige verordneten Rezepten bei Versicherten der AOK Baden-Württemberg ergab einen Off-Label-Gebrauch (von nicht für die Pädiatrie zugelassenen Medikamenten) von 13,2 % [7]. Am häufigsten wurden Ophthalmika und Otologika off-label verordnet, gefolgt von Dermatika, Kardiaka, Mittel für das Muskel-und Skelettsystem, Antidepressiva und Urologika inklusive Sexualhormonen. Einige häufige derzeitige Off-Label-Medikamente sind in ▶ Tab. 7.8 aufgeführt. Diese Medikamente können durchaus seit Jahren bewährt und sicher sein, haben aber noch keine pädiatrische Zulassungsstudie. Für die herstellenden Firmen lohnen sich oft nicht die Kosten für eine teure Zulassungsstudie bei Kindern und Jugendlichen.

Es kann sogar passieren, dass der Einsatz von Off-Label-Medikamenten geboten ist, wenn dies dem wissenschaftlichen Stand entspricht. So wurde vom Oberlandesgericht Köln das zu späte Einsetzen von dem damals bei Kindern nicht zugelassenen Aciclovir für eine Herpesenzephalitis bei einem 17 Monate

Tab. 7.8 Off-Label-Medikamente in der ambulanten Pädiatrie.

Handelsname	Wirkstoff	Indikation
Syprol	Propranololsalbe	Hämangiom
Fluimucil	Acetylcystein	bei Säuglingen nur bei vitaler Indikation
Antra MUPS	Omeprazol	ab 1 Jahr nur bei schwerer Refluxösophagitis
Laceransalbe	10 % Urea	Dermatitis
Neogel	Carbenoxolon	Stomatitis, Ulcera
Prozac	Fluoxetin	besondere Vorsicht zwischen 8 und 18 Jahren
Seroxat	Paroxetin	erst ab 18 bei für Depression
Floxal Augensalbe	Ofloxacin	Balanitis
Paracodin	Dihydrocodein	Hustendämpfer, erst ab 4 Jahren zugelassen
Imodium	Loperamid	Antidiarrhoeikum, erst ab 2 Jahren zugelassen

alten Jungen beanstandet (OLG Köln vom 30.05. 1990, 27 U 169/89). Der Junge hatte 1987 Aciclovir erst am 3. stationären Behandlungstag erhalten.

Im Krankenhausbereich und bei seltenen Erkrankungen werden Off-Label-Medikamente in bis > 90 % der Fälle bei Kindern verwendet. Problematisch ist, dass der verordnende Kassenarzt bei Off-Label-Gebrauch von den gesetzlichen Krankenkassen in Regress genommen werden kann und teilweise auch wird, z. B. ist dies bei einem Fall von Immunglobulinbehandlung bei Multipler Sklerose bekannt. In unklaren Fällen empfiehlt sich das Einholen einer Kostenübernahmeerklärung.

Mit dem Konzept der **Orphan Drugs** bemüht man sich, die Rechtssicherheit für den verordnenden Arzt bei Off-Label-Medikamenten zu erhöhen. Orphan Drugs werden bei seltenen Erkrankungen eingesetzt, bei denen aufgrund der kleinen Fallzahlen Zulassungsstudien sehr schwer durchzuführen sind [25].

> **Merke**
> Bei Verordnung von Off-Label-Medikamenten kann es zu Regressforderungen der gesetzlichen Krankenkassen kommen. Off-label-Medikamente, die medizinisch geboten sind und für die es keine Alternative von zugelassenen Medikamenten gibt, sollten jedoch verordnet werden.

Über viele gut verträgliche Medikamente wie Schmerzmittel, Hustensäfte, Antidiarrhoeika oder Antibiotika wird in der Regel nicht aufgeklärt. Handelt es sich jedoch um Eltern und Patienten, für die solche Medikamente völlig unbekannt und neu sind, dann ist auch eine Aufklärung über banale Dinge zu erwägen, wie die richtige Verabreichung von Zäpfchen, die maximale Dosierung von Paracetamol oder die Auflösung und Gabe von Antibiotika. Bei nebenwirkungsträchtigeren Medikamenten wie Antiepileptika, Stimulantien, Kardiaka ist auch eine Aufklärung über die häufigsten Nebenwirkungen wie Hepatotoxizität, Hypertonie oder Hypotonie angebracht, sofern dies nicht bereits durch den verordnenden Subspezialisten getan hat wurde.

> **Merke**
> Bei nicht für die Pädiatrie zugelassenen Medikamenten (off-label) besteht ein erhöhter Aufklärungsbedarf.

7.6.2 Kontraindikationen und Unverträglichkeiten

Die Verordnung von scheinbar kontraindizierten Medikamenten (z. B. Altersbeschränkung, off-label) kann zu einem Vertrauensverlust zwischen Arzt und Eltern führen, wenn nicht vorher darauf hingewiesen wurde. Manche in der Pädiatrie altersbeschränkte Medikamente wie Ranitidin werden seit Jahrzehnten erfolgreich eingesetzt und sind in anderen Ländern auch für jüngere Altersgruppen zugelassen; z. B. das Macrogol Movicol ist in den Niederlanden schon viel länger zugelassen. Wichtig ist eine Aufklärung der Patienten über die in diesen Fällen nur relativen Kontraindikationen oder Altersausschlüsse.

> **Fallbericht**
> Ein etwa 7-jähriges Kind hat eine bereits länger bestehende fieberhafte, eitrige Mittelohrentzündung. Es wird überlegt, Amoxicillin zu verordnen und gefragt, ob Allergien vorlägen. Die Mutter antwortet „ja, mehrere" und zählt Allergien gegen Amoxicillin, Milch, Hühnerei und einige weitere auf. Auf Nachfrage, wie sich diese Allergien geäußert hätten, antwortet die Mutter, dass der Heilpraktiker diese ausgependelt hätte. Der Mutter wird erklärt, dass eine solche Diagnosestellung unzuverlässig ist. Sie ist zu einer Amoxicillinbehandlung bereit, die dann auch gut vertragen wird.

Nicht jede vorgetragene Kontraindikation (hier Allergie) ist auch wirklich eine. Durch Pendeln festgestellte Allergien sind fragwürdig.

Manche Kinder erbrechen Medikamente, da sie den Geschmack nicht mögen. Hier liegt dann auch keine Allergie vor. Dies wird dann oft offenbar, wenn auch das zweite Ersatzantibiotikum ebenfalls sofort erbrochen wird. Dennoch kann sich eine Allergie durch Erbrechen äußern. Ein Kinderarzt, der den Geschmack der Medikamente berücksichtigt, ist vermutlich erfolgreicher mit der Befolgung seiner Therapien und auch dem Behandlungsergebnis. Leider wird dies durch die Rabattverträge kontrakariert, bei denen die Apotheker unterschiedliche Medikamente herausgeben, je nachdem welcher Rabattvertrag gerade zwischen den Pharmafirmen und den zahlreichen Krankenkassen ausgehandelt wurde.

7.7 Arzneimittelbudget und Me-Too-Präparate

Die Mehrheit der Ärzte sind Kassenärzte und bei der Verordnung von Medikamenten verpflichtet, nach den „WANZ"-Kriterien zu verordnen: **wirtschaftlich, ausreichend, notwendig, zweckmäßig** (§ 12 SGB V). Ansonsten laufen sie Gefahr, Jahre nach der Verordnung über einen Regress selbst zur Kasse gebeten zu werden. Trotzdem bleibt die therapeutische Freiheit groß. Die Einschränkungen der auf Krankenkassenkosten verordnungsfähigen Medikamente wechseln ständig. Bei den über 80 000 Medikamenten im deutschen Medikamentenverzeichnis „Rote Liste" ist es schwierig, einen Überblick zu behalten.

Zur Ausgabensteuerung haben die kassenärztlichen Vereinigungen Budgets und Me-Too-Listen entwickelt. **Me-Too-Präparate** sind im Vergleich zum Originalpräparat leicht abgewandelte Analogpräparate, mit denen aufgrund eines neuen Patentschutzes höhere Preise für das Pharmaunternehmen erzielt werden können und für die es noch keine kostengünstige Nachahmerpräparate (Generika) gibt. Der Kassenarzt darf Me-Too-Präparate nur in Ausnahmefällen verordnen (Stand 01.08.2013 für KV Nordrhein), zum Beispiel:

- Nasonex (Mometasonfuroat), Alternative wäre z. B. Budesonid.
- Flutide (Fluticason), Alternative wäre z. B. Beclometason, ist aber im Alter unter 12 Jahren verordnungsfähig.

Umgang mit dem Arzneimittelbudget

Um nicht in eine zeitraubende und unter Umständen kostspielige Regressprüfung zu geraten, sollten vorzugsweise Generika verordnet werden. Für teure Medikamente gibt es in vielen Fällen Praxisbesonderheitenziffern, durch die die Kosten aus dem Budget herausgerechnet werden (www.kbv.de/ais/12 915.html).

7.8 Literatur

[1] **Ärztekammer** Nordrhein (AEKNO). Einnahmefehler – Koma, Sepsis. DMW 2012; 137: 126–130

[2] **American** Academy of Pediatrics (AAP), Committee on Infectious Diseases. Red Book 2012. 29. Aufl.

[3] **Ausejo** M, Saenz A, Pham B et al. The effectiveness of glucocorticoids in treating croup: meta-analysis. BMJ 1999; 319: 595–600

[4] **Beckett** VL, Tyson L, Caroll D, Gooding N. Accurately administering oral medication to children isn't child's play. Arch Dis Chil 2012; 97: 838–841

[5] **Biollaz** J, Nussberger J, Schelling JL. Arzneimittelbedingte Todesfälle. In: Berg S. Unerwartete Todesfälle in Klinik und Praxis. Heidelberg: Springer; 1992: 142

[6] **Bresser** HG et al. Compliance und Asthma. Pädiatrische Allergologie 2000; 2: 4–8

[7] **Bücheler** R, Meisner C, Kalchthaler B et al. „Off label" Verschreibung von Arzneimitteln in der ambulanten Versorgung von Kindern und Jugendlichen. Dtsch Med Wochenschr 2002; 127: 2551–2557

[8] **Cascorbi** I. Arzneimittelinteraktionen. Dsch Arztebl In 2012; 109 (33–34): 546–556

[9] **Emmrich** P, Sitzmann FC, Truckenbrodt H. Kinderärztliche Notfälle. 11. Aufl. Stuttgart: Thieme; 1989: 340

[10] **Ewald** D. Man muss nicht jeden Fehler selber machen, um aus ihm zu lernen. Kinder- und Jugendarzt 2010; 3: 188

[11] **Frangenberg** H. Ärzte flüchten aus Problem-Stadtteilen. Kölner Stadt-Anzeiger (KSta) 18.06.2012: 25

[12] **Hahnenkamp** C. Patientensicherheit – Ich sehe was, was du nicht schreibst. Dtsch Arztebl 2011; 36: A1850–4

[13] **Hofmann** E. Tuberkulose: DOTS-Strategie in Afrika. Dtsch Arztebl 1998; 95 (41): A2525

[14] **Hoffmann** B, Rohe J. Patientensicherheit und Fehlermanagement. Dtsch Arztebl 2010; 6: 92–99

[15] **Hoppe** JE, Blumenstock G, Grotz W et al. Compliance pädiatrischer Patienten bei der Behandlung mit oralen Antibiotika: eine bundesweite Studie der Deutschen Gesellschaft für Pädiatrische Infektiologie e. V. Kinder- und Jugendarzt 1999; (30) 11: 1141–1146

[16] **Kairys** SW, Olmstead EM, O'Connor GT. Steroid treatment of laryngotracheitis: a meta-analysis of evidence from randomized trials. Pediatrics 1989; 83 (5): 683–693

[17] **Kamin** W. Inhalationstherapie bei Kindern: Wo sind die Fallstricke? Welches System ist geeignet? Gaißacher Ärztejournal 17/2012

[18] **Lembeck** F, Ochsenfahrt H. Das 1 × 1 des Rezeptierens. 7. Aufl. Stuttgart: Thieme; 1985: 10

[19] **Madea** B. Rechtsmedizin und Patientensicherheit. Bonn: Vortrag APS Jahrestagung am 08.05.2009. Im Internet: www.aps-ev.de/fileadmin/fuerRedakteur/PDFs/Veranstaltungen/Jahrestagungen/2009/Prof._Dr._Madea_-_Rechtsmedizin_und_Patientensicherheit.pdf (abgerufen am 30.04. 2013)

[20] **Miller** MR, Robinson KA, Lubomski LH et al. Medication errors in paediatric care: a systematic review of epidemiology and an evaluation of evidence supporting reduction strategy recommendations. Qual Saf Health Care 2007; 16: 116–126

[21] **Mühlendahl** v. KE, Nawracala J. Vitamin D Intoxication. Eur J Pediatr 1999; 158(3): 226

[22] **Raine** JE, Williams K, Bonser J. Avoiding Errors in Paediatrics. Oxford: Wiley-Blackwell; 2013: 54

[23] **Reinhardt** D. Therapie der Krankheiten im Kindes- und Jugendalter. 8. Aufl. Berlin: Springer; 2007

[24] **Schubert** I, Ihle P, Sabatowski R. Zunahme der Opioidverordnungen in Deutschland zwischen 2000 und 2010. Dtsch Arztebl Int 2013; 110 (4): 45–51; DOI: 10.3 238/arztebl. 2 013 0045

[25] **Verband** Forschender Arzneimittelhersteller e. V. (VFA). Off-Label-Use: Zulassungsüberschreitender Einsatz von Medikamenten bei schweren Erkrankungen. 03.01.2012. Im Internet: www.vfa.de/de/wirtschaft-politik/positionen/pos-off-label-use.html (abgerufen am 07.05.2013)

8 Laboruntersuchungen

8.1 Einführung

„Ein Laborwert ist kein Laborwert" (Professor Hans Vetter, ehem. Leiter Bonner Poliklinik für Innere Medizin)
„Wer viel misst, misst viel Mist"

In der hausärztlichen Situation machen Fehler im Zusammenhang mit Laboruntersuchungen bei Allgemeinmedizinern mit 21,8 % die zweithäufigste Fehlerquelle aus [2]. Am häufigsten sind Medikationsfehler mit 30,5 %. Für die kinderärztlichen Hausärzte liegen solche Untersuchungen nicht vor. Die Blutuntersuchungen werden häufig durch die Ärzte selbst und wegen der Kinder mit besonderer Sorgfalt und Behutsamkeit durchgeführt. Es ist daher anzunehmen, dass Fehler im Laborbereich bei Kindern seltener passieren, aber auf ähnlichen Ebenen und mit ähnlichen Konsequenzen. Die gesamten praktischen und administrativen Prozesse vor der Laboranalyse werden unter dem Begriff Präanalytik zusammengefasst. In Kap. 10 Vorsorgeuntersuchungen wird auf Probleme mit dem Neugeborenenscreening eingegangen.

> **Merke**
> Vor jeder (Labor-)Untersuchung sollte man sich fragen: Hat dies therapeutische Konsequenzen?

8.2 Indikation

Die Häufigkeit von Blutuntersuchungen variiert unter Ärzten sehr stark, und der Autor ist der Ansicht, dass viel Labormedizin nicht unbedingt eine bessere Medizin darstellt. Ein klinisch gut ausgebildeter Arzt wird mit weniger Laboruntersuchungen auskommen. In vielen Fällen dient die Laboruntersuchung der Absicherung einer vermuteten Diagnose, und eine stärkere Absicherung kann bei geringer Erfahrung durchaus sinnvoll sein.

▶ **Präoperative Untersuchung.** Bei der präoperativen Untersuchung geht es um die Identifizierung von Operationsrisiken, wie eines Infekts, einer Blutgerinnungsstörung oder eines Narkoserisikos. Die häufigsten Operationen bei Kindern sind Adenotomien und Tonsillektomien, die etwa ein Drittel der kindlichen Operationen ausmachen. Die mancherorts empfohlene Routineblutuntersuchung (Blutbild, Quickwert und aktivierte partielle Thromboplastinzeit, PPT) hat einen fraglichen Wert. Solche Gerinnungsscreenings zeigen in bis zu 15 % der Fälle pathologische Werte. Nur bei 2,4 % der pathologischen Gerinnungswerte lag eine echte Gerinnungsstörung zugrunde. Eine gründliche Anamnese bezüglich der Blutungsneigung ist aussagekräftiger [3]. Bei manchen Formen des Von-Willebrand-Syndroms (häufigste Gerinnungsstörung) sind die genannten Gerinnungsparameter normal. Werden in der ordentlichen Anamnese keine Risiken identifiziert, dann ist eine Gerinnungsdiagnostik meist hinfällig [1].

▶ **Blutuntersuchung bei Stimulantientherapie.** Routinelaboruntersuchungen bei ADHS sind außer vor Beginn der Therapie oder bei Symptomen, die auf Nebenwirkungen hinweisen, von zweifelhaftem Wert [7]. Die jährliche, zur Absicherung empfohlene Blutuntersuchung von Blutbild und Transaminasen ist nicht evidenzbasiert und fällt mehr in die Kategorie von nutzloser Defensivmedizin („defensive needless medicine"). Viele ADHS-Patienten haben eine große Angst vor Nadeln, und bei einigen sind Blutuntersuchungen unter normalen Bedingungen nicht durchführbar.

▶ **Blutuntersuchung bei Antiepileptikatherapie.** Laborkontrollen zur Erfassung von organspezifischen Nebenwirkungen sind bei klinisch unauffälligen und gut beurteilbaren Kindern ohne Vorerkrankung in der Regel nicht indiziert, außer vor und nach Therapiebeginn [11].

▶ **Mikrobiologische Untersuchungen in der Praxis.** Rachenabstriche oder Stuhlproben sind in der Praxis bei unkomplizierten Erkrankungen selten indiziert, denn das Ergebnis kommt erst nach 3–5 Tagen, wenn sich die Erkrankung meist schon gebessert hat. Das Kind benötigt jedoch eine sofortige Hilfe. Sinnvoller sind Schnelltests wie der A-Streptokokken-Schnelltest.

▶ **Unklarer Verlauf von Erkrankungen.** Gezielte (Labor-)Untersuchungen mit klarer Fragestellung sollten grundsätzlich angestrebt werden. Bei unklaren Fällen mit ängstlichen Kindern werden meist bei Blutabnahme zunächst nur nahe liegende Diagnosen abgeklärt. Zur Vermeidung weiterer belastender Blutuntersuchungen ist es aber oft hilfreich, Restserum einzufrieren, womit dann z. B. Infektions- oder Rheumaserologie nachträglich untersucht werden kann, ohne das Kind erneut zu stechen.

Fallbericht

Eine 5-jährige Patientin fiebert seit 5 Tagen hoch ohne sonstige Symptome und Hinweise bei der körperlichen Untersuchung. Eine Urinuntersuchung ist normal, ebenso eine Blutuntersuchung mit Blutbild, CRP, und Transaminasen. Da sie sehr ängstlich ist, wurde bei der Blutuntersuchung etwas mehr Blut abgenommen und Restserum eingefroren, um später eventuell gezieltere Untersuchungen vorzunehmen. Im Verlauf kommt es dann zu weißlich vereiterten Tonsillen und Lymphknotenschwellungen. Bei gezielter Befragung kommt heraus, dass es Fälle von infektiöser Mononukleose auch im Kindergarten gegeben hat. Die Diagnose kann ohne Zusatzuntersuchungen gestellt werden.

▶ **Wunschblutabnahme ohne klare Indikation.** Es kommt häufig vor, dass Eltern eine Blutuntersuchung wünschen. Zunächst sollten sie darin auch ernst genommen werden. Der Grund der Besorgnis sollte erfragt werden. Man möchte sich nicht später vorwerfen lassen, dass man eine sinnvolle Untersuchung verweigert habe. In einer Vielzahl der Fälle geht es aber um Fragestellungen, bei denen die Blutuntersuchungen nicht weiterhelfen, wie in dem unten geschilderten Fall. Unsinnige Indikationen sind ein vermuteter Vitaminmangel bei normal ernährten Kindern, Blutcheck allgemein, normale Infektneigung bei Kindergartenneulingen oder während der Infektsaison. Aufklärung und Gesundheitserziehung sind in solchen Fällen angebracht.

Fallbericht

Die Eltern eines 6-jährigen Jungen kommen in die Praxis und geben den Arzthelferinnen an, dass eine Blutuntersuchung vereinbart worden sei. Dies trifft aber nicht zu. Auf Nachfrage kommt heraus, dass die Eltern wegen schlechtem Appetit besorgt sind. Der Kinderarzt wiegt den Patienten und stellt einen Ernährungszustand mit leichtem Übergewicht fest (oberer BMI-Perzentilennormbereich). Der Junge ist beschwerdefrei und seine körperliche Untersuchung inklusive Schilddrüse unauffällig. Eine Gewichtskontrolle wird in 3 Monaten vereinbart. Eine Blutuntersuchung ist nicht indiziert.

Bei dem leicht übergewichtigen Kind könnte eine Untersuchung der Schilddrüsenhormone (TSH und FT 4) und der Blutfette sinnvoll sein, eine Hypothyreose als Ursache von Adipositas ist aber in der Praxis eine Seltenheit. Bei einer positiven Familienanamnese für eine Hashimoto-Thyreoiditis bestünde eine klare Indikation.

Fazit

Laborrundumschläge sind selten hilfreich. Für jede Laboruntersuchung sollte man sich idealerweise Rechenschaft ablegen, warum man diese anfordert und welche Konsequenzen man aus einem pathologischen Ergebnis zieht. Der Nutzen häufig praktizierter Routinelaboruntersuchungen zur präoperativen Diagnostik sowie von Verlaufskontrollen bei ADHS oder Epilepsie ist fraglich; Blutuntersuchungen sind weniger aussagekräftig als eine gute Anamnese.

Bei unklaren Krankheitsfällen ohne akute Bedrohung kann man durch die Aufbewahrung von Laborproben (Einfrieren von Restserum) auf die Untersuchung zunächst unwahrscheinlicher aufwendiger Labordiagnostik verzichten. Bei Beschwerdepersistenz oder Verlaufsänderung steht diese Probe dann zur Verfügung und macht oft eine 2. Blutentnahme unnötig.

8.3 Abnahmetechnik, Vorbereitung und Nachsorge

8.3.1 Einverständniserklärung vor Blutuntersuchungen

Mittlerweile ist eine schriftliche Genehmigung bei genetischen Tests erforderlich (seit dem 01.02.2010 ist das Gendiagnostikgesetz in Kraft), ebenfalls bei Stoffwechsel-Screeninguntersuchungen, die solche beinhalten. Wird diese Einwilligung vergessen, wird die Analyse vom Labor abgelehnt und die Probenabnahme war umsonst, wenn die

Einverständniserklärung nicht zeitnah nachgereicht werden kann.

Auch bei der HIV-Diagnostik ist eine Genehmigung erforderlich. Es ist aus Vertrauensgründen ratsam, diese auch vor einem Schwangerschaftstest oder Drogentest einzuholen. Ist eine Gefahr für den Patienten bei Unterlassen gegeben, dann sollten er oder die Eltern wenigstens informiert werden.

8.3.2 Äußere Einflüsse auf Laborparameter

Für bekannte Untersuchungen wie Nüchternblutzucker, Blutfette und Kortisolspiegel ist besonders auf Nüchternheit und Tageszeit zu achten. Medikamentenspiegelbestimmungen erfolgen meist vor der Gabe (Antiepileptika wie Valproat, Schilddrüsenhormon). Einflüsse beim C 13-Atemtest-Interferenz (kein Zähneputzen) oder Schweißtest müssen berücksichtigt werden.

Gründe für die zuvor erwähnten, häufig falsch pathologischen Gerinnungsparameter (v. a. aPTT und Quick) sind nachfolgend aufgelistet. Sie können auch bei anderen Laborparametern zu einem verfälschten Ergebnis führen.

> **Top 10 präanalytische Fehlerquellen bei der Gerinnungsdiagnostik nach Bidlingmaier [3]**
> - zu lange Stauung (20–60 Sekunden anzustreben)
> - zu kleine Kanüle (zähes Tropfen)
> - schlechte Abnahme (aus Hämatom, gequetscht)
> - Gerinnungsaktivierung durch Stochern
> - Gerinnungsaktivierung durch Stress des Kindes
> - Röhrchen nicht voll
> - Blut schaumig
> - Probenlagerung im Kühlschrank
> - zu langer Transport, zu lange Bearbeitungszeit
> - unpassende Reagenzien und falsche Normwerte

8.3.3 Synkope nach Blutabnahme

> **Fallbericht**
> Bei einem adipösen 10-jährigen Mädchen wird Blut abgenommen. 5–10 Minuten danach verlässt sie mit der Mutter das Behandlungszimmer, um einen Folgetermin zu vereinbaren. An der Rezeption erleidet die Patientin eine Synkope und stürzt auf den Hinterkopf. Sie ist kurz bewusstlos. Sie wird sofort neurologisch vom Kinderarzt untersucht und kann nach 30 Minuten Beobachtung mit leichten Kopfschmerzen nach Hause geschickt werden. Wegen anhaltender Kopfschmerzen wird sie im Krankenhaus vorgestellt und für 24 Stunden stationär überwacht. Danach ist sie beschwerdefrei. Nach einiger Zeit kommt von der Krankenversicherung ein Schreiben, in dem eine Schilderung des Unfallhergangs angefordert wird, um Schadensersatzansprüche zu prüfen.

Da Kinderärzte selten mit Haftpflichtfragen konfrontiert werden, wird ein solcher Vorgang bei den meisten negative Gefühle auslösen und vielleicht auch als Vertrauensbruch empfunden. Solche Synkopen kommen sehr selten vor, sind aber wiederholt Anlass zu Beschwerden durch die Eltern. Es geht um die Frage, ob hier eine Sorgfaltspflichtverletzung mit berechtigen Schadensersatzansprüchen vorliegt oder ein seltenes, nicht vorhersehbares Lebensrisikoereignis. Würde man bei allen Patienten aus Vorsichtsgründen eine Nachbeobachtungszeit von 30 Minuten nach Impfungen und Blutabnahmen empfehlen, dann wäre ein normaler Praxisbetrieb nicht ohne weiteres möglich. Die Haftpflichtversicherung muss informiert werden.

Bei Risikopatienten, z. B. Teenagern oder Patienten mit vorherigen Kreislaufreaktionen nach Blutabnahmen oder Impfungen, ist eine Sicherungsaufklärung und Nachbeobachtungszeit von etwa 15 Minuten in der Praxis empfehlenswert. Ein Kreislaufkollaps kann auch bei den begleitenden Eltern vorkommen. In einem kuriosen Fall legte sich der Vater vorbeugend vor der Blutabnahme bereits auf den Boden.

Laboruntersuchungen

> **Vorsicht**
> Bei Blutentnahmen und nach Impfungen muss bei empfindlichen Patienten und unter Umständen auch begleitenden Eltern mit Kreislaufreaktionen gerechnet werden. Daher sollten Vorsichtsmaßregeln getroffen werden, dass es nicht zu einer Verletzung durch Synkope kommt.

8.3.4 Technische Fehler bei der Allergiediagnostik

> **Fallbericht**
> Ein Prick-Test ist für alle getesteten Substanzen positiv. Bei genauer Analyse stellt sich heraus, dass die Prick-Lanzette zuerst in die Positivkontrolle gestochen wurde und bei den nachfolgenden „Pricks" nicht richtig abgewischt wurde, wodurch alle Tests positiv wurden.

Beim Prick-Test kann eine einzige Prick-Lanzette verwendet werden. Sie muss aber nach jedem „Prick" mit einem sterilen Tupfer gut abgewischt werden, und die Positivkontrolle sollte als letztes durchgeführt werden. Sicherer, aber zeitaufwendiger ist ein Wechsel von Prick-Lanzetten.

> **Fallbericht**
> Nach dem Prick-Test kommt es an allen Stellen zu einer stärkeren Hautblutung. Die Prick-Lanzette wurde mit der Kapillarblut-Lanzette verwechselt (▶ Abb. 8.1).

8.3.5 Probenfehler

Die Blutabnahme bei Säuglingen und Kindern ist oft schwieriger als bei Erwachsenen, was leicht dazu führt, dass zu wenig Blut abgenommen wird.

Gelegentlich wird ein Röhrchen mit fehlendem Reagenz für bestimmte Untersuchungen verwendet, z. B. kein EDTA-Röhrchen für das Blutbild, Heparin-Röhrchen für die Chromosomenanalyse oder Citrat-Röhrchen für Gerinnungsanalysen.

Manche Laboruntersuchung wie Chromosomenanalysen werden nur am Anfang der Woche durchgeführt. Wird das Blut am Freitag eingeschickt, dann ist es für die Untersuchungsreihen des Labors am nachfolgenden Wochenanfang nicht mehr verwertbar.

8.3.6 Probenvertauschung

> **Fallbericht**
> Die Proben von 2 Patienten werden in der Praxis verwechselt. Die Zuordnung für die Blutfettuntersuchung ist nicht mehr möglich. (Quelle: [6]).

Die Proben sollte unmittelbar nach Abnahme gekennzeichnet werden. Eine Probenvertauschung kann durch Patientenverwechslung oder fehlende oder fehlerhafte Beschriftung auftreten.

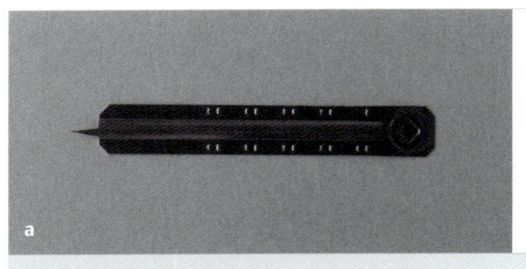

Abb. 8.1 Richtige Lanzette für den Prick-Test.
a Blutlanzette.
b Prick-Lanzette.

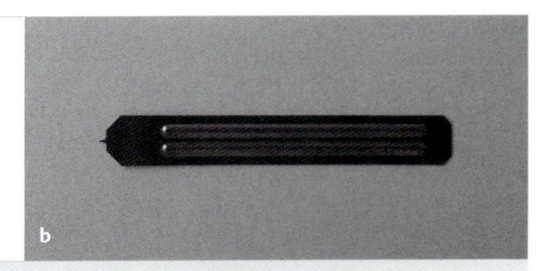

8.3.7 Vergessen, einen bestimmten Laborwert anzufordern

Fallbericht ⓑ

Ein 5-Jähriger hat einen langwierigen Infekt, und es wird ein Differenzialblutbild und ein Blutprofil (individuell unterschiedlich mit Elektrolyten, Transaminasen, Kreatinin, alkalischer Phosphatase) angefordert. Die Anforderung der CRP-Bestimmung wird vergessen und wäre wichtig zu Unterscheidung zwischen eher viralem oder eher bakteriellem Infekt.

Wird bei der Blutuntersuchung ein wichtiger Laborparameter vergessen, lässt sich dieser oft innerhalb eines gewissen Zeitraums, z. B. 24 Stunden, im Labor nachfordern. Es ist sinnvoll, die Durchführung einer Blutprobe und welche Parameter im Labor angefordert wurden, zu dokumentieren, damit bei verlorengegangenen oder nicht übermittelten Befunden nachgehakt werden kann, welche Untersuchungen zur Verfügung stehen.

8.3.8 Problematik der Tuberkulosetestung

Fallbericht ⓑ

Das Gesundheitsamt bittet eine Praxis, wegen mangelnder Kapazitäten mehrere Kinder einer Kindertagestätte auf Tuberkulose zu testen. Eine Mutter mit offener Tuberkulose hatte sich längere Zeit in dem Kindergarten aufgehalten. Der Kinderarzt schlägt den ihm vertrauten Tine-Test vor, die Ärztin des Gesundheitsamts zieht aber einen IGRA-(Interferon-Gamma-Release-Assay-)Test vor. Die Praxis informiert sich beim zuständigen Labor und erhält den QuantiFERON-TB Gold In-Tube Test. Es müssen 3 × 1 ml Blut pro Patient abgenommen werden. Elf Kinder werden morgens einbestellt. Die Blutabnahmen klappen mit Bravour, wobei eine Tropftechnik verwendet wird, da bei kleinen Kindern die Blutabnahme mit Vakuum-Systemen oft zum Venenkollaps führt. Die Röhrchen werden großzügig mit über 1–2 ml Blut gefüllt und rasch ohne Kühlung und zeitnah ins Labor transportiert. Am Folgetag teilt das Labor mit, dass alle 11 Tests nicht verwertbar seien. Die Teströhrchen hätten mit nur 0,8–1,2 ml Blut befüllt werden dürfen. In der Bedienungsanleitung fehlte dieser Hinweis. Da die mit einem Gel beschichteten Röhrchen wie Serumröhrchen aussahen, wurde davon ausgegangen, dass eine Mindestmenge, nicht aber eine exakte Menge nötig war. Alle 11 Kinder müssen neu einbestellt werden, und der ursprünglich geplante GT 1 : 10 Test (Tuberkulintest PPD RT 23) wird durchgeführt. Die nach 2–3 Tagen abgelesenen Testergebnisse sind negativ.

Für den Tuberkulinhauttest nach Mendel-Mantoux wird der bisher in Deutschland von Chiron-Behring verwendete GT-10-Tuberkulin-Test seit 2005 nicht mehr geliefert. Als Alternative ist das Tuberkulin R23 (2TU) verfügbar, welches mit dem GT 10TE bioäquivalent ist. Der frühere Test konnte auf Sprechstundenbedarf bezogen werden, nicht jedoch das derzeit nur über Auslandsapotheke verfügbare Präparat. Die Interpretation der Testergebnisse ist in den pädiatrischen Leitlinien der DGKJ gut beschrieben [10]. Der IGRA-Quantiferon-Test hat bei aktiver Tuberkulose eine Sensitivität von 82–100 % und Spezifität von 98 % und wird als besser angesehen, obwohl es sich in Deutschland meist um Screeningfälle bei nicht aktiver Tuberkulose handelt. Dieser Test hat den Vorteil, dass keine Kreuzreaktionen bei BCG-Geimpften oder atypischen Mykobakterien auftreten und falsch-positive Ergebnisse so gut wie nicht vorkommen. Eine Latenzzeit nach Ansteckungen von 6–8 Wochen bis zur Nachweisfähigkeit sollte bei der Tuberkulose bei Testungen berücksichtigt werden.

Andere Labors fordern für den IGRA-Test 3–4 ml heparinisiertes Blut an und verteilen es dann selbst auf die 3 Teströhrchen. Dies ist für eine Kinderarztpraxis weniger fehleranfällig durchführbar. Im Vollblut vorhandene MHC-tragende Zellen nehmen die im roten Abnahmeröhrchen vorhandenen Mykobakterienantigene (ESAT 6, CFP-10, Tb 7.7) auf und präsentieren sie den T-Effektor-Zellen. Erkennen diese die Antigene, dann produzieren sie IFN-γ. Dieses wird mittels ELISA (Enzyme Linked Immunosorbent Assay) gemessen. In dem Röhrchen mit lila Verschluss ist Phythämagglutinin (ein Mitogen zur Positivkontrolle), im grauen Röhrchen die Negativkontrolle ohne Antigen.

Blutabnahmen bei Säuglingen und kleinen Kindern sind schwierig, und die nach Biostoffverordnung empfohlenen Vakuum-Blutabnahmesysteme funktionieren dort nicht immer. Bei der IGRA-Untersuchung, aber auch bei Blutbild-, Laktat- und Gerinnungsbestimmungen ist es wichtig, dass die Proportion von Blut und meist gerinnungshemmendem Reagenz übereinstimmt. Wird ein Butterfly-System für eine Blutabnahme benutzt, wo es auf eine exakte Blutmenge ankommt, muss dieses vorher mit Blut gefüllt sein. Aktuelle Empfehlungen zur Umgebungsuntersuchung finden sich beim Deutschen Zentralkomitee zur Bekämpfung der Tuberkulose [4].

8.4 Fehler im Labor

8.4.1 Verwechslung von Gentest und Gerinnungsparameteruntersuchung

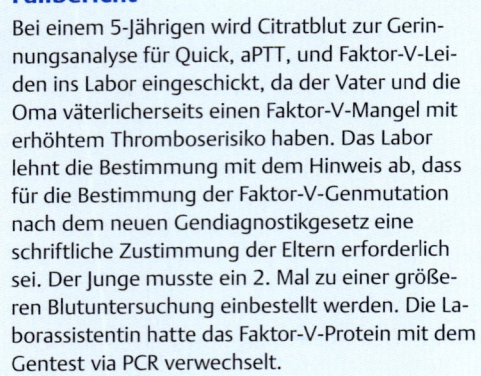

Fallbericht
Bei einem 5-Jährigen wird Citratblut zur Gerinnungsanalyse für Quick, aPTT, und Faktor-V-Leiden ins Labor eingeschickt, da der Vater und die Oma väterlicherseits einen Faktor-V-Mangel mit erhöhtem Thromboserisiko haben. Das Labor lehnt die Bestimmung mit dem Hinweis ab, dass für die Bestimmung der Faktor-V-Genmutation nach dem neuen Gendiagnostikgesetz eine schriftliche Zustimmung der Eltern erforderlich sei. Der Junge musste ein 2. Mal zu einer größeren Blutuntersuchung einbestellt werden. Die Laborassistentin hatte das Faktor-V-Protein mit dem Gentest via PCR verwechselt.

Der Vorfall ereignete sich kurz nach Verabschiedung des neuen Gendiagnostikgesetzes, und die Laborassistentin wendete übereifrig die Regeln auch für Gerinnungsparameterbestimmungen an. Es dürfte in der Praxis häufiger vorkommen, dass die Untersuchung von Proben bei tatsächlichen Genuntersuchungen wie Chromosomenanalyse wegen fehlender Einverständniserklärung der Eltern verweigert wird. Die u. U. schwer gewonnene Blutprobe muss dann wiederholt werden. Fehlbestimmungen können auch bei unleserlichen Anforderungen zustande kommen.

8.4.2 Verspätet untersuchte Blutproben

Fallbericht
Bei den Blutergebnissen fielen überdurchschnittlich häufig niedrige Zucker- sowie hohe Kalium- und Transaminasenwerte auf. Es stellte sich heraus, dass der Transportdienst die frühmorgens abgeholten Blutproben erst nachmittags im Labor ablieferte.

Pathologische Laborwerte wie Hyperkaliämie oder Hypoglykämie sind häufig durch zu späte Analyse im Labor verursacht. Es muss aber plausibel überprüft werden, dass es sich nicht um einen wirklich pathologischen Wert handelt.

8.4.3 Falsche Altersnormwerte

Fallbericht
Bei der Bestimmung der alkalischen Phosphatase hatten nach Angaben des Labors 30 % aller Kinder erhöhte Normwerte, und 20 % eine relative Eosinophilie.

Die Werte wurden mit dem Labor besprochen. Die relative Eosinophilie ist weniger aussagekräftig als die absolute. Ist die absolute Eosinophilenzahl normal, dann ist eine Ursachensuche nach Würmern oder allergischer Diathese diesbezüglich nicht nötig. Das Labor gab an, die Altersnormwerte zu überprüfen. Die Normwerte für Transaminasen sind bei Säuglingen höher, und manche Labors berücksichtigen dies nicht. Bei tatsächlicher Erhöhung ist jedoch eine Abklärung angezeigt.

8.5 Interpretation

8.5.1 Allergiediagnostik

Gerade bei Laien, aber auch unter Ärzten werden pathologische Allergietestungen mit einer Allergie gleichgesetzt. Ein pathologisches Ergebnis beim Prick-Test oder erhöhte spezifische IgE-Antikörper entsprechen jedoch nur einer Sensibilisierung. Eine Allergie liegt erst bei begleitenden klinischen Symptomen vor. Die von Laien angegebene Allergie sollte anamnestisch hinterfragt werden, denn es kann sich auch um Fehlinterpretation handeln, wie bei der Infekturtikaria, ausgependelten Allergien oder einfach nur Juckreiz bei trockener Haut.

8.5.2 Zöliakiediagnostik

Zur Zöliakiediagnostik wird die Bestimmung der Transglutaminase-IgA empfohlen. Dieser Test ist aber nur aussagekräftig, wenn ausreichend IgA vorhanden ist und eine ausreichende Belastung mit Gluten stattfand. Wenn das Labor nicht selbst darauf achtet, muss das Gesamt-IgA mit angefordert werden. Haben die Eltern bereits vor gesicherter Diagnosestellung eine glutenfreie Ernährung begonnen, dann ist der Marker erst nach einer ausreichenden Glutenbelastung von etwa 6 Wochen aussagekräftig.

8.5.3 Pertussisdiagnostik

Die Häufigkeit des Keuchhustens hat zugenommen. Zur Diagnostik werden Antikörperbestimmungen durchgeführt. Eine Infektion wird oft bei alleinigen hohen IgG-Werten angenommen, was aber nicht korrekt ist. Der erhöhte IgG-Wert kann plazentar übertragen sein (erste 3–4 Monate), von der Impfung stammen oder einer früheren durchgemachten Infektion. Antikörperbestimmungen sind für die Frühphase (erste 3 Wochen) ungeeignet, da sie erst innerhalb einiger Wochen auftreten. Für die Frühphase ist eine PCR-(Polymerase-Chain-Reaction-)Untersuchung geeignet. Nach 3 Wochen Krankheitsverlauf lassen sich Antikörper im Stadium convulsivum nachweisen, sind aber meist nur durch eine 2. Titerkontrolle nach 2–4 Wochen zuverlässig interpretierbar. Bei akuter Infektion trotz vorausgegangener Impfung kommt es neben hohem IgG auch zu hohen IgA-Werten, was als akute Infektion gewertet werden kann [5]. Die Anzüchtung der Bordetellen gelingt oft nicht und ist daher für die Praxis nicht zu empfehlen. Eine RSV-Infektion kann auch über mehrere Wochen verlaufen und einen stakkatoartigen Husten verursachen.

8.5.4 Streptokokkken-A-Schnelltest

Streptokokken der Gruppe A verursachen Scharlach. Schnelltests sind in der Praxis beliebt und weisen eine Spezifität bis 90% und Sensitivität von 72–86% auf, was sich aber auf Patienten mit Symptomen bezieht. Werden Patienten ohne Pharyngitissymptome untersucht, dann kommt es leichter zu Fehlinterpretationen, denn bis zu 20% der Bevölkerung sind asymptomatische Träger der A-Streptokokken [12]. Solche Patienten mit Kolonisation müssen normalerweise nicht therapiert werden. Ist der Schnelltest negativ, aber entwickelt sich ein klares klinisches Bild, dann sollte therapiert werden. Im Zweifelsfall kann auch ein Rachenabstrich zur mikrobiologischen Anzüchtung entnommen werden. Für die Praxis ist dies jedoch wegen der Zeitverzögerung wenig geeignet.

8.5.5 Rheumadiagnostik

Kinder mit Gelenkschwellungen werden häufig nicht direkt dem Kinderarzt vorgestellt (oft vorher verschiedene Orthopäden, der allgemeinmedizinische Hausarzt). Dort wird gelegentlich an Rheuma gedacht und dann werden ein Blutbild, eine Blutsenkung und Rheumafaktoren abgenommen. Aufgrund von Normalbefunden wird die Diagnose Kinderrheuma (juvenile idiopathische Arthritis, JIA, oder juvenile rheumatoide Arthritis) jedoch verworfen. Dadurch werden viele Fälle von JIA übersehen, denn die Rheumafaktoren sind beim Kinderrheuma meist normal. Bei der häufigsten Kinderrheumaform, der Oligoarthritis (50% der Fälle), sind die **Antinukleären Antikörper (ANA)** in 70–80% erhöht (in der Normalpopulation in etwa 5%). Alle anderen Entzündungsmarker können normal sein.

> **Praxistipp**
> Bei Verdacht auf Kinderrheuma sind in der Praxis folgende Blutuntersuchungen als Teil der Basisdiagnostik sinnvoll: manuelles BB, BSG, CRP, ANA, Elektrolyte, Immunglobuline, Kreatinin, Harnstoff, Harnsäure, Ferritin, Fe, LDH, GT, GPT, GGT, Bilirubin, alkalische Phosphatase, CK. Zu überlegen ist auch eine Borrelienserologie, Rheumafaktoren (erst in 2. Linie), HLA B27. Aufgrund der großen Differenzialdiagnose rheumatischer Beschwerden ist bei entsprechender Klinik eine umfangreichere Labordiagnostik nötig.

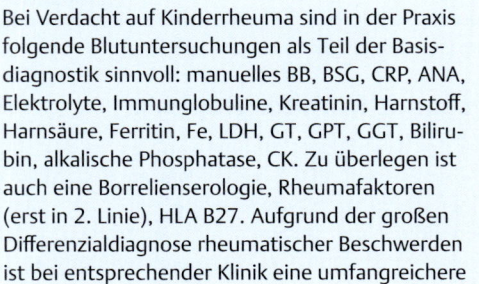

8.5.6 Eisenmangel

Niedrige Eisenwerte bedeuten oft keinen Eisenmangel. Sie sind nicht repräsentativ für einen Eisenmangel, sondern das Ferritin (Speichereisen). Sind der Hämoglobinwert und das MCV bei niedrigen Eisenwerten normal, so spricht dies gegen einen Eisenmangel.

8.5.7 IgA-Mangel

Die Diagnose IgA-Mangel wird häufig bei leicht erniedrigten Werten gestellt, liegt aber erst bei < 5 g/l vor. Die Hälfte der Patienten ist unauffällig. Zu berücksichtigen ist auch die Altersvarianz der Normwerte.

8.5.8 Inzidentelle Transaminasenerhöhung

Finden sich bei einer ungezielten Untersuchung erhöhte Transaminasen (S. 151), dann werden selten pathologische Veränderungen gefunden. Dennoch ist eine ausführliche Anamnese und Abklärung wichtig. Bei adipösen Kindern ist eine meist nicht behandlungsbedürftige Leberverfettung (Steatosis hepatis oder auch nichtalkoholbedingte Steatohepatitis, NASH) der Grund.

8.5.9 Fehlerhafte Laborwerte

Ungezielte Laboruntersuchungen

Hier steigt die Wahrscheinlichkeit eines Laborfehlers. Da für die meisten Laborwerte nur eine 95 %ige Korrektheit verlangt wird, ist bei 20 Parametern bereits mit 1 falschem Wert aufgrund eines Bestimmungsfehlers zu rechnen.

Pseudothrombozytopenie

Bei der Blutbildbestimmung kann es bei den üblicherweise mit EDTA beschichteten Röhrchen zu einer scheinbaren Thrombozytopenie durch Klumpenbildung der Thrombozyten kommen. Die Maschine zählt dann die Thrombozytenklumpen als Monozyten.

Praxistipp

Passt das klinische Bild nicht und wird eine Thrombozytenfehlbestimmung vermutet, dann kann die Klumpenbildung durch sofortige Untersuchung des EDTA-Blutes, Citratblut vermieden oder beim manuellen Blutbild erkannt werden.

Pseudohyponatriämie

Scheinbar pathologisch niedrige Natriumwerte können bei Hyperlipidämie, Hyperproteinämie und Hyperglykämie auftreten. Durch Korrekturfaktoren können die relevanten Werte abgeschätzt werden [9].

Hämolyse, Ikterus und Lipämie

Diese Störfaktoren können Laborwerte verfälschen, wie in ▶ Tab. 8.1 zu sehen ist.

Altersabhängige Normwerte

Oft kommt es zu einer Fehlinterpretation von Laborwerten, weil die Normwerte für Erwachsene anstelle der altersabhängigen Normwerte zugrunde gelegt werden.

Einheitenverwechslung

Laborwerte sollten mit Einheiten angegeben werden, damit es nicht zu Verwechslungen und Fehlinterpretationen kommt.

Fallbericht

Ein diabetisches Kind hatte erstaunlich gute Blutzuckerwerte. Überraschend war nur der hohe HbA1c-Wert. Schließlich stellte sich heraus, dass beim Blutzuckermessgerät mmol/l anstelle von mg/dl für die Blutzuckerwerte eingestellt war, und für 10,0 wurde 100 abgelesen. 10,0 mmol/l entsprechen einem Blutzucker von 180 mg/dl.

Tab. 8.1 Störfaktoren bei Blutanalysen.

Störfaktor	Erhöhte Werte	Erniedrigte Werte
Hämolyse	LDH, K, CK, GOT, Bilirubin	Blutzucker, Ca, P, Mg, Fe, aPTT
Lipämie	GOT, GPT, AP, Bilirubin, Blutzucker, Ca, P, Eiweiß	Albumin, Amylase, Na, Cl, K, P
Ikterus	AP, Eiweiß, Cl, P	Triglyzeride, Kreatinin, Mg

Nach Angaben von Synlab: www.synlab.com

8.6 Befundverarbeitung und -übermittlung

8.6.1 Übersehen von Laborbefunden

Die Praxis sollte so organisiert sein, dass nur gesehene (abgezeichnete) Befunde archiviert werden. Trotzdem kann ein Befund im Praxisalltag übersehen werden, z. B. bei Urlaubsvertretung oder nicht übermitteltem Laborbefund. Als Doppelkontrolle ist es daher ratsam, die Eltern oder den Patienten grundsätzlich zu instruieren, die Befunde telefonisch oder bei Vorstellung abzufragen.

Fallbericht: Ein pathologischer Laborbefund wird vergessen

Einem 15-jährigen übergewichtigen Mädchen werden wegen Müdigkeit Schilddrüsenwerte (TSH, T 3, T 4) bestimmt. Sechs Monate später kommt sie wegen eines Infekts in die Praxis, und erst jetzt fällt eine auf 11 mU/l erhöhte TSH-Konzentration auf. Eine Hashimoto-Thyreoiditis wird diagnostiziert und die Thyroxinsubstitution mit Zeitverzögerung begonnen.
Quelle: [8].

8.6.2 Fehlinterpretation von Laborbefunden

Unübersichtliche Befundberichte müssen gründlich angesehen werden. Gleiches gilt für Arztbriefe. Häufen sich solche zeitraubenden Berichte, die das Wesentliche nicht leicht erkennen lassen, dann kann eine Rückmeldung an den Hauptverantwortlichen im Labor nötig sein.

Fallbericht

Ein unübersichtlicher Befundbericht über eine RAST-Antikörper-Untersuchung wird überflogen. Die zu Beginn genannten normalen Werte werden als Normalbefund gelesen. Etwas weiter darunter ist aber das pathologische RAST-Ergebnis angeben. Der Arzt muss seine Befundmitteilung gegenüber den Eltern korrigieren.

8.6.3 Zeitspanne bis zur Befundübermittlung

Blutuntersuchungen zur Beurteilung von akuten Erkrankungen sollten nur dann veranlasst werden, wenn auch entsprechend zeitnah darauf reagiert werden kann. Das gleiche gilt auch für andere Diagnostik, wie Thoraxröntgen bei Pneumonieverdacht. Eine um 2–3 Tage verspätete Antibiotikatherapie kann dann zu spät sein. Geht es dem Kind so schlecht, dass die Diagnostik erforderlich ist, dann muss eine Übergabe an den Notdienst oder das Krankenhaus erfolgen.

Fallbericht: Blutabnahme vor dem Wochenende

Ein 11 Monate alter Junge mit hohem Fieber seit 3 Tagen wird an einem Freitag gesehen. Eine Fieberursache kann nicht gefunden werden, der Allgemeinzustand ist gut, der Urin ist normal. Eine Virusinfektion wird angenommen. Auf Drängen der Eltern wird eine Blutuntersuchung abgenommen. Nach Praxisende erhält der Arzt einen Anruf vom Labor wegen einer CRP-Erhöhung von 60 mg/dl. Er kann die Telefonnummer der Eltern nicht finden. In Sorge um das Kind verbringt er das Wochenende. Im Laufe der nächsten Woche wird der Junge vorgestellt: Er ist am 4. Tag entfiebert und beschwerdefrei.

8.6.4 Befundkorrektur durch das Labor

Fallbericht: Tücke von Laboruntersuchungen

Ein 14-jähriger Junge entwickelt plötzlich hohes Fieber, Kopfschmerzen, Husten, Hals- und Gliederschmerzen. Er hat leicht aufgequollene Augenlider und einen roten Rachen. Ein Grippe-Schnelltest ist positiv. Im Rahmen der Zusammenarbeit mit der Arbeitsgemeinschaft Influenzae (AGI) wird zusätzlich ein Nasenabstrich zur PCR-Untersuchung an das Nationale Referenzzentrum für Influenza in Berlin geschickt. Der Fall wird dem Gesundheitsamt entsprechend der Meldepflicht mitgeteilt (gesicherte Grippefälle). Nach 3 Tagen kommt als Befund eine negative PCR auf Influenza- und RS-Viren. Dieses Ergebnis verwundert, denn der Grippe-Schnelltest war sehr zuverlässig und das klinische Bild typisch für eine Influenza-Erkrankung. Der Praxisinhaber überprüft, ob die Auszubildende den Grippe-Schnelltest auch richtig ausgeführt und nicht versehentlich die Positivkontrolle eingesetzt hat. Nach 2 weiteren Tagen kommt eine Befundkorrektur vom Referenzzentrum: Eine Influenza A vom Typ H1N1 konnte über PCR nachgewiesen werden.

Dieses Beispiel bestätigt das Primat der Klinik und dass man sich durch nicht passende Befunde nicht zu sehr irritieren lassen sollte. Es ist immer wieder mit fehlerhaften, vorläufigen oder widersprüchlichen diagnostischen Befunden zu rechnen. Entscheidend ist dann die Plausibilität. Wird keine ausreichende diagnostische oder therapeutische Sicherheit erreicht, dann sind Verlaufs- oder Zusatzuntersuchungen erforderlich.

> **Merke**
> Wenn ein Laborwert nicht zu dem Patienten passt, dann ist meistens die Klinik und nicht der Laborwert das entscheidende. Potenziell bedrohliche Laborergebnisse müssen weiter abgeklärt werden, im Zweifelsfall durch eine 2. Laboruntersuchung.

8.7 Literatur

[1] **Becke** K, Giest J, Strauß JM. Handlungsempfehlungen zur präoperativen Diagnostik, Impfabstand und Nüchternheit im Kindesalter. Anästh Intensivmed 2007; 48: 62–66
[2] **Beyer** M, Gerlach FM. Konsequente Analyse: Die häufigsten Fehler der Kollegen. Der Hausarzt 2003; 18: 58–61.
[3] **Bidlingmaier** C, Kurnik K. Präoperative Gerinnungsdiagnostik – zwischen Gewissensberuhigung und Wissen. Dr. von Haunersches Kinderspital – LMU 2006; 1: 17–21. Im Internet: www.haunerjournal.de/prae_1/hj1_06/einzseit1_06/gerinn.pdf (abgerufen am 07.05.2013)
[4] **Diel** R, Loytred G, Nienhaus A et al. Neue Empfehlungen für die Umgebungsuntersuchungen bei Tuberkulose. Deutsches Zentralkomitee zur Bekämpfung der Tuberkulose. Pneumologie 2011; 65 (6): 359–378
[5] **Eiffert** H. Mikrobiologische Diagnostik für die kinder- und jugendärztliche Praxis. Kinder- und Jugendarzt 2008; 1: 33–42
[6] **Ewald** D. Man muss nicht jeden Fehler selber machen, um aus ihm zu lernen. Kinder- und Jugendarzt 2010; 1: 45–46
[7] **Grosse** KP, Skrodzkie K. ADHS bei Kindern und Jugendlichen. In: DGKJ (Hrsg. Wirth S). Leitlinien Kinderheilkunde und Jugendmedizin. München: Elsevier, Urban & Fischer; 2012; 12/07: 15
[8] **Huss** G. Jeder Fehler zählt. Kinder- und Jugendarzt 2008; 3: 212
[9] **Johnson** KB. The Harriet Lane Handbook – A Manuel for Pediatric House Officers. 13. Aufl. St. Louis: Mosby; 1993: 169
[10] **Magdorf** K, Haas WH, Zimmermann T. Tuberkulose (Stand: 6/2006). In: DGKJ. Leitlinien Kinderheilkunde und Jugendmedizin. München: Elsevier, Urban & Fischer; 2012
[11] **Neubauer** BA, Groß S. Diagnostische Prinzipien bei Epilepsien im Kindesalter. (Stand: 12/2009). In: DGKJ (Hrsg. Wirth S). Leitlinien Kinderheilkunde und Jugendmedizin. München: Elsevier, Urban & Fischer; 2012
[12] **Robert-Koch-Institut.** RKI-Ratgeber für Ärzte: Streptococcus pyogenes. (Stand 2013). Im Internet: www.rki.de

9 Impfungen

9.1 Impfungen und Impfkomplikationen

Impfungen gehören zu den effektivsten Maßnahmen, die die Medizin zu bieten hat, denn sie verhindern tödliche oder Schäden verursachende Krankheiten, so dass gar keine Therapie mehr nötig wird. In diesem Kapitel wird über Impfempfehlungen der STIKO, über falsche Kontraindikationen, frühere Probleme bei der Impfherstellung mit Impfdesastern, vermeintliche Impfdesaster, Nebenwirkungen, Ursachen für Impfversagen und fehlgeschlagene Impfkampagnen berichtet. Hierbei soll nicht übersehen werden, dass mittlerweile ein enorm hoher Sicherheitsstandard erreicht ist.

Meldepflicht
Die Meldepflicht von Impfkomplikationen und Impfschäden (§ 6 Abs. 3 IfSG) ist die Grundlage für ein schnell wirksames Warnsystem bei Problemen mit den Impfstoffen.

9.1.1 Impfempfehlungen und -indikationen

Die **Ständige Impfkommission (STIKO)** am Robert-Koch-Institut (RKI) ist in Deutschland die maßgebliche Instanz für Impfempfehlungen. Die STIKO wurde 1972 vom damaligen Bundesgesundheitsamt ins Leben gerufen. Seit 2001 wurde sie mit dem Infektionsschutzgesetz gesetzlich verankert. Ein unabhängiges Expertenteam spricht die Impfempfehlungen aus und passt sie im Rahmen des medizinischen Fortschritts an. Diese Indikationen werden regelmäßig im „Epidemiologischen Bulletin" veröffentlicht (www.rki.de).

Der **Gemeinsame Bundesausschuss (GBA)** muss innerhalb von 3 Monaten entscheiden, ob neue, von der STIKO vorgeschlagene Änderungen in die **Schutzimpfungsrichtlinie (SiR)** aufgenommen werden und damit von den Krankenkassen erstattet werden müssen (§ 20d Abs. 1 S. 3 SGB V, [14]).

Rechtsverbindlich werden die STIKO-Empfehlungen durch die Übernahme der obersten Landesbehörden, der **Landesgesundheitsämter**, was in der Regel auch geschieht. Diese stehen dann auch bezüglich der öffentlich empfohlenen Impfungen im Falle eines Impfschadens ein (§ 66 IfSG Zahlungsverpflichtung). Für einen anerkannten Schaden hat der Impfling einen Versorgungsanspruch nach dem Bundesversorgungsgesetz (IfSG § 60 Abs. 1 Nr. 1, [15], S. 127).

Bei der Impfvorbereitung werden Impfkontraindikationen erfasst:

Kontraindikationen für Impfungen
- Allergien gegen Impfstoffbestandteile (Neomycin, Streptomycin, Hühnereiweiß bei Grippe und Gelbfieberimpfung)
- akute Erkrankungen (außer banale Infekte)
- Schwangerschaft (Grippeimpfung jedoch im 3. Trimenon empfohlen)

Bei **Immunsuppression** wie bei einer Hypogammaglobulinämie sollte insbesondere vor der Verabreichung von Lebendimpfstoffen Rücksprache mit einem immunologischen Zentrum erfolgen. Bei **Bestrahlung** oder **Chemotherapie** und auch 24 Monate nach **Knochenmarktransplantation** sind Lebendimpfungen kontraindiziert. Bei **HIV-Erkrankung** sollten Lebendimpfungen nur dann gegeben werden, wenn die CD4-Lymphozyten-Zahl ausreichend hoch ist [16].

Vielfach unterbleiben indizierte Impfungen wegen **falsch verstandener** Kontraindikationen:
- leichte (banale) Atemweginfekte ohne Fieber
- Krampfanfälle in der Anamnese
- Impfreaktionen (im Gegensatz zu Impfkomplikationen)
- atopisches Ekzem (Neurodermitis, atopische Dermatitis)
- Antibiotikabehandlung (sofern kein Fieber und keine Krankheitsbeeinträchtigung mehr besteht)
- niedrig dosierte Steroidbehandlung
- Immundefekte bei Totimpfungen (Lebendimpfungen sind dann u. U. kontraindiziert)
- Frühgeburtlichkeit
- Hyposensibilisierung

Mit **Riegelungsimpfungen** (postexpositionelle Impfungen) wird nach Ansteckung, aber vor Ausbruch der Erkrankung eine Abmilderung oder Verhinderung der Krankheit versucht (z. B. bei Tollwut, Windpocken, Hepatitis A, Immunglobulingabe zur Hepatitis-B-Prophylaxe von Risiko-Neugeborenen).

9.1.2 Frühere Probleme bei der Herstellung von Impfstoffen und Impfdesaster

Die Hersteller von Impfstoffen tragen eine große Verantwortung für die Sicherheit der Impfstoffe. In Deutschland wird durch das **Paul-Ehrlich-Institut**, in Europa durch die **European Medicines Agency** (**EMA**, vorher EMEA) die Sicherheit der Impfstoffe überwacht.

In den Anfängen der Impfungen gab es große Rückschläge mit Impfdesastern, die in einem solchen Ausmaß in den letzten Jahrzehnten nicht mehr vorgekommen sind [10].

Wenig bekannt ist das Lübeck-Desaster von 1930, bei dem anstelle von abgeschwächten **BCG-Tuberkelbazillen** (Bacille Calmette Guerin) virulente Erreger verimpft wurden. Im Frühjahr 1930 erhielten 251 Neugeborene BCG oral. 207 dieser Kinder entwickelten klinische Tuberkulose und 72 dieser Kinder verstarben. Zwei Ärzte wurden wegen Sorglosigkeit zu Gefängnis verurteilt. Die Ursache war eine Verwechslung von virulenten Tuberkelbazillen gegen BCG-Bazillen. Seit 1998 wird die BCG-Impfung in Deutschland nicht mehr empfohlen. In Frankreich wird sie jedoch noch verimpft.

Die zahlenmäßig größte Impfkatastrophe geschah mit einem **Hepatitis-B-kontaminierten Gelbfieberimpfstoff** und führte zu 28 000 Ansteckungen mit Hepatitis B und 62 Todesfällen bei 3 Millionen geimpften amerikanischen Soldaten, die innerhalb von 15 Monaten zu Beginn des 2. Weltkriegs 1939 geimpft wurden.

Bei der **Impfung gegen Kinderlähmung** gab es anfänglich Probleme (Cutter Incident). Der Salk-Polio-Totimpfstoff wurde erstmalig 1955 in den USA zugelassen. Manche Virologen fanden die Zulassung übereilt. In wenigen Wochen nach der Zulassung wurden Poliofälle bei geimpften Kindern bekannt, die den Impfstoff der Cutter Laboratories betrafen, nicht aber Impfungen der anderen 5 Hersteller. Die Impfung wurde sofort gestoppt. Eine Untersuchung brachte zutage, dass Lähmungen bei 51 geimpften Kindern und 74 Familienkontakten durch den Cutter-Impfstoff verursacht worden waren. Es gab 10 Todesfälle. Vermutlich hatte die Firma Richtlinien bei der Herstellung nicht eingehalten. Im gleichen Jahr wurde der Salk-Impfstoff wieder mit verschärften Sicherheitsauflagen zugelassen. Später wurde der Totimpfstoff weitestgehend durch die sichere orale Schluckimpfung mit einem attenuierten Impfstoff (Sabin) ersetzt, die eine längere protektive Wirkung besitzt. 1998 wurde die Schluckimpfung in Deutschland wieder durch die Totimpfung ersetzt, da nach Beseitigung der Polio die seltenen impfassoziierten Poliofälle nicht mehr im Verhältnis zum Nutzen standen. Dies kommt bei der Totimpfung nicht vor. Am 21.06.2002 wurde Europa für poliofrei erklärt. Der Präsident des Robert-Koch-Instituts, Prof. Reinhard Burger, warnt jedoch davor, dass eine Wiederausbreitung bei Impfmüdigkeit rasch möglich sei [4].

9.1.3 Vermeintliche Impfdesaster

Die neuere Zeit ist vermehrt durch vermeintliche „Impfdesaster" geprägt, die auf Desinformation beruhten:

Die **Masern-Mumps-Röteln-Impfung** (MMR-Impfung) wurde 1998 in Großbritannien durch eine Kampagne von Andrew Wakefield zu Unrecht in Misskredit gebracht, der in einer in „The Lancet" veröffentlichten Studie behauptete, dass die MMR-Impfung Autismus auslösen würde [26]. Eine Häufung durch die Impfung wurde in späteren Studien widerlegt. Durch mangelnden Impfschutz kam es wieder zu vereinzelten Masern-Todesfällen in Großbritannien. Weitere Recherchen legten offen, dass Gelder an Ärzte bezahlt worden waren, die die schädliche Wirkung der Impfung behaupteten. Wegen Wissenschaftsfälschung verlor Andrew Wakefield seine britische Approbation und setzte sich später nach Texas ab [9]. In den Büchern von Impfgegnern werden solche als Fälschung entlarvte Studien weiter zitiert.

Während der **Schweinegrippe-Pandemie** 4/2009–8/2010 wurden haltlos von einer Frankfurter Allgemeinärztin E-Mails mit der Behauptung rund geschickt, der Impfstoff Pandemrix (adjuvantierter H1N1-Grippeimpfstoff) würde das Golf-Krieg-Syndrom auslösen [3]. Dies wurde vom Paul-Ehrlich-Institut widerlegt. Die Lage wurde noch weiter dadurch kompliziert, dass auch einige ausgewiesene Experten die Impfung ablehnten. Die Desinformationen führten zu weiterer Verunsicherung und Ablehnung der sicheren Impfung während der Pandemie, bei der über 253 Menschen in Deutschland starben. 2,9 Millionen Patienten besuchten wegen der Grippe einen Arzt, 1,5 Millionen waren arbeitsunfähig und 5 300 wurden hospitalisiert [20].

9.1 Impfungen und Impfkomplikationen

Tab. 9.1 Schweregrad, Häufigkeit und Zeitpunkt von Impfreaktionen und Komplikationen.

	Ausprägung	Häufigkeit	Zeitpunkt	Beispiele
Impfreaktion	harmlose Beschwerden im Rahmen der Immunantwort	Prozentbereich	12–48 Stunden nach Impfung	lokale Reaktion nach Tetanusimpfung
Impfkrankheit	leichte Form der Infektionskrankheit	Prozentbereich	7–12 Tage nach Impfung	Gelenkbeschwerden nach Rötelnimpfung, „Impfmasern"
Impfkomplikation	vorübergehende schwere Beeinträchtigung der Gesundheit	Promillebereich oder seltener	ca. 1 Woche nach Impfung	Thrombozytopenie nach Masernimpfung
Impfschaden	bleibende Schäden	Bereich von 1:1 Million	Tage bis Wochen nach Impfung	Enzephalitis nach Gelbfieberimpfung, Paresen bei Impfpoliomyelitis nach OPV

Quelle: [15]

Informationen aus zweifelhaften Quellen ✓

Es ist wichtig, Informationen aus zweifelhaften Quellen immer mit zuverlässigen Quellen abzugleichen, z. B. Berufsverbänden, RKI, PEI, EMA, CDC.

9.1.4 Impfnebenwirkungen

Bezüglich unerwünschter Wirkungen von Impfungen (▶ Tab. 9.1) muss unterschieden werden zwischen:
- einer reversiblen Impfreaktion (Schwellung oder Rötung der Injektionsstelle, Schmerzen, Fieber, Lokalreaktion 1–2 %),
- einer ohne Schaden abheilenden Impfkrankheit (leichte Infektion, z. B. durch schwach pathogene Impfviren wie Impfmasern),
- einer Impfkomplikation (Fieberkrampf nach MMRV-Impfung, aseptische Meningitis) und
- einem Impfschaden (Impfpoliomyelitis nach der oralen Polio-Impfung).

Bei einer über das übliche Maß einer Impfreaktion hinausgehenden gesundheitlichen Schädigung oder deren Verdacht besteht nach §6 Abs. 1 Nr. 3 Infektionsschutzgesetz (IfSG) eine namentliche **Meldepflicht** an die Gesundheitsämter. Diese melden dies nach §11 Abs. 2 IfSG an die zuständige Landesbehörde (Landesversorgungsamt) und das Paul-Ehrlich-Institut (PEI) (▶ Abb. 9.1). Die Berufsordnung schreibt auch eine anonyme Meldung an die Arzneimittelkommission der deutschen Ärzteschaft (AkdÄ) vor. Wichtig ist auch eine Mitteilung mit Angabe der Charge an den Impfhersteller, die ihrerseits mit etablierten Pharmakovigilanzverfahren eingehende Meldungen erfassen und bewerten, sowie auch an das PEI melden.

In einer Veröffentlichung von Schneeweiß et al. [23] wurden zahlreiche Hypothesen über die vermutete Gefahr gängiger Impfstoffe widerlegt: die Auslösung von Multipler Sklerose, Diabetes mellitus, Autismus, Epilepsie, Quecksilberschäden,

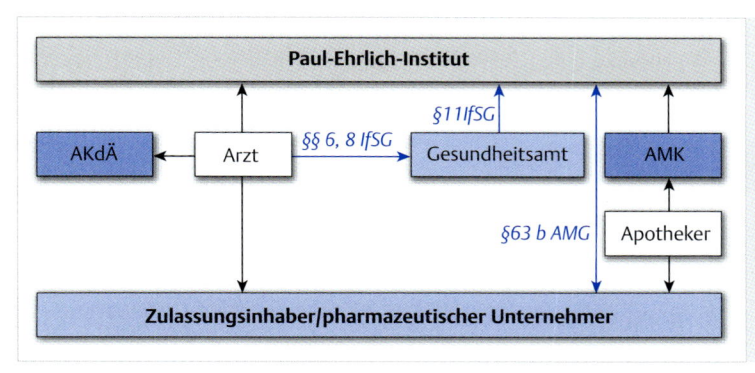

Abb. 9.1 Meldeverpflichtungen von Verdachtsfällen von Nebenwirkungen und Impfkomplikationen; rot: gesetzliche Meldeverpflichtungen. Quelle: [12]. AkdÄ: Arzneimittelkommission der deutschen Ärzteschaft; AMK: Arzneimittelkommission der Apotheker; AMG: Arzneimittelgesetz; IfSG: Infektionsschutzgesetz.

Übertragung von Krankheitserregern durch Impfungen (HIV durch frühere HBV-Impfung, BSE), plötzlicher Kindstod oder Allergien.

Im Falle eines **Impfschadens** durch eine öffentlich empfohlene Impfung entsteht nach § 60 IfSG (Infektionsschutzgesetz) ein Versorgungsanspruch (vom Gemeinsamen Bundesausschuss GBA abgesegnete Empfehlungen der Ständigen Impfkommission STIKO oder von den Landesgesundheitsbehörden).

> **Impfschaden bei öffentlich empfohlener Impfung [19]**
> Hat der Arzt über die Impfung aufgeklärt und sie fachgerecht durchgeführt, so trifft ihn keine Haftung. Fachgerecht durchgeführt bedeutet Impfung gemäß Indikation, ggfs. Beachtung öffentlicher Impfempfehlungen und Applikation immer nach den Hinweisen der jeweiligen Fachinformation.

9.1.5 Ursachen für Impfversagen

Die Wirksamkeit von Impfungen kann durch verschiedene Fehler in der Handhabung des Impfstoffs gemindert sein [24].

> **Fehler in der Handhabung von Impfstoffen**
> - Nichteinhalten der vorgeschriebenen Lagerungstemperatur (Kühlkettenfehler, z. B. bei MMR-Impfung)
> - Wirksamkeitsminderung abgelaufener Impfstoffe
> - Kontakt des Impfstoffs mit einem Desinfektionsmittel (kleine Spuren genügen bei Lebendimpfungen, z. B. Varizelenimpfung)
> - ungenügendes Schütteln und Homogenisieren des Ampulleninhalts vor Aufziehen in die Injektionsspritze (insbes. bei Adsorbatimpfstoffen)
> - Verwendung eines nicht vorgesehenen Suspensionsmittels oder der falschen Menge davon
> - nicht ausreichende Homogenisierung nach Zugabe der Resuspensionslösung zum Lyophilisat
> - Mischung mit anderen Injektionspräparaten

- unilaterale, zeitgleiche Gabe von aktiver und passiver (Immunglobuline) Immunisierung, z. B. bei Tollwut
- Hyporesponsiveness bei wiederholter Gabe eines Polysaccharidimpfstoffs, z. B. bei Meningokokken
- Verwechslung (cave bei gleichzeitiger Vorbereitung mehrerer Präparate)
- falsche Impftechnik (subkutan statt intramuskulär, schwächerer Impferfolg z. B. bei Hepatitis-B-Impfung)
- ungenügende Dosierung (altersabhängige Dosierungen bei vielen Impfstoffen)

Auch kann ein Impfversagen durch nicht normale Immunreaktion des Impflings bei Immuntoleranz, Interferenz des Virusimpfstoffs mit zirkulierenden Antikörpern (Immunglobuline, Bluttransfusion, maternale Leihimmunität), angeborener oder erworbener Immundefizienz und versäumter Auffrischung auftreten.

9.1.6 Impfkampagnen

Impfkampagnen werden meist durch Gesundheitsämter oder kassenärztliche Vereinigungen umgesetzt und von Gesundheitsministerien oder der WHO geplant. Impfkampagnen sind besonders in Deutschland schwierig, da der Nutzen in einer relativ gesunden Bevölkerung nicht unmittelbar sichtbar wird und oft erst im Nachhinein statistisch zu sehen ist. Es gibt bis zu 10 % Impfskeptiker [19] und 3–5 % Impfgegner [13], die ihre Skepsis nicht selten öffentlichkeitswirksam verbreiten. Impfkampagnen wurden vom Autor unterstützt, waren aber wegen vielfältiger Gründe zum Scheitern verurteilt, insbesondere, wenn sie von in Impfungen Unerfahrenen geleitet wurden, die keine Kenntnis über impfskeptische Menschen, Logistik und Motivationsstrukturen hatten und sich auch nicht diesbezüglich beraten ließen.

Man kann davon ausgehen, dass Kinderärzte aufgrund des hohen Impfaufkommens die größte Kompetenz von allen Fachgruppen bezüglich Impfungen besitzen. Dies gilt in einem etwas geringeren Maße auch für Allgemeinmediziner. Nach den derzeitigen Empfehlungen werden Kinder in den ersten 18 Monaten mit mindestens 14 Standardimpfungen geimpft, gegen 12 Krankheiten (Tetanus, Diphtherie, Pertussis, Polio, *Haemophilus influenzae* Typ B, Hepatitis B, Masern, Mumps, Röteln, Varizellen, Meningokokken C, Rotavirus; in einigen östlichen Bundesländern zusätzlich Hepatitis A; in südlichen Bundesländern FSME). Kinderärzte tragen auch dazu bei, dass Impflücken bei den Eltern der Kinder geschlossen werden, wodurch auch die Kinder geschützt werden, z. B. bei der Pertussisimpfung, die derzeit als Kombinationsimpfstoff mit Tetanus, Diphtherie und ggf. Polio geimpft wird.

Bei nationalen Impfgremien und Impfkampagnen wird auf diese Expertise nicht immer zurückgegriffen: Bei einer regionalen Impfaktion mit dem Masern-Mumps-Röteln-Impfstoff wurde viel zu spät mit der Planung begonnen und die Haltbarkeit des Impfstoffs außer Acht gelassen. Nach eigenen Recherchen verfielen 850 von 1000 Impfdosen. Eine andere Impfkampagne stand im Zusammenhang mit dem 2002 von der WHO initiiertem Masern-Eradikationsprogramm. Das Ziel, Europa über eine Durchimpfungsrate von über 95 % bis 2010 masernfrei zu bekommen, wurde verfehlt.

Die Masernepidemie von 2006 im Raum Duisburg mit 1769 Erkrankungsfällen und 2 Todesfällen motivierte das Landesgesundheitsministerium NRW zu einer Impfkampagne 2007/2008 mit Impfausweiskontrollen in Schulen. Dies wurde zusammen mit dem Schulministerium, der Kassenärztlichen Vereinigung, der Ärztekammer, den Gesundheitsämtern und dem Berufsverband der Kinder- und Jugendärzte (BVKJ) konzipiert. Viele engagierte Ärzte waren bereit mitzuarbeiten. Die lokale Umsetzung erfolgte über KV-Funktionäre und Gesundheitsamtsleiter. Beim Planungstreffen mussten die Organisatoren erst einmal über die Problematik der Impflagerung (Einhaltung der Kühlkette) belehrt werden. Man wollte es sich einfach machen und entschied, kurzfristig festgelegte Impftermine an Berufsschulen über das Landesgesundheitsministerium anzuweisen. In einem Schritt wurden die Impfpässe kontrolliert, in einem zweiten Schritt die MMR-Impfungen angeboten. Eine bessere Abstimmung mit den Schulen wäre geboten gewesen, denn viele Termine platzten, da die Schüler auf Klassenfahrt waren, Arbeiten schrieben oder gerade ihr Praktikum auswärts absolvierten. Die Kampagne war kein besonderer Erfolg, und es wurden unter 15 % der Ungeimpften erreicht.

Bei der Schweinegrippe-Pandemie und Impfkampagne gab es vielfältige Probleme, angefangen von Auslieferungsschwierigkeiten des Impfstoffs Pandemrix, bis zu allgemeiner Verunsicherung über den verwendeten Impfstoff. Die Nichtbeteiligung einiger Gesundheitsämter und aktives Abraten von der Impfung durch einige Universitätsärzte erhöhten die Konfusion während der Pandemie. Letztendlich wird man auch in einer schlimmer verlaufenden Pandemie mit ähnlichen Schwierigkeiten rechnen müssen.

Dass Impfungen für den Durchführenden auch gefährlich sein können, zeigten Pressemeldungen Ende 2012, nach denen Impfhelfer für die Polioimpfung in Pakistan durch radikale Muslime ermordet wurden. Auch in Nigeria gefährdeten radikale muslimische Geistliche das Polio-Eradikationsprogramm der WHO.

> **Verantwortliche Personen von Impfkampagnen**
>
> Impfkampagnen sollten von Personen geleitet werden, die sich in Impfungen auskennen und die motiviert sind, den Impfgedanken umzusetzen.

9.2 Fehler in der Praxis

Impfungen machen einen großen Teil der kinderärztlichen Tätigkeit aus. Mit welchen praktischen Schwierigkeiten das Impfen verbunden ist, wird in diesem Kapitel deutlich. Während der Erstellung des Buches ergaben sich einige Änderungen der Fachinformationen der Impfstoffe, so dass die Angaben mit aktuellen Entwicklungen abgeglichen werden müssen. Es werden 11 Ebenen, auf denen leicht Fehler passieren, vorgestellt.

> **Informationen zu Impfungen**
>
> Über die Website www.impfakademie.de besteht die Möglichkeit für Ärzte und medizinische Fachangestellte, sich online zum Impfthema allgemein und zu vielen speziellen Impfungen fortzubilden.
>
> Eine gute ständig aktualisierte Übersicht über die in Deutschland verfügbaren Impfstoffe mit Kerninformationen ist der Impfstoff-Guide, der unter www.impf-serviceapotheke.de bezogen werden kann.

9.2.1 Bestellfehler und Logistik

Impfstoffe in der Praxis

Regelmäßige Kontrollen des Impfbestands, z. B. wöchentlich, helfen, Bestandslücken zu erkennen, damit benötigte Impfstoffe vorrätig sind. Bei selteneren Impfungen, wie bestimmten Indikations- oder Reiseimpfungen, sollte die Impfung mit Vereinbarung des Termins auch bestellt werden.

> **Fallberichte: Fehlende Impfstoffe zu Impftermin** Ⓑ
> 1. Ein 9-jähriges Kind mit Asthma kommt zum vereinbarten Termin für die Pneumokokken-Indikationsimpfung. Der Impfstoff ist aber nicht vorrätig. Er kann noch rasch mit Verlängerung der Wartezeit in der benachbarten Praxis ausgeliehen werden.
> 2. Zwei 6-jährige Patienten kommen zum Impftermin für die FSME-Impfung. Der Kinderimpfstoff ist ausgegangen, aber eine FSME-Erwachsenen-Impfung ist noch vorhanden. Da der Encepur-Impfstoff für Kinder und Erwachsene bis auf die Dosis identisch ist, konnte beiden Kindern je eine halbe Dosis (0,25 ml) des Erwachsenen-Impfstoffs verabreicht werden. Der Termin musste nicht verschoben werden.

Fehlt der Impfstoff zum vereinbarten Termin, so muss der Termin verschoben werden, außer der Impfstoff ist kurzfristig über die Nachbarpraxis oder Apotheke verfügbar.

Manche Impfstoffe für Kinder und Erwachsene sind bis auf die Dosis identisch, so dass aus 1 Erwachsenenimpfung 2 Kinderimpfungen gemacht werden könnten und umgekehrt. Die Hersteller raten jedoch hiervon ab, auch wenn bei korrekter Hygiene und Dosierung nichts dagegen sprechen würde. Beispiele sind FSME-Immun Junior und FSME-Immun Erwachsene (0,25 ml ab 1 Jahr und 0,5 ml ab 16 Jahren), Havrix junior und Havrix 1440 (0,5 ml ab 1 Jahr und 1 ml ab 15 Jahren), Encepur Kinder und Encepur Erwachsene (0,25 ml ab 1 Jahr und 0,5 ml ab 12 Jahren), Engerix B Kinder und Engerix B Erwachsene (0,5 ml ab der Geburt und 1 ml ab 16 Jahren). Viele Grippe-Impfstoffe werden zwischen ½ Jahr und 3 Jahren mit der halben Dosis von 0,25 ml geimpft.

Impfstoffe auf Patientenrezept

Die Impfungen, die mit individuellem Patientenrezept angefordert werden müssen, können auch vom Patienten mitgebracht werden. Das Problem hierbei ist die fehlende Kenntnis der Patienten über die Verderblichkeit vieler Impfstoffe bei unsachgemäßer Lagerung. Dies wird in einigen nachfolgenden Beispielen erläutert. Nicht jede Apotheke gibt den Patienten eine Kühltasche mit und klärt über einen fachgerechten Transport und Lagerung der Impfstoffe auf. Lösungen, bei denen der Impfstoff direkt von der Apotheke an die Praxis geliefert wird, sind weniger fehleranfällig.

> **Fallberichte: Fehlerhafte Impfstoffrezepte** Ⓑ
> 1. Für privat versicherte 1-jährige Zwillinge wurden die Rezepte für die anstehenden Impfungen vom Arzt vorbereitet und den Eltern ausgehändigt (je 2 Dosen MMRV-Impfstoff und je eine Dosis Meningokokken-C-Impfstoff). Die Arzthelferinnen wussten nichts davon und druckten die Rezepte ein 2. Mal aus und gaben sie den Eltern. Die Eltern hatten bei so vielen Impfungen keinen Überblick und lösten alle Rezepte in der Apotheke ein. Auch in der Apotheke fiel der Fehler niemandem auf, und Impfstoffe im Wert von über 1000 Euro wurden besorgt (8 × MMRV- und 4 × Meningokokken-C-Impfstoff). Die Apotheke nahm die überzähligen Impfungen aus Kulanzgründen zurück.
> 2. Für die Grippe-Impfung wurde einem Privatpatienten ein Rezept zur Besorgung des Impfstoffs ausgestellt. Beim Anklicken des Impfstoffs am Computer wurde versehentlich 10 × anstelle von 1 × angetippt (▶ Abb. 9.2). Die Apotheke denkt mit und ruft an, ob die Rezeptierung der 10 Grippeimpfungen seine Richtigkeit habe.

Bei der Bestellung und Besorgung von Impfstoffen sollte ein einheitlicher Mechanismus zwischen Arzt und Arzthelferinnen abgesprochen werden. Es kann auch leicht passieren, dass der Arzt oder eine Arzthelferin sich bei der Rezepterstellung verschreibt oder wie in diesem Fall „verklickt" und so die falsche Verordnungsgröße oder sogar das falsche Medikament mit dem Cursor anwählt. Eine kurze Kontrolle des Rezepts vor der Herausgabe mit Überprüfung von Name, Medikament und Do-

9.2 Fehler in der Praxis

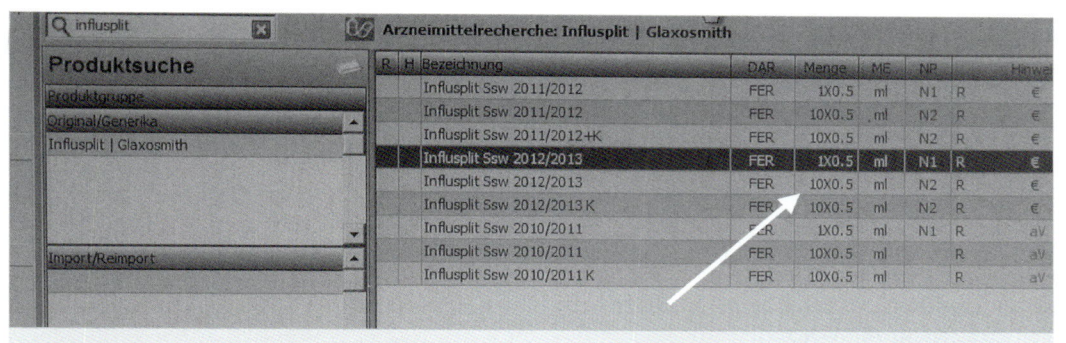

Abb. 9.2 Falsche Packungsgröße kann durch Verklicken im Medikamenten/Impfprogramm ausgewählt werden.

sis kann helfen, solche Fehler gering zu halten. Auch der Hinweis an die Eltern, das Rezept zu überprüfen, kann in Einzelfällen größere Sicherheit geben. Die nächste Kontrollinstanz, die Apotheke, kann fehlerhafte Rezepte dem Arzt melden.

Fallbericht: Auslieferungsfehler durch Apotheke

Ein Rezept mit Infanrix hexa (6fach-Impfung) wurde in der Apotheke abgegeben und der Impfstoff dem Patienten mitgegeben. Erst kurz vor dem Impfen stellte sich heraus, dass Infanrix (3fach-Impfung) anstelle von Infanrix hexa abgegeben worden war. Bei Überprüfung vorheriger Impfstofflieferungen stellt sich heraus, dass auch vorher der falsche Impfstoff ausgehändigt wurde und sogar unerkannt Infanrix anstelle von Infanrix hexa verimpft worden war. Nach Rücksprache mit dem Apotheker konnte der Fehler abgestellt werden.

Hier liegt ein auch bei Medikamenten beliebter LASA-Fehler vor („look alike and sound alike"; ▶ Abb. 9.4, vgl. auch ▶ Abb. 7.1, ▶ Abb. 7.2).

Impfstoffeingänge sollten geprüft werden auf richtigen Impfstoff, fachgerechten Transport (Kühlkette) und Haltbarkeit.

Fallbericht: Regress wegen Formfehler bei der Synagis-Impfstoffbestellung (Palivizumab-Immunglobuline gegen RSV)

Ein Arzt erhält eine Regressforderung von über 20 000 DM. Er hatte den teuren Synagis-„Impfstoff" (cave wird arzneimitteltechnisch nicht ganz als Impfstoff betrachtet) mit korrekter Indikation verimpft, aber den Impfstoff auf Sprechstundenbedarf bestellt. Er hätte den Impfstoff für jeden Patienten mit individuellem Rezept bestellen müssen. Mit viel Mühe und Hilfe der Rechtsabteilung des Impfstoffherstellers kommt es zu einer Lösung der auf einem Formfehler beruhenden Regressforderung.

Auch wenn eine komplizierte Bestellprozedur von Impfungen dem Impfgedanken schadet, so ist der Kassenarzt verpflichtet, sich an Regeln der Impfbestellungen zu halten. Der Regress wegen Synagis durch Formfehler ist kein Einzelfall. Der impfende Arzt sollte sich vor dem Impfen über die teilweise in jedem Bundesland unterschiedlichen Regularien informieren. Der Synagis-„Impfstoff" geht in das Arzneimittelbudget und kann dieses wegen der hohen Kosten leicht sprengen. Vielerorts kann eine „Regressschutzziffer" verwendet werden, die zur Herausnahme aus dem Budget führt.

Logistikprobleme mit speziellen Impfstoffen

Die **Pandemie mit der Neuen Grippe (Schweinegrippe, H1N1)** stellte 2009 eine neuartige Situation dar, auch wenn umfangreiche Vorbereitungsmaßnahmen getroffen worden waren. Am 11.6.2009 erklärte die WHO die weltweite Pandemie. Die Impfungen begannen am 26.10.2009. Wer sich trotz massiver Desinformation dafür entschied, die öffentlich empfohlene Impfung durchzuführen, wurde mit vielen Hindernissen konfrontiert. Zunächst wurde die Verteilung des Impfstoffs **Pandemrix** auf wenige Apotheken beschränkt. Der Impfstoff musste erst über das Gesundheitsamt bestellt werden und wurde mit etwa 1-wöchiger Zeitverzögerung ausgeliefert. Es wurden nur 10er Gebinde geliefert, die aus 2 zu vermischenden Komponenten bestanden. Diese mussten vor der Verabreichung vermischt werden und danach strikt innerhalb von 24 Stunden verimpft werden. Dadurch wurden viele Impfdosen verworfen. Nach Ansicht des Autors waren dies übertriebene Vorsichtsmaßnahmen gegen Verkeimung.

Um den Impfstoff ohne Verlust zu verimpfen, mussten 10 Erwachsene oder 20 kleinere Kinder so einbestellt werden, dass sie innerhalb von 24 Stunden geimpft werden konnten, was natürlich nicht ohne weiteres praktikabel ist. Die Praxen waren durch die Pandemie selbst bis an die Grenze ihrer Kapazität ausgelastet, und ohne Impfhelfer (impfende Arzthelferin) oder eine zusätzlich eingerichtete Impfsprechstunde war das Impfen nicht möglich.

Zu Beginn wurde von 2 Impfungen pro Person ausgegangen, aber im weiteren Verlauf zeigte sich, dass 1 Impfung ausreichte. Je nach Boulevardpressemeldung kam es nach Horrormeldungen über Todesfälle durch die Schweinegrippe zu einen „Run" auf die Impfungen und nach Horrormeldungen über Nebenwirkungen der Impfung (Kap. 9.1.3) zu einer schwindenden Impfbereitschaft und Angst vor der Impfung. Auf der Warteliste des Autors für Impfungen waren vorübergehend 400 Patienten, von denen mehr als die Hälfte nicht erschien, weil sie Angst vor der Impfung bekamen oder anderswo schneller an eine Impfung herankamen.

Die Situation wurde noch dadurch erschwert, dass die umliegenden Gesundheitsämter nicht impften, Universitätsärzte aktiv von der Impfung abrieten und zu Beginn unklar war, ob überwiegend Risikopersonen oder alle die Impfung erhalten sollten. Am Ende wurden von den 50 Millionen durch die Bundesländer bestellten Impfdosen gerade mal 5 Millionen verimpft. Die Bestellung wurde mit dem Hersteller des Impfstoffs, GSK, auf 34 Millionen heruntergehandelt, aber am Ende blieben die Länder auf den übrigen Impfungen im Wert von 236 Millionen Euro sitzen [8]. Ein Versuch, die Impfungen an Entwicklungsländer zu verkaufen, scheiterte, und sie mussten schließlich entsorgt werden.

> **Fallbericht**
>
> Im Rahmen einer **Landesimpfkampagne zur MMR-(Masern-Mumps-Röteln-)Eradikation** wurden vom Gesundheitsamt Impfstoffe zur Verfügung gestellt und in einer Kühltasche in die Praxis gebracht. Bei der Eingangskontrolle fiel auf, dass das Lösungsmittel fehlte. Dem hochrangigen Mitarbeiter des Gesundheitsamts, der auch die Impfaktion mit organisiert hatte, war weder aufgefallen und noch bewusst, dass die MMR-Impfung aus einem Pulver und einem Lösungsmittel besteht. Es kann hier nicht 0,9 %ige Kochsalzlösung oder Aqua destillata verwendet werden, da die Lösungsmittel spezielle Anforderungen wie bestimmte Puffereigenschaften erfüllen müssen. Die fehlenden Fläschchen mit Lösungsmittel wurden nachgeliefert.

Es ist problematisch, wenn Theoretiker Impfkampagnen organisieren und meinen, diese verordnen zu können. Für Katastrophenpläne sollten diejenigen, die an vorderster Front stehen, in die Planung mit eingebunden sein.

9.2.2 Lagerungsfehler und Vorratshaltung

Kühlkettenfehler

Stromausfälle (die Putzfrau zieht den Stecker des Impfstoffkühlschranks am Wochenende und vergisst, den Stecker wieder einzustecken; der Elektriker verursacht einen Kurzschluss, und es kommt zum 6-stündigen Stromausfall) oder Kühlschrankfehlfunktionen kommen immer wieder vor und können zu einer Fehllagerung von Impfstoffen führen (Unterbrechung der Kühlkette). Dies kann zu einer Unwirksamkeit der Impfungen führen.

Beim Einfrieren können die Impfstoffe ebenfalls unwirksam werden, beispielsweise bei direkt an der Kühlschrankhinterwand gelagerten Impfstoffen. Manche Impfungen sind danach noch verwendbar, verursachen aber heftigere Lokalreaktionen. McColloster berichtet über unwirksame Pertussis-Impfungen durch zu kühle Lagerung unter 2–8 Grad. Bei solchen Impfstoffen kommt es auch häufiger zu heftigen Lokalreaktionen [11].

> **Merke**
> Impfstoffe sollten nicht direkt an der Kühlschrankhinterwand gelagert werden, da die dortige Temperatur häufig unter dem Gefrierpunkt liegt.

Regelmäßige Temperaturkontrollen (Teil des Qualitätsmanagements) des Kühlschranks können dem vorbeugen. Es sind Thermometer verfügbar, die bei kritischen Temperaturwerten eine SMS-Nachricht an das Handy des Arztes senden. Am Kühlschrank kann ein Warnschild angebracht werden, dass der Stecker nicht gezogen werden darf. Die Lagerungstemperatur sollte normalerweise 2–8 °C betragen. „Alte" Impfstoffe werden nach vorne geordnet. Totimpfstoffe sind in der Regel nicht so temperatursensibel wie Lebendimpfstoffe (▶ Tab. 9.2). Genauere Informationen kann man von den Herstellern oder auch Impfstofflieferanten erfahren (▶ Tab. 9.3).

Die über Sprechstundenbedarf bestellten Impfungen sind Eigentum der gesetzlichen Krankenkassen. Bei einer fahrlässigen Beschädigung der Impfungen kann der Arzt haftbar gemacht werden. Dagegen kann eine entsprechende Versicherung schützen, die leider nicht von den Krankenkassen getragen wird. Wer große Impfstoffmengen lagert, sollte sich einen Notfallplan für einen Kühlschrankausfall überlegen.

Tab. 9.2 Umgang mit Kühlkettenfehlern.

Impfstoff	Lagerung	Kühlkettenpflicht beim Transport	Folgen
Lebendimpfstoffe (z. B. MMR-, Varizellen-, Gelbfieber-, Typhus-, Rotavirus-Lebendimpfstoff)	2–8 °C	ja	zu warm: mangelnde Wirksamkeit
nicht adsorbierte Totimpfstoffe (z. B. einige Influenza-, Tollwut-, Meningokokken-, Pneumokokken-Polysaccharid-, Typhus-Polysaccharid-Impfstoffe)	2–8 °C	nein	zu warm: mögliche eingeschränkte Wirksamkeit (abhängig von der Expositionsdauer in erhöhter Temperatur)
Adsorbatimpfstoffe (z. B. DTaP-Kombinationsimpfstoffe, FSME-, Meningokokken- und Pneumokokken-Konjugatimpfstoffe)	2–8 °C	nein	zu warm: mögliche schlechtere Wirksamkeit zu kalt: schlechtere Verträglichkeit und eingeschränkte Wirksamkeit

Quelle: [16]

Tab. 9.3 Empfindliche Impfstoffe und ihre Verabreichung.

Impfstoff (Beispiele)	Verabreichung
Varizella	Innerhalb von 30 Minuten nach Rekonstitution verabreichen.
MMR Priorix	8 Stunden nach Rekonstitution verabreichen, bei 2–8 °C lagern, lichtempfindlich.
Menjugate	Sofort nach Rekonstitution verabreichen.
Infanrix hexa	Sofort nach Rekonstitution bei 21 °C bis zu 8 Stunden verwendbar.
MMRV Priorix tetra	24 Stunden nach Rekonstitution verabreichen, bei 2–8 °C lagern, lichtempfindlich.
Rotateq	Unmittelbar nach Entnahme aus dem Kühlschrank verabreichen.
Rotarix	Nach Anbruch muss der Impfstoff sofort verabreicht werden.

Verabreichung nach Kühlschrankentnahme und Auflösung (nach Angaben der Fachinformationen). Bei Temperaturabweichung ist es ratsam, sich im Zweifelsfall an den Impfstoffhersteller zu wenden.

Fallberichte: Kühlkettenfehler beim Transport

1. Nach einer Impfberatung kauften Eltern eines Säuglings 3 Rotavirus-Impfungen (Rotateq) in der Apotheke und erhielten keine Kühltasche. Diese Impfung wird derzeit von den meisten Krankenkassen nicht bezahlt. Sie deponierten den Impfstoff im Kühlschrank und brachten dann die 3 Dosen in die Praxis mit. Als sie an die Reihe kamen, war der Impfstoff bereits 1 Stunde Hochsommertemperaturen ausgesetzt. Laut Fachinformation soll die Impfung mittelbar nach dem Herausnehmen aus dem Kühlschrank nach Anwärmen verimpft werden. Laut Impfhotline des Herstellers war dieser Impfstoff nicht mehr sicher wirksam, was auch für die anderen 2 Dosen galt.
2. Ein Impfstofftransport kommt außerhalb der Praxiszeiten an. Der Bote versucht die Lieferung der angrenzenden allgemeinmedizinischen Praxis in Verwahrung zu geben, ohne auf die Kühlkettenpflicht hinzuweisen. Diese lehnt die Annahme jedoch ab.
3. Eine der letzten Lieferungen des Einzelimpfstoffes gegen Pertussis PAC Merieux wird mit einem gewöhnlichen Lastwagen im Winter bei Schnee und Eis transportiert. Derzeit ist in Deutschland keine Einzelimpfung mehr verfügbar. Durch einen Unfall auf der Autobahn bleibt der Laster im Stau stecken. Alle Impfstoffe frieren ein und werden unwirksam.

Wird die Impfbeschaffung Laien oder unausgebildetem Personal im Transportdienst, Apotheke oder Arztpraxis überlassen, dann steigt das Risiko für Kühlkettenfehler, die zu einer Unwirksamkeit des Impfstoffs führen können. Im Falle der Rotavirusimpfung wurde überlegt, den Eltern mit dem Rezept ein Merkblatt mitzugeben. Der Fall wurde auch mit der Apotheke besprochen, die in Zukunft auf Einhaltung der Kühlkette achten will.

Der Zeitpunkt von Impfstofflieferungen muss mit dem Impflieferanten koordiniert werden, damit es bei verschlossener Praxis und unwissenden Fahrern nicht zu Unterbrechung der Kühlkette kommt, wenn der Impfstoff beispielsweise das ganze Wochenende oder eine ganze Ferienperiode nicht vom Fahrer an die Praxis ausgeliefert werden kann und zu warm wird. Verantwortliche Impflieferanten setzten Kühlfahrzeuge ein und achten auf das Einhalten der Kühlkette auch durch die Fahrer. Würden für den Impftransport Farbbanderolen eingesetzt, die einen intolerablen Kühlkettenbruch anzeigen, dann käme es zu weniger Impfversagern, gerade bei temperatursensiblen Impfstoffen.

Kühlkette
Das Einhalten der Kühlkette ist ein komplizierter logistischer Aufwand, der leicht schief gehen kann. Der impfende Arzt sollte sich erkundigen, ob Qualitätsstandards bei der Belieferung eingehalten werden. Die höchste Sicherheit bieten Impfversandapotheken, die eine lückenlose Dokumentation der Kühlkette vorlegen können.

Abgelaufene Impfstoffe

Das Haltbarkeitsdatum stellt nicht wie bei Lebensmitteln eine Mindesthaltbarkeit dar. Impfstoffe können über das Haltbarkeitsdatum hinaus wirksam sein, dürfen aber nicht verimpft werden, da es juristische Probleme im Fall eines seltenen Impfschadens oder bei Unwirksamkeit und Erkrankung geben könnte. Bei versehentlicher Verimpfung eines abgelaufenen Impfstoffs empfiehlt es sich, den Hersteller zu kontaktieren und den Patienten zu informieren. Es gibt Beispiele, bei denen die Hersteller für Impfstoffe oder Medikamente das ursprüngliche Haltbarkeitsdatum änderten (z. B. die Verlängerung der Haltbarkeit von Tamiflu-Beständen zur Vorbereitung auf die erwartete Grippepandemie).

Entschließt man sich, einen kürzlich abgelaufenen Impfstoff dennoch zu verimpfen, so sollte der Patient darüber aufgeklärt werden, dass eine Wirksamkeitsminderung oder ein erhöhtes Nebenwirkungsrisiko nicht auszuschließen sind. Zum Regressschutz gegenüber Krankenkassen können abgelaufene Impfungen gegen Quittung an den Impflieferanten zurückgegeben werden. Überzogene Regressverfahren in Rheinland-Pfalz haben den Impfgedanken und das Impfengagement der Ärzte beschädigt. Dass einige wenige Impfungen, insbesondere die Grippe-Impfung, ablaufen, ist bei effektivem Impfeinsatz nicht vermeidbar. Ebenso ist es unvermeidbar, dass einige Impfungen durch zu frühes Aufziehen, Verwechslung oder Handhabungsfehler nicht durchgeführt werden können.

Fallbericht

Bei der wöchentlichen Impfstoffkontrolle fiel auf, dass große Mengen eines teuren Impfstoffs (Cervarix) in Kürze ablaufen würden. Mit großer Anstrengung wurden über die Recall-Funktion des Impfprogramms (Impf-doc) ungeimpfte, über 12-jährige Mädchen ausfindig gemacht und zur Impfung einbestellt. Ein Verfallen der Impfstoffe konnte verhindert werden.

Regelmäßige, z. B. wöchentliche Kontrollen des Impfbestands bezüglich Verfügbarkeit und Haltbarkeit sind wichtig. Sonst kommt es zum Ablaufen teurer Impfungen. Bei hohen Beständen mit knapper Haltbarkeit können Recall-Aktionen durchgeführt werden, was auch insgesamt zur Erhöhung der Impfraten führt.

Praxistipp

Impfprogramme enthalten Recall-Funktionen, mit denen ungeimpfte Patienten ausfindig gemacht und einbestellt werden können, insbesondere wenn Impfbestände nur noch kurze Haltbarkeit haben oder die Praxis nicht ausgelastet ist.

Fallbericht

In einem Gesundheitsamt werden 1000 MMR-Impfungen mit begrenzter Haltbarkeit akquiriert. Erst knapp 6 Monate vor Verfallende wird ein Plan zur Verimpfung aufgestellt. Etwa 80 % der Impfungen können nicht mehr vor Ablauf verimpft werden.

9.2.3 Patientenverwechslung

Fallberichte

1. Eine Mutter kommt mit ihren 4 Kindern, die wild im Behandlungszimmer herumlaufen, zur Impfung. Alle Kinder erhalten unterschiedliche Impfungen. Der Arzt verwechselt das Impftablett von 2 Kindern. Er informiert die Mutter. Die Kinder haben dadurch eine überzählige Impfung erhalten, wodurch außer dem Schmerz kein Schaden droht. Die beabsichtigte Impfung wird nachgeholt.
2. Peter Müller wird vorgestellt. Eine fehlende Auffrischungsimpfung wird nachgeholt. Beim Eintrag in den Impfpass zeigt sich, dass der Impfstatus schon vollständig war und es 3 Peter Müller in der Praxis gibt, von denen der falsche geimpft wurde.

Die korrekte Patientenidentifikation und Impfzuordnung kann in hektischen Situationen, wenn mehrere quirlige Kinder im Raum sind, schwierig sein, aber auch bei Namensgleichheit von Patienten. Ein Blick in den Impfpass kurz vor dem Impfen und Assistenz durch die Arzthelferin hilft, Fehler zu vermeiden. Bei Patienten, die selten in die Praxis kommen und weniger auf einen guten Impfschutz achten, kann es aber vorteilhaft sein, auch ohne Impfpass zu impfen und Gelegenheiten wie Mückenstich oder leichte Verletzung zur Impfvervollständigung zu nutzen. Die Impfungen sollten konsequent in den Impfpass nachtragen werden. Impfdokumentationssysteme (Patientenakte, Impfdoc-Programm, Impfpass) helfen hierbei. Zur eigenen Erinnerung kann eine Notiz in der elektronische Patientenakte für anstehende oder einzutragende Impfungen gemacht werden.

9.2.4 Indikationsfehler

Kontraindikationen

Über falsche Kontraindikationen wurde bereits in Kap. 9.1.1 berichtet.

Fallbericht: Zu spät erkannte Kontraindikation zur Impfung

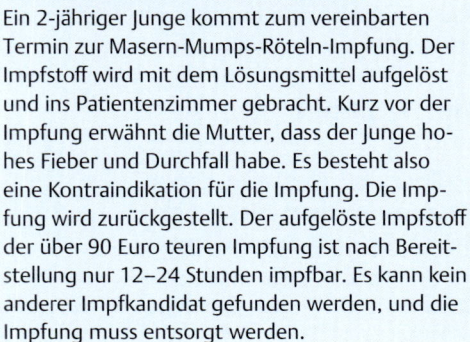

Ein 2-jähriger Junge kommt zum vereinbarten Termin zur Masern-Mumps-Röteln-Impfung. Der Impfstoff wird mit dem Lösungsmittel aufgelöst und ins Patientenzimmer gebracht. Kurz vor der Impfung erwähnt die Mutter, dass der Junge hohes Fieber und Durchfall habe. Es besteht also eine Kontraindikation für die Impfung. Die Impfung wird zurückgestellt. Der aufgelöste Impfstoff der über 90 Euro teuren Impfung ist nach Bereitstellung nur 12–24 Stunden impfbar. Es kann kein anderer Impfkandidat gefunden werden, und die Impfung muss entsorgt werden.

Um das Verwerfen von Impfstoff zu vermeiden, sollten rasch unwirksam werdende Impfstoffzubereitungen erst dann fertig gemacht werden, wenn sicher ist, dass die Impfung durchgeführt werden kann.

Altersempfehlungen

Im Rahmen des von der STIKO empfohlenen Impfschemas wurde die kombinierte MMRV-Impfung (Masern-Mumps-Röteln-Varizellen, z. B. Priorix tetra) mit 11 Monaten geimpft. Etwa Anfang 2012 wurde diese Empfehlung aufgrund eines vermuteten erhöhten Fieberkrampfrisikos dahingehend modifiziert, dass MMRV als 1. Impfung getrennt als MMR+V (z. B. Priorix und Varivax) geimpft werden soll. Dies wurde umgesetzt. Es fiel dann aber auf, dass die Zulassung laut Fachinformation für den Windpockenimpfstoff (Varivax) erst ab 12 Monaten vorlag.

Als ein anderer, schon mit 9 Monaten zugelassener Windpockenimpfstoff (Varilrix) eingesetzt wurde, kam die Neuigkeit, dass auch Varivax mit 9 Monaten zugelassen wurde. Die Altersempfehlung der Windpockenimpfstoffe ist, über 12 Monaten zu impfen und nur unter bestimmten Umständen (z. B. erhöhtes Expositionsrisiko durch Kindergartenbesuch) ab 9 Monaten.

> **Altersempfehlungen bei Impfstoffen**
> Es ist sicherer, sich an die Altersempfehlungen der Hersteller für die Impfstoffe zu halten, denn Impfwirkung, Nebenwirkung und Haftung können dadurch beeinflusst werden. Hierbei richtet man sich nach dem chronologischen Alter, auch wenn das Gewicht plausibler wäre.

In diesem Fall war das Übersehen der Altersempfehlung irrelevant, da die Altersempfehlung rasch vom Hersteller ausgedehnt wurde.

Impfzeitpunkt

> **Fallbericht: Impfung gegen Pneumokokken nicht zum frühestmöglichen Zeitpunkt**
> Ein Kinderarzt wird von einem schon seit Jahren gewechselten Patienten angeklagt, weil die Pneumokokkenimpfung nicht zum frühestmöglichen Zeitpunkt durchgeführt wurde. Der Patient entwickelte eine Pneumokokkenmeningitis mit Spätschäden (Hörschaden, Hydrozephalus und Epilepsie auch möglich). Der Ausgang des Verfahrens ist unbekannt.

Die Pneumokokkenimpfung ist ab dem vollendeten 2. Lebensmonat, also mit 61 Tagen empfohlen. Da es für Pneumokokken und Haemophilus-influenzae-Erkrankungen einen Erkrankungsgipfel zwischen 2 und 4 Monaten gibt, empfiehlt sich eine frühzeitige Impfung, um sich nicht gegen den seltenen Vorwurf einer nicht verhüteten Infektion verteidigen zu müssen.

> **Fallbericht: Zu früher Impfzeitpunkt**
> Ein 14 Monate altes Mädchen kommt zum Impftermin. Die Eltern sagen der Vertretungsärztin, die Infanrix hexa (6fach-Impfung) und Prevenar 13 (Pneumokokken-Konjugatimpfung) müssten geimpft werden. Die Arzthelferinnen bereiteten den Impfstoff vor, und er wird verimpft. Beim Eintragen in den Impfpass fällt auf, dass die 4. Auffrischungsimpfung mit einem Impfabstand von 4 anstelle der empfohlenen 6 Monate erfolgt ist.

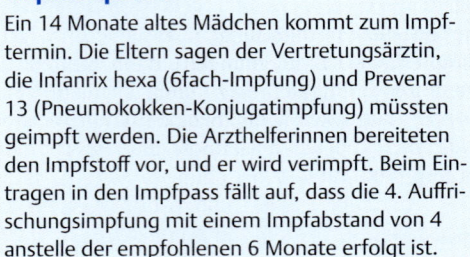

Um einen ausreichenden Booster-Effekt zu erzielen, muss der Mindestabstand zwischen Grundimmunisierung und Booster 6 Monate betragen. Für eine sichere Wirkung sollte diese Patientin einen Booster nach mindestens 6 Monaten erhalten. Bei Unsicherheiten empfiehlt sich ein Nachlesen in der Fachinformation unter www.fachinfo.de und ein Anruf beim wissenschaftlichen Informationsdienst des Impfstoffherstellers. Relativiert wird die Notwendigkeit eines weiteren Boosters dadurch, dass in einigen anderen Ländern 3 anstelle von 4 6fach-Impfungen (Infanrix hexa) als ausreichend erachtet werden und zwischen der 2. und 4. Impfung 6 Monate lagen. Nach Möglichkeit sollte vor jeder Impfung ein Blick in den patienteneigenen Impfpass geworfen werden, um zu kontrollieren, ob Impfungen nicht woanders erfolgten, Impfungen nachgetragen werden müssen und ob der Impfabstand stimmt. Die Aussagen von Eltern sind oft unzuverlässig, da sie Impfungen verwechseln und ihnen das Regularium meist nicht geläufig ist.

Aus pragmatischen Gründen wird aber manchmal von der Regel, vorher den patienteneigenen Impfpass einzusehen, abgewichen, z. B. wenn impfmüde oder noncompliante Eltern plötzlich impfbereit sind. Wichtig ist aber der Nachtrag der Impfungen. Als Erinnerungssystem kann man für den nächsten Besuch einen Vermerk machen wie „Impfung nachtragen", in 1 Monat MMRV-Impfung. Diese Erinnerung wird so lange aufgefrischt, bis der Nachtrag oder die Folgeimpfung durchgeführt wurde.

> **Ⓑ Fallbericht: Standardimpfung außerhalb des empfohlenen Zeitraums**
> Die Meningokokken-C-Impfung wird versehentlich bereits im 12. Lebensmonat mit 11 Monaten geimpft. Sie wird aber erst ab 1 Jahr als Standardimpfung in Deutschland empfohlen.

Werden Standardimpfungen nicht fachgerecht geimpft (STIKO-Empfehlungen), dann besteht ein Regressrisiko, unabhängig vom medizinischen Nutzen. Werden Meningokokken-Konjugatimpfstoffe im 1. Lebensjahr geimpft, dann sind wegen unreifer Immunität Auffrischungen nötig. Dass andere Länder wie Italien und Großbritannien die Meningokokken-C-Impfung schon mit 3 Monaten empfehlen und damit möglicherweise mehr Kinder retten (der Erkrankungsgipfel liegt bei 2–4 Monaten), spielt bei diesen formalen Prüfungen keine Rolle. Liegt ein erhöhtes Meningitisrisiko vor, dann ist die Impfung im 1. Lebensjahr eine Indikationsimpfung und auch beim Impfen mit 3 Monaten eine korrekte Kassenleistung.

> **M! Merke**
> Eine Impfung, die im 1. Lebensjahr zugelassen ist, ist eine Impfung, die in den ersten 12 Monaten verimpft werden kann. Eine ab dem 14. Lebensjahr zugelassene Impfung ist ab dem Lebensalter von 13 Jahren zugelassen und ab dem vollendeten 13. Lebensjahr durchführbar. Dies wird häufig verwechselt.

„Zeckenimpfung"

> **Ⓑ Fallbericht: „Zeckenimpfung" für die Türkei**
> Wiederholt wünschen oder fordern Eltern eine Zeckenimpfung für die Türkei. Eine Allgemeinmedizinerin hatte mehreren Patienten eine FSME-Impfung als „Zeckenschutz" für die Türkei angeboten und verabreicht.

Die so genannte Zeckenimpfung schützt gegen Frühsommer-Meningoenzephalitis-(FSME-)Viren, nicht aber gegen Borreliose-Bakterien (Lyme Disease) oder das durch Zecken übertragbare in der Türkei vorkommende „Krim-Kongo-Fieber" (Viruserkrankung, vor allem am Schwarzen Meer). Letzteres ist ein hämorrhagisches Fieber, das durch Hyalomma-Zecken übertragen wird. FSME-Viruserkrankungen sind derzeit in der Türkei so selten, dass vom Gesundheitsdienst des Auswärtigen Amtes oder anderen Stellen keine FSME-Impfung als Reiseimpfung empfohlen wird. Gegen das Krim-Kongo-Fieber (Crim Congo Hemorrhagic Fever, CCHF) gibt es noch keine wirksame Impfung. Es kostet hin und wieder viel Zeit, diese Unterschiede den Patienteneltern zu erklären, zumal auch ärztliche Kollegen nicht korrekt informiert sind.

Tetanusimpfung

> **Ⓑ Fallbericht: Tod durch Tetanusinfektion**
> Ein 12-jähriger Schüler wird 1965 beim Spiel durch einen Holzspeer verletzt. Die oberflächliche Wunde am Unterarm wird vom praktischen Arzt gereinigt. Es wird kein Tetanusserum injiziert, da der Junge vor einigen Jahren bereits zweimal geimpft wurde. Es entwickeln sich Tetanussymptome. Der Junge wird eingewiesen und verstirbt. Dem Arzt wird eine fahrlässige Tötung wegen Unterlassung einer Tetanusserum-Injektion vorgeworfen. Im medizinischen Gutachten wird ein Verschulden verneint, da es uneinheitliche Richtlinien zur Tetanusprophylaxe gab. Wäre ein Serumschock aufgetreten, wäre die Situation für den Arzt „noch viel unangenehmer gewesen (da Vorsensibilisierung bekannt war)". Das Verfahren wird eingestellt.
> (Quelle: LG Kiel 3 Js 1072/65, [2], Fall 61, S. 112)

Dieser historische Fall ist in unserer heutigen Zeit etwas unverständlich, aber ein akzeptierter Qualitätsstandard in Bezug auf Tetanus- und andere Impfungen hat sich wohl erst später entwickelt. Unter normalen Umständen wäre heutzutage ein 12-Jähriger gegen Tetanus geimpft. Bei Ungeimpften wäre mittlerweile 2-mal simultan geimpft worden (aktiv und passiv), so dass ein Schutz schon wahrscheinlich gewesen wäre. Ein solcher Fall könnte unter extremen Umständen bei Impfgegnern auftreten.

Immer wieder finden sich Impfpässe mit Tetanus-Einzelimpfungen, wo eine **Auffrischung von**

Diphtherie und Keuchhusten ebenfalls indiziert gewesen wäre. Die STIKO empfiehlt bei der nächsten Tetanus-Diphtherie-Auffrischungsimpfung (Td) auch den Schutz gegen Keuchhusten (Tdap) und, wenn nötig, gegen Polio (TdapIPV) zu überprüfen und in Form einer Kombinationsimpfung aufzufrischen (Epidemiologisches Bulletin 30/2012). Wurden Kinder nicht durch Kinderärzte geimpft, dann fällt auf, dass diese Regel oft nicht befolgt wurde.

Meningokokkenimpfung

In Deutschland wird derzeit ab dem 1. Lebensjahr bis zum vollendeten 18. Lebensjahr die Meningokokken-C-Impfung als Standardimpfung empfohlen. Die Meningokokkenimpfung ist aber für manche Gebiete wie den Meningitisgürtel in Afrika (geografisch etwa die Mitte von Afrika) oder für Mekka-Reisende als Reiseimpfung empfohlen. Hier kommt es häufiger zu Verwechslungen, denn für die **Reiseimpfung** ist die **erweiterte Meningokokkenimpfung gegen Typ ACWY** empfohlen.

Als Indikationsimpfung für Risikopatienten mit Komplementmangel oder anderer Prädisposition für Meningokokkenerkrankungen wird die Meningokokken-C-Impfung bereits vor dem 1. Jahr empfohlen und später die erweiterte gegen ACWY (Nimenrix ist ab dem 1., Menveo ab dem 2. Lebensjahr zugelassen).

Seit 2013 ist der Impfstoff Bexsero zugelassen, der gegen den häufigsten Meningokokken Typ B schützt. Offizielle Empfehlungen seitens der STIKO stehen noch aus.

Unterschiedliche Meningokokkenimpfstoffe

Für Deutschland und andere europäische Länder wird die Meningokokken-C-Impfung als Standardimpfung empfohlen. Standardimpfungen (Men C) und Indikationsimpfungen (Men ACWY) sind in der Regel Kassenleistungen. Für Afrika und einige andere Länder wird die umfassendere Meningokokken-ACWY-Impfung als Reiseimpfung empfohlen. Reiseimpfungen sind in der Regel keine Kassenleistung, werden aber von vielen Krankenkassen erstattet, worüber man sich aktuell auf der http://crm.de/krankenkassen/kk_tabelle_kassen.htm informieren kann. Bezüglich der neu zugelassenen Meningokokken-B-Impfung wird es bald eine offizielle Position der STIKO geben.

Um zukünftigen Verwechslungen vorzubeugen, empfiehlt es sich, den Typ der Meningokokken-Impfung (A, C, W, Y und neuerdings auch B) im Impfpass zu dokumentieren.

Varizellenimpfung

Fallbericht: Varizellenimpfung bei immuner Patientin

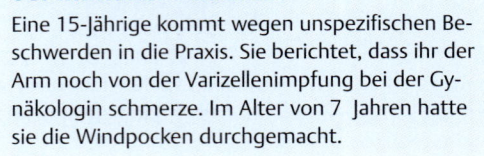

Eine 15-Jährige kommt wegen unspezifischen Beschwerden in die Praxis. Sie berichtet, dass ihr der Arm noch von der Varizellenimpfung bei der Gynäkologin schmerze. Im Alter von 7 Jahren hatte sie die Windpocken durchgemacht.

Die Varizellenimpfung war nicht indiziert, ist aber unschädlich. Der schmerzende Arm ist eine normale, selbstlimitierende Nebenwirkung. Eine Impfanamnese, zu der auch das Fragen nach Kinderkrankheiten gehört, wäre hilfreich gewesen.

9.2.5 Impfstoffverwechslung

Fallberichte: Falsche Impfung vorbereitet

1. Der Arzt bittet die Arzthelferin, die Auffrischungsimpfung gegen Tetanus-Diphtherie-Polio-Pertussis vorzubereiten. Sie ist gerade dabei, einen neuen Termin einzutragen, und eine Schlange von Patienten steht an der Rezeption. Die Arzthelferin verteilt noch 2 Patienten auf die Behandlungszimmer und zieht dann eine Masern-Mumps-Röteln-Windpocken-Impfung auf und bringt sie auf einem Impftablett ins Behandlungszimmer. Der Arzt erkennt die falsche Impfung und fordert die richtige an. Es ist noch früh am Morgen, und 2 Stunden später kommt ein Kind, das diese Impfung erhalten kann, so dass sie nicht verworfen werden muss.
2. Bei einem 12 Monate alten Mädchen ist die Infanrix hexa (6fach-Impfung) und Neisvac-Impfung (Meningokokken-C-Impfung) vorgesehen. Der Arzt klärt darüber auf und beauftragt die Arzthelferin die Impfungen vorzubereiten. Er verimpft die Impfstoffe, die auf dem Impftablett gebracht werden. Später fragt die Mutter, die Kinderkrankenschwester ist, ob die richtigen Impfungen verabreicht wurden. Anhand

9.2 Fehler in der Praxis

der Impfaufkleber lässt sich rekonstruieren, dass Infanrix hexa und Prevenar 13 (Pneumokokken-Impfung) anstelle von Infanrix hexa und Neisvac (Men-C-Impfung) geimpft wurden. Die Arzthelferin hatte die Impfungen falsch vorbereitet, und der Arzt hatte den Impfstoff vor Verabreichung nicht kontrolliert. Der Arzt entschuldigt sich bei der Mutter. Für das Kind ist kein Schaden entstanden, da eine Pneumokokkenimpfung sowieso auch fällig war. Die Meningokokken-C-Impfung wird in 1 Monat durchgeführt. Wäre der Mutter der Fehler nicht aufgefallen, dann wäre er vielleicht beim nächsten Impftermin aufgefallen.

Fordert der Arzt eine Impfung, ein Rezept oder ein Medikament an, so sollte er auch darauf achten, dass die Arzthelferin die volle Aufmerksamkeit hat und nicht mit zu vielen Aufgaben gleichzeitig belastet ist. Sonst führt dies leicht zur Vernachlässigung ihrer Aufgaben, zu Fehlern und Frustrationen. Sind die Arzthelferinnen mehr als der Arzt beschäftigt, dann sollte er die Impfung selbst vorbereiten. In einigen Praxen wird dies grundsätzlich so gehandhabt, was aber jeder nach organisatorischen Gesichtspunkten entscheiden muss.

Kontrolle des korrekten Impfstoffs

In jedem Fall sollten die Impfspritzen vor der Impfung kontrolliert werden. Durch das Einkleben der Impfaufkleber in den Impfpass (▶ Abb. 9.3) und in die Patientenkarte entsteht eine Mehrfachkontrolle, die mehr Sicherheit bietet. Ein konsequentes Eintragen in elektronische Impfpässe (z. B. Impfdoc) erfordert eine hohe Disziplin und ist bei der Einführung fehleranfällig, mit einiger Übung dann aber sehr effizient.

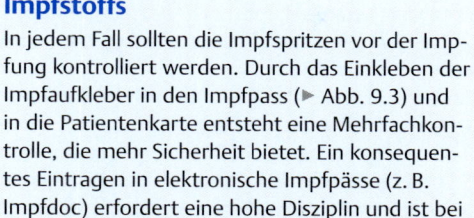

Es kann auch zu Impfstoffverwechslungen durch Namensähnlichkeit kommen:
- Priorix (Masern-Mumps-Röteln Impfung) wird anstelle von Priorix tetra (Masern-Mumps-Röteln-Windpocken-Impfung) verimpft,

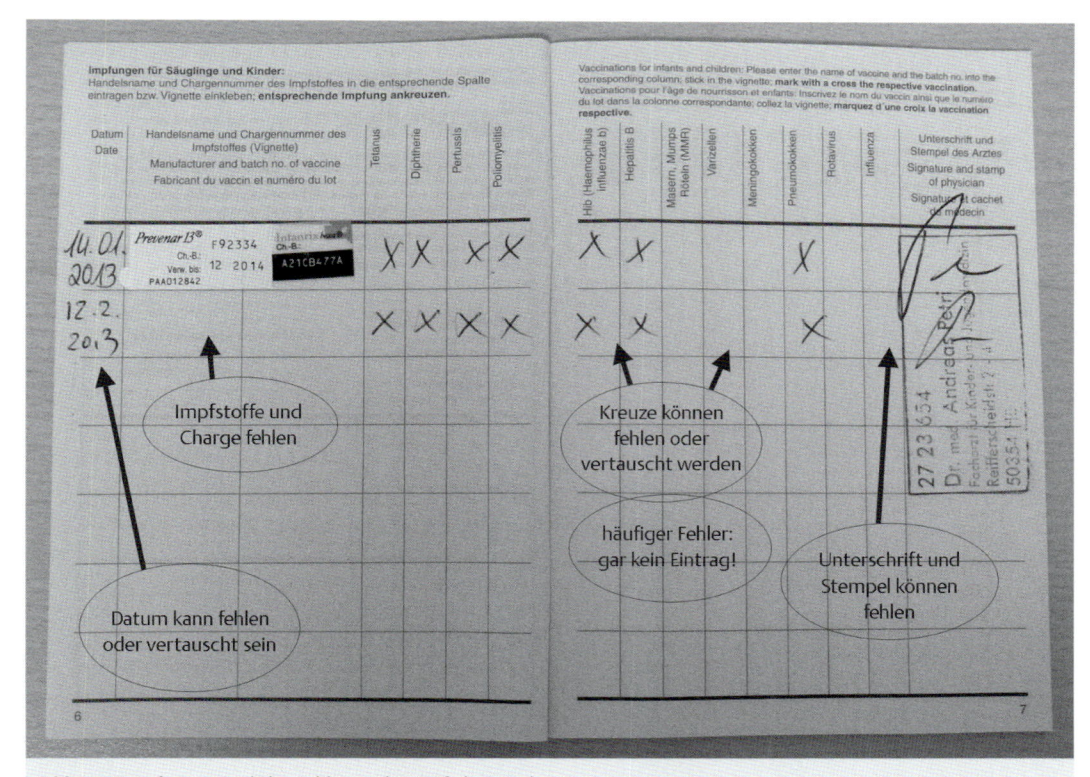

Abb. 9.3 Impfpass. Mögliche Fehler sind mit Pfeilen markiert.

- Infanrix (3fach-Impfung: Tetanus-Diphtherie-Pertussis) anstelle von Infanrix IPV-Hib (5fach-Impfung: Tetanus-Diphtherie-Pertussis-Polio-HIB) oder Infanrix hexa (6fach-Impfung: Tetanus-Diphtherie-Pertussis-Polio-HIB-Hepatitis B-Impfung),
- Repevax (Tetanus-Diphtherie-Pertussis-Polio) anstelle von Revaxis (Tetanus-Diphtherie-Polio) oder
- Boostrix anstelle von Boostrix Polio (Tetanus-Diphtherie-Pertussis-Polio).

Wie bereits bei der Bestellung von Impfungen erwähnt, können Impfstoffe wegen Namensähnlichkeit verwechselt werden (▶ Abb. 9.4). Doppelkontrollen und Lagerung mit übersichtlicher Kennzeichnung beugen dem vor.

Einige Impfstoffe gibt es in Kinder- und Erwachsenenstärke (FSME-Immun Junior und Erwachsene, Havrix junior bis 14 und Havrix 1440 ab 15 Jahren, Engerix B Kinder bis 15 und Erwachsene ab 16 Jahren). Wird der Zusatz übersehen, dann kommt es zu unsachgemäßen Impfdosen, was aber eher nur geringfügige Schäden verursachen dürfte.

9.2.6 Zubereitungsfehler

Bei der Vorbereitung wird vergessen, das Lösungsmittel mit Pulver aufzulösen, und nur das Lösungsmittel wird gespritzt: Diese Risiko besteht für wichtige Impfstoffe in der Kinderarztpraxis wie Menjugate (Meningokokken-Konjugatimpfstoff), Varivax (Varizellenimpfstoff), Priorix (Masern-Mumps-Röteln-Impfstoff), Priorix tetra (Masern-Mumps-Röteln-Windpocken-Impfstoff), Infanrix hexa (6fach-Impfung gegen Tetanus, Diphtherie, Pertussis, Polio, HIB, Hepatitis B), Pentavac (5fach-Impfung gegen Tetanus, Diphtherie, Pertussis, Polio, HIB), MMR allgemein und Rabipur (Tollwutimpfstoff).

Um das Auflösen von Impfstoffen nicht zu vergessen, kann das Fläschchen mit dem aufzulösenden Pulver zur Kontrolle mit auf das Impftablett gelegt werden (▶ Abb. 9.5). Gespräche mit verschiedenen Impfärzten zeigen, dass es immer wieder zu solchen Fehlern kommt. Wird der Kühlschrank kontrolliert, sind mehr Pulverfläschchen übrig als Lösungsmittelspritzen. Das Pulver mancher Impfstoffe wie Priorix, Priorix tetra, Varilrix enthält Farbstoffe wie Phenolrot, wodurch man den korrekt zubereiteten Impfstoff an der Verfärbung erkennen kann. Das Lösungsmittel alleine ist klar.

> **Ⓑ Fallbericht: Zu viele Fläschchen mit HIB-Pulver bei der Impfung mit Infanrix hexa**
> Eine Arzthelferin ruft die Impfhersteller-Hotline von Infanrix hexa an und beschwert sich, dass im 50er Pack 10 Fläschchen zu viel geliefert worden seien.

In 10 von 50 Fällen wurde vergessen, die Spritze mit 5 Antigenen mit dem HIB-Pulver aufzulösen,

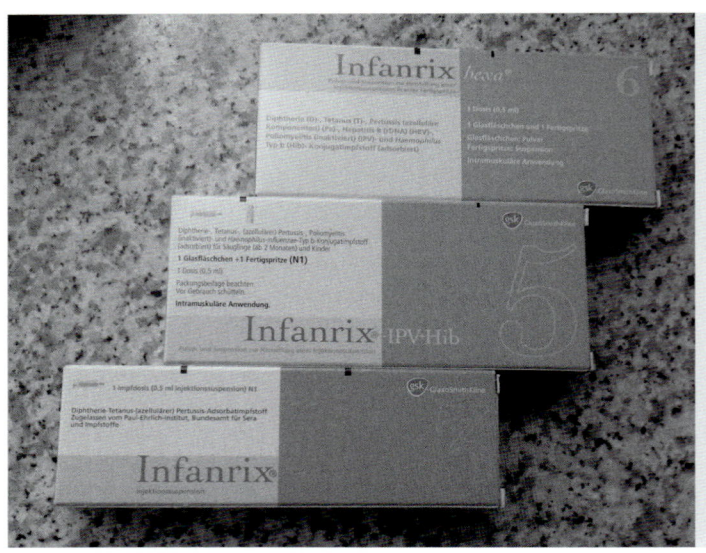

Abb. 9.4 Namensähnlichkeit und -verwechslung bei Impfstoffen.

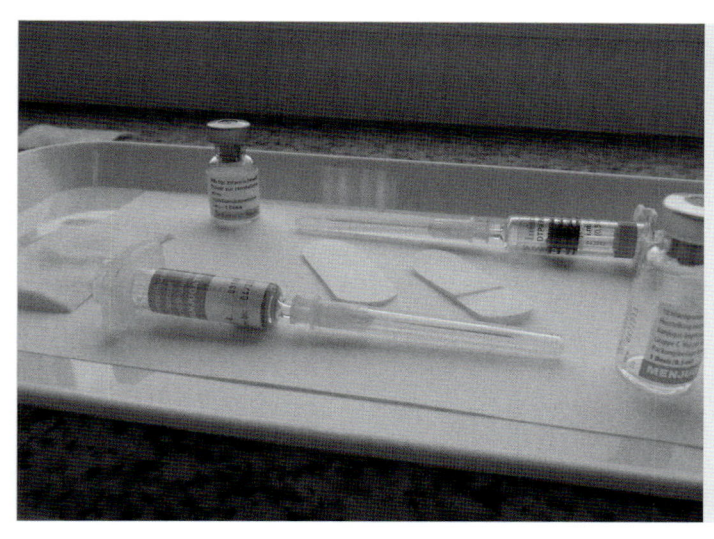

Abb. 9.5 Impfstofffläschchen zur Doppelkontrolle auf dem Impftablett. Fehlt ein Fläschchen, so weiß der Arzt, dass evtl. das Auflösen vergessen wurde.

so dass kein ausreichender Schutz gegen Haemophilus influenzae Typ b aufgebaut werden konnte. Die HIB-Impfung kann mit dem Einzelimpfstoff Act-HIB nachgeimpft werden.

Fallbericht: Anforderung von Wasser für übrig gebliebene Impfpulverfläschchen
Eine Arzthelferin ruft die Versandapotheke für Impfstoffe an und fragt nach Wasser für die übrig gebliebenen Fläschchen mit Impfpulver. Als sie darauf aufmerksam gemacht wird, dass dies ein Zeichen dafür sei, dass bei manchen Impfungen nur das Lösungsmittel gespritzt wurde, entgegnet sie, sie habe Angst, dies dem Arzt zu sagen.

Wie im obigen Fall ist hier vergessen worden, die Impfflüssigkeit mit Pulver aufzulösen. Teilweise wurde nur Lösungsmittel gespritzt, teilweise wie im obigen Fall bei Infanrix hexa 5 Antigene ohne das aufzulösende Haemophilus-influenzae-Typ-b-Antigen.

Praxistipp
Impfflüssigkeiten unterscheiden sich meistens von Aqua injectabilis. Sie enthalten stabilisierende Puffer und manchmal Impfstoffe. Kommt es zu einem Missverhältnis von Impfflüssigkeit und Pulverfläschchen, dann ist das ein Zeichen für fehlerhaftes Impfen.

Fallbericht: Verwechslung der Lösungsmittel
Infanrix hexa Flüssigkeit (enthält 5 Antigene) und Priorix Pulver (gefriergetrocknete Impfviren) wurden vermischt. Die 2 Impfungen mussten verworfen werden.

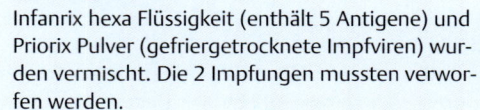

Lösungsmittel von Impfstoffen können nicht beliebig ausgetauscht werden. Durch räumliche Trennung von leicht verwechselbaren Impfungen im Kühlschrank kann dem vorgebeugt werden. Die Lösungsmittel bzw. Flüssigkeiten im vorliegenden Fall von Infanrix hexa und Priorix sind unterschiedlich. Das eine enthält Medium 199 mit Aminosäuren, Mineralsalzen und Vitaminen, das andere Laktose, Neomycinsulfat, Phenolrot, verschiedene Puffer und Impfantigene.

Vorsicht
Impfstofflösungsmittel sind nicht beliebig austauschbar. Eine Verwechslung oder ein Ersatz durch Aqua injectabilis oder 0,9 %ige Kochsalzlösung kann zur Verschlechterung der Immunogenität sowie zu nicht vorhersehbaren Nebenwirkungen des Impfstoffs führen.

> **Praxistipp**
>
> Führt die falsche Impfstoffzubereitung oder das Ablaufen des Verfalldatums zu einem Impfstoffverlust, so kann man diese Chargen vom Impfstofflieferanten quittieren lassen, um gegen Regressforderungen gewappnet zu sein.

9.2.7 Applikationsfehler

Nach Aufziehen von Impfstoff sollte die **Nadel gewechselt** werden, damit „trocken" geimpft werden kann. Bei Fertigspritzen ist dies nicht möglich, und die Luft kann mitgeimpft werden. Dies steht interessanterweise im Gegensatz zu amerikanischen Empfehlungen, nach denen kein Nadelwechsel für notwendig erachtet wird [1].

Beim **Entlüften** von Impfspritzen sollte die Injektionskanüle nach Möglichkeit nicht benetzt werden, denn benetzte Nadeln verursachen Schmerzen und können Entzündungen hervorrufen (Epidemiologisches Bulletin 2/2000). Die Luft in der Nadel ist unschädlich.

Wird nach der Alkoholdesinfektion **zu schnell geimpft**, bevor der Alkohol verflogen ist, brennt als Nebenwirkung die Impfung mehr durch den verschleppten Alkohol. Lebendimpfungen können dadurch inaktiviert werden.

> **Fallberichte**
>
> 1. Beim Spritzen des Impfstoffs in den M. vastus lateralis eines zappelnden Säuglings löst sich die Kanüle von der Spritze, und ein Teil der Impfung geht daneben.
> 2. Ein 4-jähriger Junge mit Asthma bronchiale wird zusammen mit seinem jüngeren Bruder gegen Grippe geimpft. Er ist als 2. Impfling ängstlich. Der Pullover wird über den Oberarm zurückgeschoben, und rasch wird nach Desinfektion die Impfung in den M. deltoideus appliziert. Durch den Druck vom Pullover steht das Gewebe so unter Spannung, dass ein Großteil der Impfflüssigkeit herausspritzt.

Wird die Kanüle durch Drehbewegung auf die Impfspritze gesetzt, ist das Risiko des **Abrutschens der Nadel von der Spritze** kleiner. Bei Impfungen wie Cervarix (HPV-Impfung) oder Prevenar 13 (konjugierte Pneumokokkenimpfung) gibt es einen Schraubverschluss, so dass sich die Spritze nicht von der Nadel lösen kann. Bei Fertigspritzen ist die Kanüle mit der Spritze verschweißt und kann sich nicht lösen, aber manchmal ist die Kanüle zu kurz für eine intramuskuläre Verabreichung, z. B. bei adipösen Patienten.

Spritzt die Impfflüssigkeit bei straffem Gewebe heraus (ereignet sich nach Erfahrung des Autors in 1 : 200 Fällen), dann ist der Impfschutz nicht mehr gewährleistet. Den Eltern oder Patienten sollte dieser seltene Vorgang erklärt und eine Wiederholung der Impfung durchgeführt werden. Diese praktische Komplikation ist im Normalbetrieb nicht vorgesehen. Gerade bei ängstlichen Kindern fällt es schwer, diesen konsequenten Schritt der erneuten Impfung zu gehen.

Als Ort von **intramuskulären Injektionen** wird die Glutaeus-Injektion nicht mehr empfohlen wegen der Gefahr der Schädigung des N. ischiadicus bei unsachgemäßer Impfung (kein Hochstetter-Handgriff) und verringerter Wirksamkeit für Hepatitis-B-Impfung und Tollwutimpfung, wenn die Impfung ins subkutane Fettgewebe erfolgt.

> **Praxistipps**
>
> Wird nach der Impfung der Stichkanal im Eintrittsbereich komprimiert, so kann der Impfstoff weniger leicht herausspritzen.
>
> Lange, dickere Impfnadeln (minimal 21 mm) führen zu einer besseren intramuskulären Verabreichung und weniger Lokalreaktionen [6]: Größe 16–18, besonders empfohlen Größe 17, 25 G × 1", 0,5 mm Außendurchmesser × 25 mm Länge ([15] S. 157) (▶ Abb. 9.6).

> **Fallberichte: Falsche Impfstoffapplikation**
>
> 1. Die Windpockenimpfung Varivax wird versehentlich intramuskulär anstelle von subkutan geimpft. Der Hersteller informiert über die Impfhotline, dass keine nachteiligen Wirkungen zu befürchten sind.
> 2. Eine Impfhotline wird angerufen mit der Frage, warum keine Kanüle auf die Rotarix-Spritze passe. Es wird darüber aufgeklärt, dass Rotarix ein oral zu verabreichender Schluckimpfstoff ist.
> 3. Als 2. MMR-Impfung zog eine Arzthelferin versehentlich 10 Dosen BCG-Impfstoff auf, injizierte diese intramuskulär, was sofort bemerkt wurde. Auf Anraten des Leiters der damals noch beste-

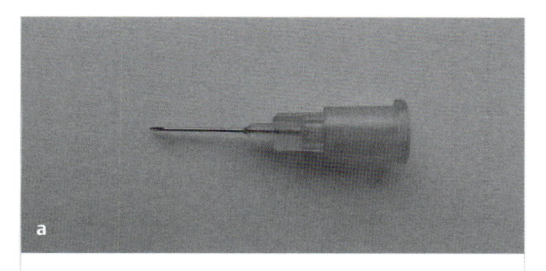

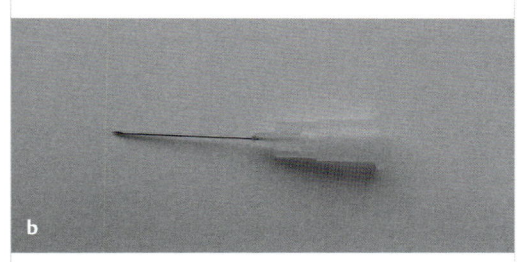

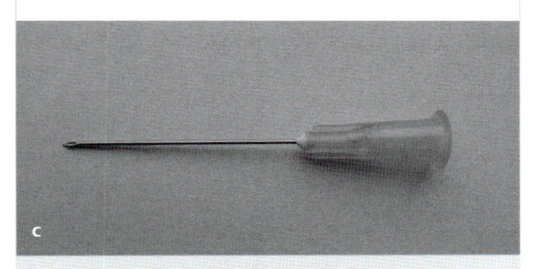

Abb. 9.6 Wahl der optimalen Kanülengröße.
a Für die intramuskuläre Injektion ungeeignet: 26 G × ½", 0,45 × 12 mm (braun).
b Optimal für die Hyposensibilisierung: 27 G × ¾", 0,4 × 20 mm (mittelgrau).
c Optimale Kanüle zum Impfen: 23 G × 1¼" (Nr. 14), 0,6 × 30 mm (blau).

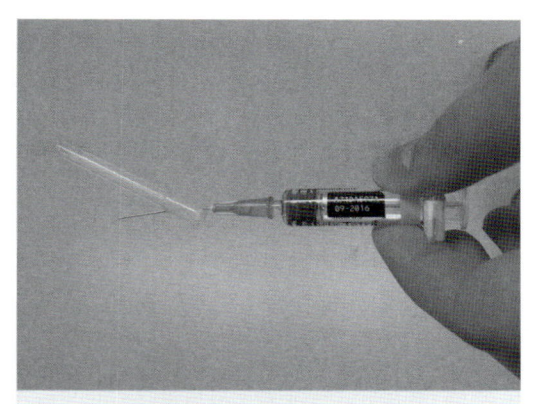

Abb. 9.7 Untypische Recapping Injury.

henden Tuberkulose-Klinik bekam das Kind einige Wochen Isoniazid (INH). Nachwirkungen der BCG-Injektion traten nicht ein.

Zu einer falschen Impfstoffapplikation kann es durch Verwechslung oder Unkenntnis kommen. Der Impfkühlschrank sollte so organisiert sein, dass leicht verwechselbare Impfstoffe nicht dicht beieinander liegen. Bei nebenwirkungsträchtigeren Impfstoffen, wie dem BCG-Impfstoff, ist besondere Vorsicht geboten. Wird das Impfen an Arzthelferinnen delegiert, dann muss die Befähigung durch eine gute Ausbildung gewährleistet sein.

Skurrile Applikationsfehler sind auch von der Schluckimpfung Rotarix (Rotavirusimpfung) bekannt. Für die Impfung musste das Lösungsmittel aus einer Spritze in das Pulverfläschchen gespritzt, vermischt und aufgezogen werden. Danach konnte der Impfstoff in den Mund gespritzt werden. In einzelnen Fällen wurde auf die Spritze eine Nadel aufgesetzt und der Impfstoff intramuskulär verabreicht. Glücklicherweise wurden keine Schäden berichtet. Der Hersteller bietet nun auch gebrauchsfertige Lösungen an. Es ist zu überlegen, dass oral zu verabreichende Impfungen und Medikamente grundsätzlich nicht in Injektionsspritzen-artigen Behältnissen geliefert werden, damit sich der tödliche Verwechslungsfall nicht wiederholen kann, bei dem ein Medizinstudent Antibiotikasaft intravenös spritzte.

9.2.8 Nadelstichverletzung

Fallberichte: Nadelstichverletzung
1. **Zurückstecken der Schutzhülle auf die Kanüle:** Nach einer Impfung wird die Spritze einhändig in die auf dem Impftablett liegende Schutzhülle geschoben und dann aufgenommen. Beim festen Aufsetzen der Schutzhülle durchstößt die Nadel die Schutzhülle und landet im Finger ▶ Abb. 9.7.
2. **Kind greift nach dem Impfen nach der Spritze:** Trotz wiederholter Ermahnung durch den Arzt nach dem Impfen griff ein hyperaktives Mädchen einer hypoaktiven Mutter nach der Spritze. Beim Versuch, dem Mädchen die Spritze zu entreißen, verletzte sich der Arzt an der Nadel.

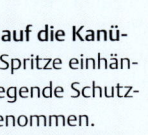

Nach der Biostoffverordnung TRBA 250 (Technische Regeln für Biologische Arbeitsstoffe im Gesundheitswesen und in der Wohlfahrtspflege) wird das einhändige Recapping in bestimmten Situationen als sicher angesehen. Für diesen Fall traf das nicht zu (▶ Abb. 9.7). Recapping sollte nach Möglichkeit in der Praxis gar nicht praktiziert werden.

> **Merke**
> - Nach Kanülengebrauch darf die Schutzhülle nicht wieder aufgesetzt werden (Recapping), da dies häufig zu Nadelstichverletzungen führt.
> - Bei Stichverletzungen besteht das Risiko einer HIV- und HCV-Infektion. Gegen HBV sollten alle Mitarbeiter nachweislich geimpft sein. Es sollte ein Plan bestehen, in welchem nächstgelegenem Krankenhaus eine vorbeugende Behandlung bei potentieller HIV-Kontamination durchgeführt werden kann.
> - Kanülen und andere gefährliche Gegenstände sollten unmittelbar nach Gebrauch sofort außerhalb der Reichweite von Kindern gebracht werden.

9.2.9 Aufklärungsfehler

Eine **korrekte Impfaufklärung** umfasst:
- eine persönliche Aufklärung mit Angabe der Impfung, typischer Nebenwirkungen, spezifischer Risiken, der Dauer des Schutzes, Hinweisen auf Auffrischungen und das Verhalten nach der Impfung
- Dokumentation dieser Aufklärung [19]

Am sichersten sind Merkblätter, wie die vom Deutschen Grünen Kreuz (DGK). Die Aufklärung reicht im Großen und Ganzen ohne Nennung medizinischer Diagnosen aus [16].

> **Fallbericht: Aufklärung über Polio-Impfung und späterer Impfschaden**
>
> Ein Frühgeborenes der 34. Schwangerschaftswoche bekommt mit 3 Monaten die Schluckimpfung gegen Kinderlähmung und die Diphtherie-Tetanus-Pertussis- und Haemophilus-Typ-b-Impfungen. Fünf Wochen später wird die 2. Polio-Impfung verabreicht. Die Mutter hatte ein Merkblatt erhalten, auf dem über ein Lähmungsrisiko von 1 zu 5 Millionen aufgeklärt wurde. Die Ärztin fragt im Beisein der Sprechstundenhilfe, ob die Mutter das Merkblatt gelesen hätte und mit der Impfung einverstanden sei. Die Mutter willigt ein, hat aber das Merkblatt nicht unterschrieben. Fünf Tage nach der Impfung entwickelt der Säugling Fieber und 12 Tage später eine Beinschonhaltung. Es wird eine Kinderlähmung festgestellt. Das Versorgungsamt erkennt dies als einen Impfschadensfall an und bewilligt eine Impfschadenrente. Die Eltern verklagen die Kinderärztin auf Schadensersatz wegen unzureichender Aufklärung und fehlender Einwilligung des Vaters. Vor dem Landgericht wird die Klage abgewiesen, vor dem Oberlandesgericht einem Schmerzensgeld von 80 000 DM stattgegeben und vor dem Bundesgerichtshof das Oberlandesgerichtsurteil revidiert sowie die Wiederherstellung des Landesgerichtsurteils verfügt.
> (Quelle: BGH Urteil vom 15.02.2000 VI 7 R 48/99, [17]).

Bei Impfungen reicht es ein Elternteil aufzuklären. Über äußerst seltene Risiken muss aufgeklärt werden (im Großen und Ganzen). Wegen solcher äußerst seltener Impfschäden wurde die Polio-Lebendimpfung durch die inaktivierte Polio-Totimpfung abgelöst.

Der Impfarzt sollte darauf hinweisen, ob eine Impfung **öffentlich empfohlen** oder **nur empfehlenswert** ist.

Reiseimpfungen sollten korrekt empfohlen werden, je nach Land auch die Notwendigkeit der Malariaprophylaxe, wenn der Patient den Arzt hiermit beauftragt. Unabhängig davon, dass dies meist keine Kassenleistung ist, ist der Arzt trotzdem in der Verantwortung.

Aufklärung von Impfgegnern

Nach einer von der BZgA (Bundeszentrale für gesundheitliche Aufklärung) in Auftrag gegebenen Elternbefragung 2010 zum Thema „Impfen im Kindesalter" waren 64% ohne Vorbehalte, 35% mit Vorbehalten (Impfskeptiker) und 1% Impfgegner [27]. Die Impfgegner lassen sich nicht durch Vernunftargumente beeinflussen. Nach Erfahrung des Autors lohnen sich hier keine zeitraubenden Diskussionen. Eine Aufklärung über die Gefahren des Nichtimpfens und die Dokumentation darüber reichen. Einige engagierte Kinderärzte legen solchen Eltern nahe, sich einen anderen Arzt oder einen Heilpraktiker zu suchen.

9.2 Fehler in der Praxis

> **Ⓑ Fallbericht: Diphtherietodesfall bei Kind von Impfgegnern**
>
> Ein 3½-jähriges Kindergartenkind erkrankte an Kopfschmerzen und Fieber und wurde 2 Tage später vom Heilpraktiker homöopathisch behandelt. Es entwickelte zunehmende Halsschmerzen. Am 9. Erkrankungstag wurde es wegen massiver Atemnot mit Stridor in schlechtem Allgemeinzustand im regionalen Krankenhaus vorgestellt. Es wurde sofort in die Universitätskinderklinik überwiesen, wo zunächst von einer Epiglottitis ausgegangen wurde. Das Kind wurde am 10. Krankheitstag tracheotomiert und beatmet. Am 23. Tag verstarb es an Herzversagen bei Myokarditis. Der mikrobiologische Nachweis von *Corynebacterium diphtheriae* und Diphtherietoxin lag so spät vor, dass Diphtherieantitoxin nicht rechtzeitig verabreicht werden konnte. Das Kind und seine Geschwister waren nicht geimpft. Die Eltern waren erklärte Impfgegner. Der private Kindergarten wurde durch Anhänger alternativer Medizin dominiert. Selbst nach dem Todesfall lehnten einige Eltern eine Impfung oder Erythromycinprophylaxe ihrer gefährdeten Kinder ab.
> (Quelle: Epidemiologisches Bulletin 48/1995 Robert-Koch-Institut).

Todesfälle durch impfpräventable Krankheiten sind heutzutage selten. Einige wenige ideologisch orientierte Eltern lassen sich nicht von Impfungen überzeugen. Es ist eine gesamtgesellschaftliche Entscheidung, ob solche Todesfälle akzeptiert werden oder ob eine Impfpflicht eingeführt werden sollte. Nach dem Zusammenbruch der Sowjetunion kam es in einigen Teilen zu Diphtherieepidemien mit Todesfällen durch Zusammenbruch des Gesundheitssystems.

> **Ⓑ Fallbericht: Masernansteckung im Wartezimmer führt zu 2 SSPE-Todesfällen**
>
> Am 22.09.2013 wurde bei Stern-TV eine Familie vorgestellt, deren Sohn im selben Jahr nach langer Behinderung an SSPE (subakute sklerosierende Panenzephalitis) verstorben war. Im Alter von 5 Monaten wurden er und 5 weitere Patienten durch an ein Masern erkranktes Kind von Impfgegnern im Wartezimmer angesteckt. Ein 13 Monate altes ungeimpftes Mädchen erkrankte ebenfalls an Masern und verstarb mit 3 Jahren an der SSPE-Folgeerkrankung.

Die Aufklärung bei Impfgegnern umfasst zunächst einmal die gleichen Inhalte, nur dass sich der Arzt hier mit echten und falschen Argumenten auseinandersetzen muss. Häufig werden widerlegte Hypothesen vorgebracht, dass Impfungen Krebs begünstigen, die Masern-Mumps-Röteln-Impfung Autismus auslösen würde, dass das Immunsystem durch die Vielzahl der Antigene überfordert sei. Gelegentlich wird auch das anthroposophische Argument vorgebracht, dass dem Kind die Reifungschance durch Krankheiten genommen würde. In ▶ Tab. 9.4 werden unzutreffende Argumente widerlegt. Auch das Robert-Koch-Institut hat sich mit 20 häufigen Einwänden von Impfgegnern befasst [22].

Impfung von Minderjährigen

> **Ⓑ Fallbericht: Impfungen ohne Eltern**
>
> Eine 14-Jährige kommt in die Praxis und wird nach Aufklärung und Einwilligung gegen Masern-Mumps-Röteln geimpft. Kurze Zeit später kommt die Mutter wütend in die Praxis und beschwert sich.
> (Quelle: [7])

Ältere Kinder kommen oft alleine zum Impfen. Ab 14 Jahren dürfen sie selbst darüber entscheiden, wenn sie die genügende geistige Reife besitzen und korrekt aufgeklärt wurden. In der Regel ist man aber erst mit 16 Jahren auf der sicheren Seite [15]. Im Zweifelsfall oder bei jüngeren Kindern ist es ratsam, die Aufklärung und Einwilligung der Eltern vorher, wenigstens telefonisch, einzuholen. Allein schon für das Vertrauensverhältnis zwischen Patient, Eltern und Arzt ist dies geboten. Wünschen 16-Jährige gegen den Willen ihrer Eltern eine Impfung, z. B. die HPV-Impfung, dann kann dies erfolgen.

Off-Label-Impfungen

Eine gewisse Vorsicht ist bei nicht öffentlich empfohlenen Impfungen und Reiseimpfungen nötig, da hier keine Haftung des Landes bei Impfschäden besteht. Die Patienten bzw. Eltern müssen darauf hingewiesen werden. Einen Vordruck für die Dokumentation stellt die Deutschen Gesellschaft für Tropenmedizin (DTG) zur Verfügung [5], Aufklärungsinformationen zu den einzelnen Impfungen sind über das Deutsche Grüne Kreuz (DGK) erhältlich.

Tab. 9.4 Häufige Einwände von Impfgegnern.

Behauptung Impfgegner	Fakten
Impfungen sind gefährlich.	Impfungen sind extrem sicher und werden laufend durch das Paul-Ehrlich-Institut auf Sicherheit überprüft.
Impfungen verursachen Krebs.	Es gibt keine seriöse Studie, die dies belegt. Sicherheitsmaßnahmen und die biologischen Grundlagen bei der Herstellung schließen dies nach menschlichem Ermessen aus.
Die MMR-Impfung macht Autismus.	Dies ist widerlegt, Studien wurden von einem Betrüger gefälscht.
Impfungen sind unnötig.	Impfungen retten Leben und schützen vor Behinderung; wer ohne Sicherheitsgurt fährt, kann überleben, stirbt aber öfter beim Unfall.
Homöopathen lehnen Impfungen ab.	Der Begründer der Homöopathie Samuel Hahnemann war ein Befürworter der damals einzig verfügbaren Impfung gegen Pocken; manche Homöopathen bieten unwirksame Nosodenimpfungen an.
Kinderkrankheiten sind zur Reifung nötig.	Es gibt noch genügend andere Krankheiten zur Reifung wie Scharlach, Grippe, Ringelröteln, Handfußmundkrankheit. Impfungen trainieren das Immunsystem ebenso.
Das Immunsystem ist überfordert.	Die Antigenmenge der Impfstoffe hat abgenommen; gegenüber den Milliarden von Bakterien im Darm, ist die Antigenbelastung gering. Die Antigenbelastung durch Nahrung bzw. Atemluft ist um ein Vielfaches höher.
Masern sind ungefährlich.	Masern sind eine häufige Todesursache in Afrika, in 1 : 1000 Fällen gibt es eine Gehirnentzündung, oft mit Dauerschaden oder Tod.
Die Industrie will nur Geld verdienen.	Die Autoren von impfkritischen Büchern wollen auch Geld verdienen. Alle reichen Ländern empfehlen ähnliche Impfungen. Es ist nicht wahrscheinlich, dass alle von der Industrie bestochen wurden. Therapeutika wären für die Pharmaindustrie in kommerzieller Hinsicht wesentlich lukrativer.

Wenig bekannt ist, dass die häufig praktizierte Nachholung des Impfschutzes mit Mehrfachimpfungen gegen Tetanus/Diphtherie/Pertussis/Polio (Impfstoff Boostrix Polio oder Repevax) off-label ist. Hier ist ein erhöhter Aufklärungsbedarf nötig, denn bei Impfschäden ist das Haftungsrisiko erhöht. Zugelassen wäre die aufwendigere Grundimmunisierung bei älteren Kindern (über 5 Jahre) mit Td- und IPV-Impfungen, was die Zahl der Impfungen von 3 auf 6 verdoppelt.

Da ein Einzelimpfstoff gegen Pertussis in Deutschland derzeit nicht zugelassen und praktisch nur eine vollständige Grundimmunisierung mit der verfügbaren TdaP (z.B. Boostrix) oder Tdap-IVP (z.B. Repevax) zu erzielen ist, hat die Ständige Impfkommission (STIKO) dies auch empfohlen mit dem Hinweis auf erhöhten Aufklärungsbedarf [21]. In anderen Ländern wie der Schweiz, Frankreich oder den USA sind diese Impfungen auch als Nachholimpfung zugelassen. Hinweise zum allgemeinen Aufklärungsbedarf findet man im Epidemiologischen Bulletin des Robert-Koch-Instituts [19].

9.2.10 Dokumentationsfehler

Fallbericht: Vermeintliche Doppelimpfung durch mangelhafte Überprüfung des Impfausweises

Eine Mutter und ihre beiden Kinder kommen zur „Zeckenimpfung" gegen FSME, da sie im Sommer zu einer Mutter-Kind-Kur nach Süddeutschland fahren. Bei der 2. Impfung werden erst die Kinder geimpft und dann die Mutter. Der impfende Arzt kontrolliert vor der Impfung nur die Impfpässe der Kinder (elektronisch und Papier-Impfpass). Bei der Mutter waren die Impfungen nicht im PC-Impfprogramm erfasst, aber es wurde angenommen, dass die Impfungen parallel gelaufen waren. Beim Eintragen in die Impfpässe fällt auf, dass die Mutter eine abgebrochene Impfserie gegen FSME hatte. Nimmt man die Regel „jede Impfung zählt" an, dann wäre die 3. FSME-Impfung hier ausreichend. Die FSME-Impfungen bilden aber nach Herstellerangaben eine Ausnahme, bei der diese Regel nicht gilt.

Vor jeder Impfung sollte nach Möglichkeit in den Impfpass geschaut werden. Das Infektionsschutzgesetz schreibt vor, dass (IfSG §22 Impfausweis) jede Impfung unverzüglich in den Impfpass eingetragen werden muss oder ansonsten eine Impfbescheinigung auszustellen ist. Das Datum, die Bezeichnung und Chargenbezeichnung, der Krankheitsname, gegen die geimpft wurde, der Name und die Anschrift des impfenden Arztes und die Unterschrift des impfenden Arztes sind zu dokumentieren.

Merke
Die Regel „Jede Impfung zählt" gilt unter der Voraussetzung, dass der Mindestabstand zwischen den Impfungen und der Boosterung eingehalten wird. Eine Ausnahme von der Regel gilt für die Tollwut und FSME-Impfungen. Insbesondere bei der Tollwut muss bei abgebrochener Immunisierung neu begonnen werden.

Fallberichte: Überimpfung
1. Eine 17-Jährige wird mit Umlauf der Großzehe vorgestellt. Laut Impfdokumentation im Computer (Impfdoc-Programm) müssen die Tetanus-, Diphtherie-, Pertussis- und Polio-Impfung aufgefrischt werden. Die Impfung wird durchgeführt und die Patientin aufgefordert, den Impfpass zur Dokumentation nachzureichen. Als der Impfpass vorgelegt wird, fällt auf, dass sie „auswärts" bereits vor einigen Jahren diese Auffrischungsimpfung erhalten hat. Den Eltern und ihr wird mitgeteilt, dass die Impfung eigentlich nicht nötig war, dass sie aber auch nicht schade. Die Eltern und die Patientin hatten vergessen, dass diese Impfung durchgeführt wurde.
2. Ein 12-jähriges Mädchen mit Neurofibromatose kommt zur Impfung. Wegen der Grunderkrankung wird auch jährlich die Grippe-Impfung durchgeführt. Der unter Zeitdruck stehende Kinderarzt fragt die Mutter, ob das Mädchen zur Grippe-Impfung komme, und sie nickt, woraufhin der Kinderarzt die Arzthelferinnen beauftragt, den Impfstoff zu holen. Der Impfpass liegt den Arzthelferinnen an der Rezeption vor. Kurz vor dem Verabreichen der Grippe-Impfung fragt der Kinderarzt die türkischstämmige Mutter noch einmal, ob das Kind die Grippe-Impfung nicht schon erhalten habe, woraufhin sie nein sagt. Daraufhin wird die Impfung gegeben. Als die Arzthelferinnen nun den Impfpass vorlegen, stellt sich heraus, dass die Patientin schon vor 2 Wochen gegen Grippe geimpft worden war. Sie kam eigentlich zur 2. HPV Impfung. Die erste HPV-Impfung war von einer Vertretungsärztin durchgeführt worden und im Impfpass, nicht aber in der Patientenakte, dokumentiert worden. Der Arzt entschuldigt sich bei der Patientin und den Eltern und verabreicht die 2. HPV-Impfung kontralateral.
3. In einer Allgemeinarztpraxis kommt ein dementer Patient zur Impfung gegen Grippe und wird geimpft. Der Praxisinhaber dokumentiert die Grippeimpfung nicht im Impfpass, damit der Impfpass nicht zu schnell voll wird. Beim Nachschauen fällt auf, dass er in der Saison schon zum 4. Mal geimpft wurde.

Zu 1. Nach dem Epidemiologischen Bulletin 30/2012 [21] geht von überzähligen Impfdosen in der Regel keine Gesundheitsgefährdung aus. Bei vielen überzähligen Tetanus- oder Diphtherie-Impfungen kann es zu einer starken selbst limitierten Lokalreaktion kommen. Durch eine gründliche Impfanamnese lassen sich Dokumentationslücken füllen. Manche Kinder aus schwierigen familiären Verhältnissen haben keinen ordentlich dokumentierten Impfstatus wegen mangelnder hausärztlicher Kontinuität. Die Arzthelferinnen können durch Telefonat mit den Vorbehandlern meist rasch die Dokumentation vervollständigen.

Zu 2. Die unnötige Grippe-Doppelimpfung bleibt sicher ohne medizinische Nachteile, abgesehen von unnötigem Schmerz und Ressourcenvergeudung. Das Ganze hätte vermieden werden können, wenn der Kinderarzt den Impfpass vor der Impfung angeschaut hätte. Viele Eltern und Patientin verstehen gar nicht, welche Impfungen sie bekommen, auch wenn man sich bemüht, dies verständlich zu erklären.

Zu 3. Impfungen müssen im Impfpass dokumentiert werden. Werden die Impfungen von Anfang an in einer Zeile und nicht über mehrere verteilt dokumentiert, dann bleibt genügend Platz zur Dokumentation. Ist der Impfpass voll, kann ein Zusatzblatt eingeklebt werden oder ein neuer begonnen werden. Die Dokumentation in einen übersichtlichen Impfpass vermeidet unnötige Mehrfachimpfungen.

Titerbestimmungen zur Untersuchung durchgeführter Impfungen sind in Normalsituationen nicht indiziert und meist teurer als die Durchführung der vermeintlich fehlenden Impfung.

Praxistipps
- Impfungen sollten normalerweise nur bei Vorlage des Impfpasses durchgeführt werden.
- Bei einigen selten erscheinenden oder unzuverlässigen Patienten muss abgewogen werden, ob eine Impfung ohne Vorlage des Impfpasses mit nachträglicher Dokumentation geeigneter ist, den Impfschutz zu vervollständigen.
- Im Zweifelsfall gilt: Nur dokumentierte Impfungen gelten als erbracht.
- Gibt es keine Impfdokumentation, aber eine glaubhafte Grundimmunisierung, z. B. bei Migranten, so kann das Impfschema des jeweiligen Landes über die Website der WHO recherchiert werden.

9.2.11 Nachsorgefehler

Fallbericht: Synkope nach Impfung
Während der Schweinegrippe-Epidemie wurde eine Impfaktion mit dem Impfstoff Pandemrix in der Praxis durchgeführt. Der Andrang war ungewöhnlich hoch, da das zuständige Gesundheitsamt keine Impfungen durchführte und es nur wenige Impfpraxen gab. Eine erfahrene und geschulte Arzthelferin führte die meisten Impfungen durch. Eine Mutter und ihr 2-jähriges Kind ließen sich impfen und hatten es besonders eilig. Direkt vor der Rezeption bei voller Praxis kippte die Mutter wie ein Klotz ungeschützt auf den Boden. Das 2-jährige Mädchen begann vor Angst zu weinen. Die Mutter wurde sofort in ein Behandlungszimmer gebracht, die Vitalzeichen wurden kontrolliert und die Beine hoch gelagert. Das Kind wurde mitgenommen und durch eine Auszubildende beruhigt. Die Mutter kam sofort wieder zu sich. Es lagen keine nennenswerten Verletzungen durch den Sturz vor. Sie wollte unbedingt noch zu einer Besprechung, hatte aber jetzt Einsicht, einige Minuten in der Praxis zu warten. Die erfahrene Arzthelferin hatte im Rahmen der Impfaufklärung jedem Patienten ein Abwarten von 15 Minuten empfohlen.

Es gibt einige Klagen und Beschwerden bei den Ärztekammern über Verletzungen, die durch eine Synkope nach Impfung oder Blutabnahme auftraten. Bei diesem Fall war eine Sicherungsaufklärung vorgenommen worden, und es kam zu keinem Schaden. Bei empfindlichen Patienten und Teenagern, die häufiger orthostatische Dysregulationen haben, ist 15 Minuten Nachbeobachtung nach Impfungen zu überlegen, was auch vom Infektionskommittee der AAP empfohlen wird [1]. Synkopen werden sukzessive als Nebenwirkung in die Fachinformationen einiger Impfstoffe, z. B. Boostrix, Nimenrix oder Cervarix, aufgenommen.

9.3 Impfangst und Spritzenphobie

Fallbericht: Schwierige Patienten
Ein 7-jähriges Mädchen kommt zum 2. Impfversuch. Beim 1. Versuch hatte es sich gewehrt, und bei dem Impfversuch stach sich der Arzt selbst mit der Nadel. Beim 2. Versuch fängt das Mädchen sofort an zu schreien. Der Arzt bricht den Impfversuch ab. Danach tritt das Mädchen den Arzt mehrfach. Die Mutter steht unbeteiligt daneben und unternimmt keinerlei Anstalten, das Kind im Zaum zu halten. Als Mutter und Kind der Praxis verwiesen werden, weigert sich die Mutter zu gehen. Der Arzt verlässt den Raum, um sich anderen Patienten zu widmen. Die Mutter macht ihrem Unmut Luft und verlässt erst danach die Praxis. Einen Tag später stürmt der 23-jährige Bruder des Mädchens in die Praxis, dringt in ein Behandlungszimmer ein, wo der Arzt einen Säugling untersucht. Er fuchtelt drohend herum und beschimpft den Arzt, was er mit seiner Schwester gemacht habe? Die Polizei wird verständigt, der junge Mann ist aber bei deren Eintreffen bereits verschwunden. Die Familie beschwert sich bei der Ärztekammer, die den Arzt um Stellungnahme bittet. Der Arzt wird gerügt, dass er vor dem Praxisverweis nicht gesagt habe, dass das Vertrauensverhältnis gestört sei. Die Familie kündigt an, den Arzt zu verklagen.

Bei diesen Fällen liegt nicht unbedingt ein Fehler des behandelnden Arztes vor, aber sie verdeutlichen, mit welchen psychologischen Schwierigkeiten die Impfsituation oder spezielle Behandlungssituationen behaftet sein können.

Die meisten Kinder lassen sich nicht gerne impfen bzw. spritzen. Oft wehren sich Kinder gegen die Spritzen und müssen festgehalten werden. Säuglinge und 1- bis 2-Jährige lassen sich leicht fixieren und sicher impfen, was meist in die Oberschenkelmuskulatur erfolgt. Über 2- bis 5-Jährige können meist leicht auf dem Schoß der Eltern fixiert werden und in die Deltoideusmuskulatur geimpft werden. Manchmal reicht eine kleine nachträgliche Motivation durch einen Luftballon, eine Tapferkeitsurkunde, Gummibärchen oder eine andere kleine Belohnung aus, um den Schmerz nach der Impfung vergessen zu machen und die Impfbereitschaft zu fördern. Ein solches kleines Geschenk bewirkt in vielen Fällen, dass die Kinder die Praxis nach der Impfung mit einem positiven Gefühl verlassen und bei der nächsten Impfung weniger Angst haben.

Aber nicht immer lassen sich die Patienten durch Ansprache oder Ablenkung beruhigen. Hilfreich kann bei diesen Fällen sein, die Kinder sofort dranzunehmen und keine Zeit für ein Sich-Hineinsteigern zu lassen. Ein Kind zu belügen, dass die Impfung gar nicht wehtue, ist kontraproduktiv, da dadurch das Vertrauen zerstört wird, weil sich das Kind nicht mehr auf die Ankündigungen des Arztes verlassen kann. Ist es nicht möglich, die Impfung ohne heftige Gegenwehr durchzuführen, und kann das Kind nicht sicher auf dem Schoß der Eltern gehalten werden, wird man wohl in den meisten Fällen den Impfvorgang abbrechen. Es muss dann eine Abwägung zwischen Impfnutzen und Traumatisierung durch die Impfung getroffen werden.

Es gibt auch Fälle, in denen nicht das Kind, sondern die überbesorgten Eltern das Hindernis sind. Solche Kinder lassen sich besser in Abwesenheit des überbesorgten Elternteils impfen. Oft sind dann Kinder und Eltern erstaunt, wie einfach es ging.

Werden mehrere Kinder in einem Raum geimpft, z. B. bei kinderreichen Familien, so empfiehlt es sich, den ängstlicheren immer zuerst zu impfen. Das ängstlichere Kind steigert sich sonst oft so in Hysterie, dass es nicht mehr geimpft werden kann. Dies hat sich immer wieder nach Erfahrung des Autors bestätigt, und daher sollten Ängstliche zuerst geimpft werden. Manchmal ist eine räumliche Trennung der Impflinge nötig.

Fallbericht: Nadelphobie bei hyperaktiven Jugendlichen mit Verdacht auf Meningitis

Ein 110 kg schwerer 15-Jähriger wird mit Verdacht auf Meningitis ins Krankenhaus eingewiesen. Es besteht Fieber und eine Nackensteife. Mit viel Glück gelingt es nach kurzer Patientenvorbereitung (Mitteilung über das Notwendige) zusammen mit einer erfahrenen Schwester „im Kampf" eine Braunüle zu legen. Die sichere Durchführung eine Lumbalpunktion ist nicht zu erwarten. Die Eltern und der Patient lassen sich dazu überreden, eine Lumbalpunktion mit Kurznarkose durchzuführen, was dann mit einem kooperativen Anästhesisten problemlos gelingt. Eine bakterielle Meningitis kann ausgeschlossen werden. Der Patient gewinnt Vertrauen und lässt sich am Entlassungstag noch einmal nach EMLA-Betäubungspflaster (Lidocain, Prilocain) Blut abnehmen zur Kontrolle der Entzündungsmarker.

In einigen Fällen haben ältere Kinder eine solche Spritzenphobie, dass nichts anderes übrig bleibt, als abzuwarten, bis sie zu der Impfung bereit sind. Impfangst ist besonders ausgeprägt bei hyperaktiven Kindern, und auch die Durchführung anderer Prozeduren wie Blutabnahmen kann extrem schwierig sein. Das Angebot von Kältespray oder Wiedervorstellung nach Applikation von EMLA-Salbe (Lidocain, Prilocain) auf das markierte Injektionsgebiet kann die Angst vermindern.

Schmerzreduzierende Maßnahmen beim Impfen [25]
- Stillen beim Impfen
- aufrechtes Sitzen, z. B. auf dem Schoß der Eltern (Rückenlage kann die Angst verstärken)
- Verabreichung einer Zuckerlösung 1–2 Minuten vor der Impfung
- vorzugsweise intramuskuläre Injektionen
- Die schmerzhafteste Impfung zum Schluss verabreichen (z. B. HPV-Impfungen).
- Reiben der Haut
- Lokalanästhetika (z. B. EMLA-Pflaster)
- Haut-zu-Haut-Kontakt von Kind und Eltern vermindert die Schmerzreaktion.
- Simultanimpfungen lassen nur 1-mal den Schmerz spüren.

- Ablenkungsmanöver, wie den Schmerz wegpusten oder in einer Fremdsprache zählen, sind weitere Möglichkeiten.
- Auch Hypnose kann eingesetzt werden, ist aber wenig verbreitet und erprobt.

9.4 Literatur

[1] **American** Academy of Pediatrics (AAP), Committee on Infectious Diseases. Red Book 2012. 29. Aufl.: 20
[2] **Brandis** v C, Pribilla O. Arzt und Kunstfehlervorwurf. München: Goldmann; 1973
[3] **Brodmerkel** A. Angst vor Golf-Krieg-Syndrom unbegründet. Frankfurter Rundschau 17.11.2009
[4] **Burger** R (dpa-Meldung). Europa bleibt poliogefährdet. Ärzte Zeitung 23.10.2013
[5] **Deutsche** Gesellschaft für Tropenmedizin (DTG). Aufklärung über in Deutschland nicht zugeassene Impfstoffe. Im Internet: www.dtg.org/uploads/media/Aufklaerung_offlabel_use.pdf (abgerufen am 08.05.2013)
[6] **Diggle** L, Deeks JJ, Pollard AJ. Effect of needle size on immunogenicity and reactogenicity of vaccines infants: randomized controlled trial. BMJ 2006; 333 (7568): 571. Epub 2006 Aug 4
[7] **Hoffmann** B. Fehler des Monats Januar – Minderjährige geimpft – Von 14jährigen Einwilligung möglich. Der Hausarzt 2007 (2): 60–61
[8] **Katenkamp** S. Schweinegrippe-Impfstoff endet im Ofen. Ärztezeitung Online 29.11.2011
[9] **Kaulen** H. Masern-Mumps-Röteln-Impfung Wie ein Impfstoff zu Unrecht in Misskredit gebracht wurde. Dtsch Arztebl 2007; 4: 145–146
[10] **Lambert** EC. Modern Medical Mistakes. Bloomington: Indiana University Press; 1978: 51–52
[11] **McColloster** P, Vallbona C. Graphic-Output Temperature Data Loggers for Monitoring Vaccine Refrigeration: Implications for Pertussis. Am J Pub Health 2011; 101 (1): 46–47
[12] **Mentzer** D, Keller-Stanislavski B. Daten zur Pharmakovigilanz von Impfstoffen aus dem Jahr 2009. Arzneimittel im Blick 1/2012
[13] **Meyer** C, Reiter S. Impfgegner und Impfskeptiker – Geschichte, Hintergründe, Thesen, Umgang. Bundesgesundheitsbl Gesundheitsforsch Gesundheitsschutz 2004; 47: 1182–1188.
[14] **Meschke** A, Makoski K. Haftung bei Impfungen. Kinder- und Jugendarzt 2011; 6: 374–375
[15] **Novartis** Vaccines and Diagnostics GmbH. Impfcodex – Impfungen für Kinder, Erwachsene und Reisende. 7. Aufl. Marburg; 2009
[16] **Quast** U, Ley-Köllstad S, Arndt U. Schwierige Impffragen. 2. Aufl. Marburg: Kilian; 2008
[17] **Rechtsreport.** Merkblatt über Impfungen: Rechtzeitige und ausreichende Aufklärung. Dtsch Arztebl 2001; 98 (10): A-629/B-527/C-503
[18] **Robert-Koch-Institut** (RKI). Gesundheitsberichterstattungen des Bundes. Heft 1: Schutzimpfungen. 2004.
[19] **Robert-Koch-Institut** (RKI). Hinweis für Ärzte zum Aufklärungsbedarf über mögliche unerwünschte Wirkungen bei Schutzimpfungen (Stand 2007). Epidemiologisches Bulletin 2007; 25.
[20] **Robert-Koch-Institut** (RKI). RKI-Ratgeber für Ärzte – Influenza (Stand 2011).
[21] **Robert-Koch-Institut** (RKI). Empfehlungen der Ständigen Impfkommission (STIKo) am RKI. Epidemiologisches Bulletin 30/2012
[22] **Robert-Koch-Institut** (RKI). Schutzimpfungen: 20 Einwände und Antworten des Robert-Koch-Instituts und Paul-Ehrlich-Instituts
[23] **Schneeweiß** B, Pflederer M, Keller-Stanislawski B. Impfsicherheit heute. Dtsch Arztebl 2008; 34–35: 590–595.
[24] **Spiess** H, Heininger U, Juilg W. Impfkompendium. 7. Aufl. Stuttgart: Thieme; 2012: 29
[25] **Taddio** A, Appleton M, Bortolussi R et al. Reducing the pain of childhood vaccination: an evidence-based clinical guideline. CMAJ 2010; 182: 18
[26] **Wakefield** AJ, Murch SH, Anthony A et al. RETRACTED: Ileal lymphoid-modular hyperplasia, non-specific colitis, and pervasive developmental disorder in children. The Lancet 1998; 351: 637–641
[27] **Zylka-Menhorn** V. Impfen im Kindesalter: Zentraler Kommunikationspartner ist der Arzt. Dtsch Arztebl 2011; 108 (20): A-1104, B-912, C-912

10 Vorsorge

10.1 Einführung

Einen großen Bestandteil der Arbeit der niedergelassenen Kinderärzte machen die **Früherkennungsuntersuchungen** aus. Hierfür sollte genügend Zeit zur Verfügung stehen. Das Wachstum wird kontrolliert und die „Meilensteine der Entwicklung" werden überprüft. In der Arztausbildung wird die Durchführung der Vorsorgeuntersuchung nicht ausreichend vermittelt, was wohl auch daran liegt, dass die Ausbilder als Klinikärzte überwiegend auch selbst keine Vorsorgen durchführen. Eine ausführliche Einführung in die Vorsorgen steht mit dem „Atlas der Entwicklungsdiagnostik" [2] zur Verfügung.

> **Merke**
> Es ist wichtig, die Eltern und je nach Reifegrad die Kinder und Jugendlichen auf potenzielle Gefahren und Fehlentwicklungen hinzuweisen.

Dieser wichtige Aspekt der Gesundheitsprävention wird im Englischen als **Anticipatory Guidance** (vorausschauende Führung) bezeichnet. Durch die **Primärprävention** werden Krankheiten oder Unfälle vermieden (Gesundheitserziehung, Impfungen). In der **Sekundärprävention** geht es um die Früherkennung von Erkrankungen und Komplikationen (Screeninguntersuchungen), in der **Tertiärprävention** um die Verhinderung von Folgeschäden und Rückfällen, z. B. Rehabilitationsmaßnahmen oder DMP bei Asthma bronchiale oder Antibiotikaprophylaxe bei vesikoureteralem Reflux.

10.2 Unfallprävention

Die häufigste Todesursache von Kindern nach dem 1. Lebensjahr sind Unfälle. Der Ländervergleich zwischen Deutschland und Schweden und einigen anderen europäischen Länder zeigt, dass hier noch ein großes Präventionspotenzial von kindlichen Todesfällen besteht. Man könnte es als einen Präventionsfehler betrachten, wenn der behandelnde Arzt dieses Präventionspotenzial nicht nutzt und hier nicht auf häufige Gefahrenquellen eingeht. Die kassenärztlichen Vereinigungen stellen kostenlos Merkblätter zum Verteilen bei den Vorsorgen zur Verfügung. Diese sollten mit einer kurzen Ansprache über besondere altersspezifische Risiken überreicht werden, denn die größte Wirkung in der Gesundheitserziehung wird durch die Worte einer Vertrauensperson erreicht und weniger durch wortlos überreichte Zettel. Wichtige Beispiele sind Stürze vom Wickeltisch, Verbrühung durch Herunterziehen von Tischdecken, auf denen heiße Getränke stehen, oder mangelnde Aufsicht von Kleinkindern in der Nähe von Gewässern. Die „verpasste Verhinderung" von vielen plötzlichen Kindstod-Fällen (SIDS) durch Rückenlage, nachdem zahlreiche aussagekräftige Studien vorlagen, wird auch als „iatrogene Tragödie" bezeichnet [13].

10.3 Vorsorgeuntersuchungen

10.3.1 Dokumentationsfehler

> **Fallbericht: Falsches Geburtsdatum auf der Versicherungskarte**
> Eine griechisch-russische Familie ist frisch aus Griechenland nach Deutschland gezogen, und die 3 Kinder kommen mit dem Vater und einer russischsprachigen Dolmetscherin in die Kinderarztpraxis. Sie wirken gesund. Mit viel Mühe wird eine Anamnese erstellt, die Impfpässe aus dem Griechischen ins Deutsche übersetzt. Später kommt die Mutter mit einem kleinen Kind zur Vorsorge. Sie spricht kein Wort Deutsch. Die Versicherungskarten sind bereits vorhanden und laut dem dort eingetragenen Geburtsdatum ist das Kind 13 Monate alt. Es ist sehr klein (Gewicht 6 kg, Länge 62 cm, Kopfumfang 41 cm) und entwicklungsverzögert. Es hat noch keine Impfungen. Die erste Pneumokokken- und 6fach-Impfung werden durchgeführt. Nach 1 Monat hat das Kind 1 kg zugenommen und sieht gut aus. Der Kinderarzt plant nun, die zweite 6fach-Impfung und die erste Meningokokken-C-Impfung durchzuführen. Er empfiehlt eine Vitamin-D-Prophylaxe, welche die Übersetzerin und die Mutter für dieses Alter ungewöhnlich finden. Dem Kinderarzt kommen die Körpermaße auch komisch vor, und er erkundigt sich noch einmal nach dem Alter. Es stellt sich heraus, dass das Geburtsdatum auf der Versicherungskarte falsch war und das Kind nicht 13 Mo-

nate, sondern 3 Monate alt war. Anstelle von 08.11.2011 wurde 08.01.2011 eingetragen. Die Leistungsziffer der Vorsorge wird korrigiert (01 714 anstelle von 01 716) und mit dem richtigen Alter gekennzeichnet. Dennoch wird die Vergütung der Vorsorge wegen falschen Altersbereichs aberkannt.

Es passiert selten, aber es kommt vor, dass Dokumente falsch ausgestellt werden, was zu Fehlschlüssen, Aberkennung von Leistungen und anderen unangenehmen Folgen führen kann. Es sollte immer mitgedacht werden, und nicht plausible Zusammenhänge sollten überprüft werden, wie die hier nicht zum Alter passende Gesamtentwicklung.

10.3.2 Erfassung der Körpermaße

Vorsorgeuntersuchungen bereiten die Arzthelferinnen mit Bestimmung der Körpermaße, Hörtest und Ähnlichem vor. Hier passieren leicht Messfehler, die durch eine gute Ausbildung minimiert werden können. Babywaagen fallen unter das Medizinproduktegesetz und müssen in regelmäßigen Abständen überprüft werden. Weichen die Körpermaße von der Wachstumskurve (Perzentile) ab, dann sollte die Messung überprüft werden, denn nicht selten liegt ein Messfehler vor. Unterschiedliche Waagen liefern unterschiedliche Werte. Wie war das Kind bekleidet? Bei wichtigen Gewichtsentwicklungen sollte stets die gleiche Waage bei gleicher (Un-)Bekleidung verwendet werden. Angaben wie Gewichtsabnahme sollten objektiviert werden, denn manche empfundene Gewichtsabnahme lässt sich auf der Waage nicht bestätigen.

> **Fallbericht: Wachstumsstörung durch Messfehler** ⓑ
> Das Kopfwachstum kreuzt 2 Perzentilenkurven nach unten. Beim Nachmessen stellt sich eine Fehlmessung durch die Auszubildende heraus. Mit dem korrigierten Kopfumfang ist das Kopfwachstum perzentilenparallel. Die Auszubildende wurde nicht ausreichend angeleitet.

Wachstumswerte bei den Vorsorgen sollten in die Perzentilenkurven des Vorsorgehefts eingetragen werden. Kommt es zu einem pathologischen Abweichen der Wachstumskurve, dann sollte die Messung überprüft werden, insbesondere, wenn sie nicht passt, da sich Messfehler leicht einschleichen können. Nicht jedes Kind arbeitet beim Messen gut mit. Das Personal sollte hier gut ausgebildet werden. Für Gewichtsvergleiche sollte stets die gleiche Waage verwendet werden.

10.3.3 Screeninguntersuchungen

Folgende Präventionsmaßnahmen gehören zum ärztlichen Standard:
- Stoffwechselscreening
- Hörscreening
- Sehscreening
- Hüftscreening

Diese Screeninguntersuchungen müssen sehr ernst genommen werden und im Vorsorgeheft sowie in der Patientenakte dokumentiert werden. Manches Vorsorgeheft geht im Streitfall verloren, und durch eine nicht nachweisbare Dokumentation kann es zur Beweislastumkehr in einem Zivilprozess kommen. Der Arzt kann dann nicht immer beweisen, dass er bestimmte Untersuchungen erbracht hat und verliert den Prozess. Gerade bei der Hüftdysplasie gibt es mehrere Gerichtsverfahren, in denen Kinderärzten ein Übersehen einer Hüftdysplasie vorgeworfen wird [10].

Stoffwechselscreening

> **Fallbericht: Falsch-normale Laborbestimmung nach pathologischem Neugeborenenscreening** ⓑ
> Bei einem gesund erscheinenden neugeborenen Mädchen wird in der Geburtsklinik der Guthrie-Test auf Phenylalanin vorgenommen. Das Neugeborenenscreening ergibt einen hochpathologischen Phenylalanin-Blutspiegel von 20 mg/dl. Dies wird den Eltern mitgeteilt und dem weiterbehandelnden Kinderarzt Dr. N. telefonisch und schriftlich, als das Mädchen etwa 11 Tage alt ist. Am gleichen Tag macht der Kinderarzt mit den Eltern einen Termin zur Kontrollblutuntersuchung aus. Am Abend desselben Tages erleidet das Mädchen einen Zyanoseanfall mit Atemstillstand und wird vom Kinderarzt in die Kinderklinik eingewiesen. Auf den erhöhten Phenylalaninwert wird hingewiesen. Der Phenylalanin-Blutspiegel im Krankenhaus war mit 2,6 mg/dl normal (< 4 mg/dl ist nor-

mal). Aus nicht bekannten Gründen handelt es sich um eine Fehlbestimmung.

Die U3-Vorsorgeuntersuchung im Alter von 1 Monat wurde durch eine andere Kinderärztin vorgenommen, die auch eine unauffällige U4 durchführte. Bei der U5 wurde durch Dr. N. eine zentrale Koordinationsstörung festgestellt. Das Kind war beim beklagten Kinderarzt bis zum Alter von 9 Monaten in Behandlung. Danach wurde das Mädchen von anderen Kinderärzten betreut. Im Alter von fast 2 Jahren wurde von der Kinderklinik eine erneute Phenylalaninuntersuchung durchgeführt und ergab einen stark erhöhten Wert, passend zu einer Phenylketonurie. Ein Entwicklungsalter von 9,9 Monaten wurde diagnostiziert und eine Phenylalanin-arme Diät eingeleitet.

Die Gutachterkommission stellte einen Behandlungsfehler durch die Kinderklinik und den beklagten Kinderarzt fest. Sie hätten sich mit der vom pathologischen Guthrie-Test abweichenden normalen Kontrolluntersuchung nicht zufriedengeben dürfen. Die Klage wurde vom Landgericht abgewiesen. Der niedergelassene Kinderarzt konnte auf den Kontrollbefund vertrauen. Eine weitere Kontrolle hätte nur bei gewichtigen Bedenken gegen die Labordiagnostik erfolgen müssen.

(OLG Hamm 03.02.2003, 3 U 140/02, [9])

Bei dem obigen Fall liegt eine Fehlbestimmung von Phenylalanin vor, wodurch die Diagnose Phenylketonurie zu früh verworfen wurde. Bei entsprechender Symptomatik muss die Möglichkeit eines Laborfehlers in Betracht gezogen werden.

In einem anderen Fall wurde einem nicht dokumentierten Neugeborenenscreening nicht nachgegangen und eine angeborene Hypothyreose übersehen (OLG Hamm 16.09.1991 3 U112/90).

Das **erweiterte Neugeborenenscreening** mit Tandemmassenspektroskopie wurde 2005 flächendeckend für Deutschland eingeführt und umfasst die in ▶ Tab. 10.1 genannten Krankheiten. Der Fall einer Fall Glutarazidurie wurde im Kap. 6.7.9 beschrieben.

Seit 2010 unterliegen Laboruntersuchungen wie das Neugeborenenscreening dem **Gendiagnostikgesetz**. Screeningproben dürfen nur mit Aufklärung und schriftlicher Einwilligung der Eltern untersucht werden (Gendiagnostikgesetz §§ 8, 9 GenDG). Die Verantwortung für das Erbringen des Screenings hat der Arzt oder die Hebamme (mit Möglichkeit der ärztlichen Rücksprache), der bzw. die die Geburt des Kindes geleitet hat. Der empfohlene Zeitraum ist 36–72 Stunden nach der Geburt. Bei Frühgeborenen vor der 32. Schwangerschaftswoche muss ein 2. Screening nach der 32. SSW erfolgen.

Ein häufiger Fehler ist, dass das Testfeld mit zu wenig Blut getränkt ist (▶ Abb. 10.1).

Pathologische Ergebnisse müssen durch einen Arzt mitgeteilt werden. ▶ Tab. 10.2 enthält falsch-positive und falsch-negative Befunde.

Hörscreening

Gesetzlich versicherte Neugeborene haben seit dem 01.01.2009 einen Anspruch auf Hörscreening. Dies wird mit einem OAE-Hörtest (otoakustische Emissionen) oder der AABR (automatisierte Hirnstammaudiometrie, auch BERA, Brainstem Evoked Response Audiometry, genannt) durchgeführt. Behandlungsbedürftige Hörstörungen finden sich bei etwa 2 von 1000 Neugeborenen. Die Früherkennung ist außerordentlich wichtig, da es in den ersten Monaten ähnlich wie beim Sehen ein kritisches Zeitfenster in der Hörentwicklung gibt. Bei den ersten Vorsorgen muss geprüft und dokumentiert werden, mit welchem Ergebnis dies stattgefunden hat, damit eine entsprechende weitere Diagnostik veranlasst werden kann.

Tab. 10.1 Erweitertes Neugeborenenscreening: Erkrankungen und Prävalenzen. [12]

Erkrankung	Prävalenz
Hypothyreose	1 : 3 600
Adrenogenitales Syndrom (AGS)	1 : 12 900
Biotinidasemangel	1 : 23 000
Galaktosämie	1 : 68 000
Phenylketonurie (PKU)	1 : 10 000
milde Hyperphenylalaninämie (HPA)	1 : 7 000
Ahornsirupkrankheit (MSUD)	1 : 160 000
Medium-Chain-Acyl-CoA-Dehydrogenase-(MCAD-)Mangel	1 : 10 000
Long-Chain-3-Hydroxy-Acyl-CoA-Dehydrogenase-(LCHAD-)Mangel	1 : 200 000
Very-Long-Chain-Acyl-CoA-Dehydrogenase-(VLCAD-)Mangel	1 : 100 000
Carnitinzyklusdefekte (CPT-I-, CPT-II-, CACT-Mangel)	1 : 800 000
Glutarazidurie Typ I (GA I)	1 : 120 000
Isovalerianazidurie (IVA)	1 : 100 000

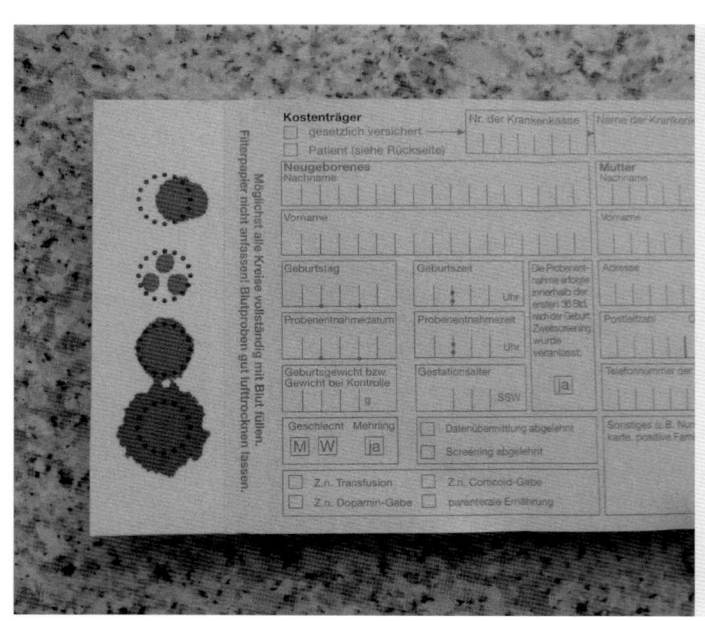

Abb. 10.1 Neugeborenenscreening von falscher Blutabnahme: Oben ist der Blutstropfen nicht richtig zentriert, darunter ist zu wenig Blut auf dem Testfeld; dann folgt eine korrekte Blutbenetzung, und ganz unten ist zu viel Blut auf das Testfeld getropft.

Tab. 10.2 Störfaktoren für das Neugeborenenscreening.

Zielkrankheit	Mögliche Ursachen für falsch-positive Befunde	Mögliche Ursachen für falsch-negative Befunde
Hypothyreose	BE < 36 Lebensstunden, Jodkontakt des Kindes (Desinfektion, Kontrastmittel, Medikamente), Thyreostatika (Mutter)	Frühgeburt < 32 SSW, Intensivtherapie/Operationen, Blut- oder Plasmaprodukte, Dopamin, Steroide, EDTA-Blut, Trisomie 21 – hier sollte zusätzlich fT_4 im Serum bestimmt werden
AGS (adrenogenitales Syndrom)	BE < 36 Lebensstunden, Stress, Frühgeburt, EDTA-Blut	Steroidtherapie der Mutter oder des Kindes, Blut- oder Plasmaprodukte
Biotinidase-Mangel	Hitzeeinwirkung auf die Probe, Frühgeburt, Ikterus	Blut- oder Plasmaprodukte
Galaktosämie	Enzym GALT: Hitzeeinwirkung auf die Probe, G-6-PDH-Mangel (selten) (21)	Enzym GALT: Bluttransfusion (Erythrozyten)
	Gesamtgalaktose: Leberbypass (offener Ductus venosus arantii)	Gesamtgalaktose: laktosefreie Ernährung bzw. noch keine ausreichende Milchzufuhr
PKU (Phenylketonurie)	parenterale Ernährung mit Aminosäuren, Leberschaden, maternale PKU	BE < 36 Lebensstunden
MSUD (Ahornsirupkrankheit)	parenterale Ernährung mit Aminosäuren, Hydroxyprolinerhöhung	BE < 36 Lebensstunden
MCAD-Mangel	–	BE > 72 Lebensstunden, kompensierte Stoffwechsellage
LCHAD-Mangel VLCAD-Mangel CPT-I-Mangel CPT-II-Mangel CACT-Mangel	–	BE > 72 Lebensstunden, kompensierte Stoffwechsellage

BE: Blutentnahme; SSW: Schwangerschaftswoche
Quelle: [12]

Fallbericht: Schwerhörigkeit – verspätete Diagnose bei Risikokind

Ein Junge wird in der 27. Schwangerschaftswoche mit Notsektio wegen vorzeitiger Plazentaablösung geboren. Es bestand eine ausgeprägte Asphyxie (Nabelarterien-pH 6,93, Basendefizit 22 mmol/l). Im Verlauf entwickelte er eine Hirnblutung 3.–4. Grades und einen Hydrozephalus, der wiederholt operativ drainiert werden musste. Im Alter von 11 Wochen war eine Hörprüfung mittels BERA (Brainstem Evoked Response Audiometry) normal. Zwischen dem Alter von 6 Monaten bis 2½ Jahren wurde eine zunehmende Sprachentwicklungsstörung festgestellt. Mit 29 Monaten konnte er nur Silbenmonologe sprechen, verstand aber viel. Sein Sprachentwicklungsniveau wurde auf 10–11 Monate eingeschätzt. Dies war auch der Krankengymnastin und Pädagogin der Frühförderstelle aufgefallen. Mit 30 Monaten wurde dann in einem Diagnostik-Institut eine beidseitige Schwerhörigkeit festgestellt. Die Hörschwellen lagen rechts bei 65–70 dB und links bei 55 db, was einer mittel- bis hochgradigen Schwerhörigkeit entspricht. Eine Hörgeräteversorgung und Fördermaßnahmen wurden in die Wege geleitet. Mit 4 Jahren sprach er 60–65 Worte mit Einwortsätzen.

Die Unterlassung weiterer Hörtests ab dem Alter von 6–30 Monaten wurde als fehlerhaft beanstandet. Der Kinderarzt berief sich auf die normale Hörtestung mit 11 Wochen und gab an, dass der Junge laut Mutter viel verstehen würde und deutliche Fortschritte gemacht habe. Er habe auch Körperteile benennen können, was auf ein umfangreiches Sprachverständnis hinweise. Von der Hirnschädigung wäre auch eine Entwicklungsverzögerung zu erwarten gewesen.

Der Gutachter gibt an, dass es sich um ein Kind mit Risiken für eine Hörbeeinträchtigung gehandelt habe: Frühgeburt der 27. SSW, Asphyxie, Hirnblutungen, wiederholte Behandlungen mit ototoxischen Medikamenten wie Gentamicin und Vancomycin. Eine Hörprüfung hätte mit 12 Monaten durchgeführt werden müssen. Wie weit die Sprachentwicklungsverzögerung durch die Hörminderung bedingt sei, wäre schwer zu entscheiden. Die Mutter gibt nachträglich an, immer wieder bei Gesprächen mit dem Kinderarzt ihre Sorge über die Hörfähigkeit und Sprachentwicklung angesprochen zu haben und wiederholt beruhigt worden zu sein. Die großen Fortschritte nach Hörgeräteversorgung würden den Anteil der Hörminderung an der Sprachverzögerung belegen.

Die Schlichtungsstelle stimmt dem Gutachten bei. Sie führt an, dass der Hamburger Arbeitskreis für Hörscreening bei neugeborenen Risikokindern eine weitere Hörprüfung mit 1 Jahr empfohlen habe (www.hahn-hh.de). Sie hätte auch eine Hörprüfung mit 6 Monaten für angebracht gehalten. Der Befunderhebungsmangel wird als ein grober Fehler mit der Konsequenz der Beweislastumkehr gewertet, wenn die Sprachentwicklungsverzögerung mit hinreichender Wahrscheinlichkeit auf die Hörminderung zurückzuführen wäre. Es wurde davon ausgegangen, dass bei der Mehrfachbehinderung nach Hirnblutung und vorangegangenen Problemen eine Sprachentwicklungsverzögerung zu erwarten war. Der weitere Verlauf mit langsamer Sprachentwicklung wurde dahingehend gewertet, dass die verspätet erkannte Hörminderung nur einen geringen Anteil hatte. Somit wurden die Voraussetzungen für eine Beweislastumkehr nicht erfüllt. Für die Zeit der verzögerten Hörtestung ist dennoch eine vermeidbare Beeinträchtigung von Kommunikationsfähigkeit und Befindlichkeit des Kindes entstanden, so dass eine außergerichtliche Schadensregulierung empfohlen wurde.

(Quelle: Schlichtungsstelle für Arzthaftpflichtfragen der norddeutschen Ärztekammern)

Haben die Eltern den Verdacht, dass ihr Kind nicht gut hört, dann muss dies ernst genommen werden. Bei Risikokindern (z. B. Frühgeborene, intrauterine Infektion, ototoxische Medikamente, Meningitis) sind wie in dem geschilderten Fall wiederholte Hörtestungen nötig. Vor jeder Sprachtherapie ist ebenfalls ein Hörscreening angezeigt. Wie der Niedergelassene diese derzeit größtenteils nicht kostendeckend vergüteten Untersuchungen in der Praxis am besten umsetzt, ist eine offene Frage.

Fallbericht: Spät erkannte Schwerhörigkeit durch widersprüchliche Angaben

Bei einem 4-Jährigen wird im Rahmen der U8-Vorsorge ein schwerer Hörschaden erkannt, der mit Hörgeräten versorgt werden muss. Die Eltern sprechen nur eingeschränkt deutsch. Bei der U7 mit 2 Jahren hatten die Eltern angegeben, dass ihr Kind 10 Wörter sprechen, aber bereits Zweiwortsätze bilden könne. Der Kinderarzt hatte dies als normal interpretiert, wobei eigentlich für die Bildung von Zweiwortsätzen ein Wortschatz von 20–30 Wörtern notwendig ist. Eine U7a-Vorsorge mit 3 Jahren gab es zu dem Zeitpunkt noch nicht.

Das Vorsorgeraster bezüglich Sprachentwicklung und Hörfähigkeit war hier nicht eng genug, um eine mit Sprachentwicklungsverzögerung einhergehende Schwerhörigkeit früher zu erkennen. Es gab noch kein Neugeborenen-Hörscreening und keine Vorsorgeuntersuchung U7a mit 3 Jahren. Bei diskrepanten Ergebnissen, wie hier den nicht ganz zusammenpassenden Angaben zur Sprachentwicklung, sollte eine Verlaufskontrolle vereinbart werden. Dies ist auch erforderlich, wenn Kinder bei den Vorsorgen nicht richtig mitarbeiten und Hörfähigkeit oder Teile der Vorsorge nicht ausreichend beurteilt werden können.

Sehscreening

Beim Sehscreening unter 4 Jahren gibt es nur wenige zuverlässige und praktikable Methoden. Als einfache, grobe Screeningtests sind der **Abdecktest** und der **Brückner-Test** geeignet. Fehlsichtigkeiten und Schielen können erfasst werden [6]. Das dazu benötigte teure direkte Ophthalmoskop sollte beide Pupillen in 0,5 m Entfernung zum Aufleuchten bringen. Aus 3–4 m Entfernung kann eine Fehlsichtigkeit überprüft werden. Bei positiver Familienanamnese (z. B. schwerem Schielen) wird empfohlen, den Säugling mit 6 Monaten an den Augenarzt zu überweisen. Ein generelles Augenscreening mit 30 Monaten wird diskutiert.

Ⓑ Fallbericht: Sehfehler – verspätete Diagnose bei Vorsorgeuntersuchungen

Bei einem etwa 6-jährigen Kind wird bei der Einschulungsuntersuchung eine Sehschwäche auf dem rechten Auge festgestellt. Die daraufhin folgende augenärztliche Untersuchung erbringt eine Weitsichtigkeit (Hyperopie) rechts von + 4,5 dptr mit Stabsichtigkeit (Astigmatismus) von 3,75 dptr, was einer Sehfähigkeit von 40 % entspricht, und links 1,50 dptr und einer schrägen Achsenlage von 150°. Eine Brille wird verordnet und eine Okklusionstherapie (Abdeckpflaster) begonnen. Bis zum 7. Lebensjahr kommt es darunter zu einem Anstieg des Visus auf 70 %. In der Augenarztpraxis und in einer Augenklinik wird außerdem eine kleine Linsentrübung am hinteren Pol gefunden.

Das Kind wurde kinderärztlich von der U3 mit 1 Monat bis zur U9 mit 5 Jahren untersucht. Die Eltern halten dem Kinderarzt vor, die Sehstörung nicht früher erkannt zu haben. Der Kinderarzt entgegnet, dass er bei den Vorsorgen U8–U9 eine Farbsinnprüfung mit Ishihara-Tafeln, einen Stereotest zur Überprüfung des räumlichen Sehens mit Titmus-Tafeln und das monokulare Sehen mit Oculus-Sehtafeln in 3 Meter Entfernung durch sein eingewiesenes und regelmäßig geschultes Personal vorgenommen habe. Es habe sich bei diesem Kind keine Auffälligkeit gezeigt.

Der Gutachter hält eine Visusprüfung ab dem 3. Lebensjahr für möglich. Zu diesem Zeitpunkt hätte aber wahrscheinlich nur ein Augenarzt eine Refraktionsanomalie feststellen können. Dann wären die Chancen zur Normalisierung des Visus mit Brille und Abdecken des Auges (Okklusion) besser gewesen. Er geht davon aus, dass bei der U9 mit 5 Jahren bereits eine Sehschwäche (Amblyopie) vorgelegen haben müsse. Ob mit 4 Jahren eine Visusbeeinträchtigung schon bestanden habe und bei korrekter Sehprüfung entdeckt worden wäre, sei spekulativ. Es sei nicht gegen geltende Standards verstoßen worden.

Die Schlichtungsstelle geht davon aus, dass bei den Vorsorgeuntersuchungen im 1. Lebensjahr Auffälligkeiten nur durch Inspektion erkannt werden können (z. B. Katarakt, Hornhauttrübung, starkes Schielen, offensichtliche Blindheit oder hochgradige Schwachsichtigkeit). Auch mit 2 Jahren sei die augenärztliche Untersuchung schwierig, und es wird eine augenärztliche Vorsorgeuntersuchung hierfür vorgeschlagen. Die normalen Ergebnisse der Sehprüfungen wurden bei den Vorsorgen ordentlich dokumentiert. Die in diesem Fall vorliegende Anisometrie (unterschiedliche Brechkraft) sei in der Regel angeboren. Es wird davon ausgegangen, dass der Sehfehler schon bei der U8 und U9 vorlag und beim Augenscreening in der Praxis nicht erkannt wurde, was fehlerhaft bewertet wird. Eine völlige Beseitigung des angeborenen Sehfehlers wäre jedoch auch mit früherer Therapie nicht möglich gewesen. Bei Erkennung im Alter von 4 Jahren wäre vermutlich ein Sehvermögen von 0,9 (90 %) erreicht worden. Eine außergerichtliche Regulierung wird empfohlen.

(Quelle: Schlichtungsstelle für Arzthaftpflichtfragen der norddeutschen Ärztekammern)

Dieser Fall mag vielleicht nicht spektakulär erscheinen, aber er hat es in sich, denn Sehprüfungen und andere Routinetestungen wie Hörprüfungen finden tagtäglich in der Kinderarztpraxis statt. Solche Prüfungen sind immer auch unvollständig und fehlerbehaftet. Die Gutachterkommission geht hier davon aus, dass der Sehfehler bei korrekter Durchführung früher entdeckt worden wäre, aber dies ist eine Wahrscheinlichkeitsvermutung. Der vorgetragene Fall sollte den Leser zur Überprüfung seines Sehscreenings veranlassen. Die durchführenden Arzthelferinnen und Auszubildenden sollten angeleitet werden, was ja in der betroffenen Praxis auch angegeben wurde. Auch sollte die Familienanamnese über Sehstörungen erhoben werden, und bei schweren Sehfehlern bei nahen Verwandten empfiehlt sich eine frühzeitige augenärztliche Untersuchung bei der U6 oder U7 mit 1–2 Jahren, da das Risiko für Sehfehler steigt.

Es ist bedauernswert, dass mancherorts das Sehscreening von Augenärzten nicht als Kassenleistung, sondern zahlungspflichtige Igel-Leistung durchgeführt wird. Dies liegt an den niedrigen Fallpauschalen von teilweise 18 Euro pro Quartal, was ein Dumpingpreis für eine augenärztliche Untersuchung bei einem Kind ist.

Von den Sehschwächen bei Kindern werden 60 % zu spät erkannt [1]. Derzeit gibt es keine Übereinstimmung zwischen Kinderärzten und Augenärzten, wie Augenvorsorgen am besten durchgeführt werden. Echte Visusprüfungen sind erst zwischen 3 und 4 Jahren möglich. Davor wird der Brückner-Test mit Ophthalmoskop als geeigneter, grober Screeningtest angesehen. Ob sich der Einsatz von sehr teuren Hand-Autorefraktometern (z. B. Plusoptix) als Screeninginstrument eignet, muss sich noch zeigen.

> **Fallbericht: Zu spät entdecktes Retinoblastom**
> Ein Säugling schielt. Dies wird dem Hausarzt mitgeteilt. Er sieht keine Notwendigkeit zu sofortigen Abklärung und lässt einige Monate verstreichen. Bei einer augenärztlichen Untersuchung wird ein beidseitiges Retinoblastom gefunden. Der Arzt ist haftbar.

Schielen ist nach 3–4 Monaten behandlungsbedürftig. Bei Strabismus ist eine frühzeitige Behandlung wichtig, da es zu der weitgehenden Erblindung eines Auges kommen kann. Das Retinoblastom als Ursache von Schielen ist selten, wird aber dann oft erst spät entdeckt, wie weitere Beispiele in Kap. 6.12.3 (Okuläre Tumore) zeigen.

> **Fallbericht: Übersehene Katarakt**
> Bei einem Mädchen wurde jahrelang trotz Vorsorgeuntersuchungen eine einseitige Katarakt übersehen. Ein vertretender Kollege stellte sie fest. Fehler: Unachtsamkeit.

Zu jeder Vorsorge gehört eine Beurteilung der Augen. Bis zu 3 Jahren ist nicht genau geklärt, ob und wie ein Sehscreening am besten erfolgen soll. Der Brückner-Test wird als geeignet angesehen. Einfach durchzuführen ist ein Abdecktest als grober Ausschluss von Schielen und eine Ausleuchtung des Augenhintergrunds mit Ophthalmoskop, um Katarakt, Hornhauttrübung oder andere Erkrankungen, wie das seltene Retinoblastom nicht zu übersehen.

10.3.4 Hüftscreening

> **Fallbericht: Übersehene Hüftdysplasie**
> Eine Kinderärztin führt bei der U3-Vorsorge bei einem 5 Wochen alten Mädchen das Ultraschallscreening der Hüften durch und befundet die Hüften mit Typ IIa nach Graf beidseits (α-Winkel 62° und 61°). Mit 9 Monaten gibt die Mutter an, dass das Mädchen nicht krabbelt und beim Gehen auf den Knien weine. Mit 16 Monaten könne das Kind nur an den Händen laufen. Mit 18 Monaten stellt ein Orthopäde einen Knietiefstand links und eine linksseitige Hüftluxation fest. Eine Gips- und nachfolgende Spreizhosenbehandlung reichen zur Behandlung nicht aus, und das Mädchen muss mit 3 Jahren operiert werden mit einer varisierenden intratrochantären Osteotomie. Der Kinderärztin wird eine verspätete Diagnosestellung vorgeworfen, was sie bestreitet, da der Hüftultraschall und die nachfolgenden Untersuchungen normal gewesen seien.
>
> Die Schlichtungsstelle hielt die Vorwürfe für begründet und empfahl eine außergerichtliche Schadensregulierung. Bei Durchsicht der Ultraschallbilder konnte eine Fehlbefundung festgestellt werden mit Zeichen einer Hüftdysplasie. Ein frühzeitges Entdecken der Hüftdysplasie

hätte die Operation verhindern können. Die Befundung IIa für Hüften mit α-Winkel von 61–62° war ebenfalls falsch. Eine IIa-Hüfte mit einem α-Winkel von <60° ist kontrollbedürftig.
(Quelle: [11])

Den Gutachterstellen werden viele Vorwürfe mit verzögerter Hüftdysplasie-Diagnose vorgelegt. Es gibt auch Fälle, die trotz normalem, korrekt durchgeführtem Hüftscreening erst bei Belastung der Hüften deutlich werden. Darum muss auch im späteren Alter an diese Möglichkeit gedacht werden.

Durch strenge Qualitätskontrollen der Kassenärztlichen Vereinigungen beim Hüftultraschallscreening (zu Beginn, nach 2 und dann 5 Jahren) werden Untersuchungsfehler minimiert. Die Hüftdysplasie betrifft 2–4 % der Neugeborenen mit Unterschieden in den Bundesländern. So ist sie z. B. in Sachsen besonders hoch. Durch das Hüftscreening haben die Zahl und Schwere von Behandlungsfällen abgenommen [8].

Fallbericht: Behandlungsfehler Hüftdysplasie durch Orthopädin
Ein 3 Monate altes Mädchen wurde mit der Diagnose Hüftdysplasie links vom Kinderarzt an eine Orthopädin überwiesen. Es bestand eine Abspreizhemmung. Im Sonogramm wurde eine IIg-Hüfte (gefährdete Hüfte) festgestellt und eine Spreizhose verordnet, die nach 1 Monat wegen vermeintlicher Besserung entfernt wurde. Es bestand aber eine luxierte Hüfte vom Typ IV, die durch fehlerhafte Technik (falsche Schnittebenen) und Seitenvertauschung verkannt wurde. Das Kind musste mit offener Reposition operiert werden.
Quelle: [3]

Dieser Behandlungsfehler hätte verhindert werden können, wenn der Kinderarzt selbst auch Verlaufskontrollen der Hüftsonografie durchgeführt hätte, wobei die luxierte Hüfte Typ IV früher aufgefallen wäre. Natürlich darf er sich auf einen Orthopäden verlassen, aber auch zur eigenen Vergleichskontrolle und zum Training kann ein solches Vorgehen hilfreich sein, mit der schnell durchführbaren und kaum belastenden Sonografie.

Die ▶ Abb. 10.2 zeigt die Hüften eines 1 Monat alten Mädchens, die bei der körperlichen Untersuchung durch Kinderärzte und Orthopäden normal erschienen. Das Ultraschallbild zeigt links zeigt eine schwere Hüftdysplasie vom Typ IIIa nach Graf (dezentriertes Gelenk mit α-Winkel 37°, nach kranial verdrängtem knorpeligen Pfannendach) und rechts eine Hüftdysplasie vom Typ IIa (α-Winkel 55°). Dieser Patientin konnte durch frühzeitige Gipsbehandlung und nachfolgende Spreizhosenbehandlung eine Operation erspart werden.

Für die Qualitätsanforderungen der Kassenärztlichen Vereinigung ist die Beschriftung in ▶ Abb. 10.2 unzureichend. Es fehlen die Patientenidentifikation mit Name und Geburtsdatum, das Untersuchungsdatum, die Seitenidentifikation und die Befundung.

Fallbericht: Fehlerhafte Bewertung der Hüftsonografie
Eine Ärztin muss wegen fehlerhaft normal bewerteter Ultraschallbilder (Labrum acetabulare muss erkennbar sein) bei einem erst mit 16 Monaten diagnostizierten Mädchen mit Hüftdysplasie Schadensersatz zahlen.
(Quelle: OLG Hamm 06.02.2002 3 U 238/00)

Bei der Hüftdysplasie kommt es in letzter Zeit zu einer Zunahme von Schlichtungs- und Regressfällen. Operationsbedürftige Spätfälle nehmen wieder zu [14]. Bei 13 % der operierten Säuglingshüften wurde zuvor eine Fehldiagnose gestellt, z. B. das Einschätzen einer IIc-Hüfte als Typ I.

Zur Fehlervermeidung werden nachfolgende 2 Checklisten nach Graf empfohlen [7].

Technik des Hüftsonografie-Screenings nach Graf zur Identifizierung der Hüftdysplasie
Nach Anamnese, klinischer Untersuchung und Beschriftung der Sonogramme erfolgt die anatomische Identifizierung auf dem Ultraschallbild. Sind die in Checkliste 1 genannten Strukturen auf dem Ultraschallbild identifiziert (▶ Abb. 10.3a), müssen für die Messpunkte nach Checkliste 2 der Unterrand des Os ileum, die gerade ausgerichtete Darmbeinsilhouette und das Labrum acetabulare verwendet werden (▶ Abb. 10.3b). An diese Strukturen können dann die Messlinien (Basislinie = Grundlinie, Pfannendachlinie und Ausstelllinie = Knorpeldachlinie) gelegt, die Winkel α und β gemessen und die Hüfttypisierung vorgenommen werden.

10.3 Vorsorgeuntersuchungen

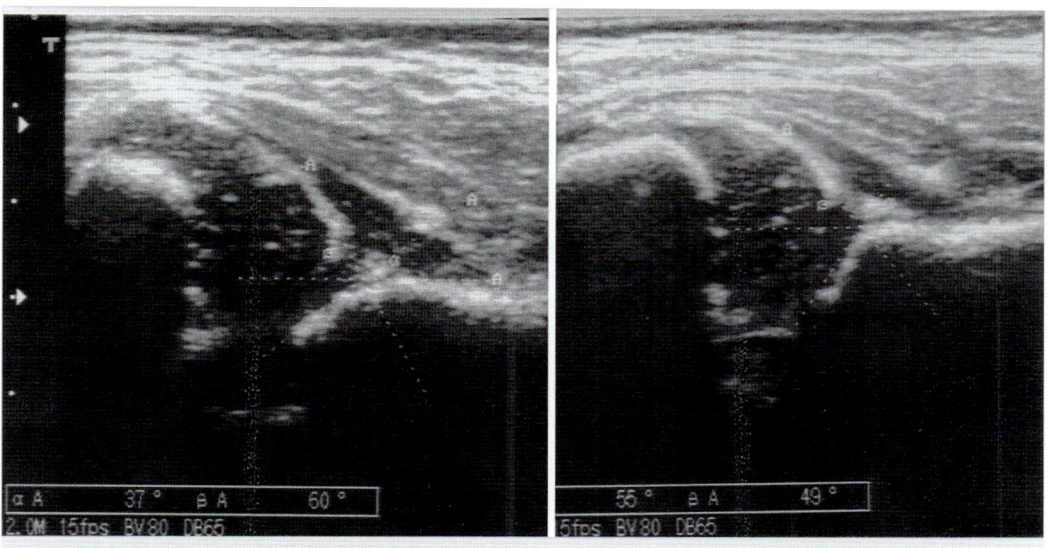

Abb. 10.2 Sonografiebild einer Hüftdysplasie bei der U3: Normale Hüftabduktion, links Typ IIIa, rechts Typ IIa nach Graf (für die Qualitätsanforderungen der KV-Prüfungen reicht diese Beschriftung nicht aus).

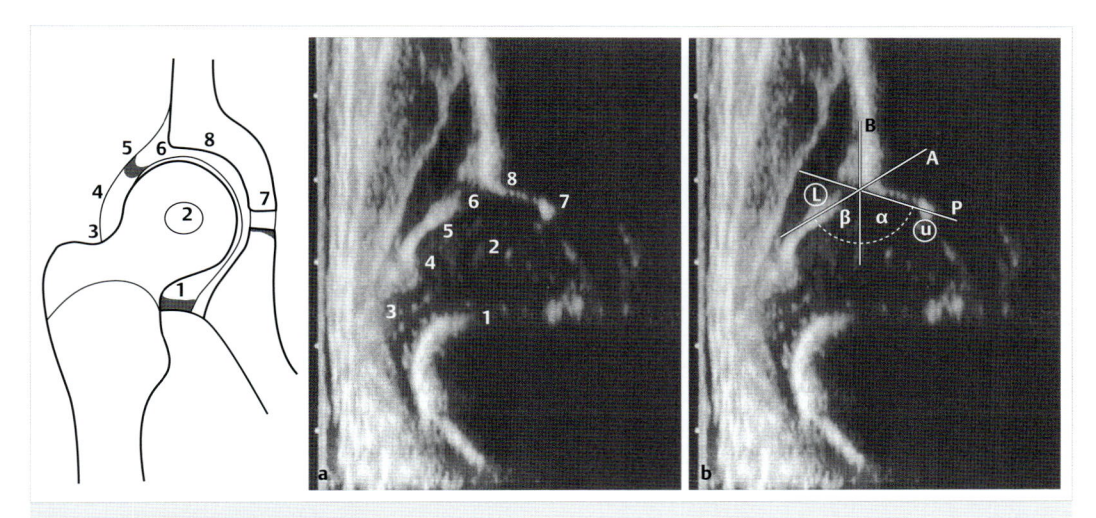

Abb. 10.3 Hüftsonografie.
a Checkliste 1 (links Schema, rechts Sonogramm).
- 1 Knorpel-Knochen-Grenze
- 2 Hüftkopf
- 3 Umschlagfalte der Gelenkkapsel
- 4 Gelenkkapsel
- 5 Labrum acetabulare
- 6 knorpeliges Pfannendach
- 7 Unterrand Os ilium
- 8 knöcherner Erker (Umschlagpunkt von der Konkavität in die Konvexität)

b Checkliste 2.
- U Unterrand Os ilium
- L Labrum
- B Basislinie bzw. Grundlinie
- P Pfannendachlinie
- A Ausstellinie bzw. Knorpeldachlinie

Die Qualitätsanforderungen für Hüftsonografie von Säuglingen sind von der Kassenärztlichen Bundesvereinigung (KBV) nach der Ultraschallvereinbarung gemäß § 135 Absatz 2 SGBV (Neufassung mit 01.04.2012) für Kassenpatienten festgelegt. Die Ultraschallbilder müssen kippfehlerfrei in der Standardebene nach Graf (Unterrand des Os ilium, mittlerer Pfannendachbereich, Labrum acetabulare) angefertigt sein. Die ▶ Abb. 10.3a hilft, die für die Standardebene notwendigen Strukturen zu identifizieren (Checkliste 1). Nach Checkliste 2 können die Messlinien angelegt werden ▶ Abb. 10.3b. Die Winkelbefunde (α- und β-Winkel) sowie die Typisierung nach Graf sind auf der Grundlage der Auswertung eines Bildes pro Gelenkseite zu ermitteln. Wer das Hüftultraschallscreening abrechnen möchte, unterliegt einem strengen Genehmigungsverfahren mit regelmäßigen Überprüfungen.

10.3.5 Analinspektion

> **Fallbericht: Übersehene Analatresie**
> Bei der U2 wurde nur eine oberflächliche Analinspektion durchgeführt und somit eine Analatresie übersehen. Ein Durchgehen der Fragen auf der linken Seite im Vorsorgeheft hätte zu einer früheren Erkennung geführt.
> (Quelle: CIRS, Fall 11 873)

Anorektale Fehlbildungen treten mit einer Prävalenz von 1 : 4 000 auf. Bei Neugeborenen sollte nach Mekoniumabgang innerhalb der ersten 24 Stunden nach der Geburt gefragt werden, was eine Analatresie und einen Morbus Hirschsprung unwahrscheinlich macht (nicht aber völlig ausschließt).

10.3.6 Untersuchung des Genitales

Bei den Vorsorgen sollte auch das Genitale untersucht werden. Bei der J1-Vorsorge zwischen 12 und 14 Jahren ist besonderes Feingefühl nötig, und männliche Kinderärzte können hier bei Mädchen mit ausgeprägtem Schamgefühl auf eine weibliche Kollegin oder Gynäkologin verweisen.

> **Fallbericht: Übersehener Maldescensus testis**
> Bei einem 5-jährigen Jungen waren die Vorsorgeuntersuchungen U3–U9 von einer Kinderärztin durchgeführt worden. Acht Monate nach der U9-Untersuchung (um das 5. Lebensjahr) entdeckte ein anderer Kinderarzt bei dem Jungen einen Hodenhochstand. Nach erfolgloser Hormontherapie wurde eine Orchidopexie durchgeführt, bei der ein hypoplastischer Hoden retroperitoneal im Bauchraum gefunden wurde.
> Der Kinderärztin wurde vorgeworfen, sie habe den Hodenhochstand nicht erkannt, wodurch die Operation nötig geworden wäre, die Fertilität eingeschränkt sei und ein erhöhtes Malignitätsrisiko für den Hoden entstünde. Sie gab an, keinen Hodenhochstand bei den Vorsorgen festgestellt zu haben und führte den später erkannten Hodenhochstand auf einen sekundären Maldescensus testis zurück. Die Schlichtungsstelle hielt aufgrund des operativen Befundes mit retroperitonealer Hodenlage eine sekundäre Aszension des Hoden innerhalb von 1 Jahr für abwegig und sah einen Verstoß gegen den Fachgebietsstandard. Bei dem Befund wäre aber eine Operation sowieso nötig gewesen, bezüglich der Fertilität ließen sich keine zuverlässigen Angaben machen, und das Malignitätsrisiko bestünde unabhängig vom Zeitpunkt der Operation. Es wurde keine Empfehlung zur Schadensregulierung gegeben.
> (Quelle: [4])

10.4 Vitamin-K-Prophylaxe

> **Fallbericht: Hirnblutung eines Neugeborenen bei unterlassener Vitamin-K-Prophylaxe**
> Ein Junge wird nach normaler Geburt am 5. Lebenstag dem Kinderarzt vorgestellt. Bei der Geburt war kein Vitamin K gegeben worden. Er hat Gelbsucht. Die überstreckte Lage wird für normal befunden. Am 10. Lebenstag erhält der Säugling von der Hebamme 2 Tropfen Konakion (Vitamin K). Der Säugling entwickelt Einschlafschwierigkeiten, neigt zu Überstreckungen und schreit oft schrill. Im Alter von 1 Monat schreit das Kind so heftig, dass die Eltern ihren Sohn ins Krankenhaus bringen. Dort werden 4 zerebrale Krampfanfälle

beobachtet. Der Junge wird auf die Intensivstation des Kinderkrankenhauses verlegt. Als Ursache der Krampfanfälle wird eine intraventrikuläre Blutung 3. Grades festgestellt. Die Blutgerinnung war unauffällig. Später entwickelt sich ein Hydrozephalus internus.

Im Gutachten wird von einer Vitamin-K-Mangel-Blutung ausgegangen, die unterlassene Vitamin-K-Gabe in der Geburtsklinik wird gerügt, aber ein Kausalzusammenhang mit der Hirnblutung wird als unwahrscheinlich erachtet. Eine Fahrlässigkeit wird bejaht. In einem späteren Gutachten der Gutachterkommission wird die unterlassene Vitamin-K-Gabe als grober Fehler gewertet und eine Kausalität angenommen, was zur Umkehr der Beweislast führt.

(Quelle: [5]; Gutachterkommission Stuttgart GNW 158/95, LG Stuttgart 11.02.1991 27 O 548/90 und OLG Stuttgart 31.10.1991 14 U 14/91)

Es gibt die frühe Hirnblutung bei Neugeborenen (Morbus haemorrhagicus neonatorum; Hemorrhagic Disease of the Newborn, HDN) innerhalb von 24 Stunden und die klassische Hirnblutung innerhalb von 2–7 Tagen nach der Geburt. Durch den Vitamin-K-Mangel kann die Leber nicht genug Faktor II, VII, IX und X produzieren. Hämatemesis und Meläna sollten den Verdacht darauf lenken. Die späte Vitamin-K-Mangel-Blutung tritt bei gestillten Kindern nach 4–12 Wochen auf und kann durch Vitamin K verhindert werden. Symptome sind Bewusstseinsstörungen und Krampfanfälle. Der Fall unterstreicht die Wichtigkeit der Vitamin-K-Prophylaxe bei der U1-Vorsorge bei Geburt und bei den U2- und U3-Vorsorgen. Erkrankungen mit beeinträchtigter Vitamin-K-Resorption, wie Mukoviszidose, Cholestase, Malabsorptionsstörungen und α_1-Antitrypsinmangel, erhöhen das Blutungsrisiko.

10.5 Literatur

[1] **Alen** van E. Augenvorsorge in der pädiatrischen Praxis. Pädiatrie hautnah 2012; 24 (6): 396–400
[2] **Baumann** T. Atlas der Entwicklungsdiagnostik – Vorsorgeuntersuchung von U1 bis U10/J1. 3. Aufl. Stuttgart: Thieme; 2013
[3] **Bläker** F. Schäfer KJ. Aus der Arbeit der Gutachterkommission – Folge 70. Fehlerhafte Diagnose und Behandlung einer angeborenen Hüftdysplasie. Rheinisches Ärzteblatt 2012; 3: 21–22
[4] **Festge** OA. Von Fall zu Fall. Maldescensus testis – fehlerhaft verspätete Diagnose und Therapie. Niedersächsisches Ärzteblatt 2009; 12: 17–18
[5] **Giese** B. Medizinschaden und Arzthaftpflicht: aktuelle Entscheidungssammlung. Unterschleißheim: Jüngling; 1990
[6] **Gräf** M. Früherkennung von Sehstörungen bei Kindern. Dtsch Arztebl 2007; 11: A724–A729.
[7] **Graf** R. Sonographie der Säuglingshüfte und therapeutische Konsequenz. 6. Aufl. Stuttgart: Thieme, 2010
[8] **Haber** P. Qualitätsgesichertes Hüftscreening bei Neugeborenen – eine Erfolgsgeschichte der Pädiatrie. In: Berufsverband der Kinder- und Jugendärzte. Früherkennungsuntersuchungen. 9/2012
[9] **Kullmann** HJ (Hrsg). Arzthaftpflicht-Rechtsprechung (AHRS). Teil 3. Entscheidungen ab 01.01.2000. Berlin: Erich Schmidt 2012; 2030: 34
[10] **Mühlendahl** v. KE. Hüftdysplasien nach unauffälligen Ultraschallscreeningbefunden. Pädiat Prax 2013; 80: 333–340
[11] **Mühlendahl** v. KE. Von Fall zu Fall. Fehlerhaftes Übersehen einer Hüftdysplasie bei einem Säugling mit daraus folgender Notwendigkeit operativer Behandlung. Niedersächsisches Ärzteblatt 2011; 3: 25
[12] **Nennstiel-Ratzel** U, Genzel-Boroviczény O, Böhles H et al. Neugeborenenscreening auf angeborene Stoffwechselstörungen und Endokrinopathien (Stand: 06/2006). In: DGKJ (Hrsg. Wirth S). Leitlinien Kinderheilkunde und Jugendmedizin. München: Elsevier, Urban & Fischer; 2012
[13] **Pittaluga** B. Bauchlage oder Rückenlage? Falsche Hinweise schlimme Folgen. CME 2011; 12: 33 (basierend auf: Rechtsmedizin 2011; 21: 518)
[14] **Tschauner** C, Matthiessen HD. Hüftsonographie bei Säuglingen: Analyse offenbart erhebliche Wissensdefizite bei Untersuchern. Kinder- und Jugendarzt 2012; 9: 512–515

Sachverzeichnis

A

Abdomen, akutes 23, 71
– *Siehe auch* Bauchschmerzen
Abrechnungsfehler 55
Absentismus (Schulverweigerung/-schwänzen) 161
Acetylcholinesterasemangel 175
Adenotomiekomplikationen/-nachblutungen 147
ADHS (Aufmerksamkeits-Defizit-Hyperaktivitäts-Syndrom) 160
Adipositas
– Hypothyreose 186
– Pseudomikropenis 159
ADPKD (autosomal-dominant erbliche polyzystische Nierenerkrankung) 123
Affektkrämpfe 126
Aganglionose 114
AGS (adrenogenitales Syndrom) 157, 223
– Neugeborenenscreening 224
Alarmzeichen 71, **71**
– Dokumentation 52
Allergiediagnostik 188, 190
Allergien, scheinbare 117, 183
Allgemeindiagnose 47
Allgemeinmediziner
– Ausbildung, pädiatrische 79
– Fehlerberichtsystem 84
– Primärversorgung von Kindern 27
Altersphysiologische Prozesse 71
Amoxicillinallergie 41
Ampicillinallergie/-exanthem 150
ANA (antinukleäre Antikörper) 137, 191
Anamnese 40
Anorektalfehlbildungen 25, 230
Anscheinsbeweis 32, 151
Antibiotika 85
– Compliance, mangelnde 180
– Harnwegsinfekte 121
– Wechselwirkung mit der Pille 34
Anticipatory Guidance 50, 73, 221
Antiepileptikatherapie 185
Antikoagulantientherapie 169
Antikörper, antinukleäre (ANA), Rheumadiagnostik 137, 191
Antizipation 73

Anurie 71
Aortenisthmusstenose 107
APLS (Advanced Pediatric Life Support) 78
Apothekenfehler
– Impfstoffabgabe 201
– Medikamentenabgabe 175
Appendektomienarbe 143
Appendix, linksseitige 144
Appendizitis 142–143
– Behandlungs-/Diagnosefehler 24–25
– Diagnostik 143
– Häufigkeit 19
– perforierte 48, 142
– retrozäkale 143
– tödliche 142
Arbeitsdiagnose 47
Arbeitsstörungen 64, 83
Armfrakturen 134
Artefakte 44
Arthritis 136
– Borrelien-induzierte 137
– juvenile idiopathische (rheumatoide) 136
Arzneimittelbudget 184
Arzt
– Ausbildung 78
– Einstellung, offene 62
– Fehlerursachen 63
– Folgen, psychologische 83
– Gesundheit, seelische 62
– Lernprinzip 78
– Selbstüberschätzung 63
– Übermüdung 63
– Verantwortlichkeit 63
– Zahl 16
Arzt(praxis)wechsel 60–61
Arztbrief 53, 67
Ärztekammern, Schlichtungsstellen 19
Arzthaftpflicht-Rechtsprechung 20
Arzthelferin
– Ausbildung 79
– Organisationsfehler 39
Arztpraxis
– Fehlervorwürfe 21
– Haftung für Altverbindlichkeiten 32
– überlastete 75
– Vertreter 74
Assistenzärzte 79
Asthma 105
– Sportunterricht 54
Asthmatherapie
– Compliance, mangelnde 180
– Inhaliersysteme 177–178
– Steroide, inhalative 165
Astrozytom 119, 130

Atemwegsinfekte 102
Atemwegsprobleme bei Neugeborenen 24
ATLS-Kurs (Advanced Trauma Life Support) 78
Atrioventrikularblock 112
Attest 53
– in Unkenntnis der Person 54
Aufbewahrungspflicht/-fristen 32–33, 83
Aufklärung(spflicht) 33, 51
– Dokumentation 51
– erhöhte 34
– Impfungen 214
– therapeutische 34
Augenblickversagen 63
Augentumore 152
Ausbildung, ärztliche 77
Ausgang, unerwünschter 39
Autoritätsgläubigkeit 63
AV-Block 112
AWMF (Arbeitsgemeinschaft der wissenschaftlich-medizinischen Fachverbände), Leitlinien 79

B

B-Streptokokken-Sepsis 87
– bei Neugeborenen 72
Baby-Akne 42
Balint-Gruppen 62
Bauchschmerzen 98
– Appendizitis 143
– Hodentorsion 144
– Hydronephrose 123
– Leistenhernie 145
– Obstipation 113
– Otitis media 42
– Purpura Schönlein-Henoch 153
– unklare 42
– Zöliakie 116
Bauchtrauma, stumpfes, durch Misshandlung 147
Befreiung vom Sportunterricht 54
Befundbericht 53
Befunderhebung, mangelhafte/unterlassene 42, 45
– Beweispflichtumkehr 32
Befundübermittlung
– fehlende/zeitverzögerte 47
– nicht erfolgte 140
– persönliche 51
Behandlung, ärztliche
– Beendigung durch den Arzt 68
– Körperverletzung (Strafrecht) 31

Behandlungsfehler, ärztliche 31, 35, 39
– Aufbewahrungsfristen 33
– bei Kindern, Zahl 23
– Berufshaftpflichtversicherung 37
– Folgen, psychologische 83
– Gesamtzahl 19
– grobe 31–32, 35
– in den USA 24
– in England 25
– Informationspflicht 36
– Kosten, verursachte 25
– tödliche 26
– Verjährung 33
Behandlungsfehlervorwürfe 20
– bei Kindern 23
– nach Fachgebieten 21
– nach Versorgungsbereichen 21
– rechtliche Auseinandersetzung 81
Behandlungsunterlagen, *siehe* Unterlagen
Behandlungsvertrag 31
Beinschmerzen, Morbus Perthes 136
Bereitschaftsdienst 57
Berufsausübungsgemeinschaft (Gemeinschaftspraxis) 32
Berufshaftpflichtversicherung 20, 36, **36**
– Kosten 25
– Schadensregulierung 26
– Verhaltensregeln 82
Berufsverband der Kinder- und Jugendärzte (BVKJ) 29
Betäubungsmittelrezepte 171
Betreuer, Kommunikationsprobleme 41
Bewegungsstörungen, paroxysmale 126
Beweislasterleichterung 35
Beweislastumkehr 32, 35
– Dokumentation, mangelhafte 32, 35
Beweispflicht 32
Bewusstseinsveränderung 71
Bildgebende Diagnostik 139
Blitz-Nick-Salaam-(BNS-)Syndrom 127
Blutabnahme 186
– Synkope 187
Bluterbrechen 71
Blutgerinnungsstörungen 153
Blutungen
– Immunthrombozytopenie 154
– Von-Willebrand-Syndrom 155

232

Sachverzeichnis

Blutuntersuchung
- Einverständniserklärung 186
- ohne klare Indikation 186
- verspätete 190

Blutzuckerwerte 192

BMGS (Bundesministerium für Gesundheit und soziale Sicherung), Obduktions-Multicenterstudie 26

Borrelien-Arthritis 137
Borreliose 136–137
Bridenileus 140
Bronchitis 102–103
- rezidivierende, gastroösophagealer Reflux 105
- virale 105

Bronchopneumonie 102
- tödliche 104

C

Case Reports 78
CCHF (Crim Congo Hemorrhagic Fever) 207
Chirurgie 140
- Eingriffe, schwere, Aufklärung 34
- Komplikationen, postoperative 147

CIRS (Critical Incident Reporting System) 20, **84**
CME (Continuous Medical Education) 78
Coarctatio aortae 107
Complianceprobleme 69
Cutter Incident 196

D

Dehydratation bei Durchfall/Erbrechen 115
Delegationsfehler 74
Depressionen 159
DFS (Deutsches Forensisches Sektionsregister) 20
Diabetes mellitus 156
Diagnose 39, **47**
- Absicherung 41
- Häufigkeiten 17
- schwierige 48
- Verteilung 17

Diagnosefehler 39, **47**
- Zahl 23

Diagnostik
- bildgebende 139
- präoperative 148, 185

Diarrhoe, *siehe* Durchfall
Dienstvertrag 31
Diphtherie, tödliche 215
Diphtherie-Impfung 207
Disease-Management-Programme (DMP) 77

Dokumentation(spflicht) 32, **52**
- fälschungssichere 52
- Impfungen 216
- protektive 53
- Vorsorgeuntersuchungen 221

Dokumentationsfehler **52**
Doppeluntersuchungen 67
Dosierungsfehler 167, 171
DOTS (Directly Observed Treatment Short Course) 180
Douglas-Abszess, Appendizitis 142
Drehmann-Zeichen, Femurkopfepiphysiolyse 138
Durchfall 115
- bei Appendizitis 143
- chronischer 115

Dysregulation, orthostatische 126

E

EEG
- bei Epilepsie 127
- bei West-Syndrom 127
- Missinterpretation 44
- ohne klare Fragestellung 125

Eigendiagnose von Patienten 48, 57
Einsichtsrecht in Behandlungsunterlagen 33, 83
Einweisung 45
- abgelehnte 46
- Dehydratation 116
- nicht nachgekommene 46
- rechtzeitige 45, 63
- Rückmeldung 47

Eisenmangel 192
Ekchymosen 155
EKG, Missinterpretation 44
Ellenbogenfraktur 134
Eltern, Untersuchungsverweigerung 43
Enkopresis 69
Enuresis 119
- bei Zystiis 120
- Diagnostik 140

Epidemien, Praxisüberlastung 75
Epiduralblutung 130–131
Epiglottis, normale 96
Epiglottitis, akute 72, **95**, 97
Epilepsie 25, 126
Epiphysenlösung 23, 137
Epiphysiolysis capitis femoris 137–138
Erbrechen 115
- galliges 71, 141
- Hirntumor 128–129

- Meningitis 94
- von Medikamenten 183

Ergotherapierezept 55
Ernährung
- glutenfreie 116
- Medikamenteninteraktion 174

Erreur médicale 39
Erythema toxicum 42, 148
Evidenz 79
Ex-juvantibus-Diagnose 73
Exanthem
- allergisches 150
- Masern 94
- virales 148, **150**

Extravasation 25

F

Fallberichte/-präsentationen 78, 85
Fallneigung bei Astrozytom 130
Fehldiagnose, *siehe* Diagnosefehler
Fehler, *siehe auch* Behandlungsfehler
- eingestehen 64
- Hinweise 62
- Kosten 25
- menschliche 39

Fehleranalyse 83
Fehlerberichtsysteme 31, **84**
Fehlerbewertung 59
- Gutachterkommission 82

Fehlererkennung 59
Fehlerhäufigkeit
- in der gesamten Medizin 19
- in der Kinderheilkunde 23

Fehlerkartei 77
Fehlermanagement 81
Fehlermeldesysteme 20
Fehlersimulationen 77
Fehlerursachen
- Arztebene 63
- Ausbildungsebene 77
- Behandlungsebene 70
- Ebenen 62
- Kommunikationsebene 64
- krankheitsbezogene 70
- menschlich-emotionale Ebene 63
- Organisationsebene 74
- patientenbezogene 69

Fehlervermeidung
- Patientensicherheit 77
- Pausen 77
- Protokolle 76
- Qualitätsmanagement (QM) 75
- Voraussetzungen 59
- Wachsamkeit steigern 77

Fehlervorbeugung durch den Patienten 70
Fehlprognose 50
Feigwarzen (Condyloma accuminata) 101
Femurkopfepiphysiolyse 137
Fieber 69
- bei Neugeborenen 88
- Herzgeräusche 107

Fortbildung 78
Frakturen 133
- Diagnose, verspätete 25
- Diagnose-/Behandlungsfehler 23
- multiple, durch Misshandlung 146

Fremdkörper
- aspirierter 174
- vaginaler 124

Früherkennungsuntersuchungen 221
Frühgeborenensepsis 24
FSME-Impfung 207
Führungsfehler 74

G

GBA (Gemeinsamer Bundesausschuss), Impfungen 195
GbR (Gesellschaft bürgerlichen Rechts), Haftung 32
Geburtsschadenskosten 25
Geburtstrauma, infantile Zerebralparese (ICP) 128
Gedeihstörungen 119
- bei Hirntumor 119, 130

Gefahrenaufklärung, dokumentierte 47
Gehirnschäden 24
Gelbfieberimpfstoff, Hepatitis-B-kontaminierter 196
Gemeinschaftspraxis
- Haftung, gesamtschuldnerische 32
- Informationsdefizite 75

General Practitioner (GP) 25
Genitaluntersuchung 230
Gentest, Patienteneinwilligung 52, 186, 190
Gerinnungsanamnese, präoperative 155, 185
Gerinnungsdiagnostik 187
Glukose-6-Phosphatase-Dehydrogenase-Mangel 175
Glutarazidurie
- Neugeborenenscreening 223
- Subduralblutung 132

GnRH-Test, Pubertät 158
Grippe-Pandemie 85
Guidelines 79
Gürtelrose 94
Gutachterkommissionen 19

233

Sachverzeichnis

- Behandlungsfehlerfolgen 81
- Behandlungsfehlervorwürfe 19, 21
- Fehlerbewertung 82

H

Haemophilus influenzae
- Epiglottitis 96
- Meningitis 92

Haftpflichtversicherung, *siehe* Berufshaftpflichtversicherung

Haftung
- gesamtschuldnerische, Gemeinschaftspraxis 32
- Grundlagen 31
- Praxisübernahme 32

Hämatochezie 71
Hämatome 155
- Misshandlung 146

Hämaturie 71
Hämolyse, Verfälschung von Laborwerten 192
Hämophilie 153
Hand-Fuß-Mund-Krankheit 149
Handlung, unerlaubte (Zivilrecht) 31
Harnwegsinfekte 119
- Antibiotika 86, 121

Hashimoto-Thyreoiditis 125, 186
Hausarzt/hausärztliche Versorgung 16–17, 27
- Fehlerberichtsystem 20

Hausbesuch 56
Hauteinblutungen
- Immunthrombozytopenie 154
- Purpura Schönlein-Henoch 153

Hautveränderungen 148
HDN (Hemorrhagic Disease of the Newborn) 231
Heilmittelrezept 55
Hepatitis B 86
Hepatoblastom 151–152
Herpes neonatorum 42, 148
Herpesenzephalitis 19, 40
Herzauskultation, Kardinalzeichen 106
Herzerkrankungen, Diagnose, verspätete 25
Herzfehler
- angeborene 107
- duktusabhängige 107
- mit Linksherzobstruktion 107
- mit Zyanose 107
- Sportunterricht 54

Herzgeräusche
- akzidentelle 106

- bei Fieber 107
- pathologische 107
- übersehene 107
- Verwechslung 106

Hippokrates 29
Hirnblutung, Vitamin-K-Prophylaxe 230
Hirntumore 24, **128**
- Gedeihstörung 119

HIV-Infektion
- Diagnostik, Patienteneinwilligung 52, 187
- nach sexuellem Missbrauch 100
- von Neugeborenen 86

Hodenhochstand 24, 230
Hodentorsion 23–24, 144, **144**, 145
Hörscreening 223
Hüftdysplasie 24
- Screening 227–229

Hüfterkrankungen 136
Hüftkopflösung, jugendliche 137
Hüftscreening 227–228
Humerusfraktur, suprakondyläre 134–135
Hydronephrose 122
Hydrozephalus 128
Hygienemaßnahmen 85
Hyperandrogenismus, Pubertät, frühzeitige 158
Hypertonie 112
- Praxishypertonie 112
- sekundäre 113

Hyponatriämie, scheinbare 192
Hyposensibilisierungsbehandlung
- Aufklärung 34, 51
- fehlerhafte 167

Hypothyreose 223
- Adipositas 186
- Kopfschmerzen 125
- Neugeborenenscreening 224

I

ICD 10 Regressschutzdiagnosen 53
ICP (infantile Zerebralparese) 128
IgA-Mangel 192
Ikterus 71
- Verfälschung von Laborwerten 192

Ileus 140
Immunsuppression, Entzündungsreaktion, abgeschwächte 73
Immunthrombozytopenie (ITP), akute 154

Impetigo contagiosa 149, **149**
Impfangst 218
Impfdesaster 196
- vermeintliche 196

Impfgegner 214
Impfkampagnen 198
Impfkomplikationen **195**, 197
Impfpass 209
Impfreaktionen 197
Impfschäden
- Meldepflicht 197
- Versorgungsanspruch 198

Impfstoffe
- abgelaufene 204
- Applikationsfehler 212
- auf Rezept 200
- Bestellfehler/Logistik 200
- Handhabungsfehler 198
- Herstellungsprobleme 196
- Lagerung 202
- Verwechslung 208–210
- Zubereitungsfehler 210

Impfungen 195
- Altersempfehlung 206
- Aufklärung 51, 214
- Dokumentationsfehler 216
- fehlerhafte 25, 199
- Indikationen/Empfehlungen 195
- Injektionstechnik 212
- Kontraindikationen 195, 205
- Kreislaufreaktionen 188
- Nachsorge 218
- Nebenwirkungen 197
- ohne Eltern 215
- Patientenverwechslung 205
- postexpositionelle 195
- schmerzreduzierende Maßnahmen 219
- Titerbestimmungen 218
- überzählige 217
- Zeitpunkt 206

Impfversagen 198
Infektionskrankheiten 85
- nach sexuellem Missbrauch 100

Infekturtikaria 103
Informationspflicht bei einem Behandlungsfehler 36
Infusionskomplikationen 24
Inhaliersysteme 177
Insektenstiche 149
Invagination 141
ITP (idiopathische thrombozytopenische Purpura) 154

J

JIA (juvenile idiopathische Arthritis) 136
JRA (juvenile rheumatoide Arthritis) 136

Jugendamt
- Meldepflicht 35
- Missbrauchsfälle 66

K

Katarakt 227
Kawasaki-Syndrom 110–111
- Einweisung 46
- inkomplettes 112

Keuchhusten, *siehe* Pertussis
Kinder
- ängstliche 42
- beschützte 43
- schreiende 42

Kinderarzt
- Diagnosehäufigkeit 17
- Zahl 16

Kinderlähmung, *siehe* Polio
Kinderrheuma, *siehe* Rheuma
Kindesmisshandlung, *siehe* Misshandlung
Kindstod, plötzlicher, durch Bronchopneumonie 103
Kleinwuchs 157
- Ullrich-Turner-Syndrom 157

Knieschmerzen
- Femurkopfepiphysiolyse 138
- Morbus Perthes 42, 135

Knochenschmerzen, Steroidgabe 73
Knochentumore 151
Kombinationspräparate 175
Kommunikation(sprobleme) 64–65
- innerärztliche 67
- mit Betreuern 41

Konjunktivitis 180
Konsensempfehlungen 79
Kontrazeptionslücke 52
Kontrazeptiva, Wechselwirkungen 52
Kopfschmerzen 125
Kopfverletzung
- Diagnostik 140
- durch epileptischen Anfall 127
- Epiduralblutung 132

Körperverletzung (Strafrecht) 31
Kortikoide 172–173
Krankengymnastik 139
Krankenhaus
- Behandlungsfehler 21
- Qualitätsmanagement (QM) 76

Krankenversicherung, Medizinischer Dienst (MDK) 20
Krankheit
- Abgrenzung vom Normalen 70

Sachverzeichnis

- chronische 72
- gefährliche 72
- Häufigkeit 17
- lebensbedrohliche 18
- perakute 72
- psychosomatische 73
- schwierig zu diagnostizierende 72
- übersehene 42

Krankheitsverlauf 73
- oligosymptomatischer 72
- unklarer 51
-- Blutuntersuchung 185

Krankschreibung 53
Kreislaufreaktionen nach Blutentnahme/Impfung 188
Kriebelmückenstiche 149
Krim-Kongo-Fieber 207
Kuhmilcheiweißallergie 117
Kunstfehlerbegriff 31, 39

L

Laboruntersuchung 185
- (Fehl-)Interpretation 190, 193
- Befundübermittlung 193
- Einflüsse, äußere 187
- Fehler im Labor 190
- Indikation 185
- Patienteneinwilligung 52
- präoperative 185
- Probenfehler 188
- Probenverwechslung 188
- ungezielte 192

Laborwerte
- altersabhängige 190, 192
- Einheitenverwechslung 192
- fehlerhafte 44, 192

Laktoferrinwerte bei Durchfall 115
Laparotomie, explorative, bei Appendizitisverdacht 142
Laryngotracheitis, akute 97, 97
- durch Lymphom 152

LASA-Medikamente (LASA = look alike and sound alike) 165
Lebensrisiken 19
Lebertumore 151
- Pubertas praecox 152

Legasthenie 161
Legg-Calvé-Perthes-Disease 135
Leistenhernie 145
Leitlinien 79
Leitsymptome 71
Lese-Rechtschreib-Schwäche (LRS) 161
Leukokorie, Retinoblastom 152–153

Linksherzsyndrom, hypoplastisches 107
Lipämie, Verfälschung von Laborwerten 192
Logopädierezept 55
Lübeck-Desaster 196
Lungenentzündung, siehe Pneumonie
Lungenvenenfehlmündung
- partielle 108
- totale 109

Lyme-Arthritis 137
Lymphom, Pseudokrupp 152

M

Makrozephalie 127–128
Maldescensus testis 230
Masern 94, 199
Masern-Mumps-Röteln-(MMR-)Impfung 196, 199, 202
Maskierung von Symptomen 73
MDK (Medizinischer Dienst der Krankenversicherung) 20
- Fehlerbewertung 82

Me-Too-Präparate 184
Medical Error 39
Medical Error Reporting System (MERS) 19, 31
Medical Maloccurence 39
Medical Malpractice, siehe Behandlungsfehler
Medical Misadventures in den USA 24
Medikamente
- Abgabefehler 175
- Applikationsfehler 181
- Kontraindikationen 183
- LASA (look alike and sound alike) 165
- namensähnliche 166
- Namenszusätze, übersehene 166
- Nebenwirkungen 181
- Notfallplan 181
- Off-Label-Gebrauch 182
- Unverträglichkeiten 183
- Verabreichungsfehler 178
- Verordnungsfehler 165
- Verwechslung 165
- Wechselwirkungen 174
- Wirkungen, unerwünschte 181

Medikamentenallergie 148, 150
Medikamentenreaktionen, individuelle 175
Medikationsfehler 165
- in England 25

Medizinischer Dienst der Krankenversicherung, siehe MDK
Medizinischer Standard 79
Medizinkultur, unterschiedliche 173
Medulloblastom 128–129, **129**
Meldepflicht 36
- Impfkomplikationen/-schäden 195, 197
- Jugendamt 35
- UAW (unerwünschte Arzneimittelwirkungen) 182

Meningitis 92
- Behandlungsfehler 24
- Einweisung 93
- Meningokokken 90
- Pneumokokken 91
- Streitfälle in den USA 24
- tuberkulöse 93
- verspätet/nicht erkannte 25

Meningokokkenimpfung 208
Meningokokkeninfektion 88–90
- tödliche 90

Meningokokkensepsis 72, 88–89
Menorrhagie, Gerinnungsstörungen 155
MERS (Medical Error Reporting System) 19
Methotrexat, Rheuma 136, 170
Methylphenidat 171
Migräne 126
Mikropenis 159
Milbenstiche 149
Missbrauch, sexueller 66, 161
- Infektionen 100

Misshandlung 49, 73, **146**, 147
- CT-Aufnahmen 146
- Frakturen 146

Missverständnisse 41, 64
Mittelhandfraktur 134
Mitwirkungspflicht im Schadensfall 36
Mononukleose, infektiöse 186
Morbidität, neue 18
Morbus Crohn 118
Morbus haemorrhagicus neonatorum 231
Morbus Hirschsprung 114
- Diagnostik 140

Morbus Perthes 135
Morbus Werlhof 154
Mückenstiche 149
Multimorbidität 72
Mykoplasmenpneumonie 103
Myoklonie 126

N

Nabelgranulome, Verätzung 150
Nackensteife, Meningitis 71
Nadelstichverletzung 213
Nahrungsmittelallergie 117
NAI (Non-Accidental Injury) 146
NALS (Neonatal Advanced Life Support) 78
Narkosezwischenfälle 147
Nasennebenhöhlenentzündungen 102
National Health Service (NHS) 25
National Health Service Litigation Authority (NHSLA) 25
Nephrotisches Syndrom 122
Neugeborene
- Atemwegsprobleme 24
- Fieber 88
- Hydrozephalus 128
- Infektionen 86
- Panaritium 88
- Pickel 42
- Screeninguntersuchungen 222–224
- Sepsis 24, 72, 86, 88
- Vitamin-K-Prophylaxe 230

Neurodegenerative Erkrankungen 50
Neurodermitis 66, 69
- Impfung 195

NHSLA (National Health Service Litigation Authority) 25
Nierenagenesie 123
Nierenzysten 123
Nocebo-Effekt 68
Noncompliance 49, 51, 64
Notarzt 45
Notdienst 57
- Verlaufskontrolle 73

Notfall 71
- Aufklärung 34
- Behandlungsablehnung 69
- Einweisung 45
- Medikamente, Verfügbarkeit 176–177
- Therapien, gefährliche 181

Notfallsimulationskurse 78

O

Obduktions-Multicenterstudie des BMGS 26
Obstipation 113
- beim Säugling 113
- Spina bifida occulta 133

Off-Label-Gebrauch
- von Impfstoffen 215
- von Medikamenten 182

235

Sachverzeichnis

– – Aufklärung 34, 51
Opioidüberdosierung 172
Organisationsfehler 39, 74
Orphan Drugs 183
Osteomyelitis 99
Otitis media 69, 101
– Amoxicillinallergie 41
– mit Bauchschmerzen 42

P

Panaritium beim Neugeborenen 88
Pandemie 85
Paracetamol, Leberversagen 169
Patienten
– Eigendiagnose 48, 57
– Einwilligungsfähigkeit 33
– Fehlerursachen 69
– Fehlervorbeugung 70
– immunsupprimierte 73
– Noncompliance 49, 51, 64, 180
– physiologische Prozesse 69
– Unterstützung nach Behandlungsfehlern 84
– Verständnisprobleme 178
– Vertrauen 65
Patientenakte/-unterlagen, *siehe* auch Unterlagen
– Aufbewahrungspflicht 32
– Einsichtsrecht 33
– elektronische 33
Patienteneinwilligung
– Blutuntersuchung 186
– erforderliche 52
Patientengeheimnis 35
Patientenrechtegesetz (PRG), Informationspflicht 36
Patientensicherheit 77
Patientenüberwachung, verweigerte 43
Patientenverwechslung 74, 205
Patientenzufriedenheit, Befragungen 60
Pausen 77
Penicillinexanthem 150
Perikarditis 97
periodisches Syndrom 126
Peritonismus, Appendizitis 142
Personal
– Abläufe einüben 75
– Informationsweiterleitung 75
– qualifiziertes 74
Pertussisdiagnostik 191
Petechien 71, 155
– Meningokokkeninfektion 89
Phenylketonurie 223–224

Physiotherapie (Krankengymnastik), Rezept 55
Pille, Wechselwirkung mit Medikamenten 34, 175
Placebo-Effekt 49
Pleuropneumonie 24, 104
Pneumokokkenerkrankung, invasive 91
Pneumokokkenimpfung 206
Pneumokokkenmeningitis 67, 91, 206
Pneumokokkenpneumonie 56
Pneumokokkensepsis 91–92
Pneumonie 102–104
– rezidivierende 105
– tödliche 43
Pneumothorax 106
Polio-Impfung 196, 207
– Aufklärung 214
– WHO-Eradikationsprogramm 199
Polypragmatismus 175
Prävention 221
– vorausschauende 50
Praxis, *siehe* Arztpraxis
Praxisbesonderheitenziffern 171
Praxishypertonie 112
PREP (Pediatrics Review and Education Program) 78
Prick-Test 188
Primärarztsystem 27
Primärversorgung durch Kinderärzte vs. Allgemeinmediziner 27
Privatrechnungen 55
Prognose **49**
Protokolle 76
Prüfungsaufgaben 77
Pruritus bei Wurmbefall 150
Pseudohämophilie 155
Pseudohyponatriämie 192
Pseudokrupp 97, **97**
– durch Lymphom 152
– Medikamente 177
Pseudomikropenis 159
Pseudothrombozytopenie 192
psychiatrische Erkrankungen 159
– Alarmzeichen 159
psychogene Störungen 126
Psychohygiene 62, 64
psychosomatische Krankheiten 73
Pubertas praecox 152, 157
– durch Hepatoblastom 152
Pubertät, frühzeitige, Hyperandrogenismus 159
Purpura 155
– idiopathische thrombozytopenische 154
– Schönlein-Henoch 153–154
Pyelonephritis 98

Pylorusstenose, hypertrophe 117–118
Pyodermie, Impetigo contagiosa 149

Q

Qualitätsentwicklungsprogramm (QEP) 76
Qualitätsmanagement (QM) 75

R

Rachenabstrich 185
Racheninspektion (tiefe) 43
– Kontraindikation Epiglottitis 97
– Scharlach 95
– Tonsillitis 43
Radiologie 139
Recapping Injury 213
Rechtsbestimmungen 31
Rechtsfolgen von Behandlungsfehlern 81
Red Flags 71, **71**
– Dokumentation 52
Reflux
– gastroösophagealer, Bronchitiden 105
– vesikorenaler 119
– vesikoureteraler (VUR), Harnwegsinfektionsprophylaxe 86
Regressprüfungen der Krankenkassen 53, 184
Regressschutzziffern 53, 171, 201
Reiseimpfungen 214
Retinoblastom 152, 227
– Leukokorie 152
Rezepte
– fehlerhafte 63, 165
– zurückdatieren 55
Rheuma 136
– Diagnostik 191
Richtlinien 79
Riegelungsimpfungen 195
Röntgenbefunde, Aufbewahrungspflicht 32
Röntgenbildinterpretation, systematische 44
Röntgenuntersuchung, Indikation 139
Routinegesundheitsuntersuchung 24
Rückmeldung von Fehlern 59

S

Schädel-Hirn-Trauma 91
– Epilepsie 127

Schädelfraktur durch Misshandlung 146
Schädelröntgen, Indikation 139
Schadensentstehung 39
Schadensersatzpflicht 31
Schadensfall
– Kosten 25–26
– Verhaltensregeln 81
Schadensregulierung
– außergerichtliche 26
– Berufshaftpflichtversicherung 26
– gerichtliche 26
Schambeinosteomyelitis 99–100
Scharlach 95
– Exanthem 150
– Streptokokkken-A-Schnelltest 191
Scheidenfremdkörper 124
Scheinappendektomie 144
Schielen 227
– Retinoblastom 152
schlafgebundene Störungen 126
Schlichtungsstellen 19
Schlichtungsverfahren 35
Schmerzen
– bei Kleinkindern 42
– Maßnahmen beim Impfen 219
Schock
– kardiogener 107
– postoperativer 92
Schulsportbefreiung 54
Schulverweigerung 161
Schütteltrauma 146
Schutzimpfungsrichtlinie (SiR) 195
Schwangerschaftsanamnese 40
Schweigepflicht 35, 66
– gegenüber den Eltern 35
Schweinegrippe 85, 196, 199
– Impfstoff 202
Schwerbehindertenförder- und -therapiemaßnahmen 55
Schwerhörigkeit 225
Screeninguntersuchungen 222
Sehscreening 226
– Schielen 152
Selbstmord(absicht) 159, 175
Selbstüber-/unterschätzung des Arztes 63
Selbstüberweisung von Eltern 114
Sepsis 24–25
– *Siehe auch* Meningokokken-, Pneumokokken- und Streptokokkensepsis
Sexueller Missbrauch, *siehe* Missbrauch, sexueller

Sachverzeichnis

Sicherheitsmaßnahmen 77
Sicherungsaufklärung 34, 47–48, 51, 73
Silbernitratverätzung 150
Simulationen 78
Sinus-venosus-Defekt 109
Sinusitis 101
Situs inversus 144
Somnolenz 71
Spina bifida occulta 133
Sprachprobleme 41, 66
– Medikamentenverabreichung 178
Spritzenabszess 85
Spritzenphobie 218
Standesrecht, Behandlungsfehlerfolgen 81
Staphylokokkenperikarditis 98
Steroide 174
– bei Knochenschmerzen 73
– inhalative 165
STIKO (Ständige Impfkommission) 195
Stimulantientherapie, Blutuntersuchung 185
Stoffwechselscreening 222
Strabismus 227
Strafrecht
– Behandlungsfehler 35, 81
– Haftung 31
– Patientengeheimnis 35
Streitfälle in den USA 24
Streptokokkeninfektion/-sepsis 87
– bei Neugeborenen 72
Streptokokkken-A-Schnelltest 191
Stridor 71, 97
– Diphtherie 215
– Pseudokrupp 177
Stuhlproben 185
Subduralblutung 132
Suffusionen 155
Suggilationen 155
Suizidalität 159, 175
Symptome
– banale 73
– maskierte 72
Synagis-Impfstoffbestellung 201
Synkope 126

– nach Blutabnahme 187
– nach Impfung 218
– vasovagale 126
Syringomyelie 133

T

Telefonmedizin 56
Tetanie 126
Tetanusimpfung 207
Therapie 49
– observierte 180
Therapiefehler 49
Therapieversagen 49, 180
– Noncompliance 51
Thoraxröntgen
– Indikation 139
– Interpretation 105
Thrombozytenfehlbestimmung 192
Thrombozytopenie 154
Toddler-Diarrhoe 115
Todesfälle 18
– vermeidbare 26
Todesursachen 18
– Unfälle 221
Tonsillektomie, Komplikationen/Blutungen 147
– Von-Willebrand-Syndrom 155
Tonsillitis 43
Tragusdruckschmerz, Otitis media 42
Transaminasenerhöhung 151
– Hepatoblastom 151
– inzidentelle 192
Transition (Wechsel in das Erwachsenenalter) 49
Trinken, vermehrtes, Diabetes mellitus 156
Tuberkulose
– Impfung 196
– Meningitis 93
– Therapie, observierte 180
– Tuberkulintest 189
Tumordiagnosefehler 23

U

UAW (unerwünschte Arzneimittelwirkungen) 181

Übermittlungsfehler 48
Übernahmeverschulden 35
Überweisung 45
– nicht erfolgte 45
– zu späte 39, 45
Ullrich-Turner-Syndrom 157
Ultraschalldiagnosefehler 44
Unfälle
– Misshandlung 146
– Prävention 221
– tödliche 18
Unterarmfraktur 133
Unterlagen
– Aufbewahrungspflicht 32
– Einsichtsrecht 83
– Weitergabe 36
Untersuchung, körperliche 42
– rektale 44
– unvollständige 42–43
– verweigerte 43
– wiederholte 44
Urlaubsattest 53

V

Vaginalfremdkörper 124
Varizellen 149
– Impfung 208
Vaskulitis, Purpura Schönlein-Henoch 153
Verantwortlichkeit 63
Verätzung durch Silbernitrat 150
Verbrennungen 146
– Einweisung 46
Verbrühungen 146
Verdachtsdiagnose 47
Vergewaltigung 162
Verhütung, fehlgeschlagene 51
Verjährung von Behandlungsfehlern 33
Verlaufsdiagnose 47
Verlaufskontrolle 50, 73
Verletzungen
– Diagnosefehler 23
– durch Misshandlung 146
– nichtakzidentelle 146
Verordnungsfehler 165
Versicherungsrecht, Behandlungsfehlerfolgen 81

Verstopfung 113
Vertragsarztrecht, Behandlungsfehlerfolgen 81
Verwechslungsfehler 39, 74
Virchow, Rudolf 29
Vitamin-K-Prophylaxe 230
Vojta-Therapie 139
Volvulus 141
Von-Willebrand-Syndrom 155
Vorgeschichte 40, 67
Vorsorgeuntersuchungen 221

W

Wachsamkeitssteigerung, Fehlervermeidung 77
Wachstumshormone, Verordnung 171
Wachstumshormonmangel, hypophysärer 172
Weichteilschwellung der Epiglottis 96
West-Syndrom 127
Wiedervorstellungsempfehlung 51
Windpocken 94, 149
– Impfung 208
Wortwahl, richtige 67
Würmer 150

Z

Zäpfchenverabreichung 178–179
Zeckenimpfung 207
Zehenspitzengang, Syringomyelie 133
Zerebralparese, infantile (ICP) 128
Zirkumzision 147–148
Zivilrecht
– Behandlungsfehlerfolgen 81
– Haftung 31
Zöliakie 116
– Diagnostik 191
Zusatzuntersuchungen 44
Zwangseinweisung 36
Zyanose 71
– Herzfehler 107
Zystitis 120–121